medicina do sono

ABP
Associação Brasileira de Psiquiatria

artmed

A Artmed é a editora oficial da ABP

NOTA

A medicina é uma ciência em constante evolução. À medida que novas pesquisas e a própria experiência clínica ampliam o nosso conhecimento, são necessárias modificações no tratamento e na farmacoterapia. Os autores desta obra consultaram as fontes consideradas confiáveis, em um esforço para oferecer informações completas e, geralmente, de acordo com os padrões aceitos à época da publicação. Entretanto, tendo em vista a possibilidade de falha humana ou de alterações nas ciências médicas, os leitores devem confirmar estas informações com outras fontes. Por exemplo, e em particular, os leitores são aconselhados a conferir a bula de qualquer medicamento que pretendam administrar, para se certificar de que a informação contida neste livro está correta e de que não houve alteração na dose recomendada nem nas contraindicações para o seu uso. Essa recomendação é particularmente importante em relação a medicamentos novos ou raramente utilizados.

M489 Medicina do sono : diagnóstico e manejo / Organizadores, Almir Tavares... [et al.]. – Porto Alegre : Artmed, 2023.
xv, 392 p. ; 23 cm.

ISBN 978-65-5882-087-1

1. Psiquiatria. 2. Distúrbios do sono. I. Tavares, Almir.

CDU 616.89:613.7

Catalogação na publicação: Karin Lorien Menoncin – CRB 10/2147

medicina do sono

diagnóstico e manejo

ORGANIZADORES

- Almir Tavares
- Edilson Zancanella
- Pedro R. Genta
- Dalva Poyares

artmed

Porto Alegre
2023

Gerente editorial: *Letícia Bispo de Lima*

Colaboraram nesta edição:
Coordenadora editorial: *Cláudia Bittencourt*
Capa: *Tatiana Sperhacke*
Imagem da capa: *©shutterstock.com/metamorworks*
Ilustração (Figuras 12.5, 12.6, 14.1 e 18.1): *Gilnei da Costa Cunha*
Preparação de originais: *Marcela Bezerra Meirelles*
Leitura final: *Fernanda Luzia Anflor Ferreira*
Projeto gráfico: *Tipos – Design editorial e fotografia*
Editoração eletrônica: *Kaéle Finalizando Ideias*

(Artmed é um selo editorial do GRUPO A EDUCAÇÃO S.A.)
Rua Ernesto Alves, 150 – Bairro Floresta
90220-190 – Porto Alegre – RS
Fone: (51) 3027-7000

SAC 0800 703 3444 – www.grupoa.com.br

IMPRESSO NO BRASIL
PRINTED IN BRAZIL

AUTORES

Almir Tavares (org.)
Psiquiatra e médico do sono. Professor da Faculdade de Medicina (FM) e do Programa de Pós-graduação em Neurociências da Universidade Federal de Minas Gerais (UFMG). Doutor em Psiquiatria pela Escola Paulista de Medicina (EPM) da Universidade Federal de São Paulo (Unifesp). Pós-doutorado na Johns Hopkins University, Estados Unidos.

Edilson Zancanella (org.)
Otorrinolaringologista e certificado em Medicina do Sono. Professor do Departamento de Otorrinolaringologia da Faculdade de Ciências Médicas (FCM) da Universidade Estadual de Campinas (Unicamp). Especialista em Medicina do Sono pela Unifesp. Mestre em Ciências pela Faculdade de Medicina de Ribeirão Preto (FMRP) da Universidade de São Paulo (USP). Doutor em Ciências pela Unifesp. Pós-doutorado na Unicamp.

Pedro R. Genta (org.)
Pneumologista. Livre-docente da FMUSP.

Dalva Poyares (org.)
Neurologista e especialista em Medicina do Sono. Professora livre-docente da Unifesp. Especialista em Medicina do Sono pela American Academy of Sleep Medicine. Doutora em Ciências pela Unifesp. Pós-doutorado em Medicina do Sono na Stanford University, Estados Unidos.

Alan L. Eckeli
Neurologista. Professor da FMRP/USP. Especialista em Medicina do Sono pela Associação Médica Brasileira (AMB). Doutor em Neurologia pela USP.

Allan Saj Porcacchia
Bacharel em Ciências Biológicas. Doutorando no Departamento de Psicobiologia da Unifesp.

Ana Vitoria Vitoreti Martins
Cardiologista. Doutoranda em Cardiologia no Instituto do Coração (InCor) do Hospital das Clínicas (HC) da FMUSP.

Andressa Silva
Fisioterapeuta. Professora adjunta do Departamento de Esportes da UFMG. Mestra em Ciências pela Unifesp. Doutora em Fisioterapia pela Universidade Federal de São Carlos (UFSCar). Pós-doutorado em Ciências do Esporte na UFMG.

Arthur Rabahi
Médico de família e comunidade. Professor da Universidade Alfredo Nasser. Coordenador da Residência de Medicina de Família da Escola Municipal de Saúde Pública (EMSP), Goiânia, GO. Pós-graduação em Psiquiatria Forense pelo Instituto de Psiquiatria (IPq) da FMUSP. Mestrando em Ciências da Saúde na Universidade Federal de Goiás (UFG).

Bruno Bernardo Duarte
Otorrinolaringologista com área de atuação em Medicina do Sono. Professor da Disciplina de Otorrinolaringologia da Faculdade de Medicina da Pontifícia Universidade Católica (PUC)-Campinas. Coordenador do Serviço de Otorrinolaringologia do Hospital da PUC-Campinas. Doutor em Ciências pela FMUSP.

Bruno da Silva Brandão Gonçalves
Tecnólogo em Saúde. Pesquisador da Biomarker AI. Mestre em Neurofísica pela Universidade Federal de São João del-Rei (UFSJ). Doutor em Psicobiologia pela Universidade Federal do Rio Grande do Norte (UFRN).

Camilla Moreira de Sousa Pinna
Psiquiatra. Preceptora da Residência Médica em Psiquiatria do Hospital Universitário Clementino Fraga Filho (HUCFF) da Universidade Federal do Rio de Janeiro (UFRJ). Título de Especialista em Medicina do Sono pela AMB.

Carla de Oliveira Carletti
Fisioterapeuta. Especialista em Fisioterapia Aplicada à Neurologia Infantil e em Fisioterapia Aplicada à Reabilitação Física (área: Neurologia) pela Unicamp e pela Faculdade de Ciências e Tecnologia da Universidade Estadual Paulista (FCT/Unesp). Mestra em Ciências pela EPM/Unifesp. Doutoranda no Programa de Neurologia e Neurociências da EPM/Unifesp.

Carlos Mauricio Oliveira de Almeida
Neurologista e médico do sono.

Carolina Costa
Psiquiatra do Programa de Estudos e Assistência ao Uso Indevido de Drogas (PROJAD) do Instituto de Psiquiatria (IPUB) da UFRJ e do Serviço de Psiquiatra e Psicologia Médica do HUCFF/UFRJ. Mestra em Psiquiatria pelo IPUB/UFRJ.

Carolina Ferraz de Paula Soares
Otorrinolaringologista e médica do sono. Professora de Otorrinolaringologia do Centro FAG. Especialista em Otorrinolaringologia pelo Instituto de Assistência Médica ao Servidor Público Estadual (IAMSPE), SP. Mestra em Ciências pelo IAMSPE, SP. Doutoranda em Ciências da Saúde na USP.

Claudia Roberta de Castro Moreno
Bióloga. Professora e sanitarista da Faculdade de Saúde Pública da USP. Mestra e Doutora em Saúde Pública pela Faculdade de Saúde Pública da USP. Professora visitante da Stockholm University, Suécia.

Cristiane Oliveira
Pneumologista. Coordenadora do Serviço de Polissonografia INPULSO do Hospital Belo Horizonte. Especialista em Medicina do Sono pela Unifesp e pela AMB.

Danilo A. Sguillar
Otorrinolaringologista.

Einstein F. Camargos
Geriatra. Professor do Programa de Pós-graduação em Ciências Médicas da Faculdade de Medicina da Universidade de Brasília (UnB). Mestre e Doutor em Ciências Médicas pela UnB.

Erika Treptow
Pneumologista com área de atuação em Medicina do Sono. Médica e pesquisadora do Instituto do Sono. Doutora em Ciências pela Unifesp. Pós-doutorado na Université Grenoble Alpes, França.

Fernando Gustavo Stelzer
Neurologista. Médico contratado de Medicina do Sono do HCFMRP/USP. Especialista em Medicina do Sono pelo HCFMRP/USP. Mestre em Neurologia pelo HCFMRP/USP. Doutor em Ciências da Saúde pela Universidade Federal de Ciências da Saúde de Porto Alegre (UFCSPA).

Fernando Morgadinho Santos Coelho
Neurologista. Professor associado livre-docente da Unifesp. Especialista em Medicina do Sono pela Unifesp. Mestre em Ciências pela Unifesp. Doutor em Medicina do Sono pela Unifesp. Pós-doutorado na University of Toronto (UofT), Canadá.

Flavia Rodrigues da Silva
Nutrigeneticista: sono e fadiga. Mestra em Neurociências pela UFMG. Doutora em Ciências: Bioquímica pela UFMG.

Flávia Baggio Nerbass
Fisioterapeuta respiratória do sono. Fisioterapeuta da TRINO - Terapia Respiratória do Sono, Pesquisa e Ensino. Especialista em Fisioterapia Cardiorrespiratória pelo Incor do HCFMUSP. Doutora em Ciências pela FMUSP. Fisioterapeuta do sono certificada pela Associação Brasileira do Sono (ABS) e Associação Brasileira de Fisioterapia Cardiorrespiratória e Fisioterapia em Terapia Intensiva (Assobrafir) por notório saber.

Flávia Zuccolotto dos Reis
Psiquiatra. Especialista em Medicina do Sono pela USP.

Gabriel Natan Pires
Biomédico. Pesquisador do Instituto do Sono. Mestre e Doutor em Psicobiologia pela Unifesp.

Geraldo Lorenzi Filho
Pneumologista. Professor associado da FMUSP. Especialista em Medicina do Sono pela FMUSP. Livre-docente da FMUSP.

Gilmar Fernandes do Prado
Professor livre-docente em Neurologia da Unifesp.

Gustavo Antonio Moreira
Pediatra. Especialista em Medicina do Sono pela Unifesp. Doutor em Ciências pela Unifesp.

Gustavo Freitas Grad
Pneumologista e médico do sono. Especialista em Medicina do Sono pelo HCFMUSP. Mestre em Cuidados Intensivos e Paliativos pela Universidade Federal de Santa Catarina (UFSC). Doutorando na USP.

Guylherme Saraiva
Pneumologista. Professor da Unifimes. Pós-graduando em Sono no Hospital Israelita Albert Einstein.

Helena Hachul
Ginecologista. Professora de Saúde da Mulher da Faculdade Israelita de Ciências da Saúde Albert Einstein (FICSAE) e da Unifesp. Especialista em Ginecologia Endócrina e Sono pela Unifesp. Doutora em Ginecologia pela Unifesp. Livre-docente em Psicobiologia: Sono na Mulher da Unifesp.

João Victor Valinho de Moraes
Médico. Especialista em Medicina do Sono pelo HCFMUSP. Psiquiatra pelo Instituto Philippe Pinel, RJ.

Karla Carlos
Atua na área de distúrbios do sono. Mestra e Doutora em Ciências: Distúrbios do Sono pela EPM/Unifesp. Pós-doutoranda em Neurologia e Neurociências na EPM/Unifesp.

Luciano F. Drager
Cardiologista. Médico assistente da Unidade de Hipertensão do InCor. Professor associado do Departamento de Clínica Médica, Disciplina de Nefrologia da FMUSP. Diretor da Unidade de Hipertensão, Disciplina de Nefrologia do HCFMUSP.

Manoel Alves Sobreira Neto
Neurologista com atuação em neurofisiologia clínica e medicina do sono. Professor adjunto da Universidade Federal do Ceará (UFC). Supervisor do Programa de Residência Médica de Medicina do Sono da UFC. Doutor em Neurologia pela FMRP/USP.

Marcelo Fouad Rabahi
Pneumologista. Professor titular de Pneumologia da Faculdade de Medicina da UFG. Especialista em Medicina do Sono pela AMB/Sociedade Brasileira de Pneumologia e Tisiologia (SBPT). Mestre em Medicina Tropical pela UFG. Doutor em Pneumologia pela UFRJ.

Márcio Zanini
Psiquiatra com certificação em Medicina do Sono pela AMB. Preceptor da Residência Médica em Psiquiatria do IAMSPE. Mestre em Ciências pela Unifesp. Secretário do Departamento de Medicina do Sono da Associação Brasileira de Psiquiatria (ABP).

Marco Túlio de Mello
Professor titular da Faculdade de Educação Física, Fisioterapia e Terapia Ocupacional da UFMG. Especialista em Sono pela Unifesp. Doutor em Psicobiologia pela Unifesp. Pós-doutorado na Unifesp. Livre-docente da Unifesp e da Unicamp.

Matheus Rabahi
Médico.

Melania Marques
Otorrinolaringologista. Especialização em Medicina do Sono pela USP. Doutora em Ciências pela USP.

Michel Burihan Cahali
Otorrinolaringologista. Responsável pelo Setor de Medicina do Sono do Departamento de Otorrinolaringologia do HCFMUSP. Doutor em Ciências: Otorrinolaringologia pela FMUSP.

Monica Levy Andersen
Biomédica. Professora da Unifesp. Professora associada e livre-docente do Departamento de Psicobiologia da EPM/Unifesp. Diretora do Instituto do Sono.

Pablo Torterolo
Médico.

Rafael Brandes Lourenço
Psiquiatra. Coordenador do Ambulatório de Psicogeriatria da Faculdade de Medicina do ABC. Especialista em Medicina do Sono pela FMUSP.

Regina Margis
Psiquiatra com área de atuação em Medicina do Sono. Especialista em Medicina do Tráfego. Mestra em Ciências Biológicas: Bioquímica pela Universidade Federal do Rio Grande do Sul (UFRGS). Doutora em Ciências Médicas pela UFRGS. Pós-doutorado em Psiquiatria na UFRGS.

Renato de Carvalho Guerreiro
Professor de Educação Física. Especialista em Musculação e Condicionamento Físico pela Faculdade Estácio de Sá. Mestre em Ciências do Exercício e do Esporte pela Universidade do Estado do Rio de Janeiro (UERJ). Doutor em Ciências do Esporte pela UFMG.

Rogerio Santos da Silva
Biólogo. Doutor em Ciências pela FMUSP. Pós-doutorado em Medicina e Biologia do Sono na Unifesp.

Ronaldo Delmonte Piovezan
Médico. Especialista em Medicina do Sono pelo Instituto do Sono e pela World Sleep Society. Especialista em Geriatria pela Unifesp e pela Sociedade Brasileira de Geriatria e Gerontologia (SBGG).

Rosa Hasan
Neurologista com área de atuação em Medicina do Sono no HCFMUSP. Especialista em Neurologia: Sono pelo HCFMUSP.

Sandra Doria Xavier
Otorrinolaringologista com área de atuação em Medicina do Sono. Professora e pesquisadora do Instituto do Sono. Mestra em Medicina pela Faculdade de Ciências Médicas da Santa Casa de São Paulo (FCMSCSP). Doutora em Pesquisa em Cirurgia pela FCMSCSP.

Sergio Tufik
Médico do sono. Professor titular do Departamento de Psicobiologia da EPM/Unifesp. Presidente do Instituto do Sono.

Sonia Maria G. P. Togeiro
Pneumologista. Médica assistente da Disciplina de Clínica Médica da EPM/Unifesp. Especialista em Medicina do Sono pelo Instituto do Sono. Mestra em Pneumologia pela Unifesp. Doutora em Ciências pela Unifesp.

Vânia D'Almeida
Docente da Disciplina de Medicina e Biologia do Sono da Unifesp. Professora associada da Unifesp. Especialista em Citogenética Humana pelo IAMSPE. Mestra e Doutora em Ciências: Biologia Molecular pela Unifesp. Livre-docente em Genética da Unifesp.

APRESENTAÇÃO

A insônia é uma alteração que ocorre em quase todos ou talvez em todos os quadros clínicos em psiquiatria. Está presente nas síndromes depressivas, ansiosas, psicóticas, nos transtornos alimentares e do humor, na drogadição, etc. E seu tratamento costuma ser um desafio para o psiquiatra clínico.

Como organizador da grade científica do Congresso Brasileiro de Psiquiatria (CBP) em uma época em que não havia, na psiquiatria, a área de atuação em medicina do sono, lembro ter programado uma mesa-redonda (MR) em que tivemos de convidar especialistas da neurologia, da otorrinolaringologia e da pneumologia para apresentar e discutir as alterações do sono.

Nos seis anos em que fui vice-presidente da Associação Brasileira de Psiquiatria (ABP), a diretoria discutiu essa questão e propiciou, junto à Associação Médica Brasileira (AMB), a criação da área de atuação em Medicina do Sono na Psiquiatria, pois essa especialidade não poderia ficar de fora do estudo, do reconhecimento e do tratamento das questões relacionadas à medicina do sono.

Este livro, *Medicina do sono: diagnóstico e manejo*, organizado pelos especialistas da área, alguns da área de atuação da ABP, doutores Almir Tavares, Edilson Zancanello, Pedro R. Genta e Dalva Poyares, vem preencher a lacuna existente, trazendo informações científicas sobre o tema.

Trata-se de um livro completo, que estuda a biologia do sono normal, do sono insuficiente, os métodos diagnósticos na área, a fisiopatologia e as diretrizes do tratamento da insônia. Aborda também as questões da hipoventilação relacionadas ao sono, a apneia do sono, a questão da pressão positiva contínua nas vias aéreas (CPAP), os distúrbios do ritmo circadiano, a síndrome das pernas inquietas, as alterações do sono da mulher no climatério e os distúrbios do sono em geriatria.

O livro, dirigido aos especialistas da área de atuação em medicina do sono, tem um alcance amplo que propiciará ao psiquiatra clínico um conhecimento científico sobre o assunto.

Finalmente, esta obra contribuirá para que os pacientes que sofrem de insônia sejam beneficiados por um tratamento adequado, instituído por seu próprio médico psiquiatra.

Itiro Shirakawa

Professor titular de Psiquiatria pela Escola Paulista de Medicina, Universidade de São Paulo (Unifesp-EPM).

Professor emérito da EPM.

PREFÁCIO

Nas últimas décadas, houve notável avanço na ciência do sono, com repercussões sobre como devemos cuidar da saúde física e mental. Melhorar o sono tornou-se uma das mais desejadas estratégias na busca pelo bem-estar. Não obstante, ainda não existe um consenso sobre por que dormimos ou até mesmo sobre o que é o sono.

O sono ocupa um terço do tempo de nossas vidas e se relaciona de modo intrincado com todos os sistemas do organismo. Outrora, vivia-se ao ar livre, havia somente a luz natural e era fácil distinguir o dia da noite. A seguir, passamos a ser desafiados pela penumbra diurna no interior dos edifícios e pela iluminação artificial à noite. Presentemente, somos provocados pela necessidade de uso de múltiplas telas eletrônicas para quase tudo, em uma sociedade hiperconectada 24 horas por dia, sete dias por semana. Além disso, é preciso destacar outro aspecto recente referente ao sono: o surpreendente crescimento da apneia do sono nas últimas duas décadas.

A psiquiatria e a medicina do sono estão intimamente ligadas, possivelmente devido a mecanismos cerebrais compartilhados. Um corpo crescente de evidências científicas indica uma relação bidirecional entre os distúrbios do sono e os transtornos psiquiátricos. Além de ser uma consequência de alguns transtornos mentais, distúrbios do sono também contribuem para o desenvolvimento de diferentes problemas de saúde mental.

O diagnóstico e o tratamento dos distúrbios do sono são tarefas complexas, dada a sua natureza multifatorial. O treinamento continuado dos profissionais da saúde envolvidos é fundamental para garantir uma boa assistência. A polissonografia em laboratório de sono segue desempenhando um papel central tanto no cuidado de pacientes como no treinamento de profissionais, mesmo após o estímulo para os métodos a distância dado pela pandemia. No âmbito da Associação Médica Brasileira, a medicina do sono é uma área de atuação constituída pelas seguintes especialidades: otorrinolaringologia, pneumologia, neurologia, pediatria, clínica médica (cardiologia) e psiquiatria.

Assim, foi com grande satisfação que recebemos o convite da Associação Brasileira de Psiquiatria para organizarmos este livro – *Medicina do sono: diagnóstico e manejo*. Redigido por experientes especialistas, o seu objetivo é fornecer aos psiquiatras, aos médicos de outras especialidades, aos profissionais da saúde e aos estudantes informações baseadas nas últimas evidências, para integrar os conhecimentos teóricos com a prática clínica.

O livro abrange os principais temas relacionados com a medicina do sono. Aborda a biologia do sono normal e do sono insuficiente, os métodos diagnósticos, os grandes quadros clínicos (incluindo insônia, hipersonias, parassonias, distúrbios respiratórios relacionados ao sono, alterações do ritmo circadiano e distúrbios de movimento) e seus tratamentos, o sono em populações especiais e associados a transtornos mentais.

Desejamos oferecer uma fonte de atualização confiável para todos os profissionais e estudantes interessados nesta importante área do conhecimento. Acreditamos que este livro possa fomentar o interesse pela abordagem multiprofissional integrada.

Almir Tavares
Edilson Zancanella
Pedro R. Genta
Dalva Poyares

SUMÁRIO

Parte IV – Tópicos complementares

PARTE I

O SONO

1 BIOLOGIA DO SONO NORMAL

Allan Saj Porcacchia
Gabriel Natan Pires
Sergio Tufik
Monica Levy Andersen

O sono e os sonhos têm sido motivo de curiosidade há milhares de anos. Justamente por não existirem métodos científicos ou tecnologias específicas para se avaliar o sono no passado, diversas civilizações antigas o descreveram como algo místico, contendo motivações divinas ou momentos de vislumbres do que ocorreria no futuro, servindo como um oráculo.

No Egito Antigo, existiram escrituras, conhecidas como *O livro dos sonhos*, que descreviam sonhos e as maneiras consideradas corretas de interpretá-los. Nesse livro, havia duas possíveis categorias de sonhos: os auspiciosos, relacionados a acontecimentos positivos na vida, e os não auspiciosos, tidos como predições negativas. Além das interpretações, essas escrituras mostram relatos de alguns distúrbios do sono conhecidos atualmente, como insônia, e possíveis tratamentos baseados em botânica.[1]

Materiais sobre os sonhos provenientes de outras civilizações antigas também já foram estudados e, de maneira geral, referiam-se, sobretudo, a possíveis interpretações do que fora presenciado durante o sono.[2,3]

Ainda, em 1834, em *The philosophy of sleep*, o médico e cirurgião escocês Robert MacNish afirmou que o "sono é o estado intermediário entre a vida e a morte; sendo a vida o estado ativo de todas as funções do organismo, e a morte a total supressão deles" (tradução livre).[4] Isso mostra que a ideia do sono como estado passivo de quase morte ainda existia até um passado recente, o que confirma a contemporaneidade do tema e a grande quantidade de avanços nos poucos anos de pesquisas posteriores a essa publicação.

Embora escrituras antigas e, até mesmo, alguns materiais médicos recentes tenham tratado o sono como um momento de "desligamento" do cérebro, de baixa atividade geral do corpo ou mesmo um estado de quase morte, estudos do século XX mostraram justamente o oposto em relação ao sono dos seres humanos, tratando-se de um estado fisiológico e comportamental com intensas atividades endócrinas e do sistema nervoso.

Os estudos detalhados sobre o sono foram viáveis graças a avanços científicos e tecnológicos entre os séculos XVIII e XIX, que permitiram conhecer não apenas esse estado reversível do organismo como o próprio organismo em seu estado de vigília.

Um dos importantes avanços para as pesquisas sobre o sono foi a descoberta da mensuração da atividade elétrica no sistema nervoso, por meio do eletroencefalograma (EEG), resultado dos estudos do psiquiatra Hans Berger.[5] A partir de um método objetivo, foi demonstrado, pela primeira vez, que a atividade elétrica do cérebro de um indivíduo humano alterava-se de acordo com seu estado de consciência, ou seja, se estivesse dormindo ou acordado. O exame de EEG tornou-se a melhor maneira de se estudar as atividades elétricas do encéfalo, justamente por não ser um método invasivo e por necessitar de ferramentas relativamente simples, quando comparado, por exemplo, com exames de imagem.

Nos anos seguintes ao trabalho de Berger, os padrões de onda resultantes do EEG durante o sono foram estudados por outros pesquisadores, incluindo Alfred L. Loomis, E. Newton Harvey, Garret Hobart e Hallowell Davis.[6,7] Além de a técnica de EEG ter recebido algumas atualizações tecnológicas importantes, como o uso de amplificadores de sinal elétrico, foi descrito, por exemplo, que pessoas acordadas apresentam ondas elétricas de baixa amplitude e alta frequência, enquanto ondas de alta amplitude e de frequência menor eram observadas no momento do sono.[8]

Embora o movimento rápido dos olhos durante o sono já tenha sido relatado em alguns desses estudos de caracterização, foi apenas na década de 1950 que o sono REM (do inglês *rapid eyes movement sleep*) passou a ser reconhecido propriamente como um estágio de sono. Em estudos com crianças, Nathaniel Kleitman e Theodore G. Engelmann identificaram alguns padrões de movimentos dos olhos nos momentos antes de iniciar o sono e durante ele.[9] Análises mais detalhadas, utilizando EEG juntamente com canais de eletro-oculograma (EOG), sugeriram corretamente que as movimentações dos olhos durante o sono, tanto em crianças como em adultos, não ocorrem de maneira aleatória, mas sim em períodos específicos do sono, durante o sono REM, como foi bem descrito por Eugene Aserinsky e Nathaniel Kleitman.[10,11] Os outros estágios do sono, portanto, seriam de sono não REM (NREM, do inglês, *non-rapid eye movement sleep*). Poucos anos depois, o sono REM foi associado à ocorrência de sonhos (episódios oníricos).[12]

Nas últimas décadas, os estudos sobre o sono ganharam mais atenção da comunidade científica e da sociedade em geral, o que permitiu mais investimentos na área e melhores detalhamentos desse importante comportamento animal. O objetivo deste capítulo é apresentar características gerais da biologia do sono normal em humanos, considerando seus principais aspectos, sua estrutura e seu funcionamento fisiológico.

O QUE É O SONO?

Conforme relatado em textos antigos, o sono, como comportamento que ocorre todos os dias, durante cerca de um terço do tempo de cada dia da vida, sempre foi motivo de curiosidade humana, sobretudo pela ocorrência dos sonhos. Por mais que estudos científicos sobre o tema tenham avançado de maneira considerável, ainda não há um consenso sobre o que é o sono e qual sua função.

De maneira geral, pode-se dizer que o sono é um estado neurofisiológico, com componentes comportamentais específicos, que ocorre diariamente e no qual há uma diminuição reversível da resposta sensorial a estímulos externos. Sendo como comportamento ou como processo fisiológico, o sono existe em diferentes grupos filogenéticos, com espécies que dormem efetivamente, assim como os humanos, ou que apresentam processos fisiológicos semelhantes ao dormir, com diminuição de atividades comportamentais como resposta a estímulos do ambiente. É especialmente no grupo de animais (Metazoa) que se observa de maneira mais objetiva os efeitos dos ritmos dia e noite, claro e escuro, sobre os processos fisiológicos e comportamentais do organismo.[13]

O sono já foi descrito em diversos filos de animais: cnidários, platelmintos, moluscos, nematódeos, artrópodes e cordados (**Fig. 1.1**). Quando se fala de sono, nesses grupos, não necessariamente se refere ao padrão de sono que observamos em seres humanos, com estágios de sonos NREM e REM, mas a um estado comportamental quiescente de baixa responsividade a estímulos, que é reversível mediante estímulos mais intensos. Ainda não se sabe se esse comportamento surgiu em apenas um momento da evolução na linhagem dos Metazoa ou em eventos independentes, em diversos momentos da evolução, mas se trata de uma característica conservada em diferentes grupos.[13]

Embora a função do sono ainda não esteja definida, hoje, já se sabe que organismos que são privados de sono ou que têm distúrbios do sono apresentam maior tendência a outros problemas de saúde, sobretudo comorbidades relacionadas a problemas cardíacos e do metabolismo. Em estudos experimentais com modelos animais, ratos submetidos a protocolos de privação de sono total morreram entre 2 e 3 semanas.[14]

Algumas hipóteses foram e têm sido sugeridas para explicar as funções do sono, principalmente por meio de estudos de privação de sono, seja por privação parcial (de sono REM ou sono NREM) ou privação total de sono. Três delas destacam-se.

- **Regulador de outros sistemas do organismo:** o sono regula diversas vias fisiológicas e sistemas do organismo, em especial, aqueles relacionados à síntese e à liberação de hormônios, à regulação de respostas imune e do sistema cardiovascular, e ao funcionamento dos sistemas reprodutor e digestivo, além de outros.[15] Esses processos regulatórios ocorrem tanto no momento do sono em si como em razão do relógio biológico endógeno.
- **Limpeza de metabólitos neurais da vigília:** durante a atividade das células neurais, na vigília, são liberados produtos secundários no tecido neural, a exemplo da adenosina. Esses metabólitos precisam ser "limpados" do parênquima cerebral, de maneira a evitar seu acúmulo. Essa limpeza ocorre, principalmente, durante

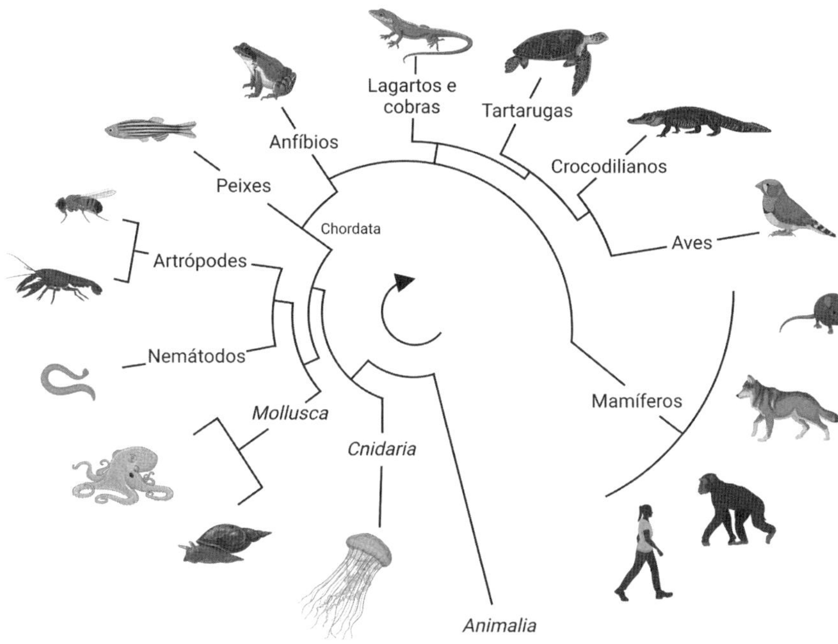

Figura 1.1
O sono, como comportamento e/ou como estado fisiológico reversível de diminuição das respostas sensoriais e estímulos externos, é observado em diversos grupos filogenéticos em Metazoa (elementos não estão em perspectiva de tamanho).

o sono, pelo **sistema glinfático** (termo que surgiu pela união das palavras "glia" e "linfático"). Durante o sono, os espaços periarteriais liberam líquido cerebrospinal (LCS) no parênquima cerebral, criando um movimento de convecção que arrasta os metabólitos para os espaços perivenosos, que transportam o líquido até os vãos linfáticos, permitindo a limpeza do tecido neural.[16,17]

- **Reparação e consolidação de atividades neurais:** por meio de experiências empíricas, é possível perceber que a privação de sono leva a um cansaço mental, a uma dificuldade de tomar decisões e, até mesmo, a menor responsividade a estímulos do ambiente, sobretudo em contextos que requerem tomadas de decisão rápidas. É por isso mesmo que muitos casos de acidentes com automóveis ou de trabalho decorrem de situações de privação de sono. Além de o sono ser essencial para a manutenção da integridade de redes neurais e sinapses,[18] ele permite a consolidação de memórias e de aprendizagens de maneira adequada, tanto por mecanismos do sono REM como do NREM.[19] Recentemente, foi descrita a "hipótese da homeostase sináptica", que se baseia na ideia de que o sono é um momento importante para a regeneração metabólica e funcional das sinapses, garantindo que funcionem de maneira adequada durante a vigília.[18]

ASPECTOS FISIOLÓGICOS DO SONO EM HUMANOS

É bastante comum que, durante o sono, os animais exibam comportamentos, posturas e alterações fisiológicas específicos. Nós, seres humanos, fazemos parte disso. A seguir, são descritas as principais características fisiológicas do sono (que não necessariamente se limitam ao *Homo sapiens*).

- **Diminuição de respostas sensoriais a estímulos externos:** embora o sono seja um estado reversível, há uma diminuição da resposta sensorial a estímulos do ambiente, sejam sons, cheiros ou toques físicos. Essa redução é ainda maior nos estágios de sono mais profundo, em especial, no estágio N3 do sono NREM.
- **Redução da atividade motora:** em geral, durante o sono, há imobilidade do corpo, e ocorre relaxamento dos músculos, podendo existir alguns movimentos sutis normais. Movimentos mais intensos ou contínuos são comuns em casos de distúrbios do sono associados a movimentação dos membros.
- **Diminuição da temperatura corporal durante o sono:** nos horários perto de dormir e na maior parte da noite, há uma leve diminuição da temperatura corporal e, próximo do horário de despertar, a temperatura tende a se elevar, voltando à média normal.
- **Regulação circadiana:** cada espécie tem seu tempo de sono médio e a fase do dia em que fica ativa. A maior parte dos primatas, incluindo os humanos, é diurna. A exemplo de comparação, a maioria dos mamíferos é noturna e, portanto, dorme durante o dia.
- **Procura por um ambiente seguro e confortável:** normalmente, o ser humano procura ou constrói um ambiente seguro e confortável para dormir. Na cultura ocidental contemporânea, por exemplo, é comum que jovens tenham o próprio quarto para dormir. No passado, em diversas culturas, incluindo europeias, era comum que famílias inteiras dormissem em um mesmo cômodo da casa, e até mesmo que duas pessoas não cônjuges dividissem a cama.[20]
- **Ocorrência de sonhos:** o relato documentado de sonhos é bastante comum na população humana desde civilizações antigas, bem como a tentativa de interpretá-los.
- **Postura característica:** a maioria dos seres humanos dorme deitada e com os olhos fechados. Esta não é uma alteração fisiológica, mas sim um aspecto comportamental do sono em humanos.

REGULAÇÃO CIRCADIANA E DO CICLO VIGÍLIA-SONO

Nós vivemos em um planeta que tem dois tipos de movimentações principais: a rotação — movimento giratório em relação a seu próprio eixo — e a translação — movimento ao redor do Sol. Isso gera ciclos diários de claro e escuro, dia e noite, e ciclos anuais, relacionados às estações do ano. É de se esperar que, ao longo de bilhões de anos, isso tenha, de alguma forma, afetado a evolução dos seres vivos e seus mecanismos fisiológicos.

Um dos principais sinais do ambiente que auxilia na regulação circadiana e na sincronização do organismo com o ambiente é a luz. Além da luz, existem alguns outros elementos que participam desse processo, como a temperatura, a disponibilidade de alimentos, a realização de atividades físicas, entre outros. Esses elementos ambientais, que dão pistas sobre horários do dia, são denominados *Zeitgebers* (do alemão *Zeit*, "tempo", e *geber*, "doador"). As relações entre mecanismos biológicos internos e elementos ambientais são importantes para compreender o controle circadiano e a regulação do ciclo vigília–sono.

CONTROLE CIRCADIANO

As pesquisas sobre o sono sempre estiveram muito relacionadas a estudos neurofisiológicos. Isso faz sentido, considerando que, em diversos grupos de animais, incluindo os mamíferos, um dos principais controles endógenos do ritmo circadiano está localizado no núcleo supraquiasmático (NSQ), uma área do hipotálamo, no sistema nervoso central (SNC). Nessa região do cérebro, ocorre a interface e a sincronização dos mecanismos genéticos e biomoleculares com sinais do ambiente em que o organismo vive. Para facilitar o entendimento desse processo, uma possibilidade é seguir o caminho da luz a partir de sua entrada pelos olhos (**Fig. 1.2**).

No momento em que um organismo acorda e abre os olhos, a luz entra por estes e chega à retina, local em que há diversas células ganglionares fotossensíveis, em virtude

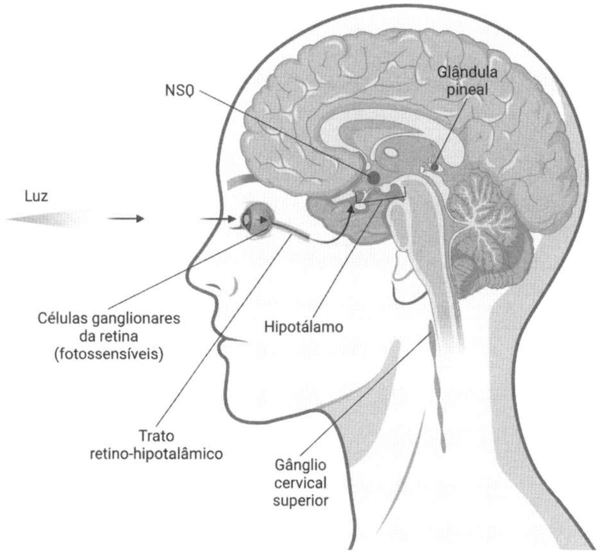

Figura 1.2
Estruturas encefálicas envolvidas nos mecanismos de controle endógeno do ciclo circadiano e sincronização com a luz do ambiente. A luz (indicada por setas) entra pelo olho e chega às células ganglionares da retina. O trato retino-hipotalâmico faz a ligação entre os olhos, local de entrada da luz, e o NSQ, no encéfalo, onde há os mecanismos reguladores do ciclo circadiano.

da presença de pigmentos como a melanopsina. Essas células enviam ao NSQ, no hipotálamo, sinais da "presença" da luz por meio do trato retino-hipotalâmico. Células do NSQ, por sua vez, enviam sinais para outros núcleos celulares do encéfalo responsáveis por funções fisiológicas específicas, como acordar ou sentir sono, necessidade de se alimentar, funcionamento cognitivo, regulação neuroendócrina, entre outras. A partir desses núcleos, também são enviados sinais às demais células do organismo, de maneira a sincronizar as células do organismo como um todo.[21]

Considerando os mecanismos biomoleculares das células do NSQ, a transdução dos sinais relacionados à luminosidade aciona proteínas e genes regulatórios do ritmo circadiano. As duas principais proteínas reguladoras desses ritmos, CLOCK e ARNTL (também conhecida como BMAL1), formam um complexo proteico, CLOCK:ARNTL, que atravessa a membrana do núcleo celular e se liga, como fator de transcrição, às regiões promotoras *E-box* dos genes *PER* e *CRY*, iniciando sua transcrição. Uma vez transcritas e posteriormente traduzidas no citoplasma, as proteínas PER e CRY formam um heterodímero que volta ao núcleo e se liga ao complexo CLOCK:ARNTL, inibindo sua ação sobre os genes e, consequentemente, a própria transcrição de *PER* e *CRY* (**Fig. 1.3**).

Esse processo é mantido ao longo do dia e, ao escurecer, como não são sintetizadas novas proteínas PER e CRY, as que sobraram são gradualmente degradadas. Com a diminuição do estímulo luminoso ambiental no final de um dia, essa via é pausada,

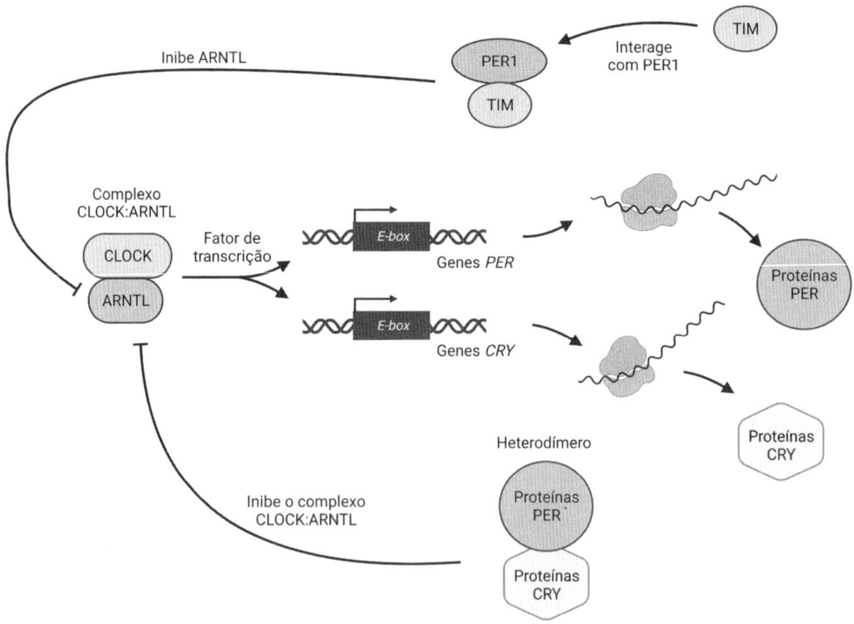

Figura 1.3
Representação simplificada dos mecanismos moleculares relacionados ao controle endógeno do ciclo circadiano.

dando, assim, novos sinais ao ritmo circadiano interno desse organismo (de que o ambiente está escuro). Em humanos, esse processo dura, em geral, 24 horas. Entretanto, devemos lembrar que, devido à existência da eletricidade e de luzes artificiais, há uma continuidade dos sinais luminosos do ambiente, e, consequentemente, uma expansão não natural do período de transdução dos sinais biomoleculares descritos.[22]

A descoberta de alguns desses genes-relógio — *CLOCK* e *CRY* — e de outros, como *TIM* (*timeless*), foi de tamanha importância para o entendimento do controle circadiano que, em 2017, Jeffrey C. Hall, Michael Rosbash e Michael W. Young, os pesquisadores responsáveis pelas pesquisas, receberam o Prêmio Nobel de Fisiologia ou Medicina.[23-26]

CONTROLE DO CICLO VIGÍLIA-SONO

Assim como no controle do ciclo circadiano, a regulação do ciclo vigília–sono e a geração de sono ocorrem no SNC. Embora possa parecer um comportamento simples, já que ocorre todos os dias, os processos biológicos e bioquímicos responsáveis por desencadear o sono normal ou a vigília são complexos e envolvem diversas estruturas encefálicas e diferentes vias de sinalização de neurotransmissores, bem como outras moléculas.

CONTROLE DA VIGÍLIA

Para compreender os mecanismos neurais do sono, é necessário entender, primeiramente, como funciona o sistema promotor da vigília. As estruturas relacionadas a esse sistema localizam-se, sobretudo, no tronco encefálico (bulbo, ponte e mesencéfalo) até a região do hipotálamo posterior. Nessa região, denominada **formação reticular**, há alguns núcleos celulares importantes relacionados a sistemas ativadores da vigília, dos quais partem projeções em direção ao hipotálamo, ao tálamo e ao prosencéfalo basal (PB). As principais vias neurotransmissoras relacionadas à promoção da vigília envolvem a adenosina (produto secundário da atividade neural) e os neurônios **dopaminérgicos**, **noradrenérgicos** (no *locus coeruleus*), **colinérgicos**, **serotoninérgicos**, **histaminérgicos**, **hipocretinérgicos** (ou orexinérgicos), **glutamatérgicos** e, por fim, os neurônios **GABAérgicos**, sendo que estes últimos atuam como reguladores dos sistemas ativadores da vigília, em especial, das vias de histamina, serotonina (5-HT) e noradrenalina (NA) (**Fig. 1.4**).

Na região da formação reticular (ponte e bulbo), há núcleos noradrenérgicos, colinérgicos e serotoninérgicos com projeções ascendentes em direção ao córtex, que são responsáveis por parte da promoção da vigília. A esse conjunto de núcleos convencionou-se dar o nome de sistema de ativação reticular ascendente (SARA).[27,28] Como alguns dos principais núcleos neuronais excitatórios estão no SARA, ele se relaciona, sobretudo, aos sistemas de ativação da vigília. Lesões na região do SARA podem levar ao estado de coma ou de sonolência excessiva diurna e, até mesmo, dificuldade em se manter acordado.[29]

As vias da dopamina (DA), além de estarem envolvidas em uma série de processos fisiológicos e comportamentais, como a sensação de bem-estar e o sistema bioquímico de

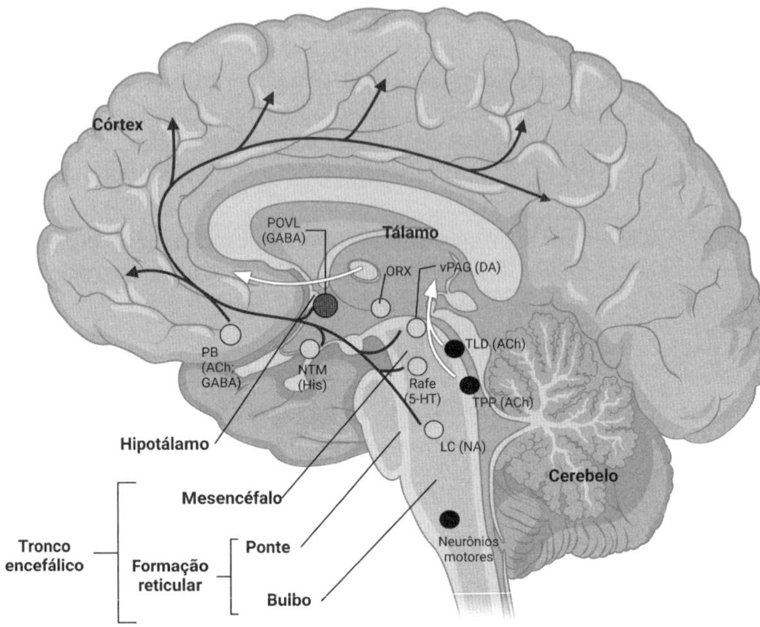

■ **Figura 1.4**

Representação simplificada das principais áreas do encéfalo responsáveis pela regulação neurobiológica do ciclo vigília-sono e alguns neurotransmissores envolvidos. ○ indicam as regiões envolvidas, sobretudo, no controle da vigília; ● indica a região envolvida no controle do sono NREM; ● indicam as regiões envolvidas no controle do sono REM. Ressalta-se que, ainda assim, as regiões apontadas e outras participam, em menor ou maior magnitude, da regulação do ciclo vigília-sono.

5-HT: serotonina; ACh: acetilcolina; DA: dopamina; GABA: ácido gama-aminobutírico; LC: *locus coeruleus*; NTM: núcleo tuberomamilar; ORX: orexina; PB: prosencéfalo basal; POVL: núcleo pré-óptico ventrolateral; TLD: tegmento laterodorsal; TPP: tegmento pedúnculo pontinho; vPAG: substância cinzenta periaquedutal ventrolateral. (Os elementos não estão em perspectiva de tamanho, e as posições das estruturas podem ter pequenas variações.)
Fonte: Elaborada com base em Saper e colaboradores.[27]

recompensa, estão ativas durante a vigília, sobretudo em neurônios das áreas tegmental ventral e da substância negra. Essas vias são importantes para a **ativação comportamental** da vigília. Sua concentração extracelular tende a aumentar nos períodos em que a pessoa está acordada e, em caso de doença de Parkinson (DP), a pessoa apresenta diminuição da quantidade de neurônios que sintetizam DA.[27]

Durante a vigília, vias de NA estão ativas em diversas regiões do encéfalo, inibindo neurônios promotores de sono no hipotálamo e no PB, ativando neurônios produtores de **acetilcolina (ACh)** e neurônios motores, e promovendo estimulação sensorial na região do córtex. A ativação da NA está relacionada, especialmente, à vigília ativa, em situações em que o indivíduo está mais alerta ou sob estresse, seja por motivos físicos (luta ou fuga) ou de pressão emocional.[28] Assim como a NA, a histamina também está relacionada à vigília atenta e ao início do estado de excitação dessa condição. Drogas anti-histamínicas, em geral, presentes em alguns medicamentos antialérgicos, atuam como antagonistas em receptores desse neurotransmissor, promovendo a sonolência. As atividades excitatórias de vigília e comportamental também são favorecidas pelo **glutamato**.[30]

A ACh tem papel fundamental tanto na vigília como no sono REM, sendo responsável por promover ondas de ritmo rápido na atividade elétrica avaliada por EEG. Portanto, a **ativação cortical** da via desse neurotransmissor não depende de sua ativação comportamental (ou seja, mesmo com a pessoa dormindo, em sono REM, a via está ativa).

A 5-HT é um neurotransmissor de ampla atividade, tendo projeções neuronais em diferentes áreas do encéfalo. Suas vias estão envolvidas com o apetite, a ansiedade, e até com alguns transtornos psiquiátricos. Embora esteja relacionada à vigília, é uma molécula dual, pelo fato de também ter projeções em áreas comumente relacionadas à geração de sono.[28]

A orexina (ORX), ou hipocretina, é um dos mais recentes neurotransmissores descritos. É essencial para a manutenção do estado de vigília e para a ativação comportamental, e sua ativação é mais intensa em momentos de exploração ativa do ambiente. A ativação da via desse neurotransmissor, seja pela grelina ou baixa concentração sanguínea de glicose, tem relação com o apetite e com a busca por alimento. Problemas na via da ORX estão relacionados a alguns distúrbios do sono, como a narcolepsia, a fragmentação de sono.[28]

CONTROLE DO SONO NREM

A responsividade sensorial a estímulos do ambiente e a excitação de neurônios corticais é influenciada pela ativação das vias de ACh e de monoaminas — DA, NA, 5-HT e histamina. Entretanto, essas vias podem ser inibidas por neurônios GABAérgicos, responsáveis por produzir o ácido gama-aminobutírico (GABA). Muitos desses neurônios estão localizados, sobretudo, no núcleo pré-óptico ventrolateral (POVL), uma área do hipotálamo anterior, e no PB. A ativação de neurônios do POVL depende de fatores como os mecanismos moleculares de regulação do ciclo circadiano e o acúmulo de adenosina ao longo do dia, que se liga aos receptores de adenosina dessas células neurais (a cafeína também se liga a esses mesmos receptores, causando um efeito antagônico ao da adenosina).

A ação inibitória de GABA sobre os neurônios ativadores da vigília diminui a concentração de seus respectivos neurotransmissores e inicia a geração do sono NREM, promovendo, gradualmente, a sincronização cortical, característica que pode ser observada por meio do EEG. Em contrapartida, o início da vigília e o despertar são auxiliados com ativações de neurônios colinérgicos e noradrenérgicos, além de ocorrer a inibição de neurônios GABAérgicos ao longo do ciclo circadiano (em geral, pela manhã, em humanos). Até o momento, os estudos mostram que o GABA é o principal neurotransmissor envolvido no início do sono NREM e em sua manutenção.

CONTROLE DO SONO REM

O sono REM, além de contar com parte dos mecanismos da via GABAérgica, depende da modulação da ACh, a mesma molécula envolvida na vigília. Como vimos anteriormente, neste capítulo, a ativação colinérgica cortical independe da ativação comportamental, e, no PB, a ACh atua em conjunto com o GABA para bloquear a atividade de interneurônios inibitórios, levando a uma dissociação entre dessincronização cortical (observada no EEG) e comportamento. Sugere-se que esse efeito paradoxal da ACh no sono REM esteja associado à ocorrência de sonhos, embora isso ainda precise ser mais bem estudado, assim como outros mecanismos desse estágio de sono, em especial, qual seria o fator estimulante para seu início. Outro aspecto importante do sono REM é a atonia muscular, que evita a execução vívida do que é sentido durante os sonhos. A falta de atividade motora ocorre pela inibição dos neurônios motores do tronco encefálico e da medula espinal pela glicina e pelo GABA.[28]

MELATONINA

Além dos mecanismos neurobiológicos que foram detalhados, fatores endócrinos e vias de sinalização de citocinas podem influenciar aspectos do sono. Nesse sentido, destaca-se a **melatonina**, hormônio produzido primariamente pela glândula pineal, de maneira natural, quando o organismo está em um ambiente escuro. Esse hormônio é liberado tanto no LCS como na corrente sanguínea durante a noite e, durante o dia, sua síntese e liberação são praticamente nulas. O principal precursor desse hormônio da noite é o triptofano e, embora seja primordialmente sintetizado pela glândula pineal, pode ser produzido em menores quantidades no trato intestinal, em linfócitos circulantes e plaquetas, na medula óssea e na pele (**Fig. 1.5**).[31]

No organismo, o nível de melatonina também atua como um sinalizador para o ciclo circadiano. O aumento da sua produção durante o período noturno é conduzido por um "marcapasso" central no NSQ, e o ritmo noturno de produção de melatonina é mantido, ainda que não exista a alternância de claro/escuro, ou seja, caso o organismo se mantenha totalmente no escuro ao longo do dia. Além disso, a melatonina atua como um biomarcador circadiano periférico, servindo como sinalizador circadiano para as demais células do corpo.[31,32] A exposição a pulsos de luz durante a noite, entretanto, pode cessar imediatamente a produção e liberação da melatonina, agindo, portanto, como um fator de desregulação desse hormônio e, em alguns casos, do ciclo circadiano.[33] Isso não quer dizer que ela aja diretamente sobre o ciclo vigília–sono; é mais provável que ela atue de maneira paralela aos mecanismos neurobiológicos. Prova disso é que a exposição à luz, durante à noite, não elimina o sono, mas pode aumentar o tempo para que a pessoa consiga dormir após se deitar (período denominado **latência de sono**).

Além de estar envolvida em processos do sono normal, a melatonina pode ter efeitos sobre outros processos e mecanismos fisiológicos e fisiopatológicos (tanto em concentrações normais como em farmacológicas). Dentre esses processos, pode-se citar ciclos reprodutivos sazonais, atividade do sistema imune, antioxidação e eliminação de radicais

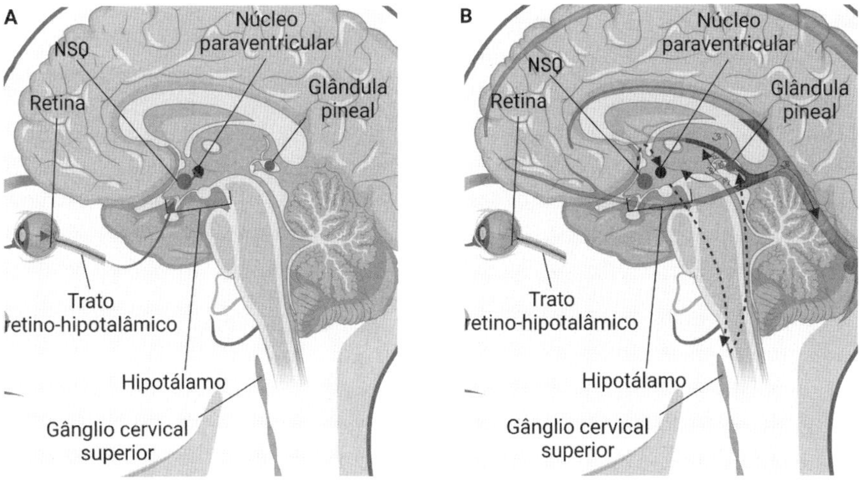

Figura 1.5
Estruturas encefálicas envolvidas nos mecanismos de controle da síntese da melatonina na glândula pineal. **(A)** Na presença de luz (indicada pelas setas), neurônios do NSQ inibem células do núcleo paraventricular, que bloqueia a síntese e a secreção da melatonina. **(B)** Em ambiente escuro, neurônios do NSQ sinalizam para o núcleo paraventricular, de onde parte uma via para o gânglio cervical superior (GCS). Por meio de inervação simpática, o GCS sinaliza para a glândula pineal que a síntese de melatonina deve ser iniciada. Esse hormônio é, então, secretado no LCS e na corrente sanguínea, sendo distribuído a outros tecidos e órgãos (sinalizações são demonstradas por setas pontilhadas; as setas sólidas identificam a secreção da melatonina).

livres, respiração mitocondrial, metabolismo celular, consumo de alimentos (fome), secreção de outros hormônios e temperatura corporal.[32-34] Contudo, mais estudos são necessários para confirmar a participação desse hormônio nessas outras vias fisiológicas.

O uso da melatonina exógena, como medicamento ou suplemento alimentar, tem sido muito discutido e difundido nos últimos anos. Até o momento, evidências científicas provenientes de estudos clínicos e metanálises apontam que o uso dessa substância é eficaz para diminuir a latência de sono, regular os padrões de vigília–sono em indivíduos com cegueira e diminuir o efeito de *jet lag* para voos que atravessam cinco ou mais zonas de fuso horário,[35,36] não sendo eficaz no tratamento da insônia ou para aumento do tempo total de sono.

Em relação a citocinas, um estudo mostrou que o aumento na concentração de determinadas citocinas pró-inflamatórias, como a interleucina-1β (IL-1 β) e o fator de necrose tumoral α (TNF-α), pode estar associado a maior expressão de receptores de adenosina em células humanas,[37] o que poderia explicar, em parte, a maior sonolência gerada por doenças infecciosas ou inflamatórias.

PROCESSOS REGULADORES DO SONO

Considerando os processos que foram descritos, existe um modelo, proposto por Alexander A. Borbély, que explica de maneira resumida como o ciclo de sono é regulado.[38] De acordo com ele, dois sistemas que interagem entre si controlam o sono: o processo homeostático (**processo S**) e o processo circadiano (**processo C**). Esses dois sistemas foram inicialmente propostos como construtos teóricos, mas, com o tempo, foram encontrados correlatos neurobiológicos a cada um deles. Ainda assim, deve-se considerar os processos S e C como um modelo simplificado de toda a complexidade de mecanismos que envolvem a geração e a manutenção do sono.

O processo S refere-se à noção de débito de sono ou à pressão de sono que se acumula durante o período de vigília. Portanto, quanto maior o tempo em que uma pessoa está acordada ou em privação de sono, maior é a sonolência, causada por fatores homeostáticos acumulativos. O principal fator relacionado ao processo S é a adenosina, e seu acúmulo no PB tem sido considerado o principal correlato do processo S.

De acordo com o processo C, os indivíduos, em geral, têm o ciclo vigília–sono organizado de maneira circadiana (em ciclos de 24 horas, ou seja, um dia terrestre). Dessa forma, a espécie humana tem como característica fenotípica dormir na fase escura do dia, durante a noite, enquanto concentra a vigília e a maior parte das atividades durante a fase clara do dia, em que há luz solar. A atividade do NSQ e suas eferências são os principais correlatos neurobiológicos do processo C (**Fig. 1.6**).

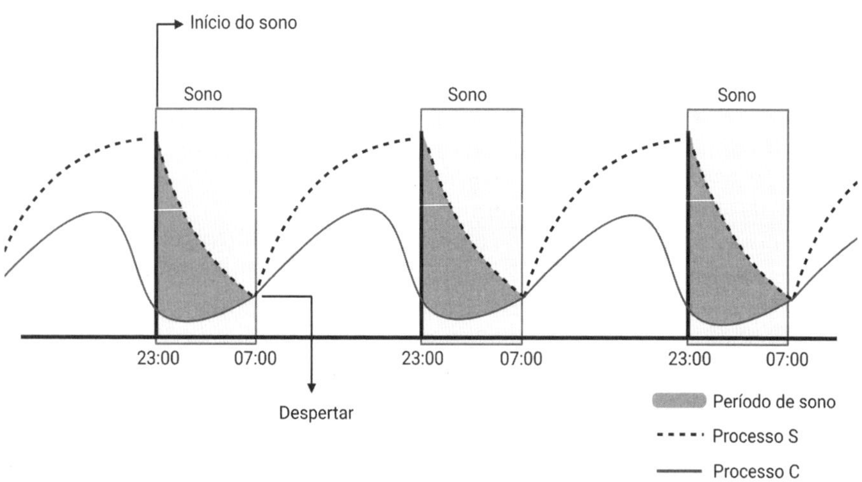

Figura 1.6
Modelo dos processos S e C de regulação do sono em humanos. Considere que os períodos de início de sono e de despertar ocorrem no mesmo horário, diariamente.
Fonte: Elaborada com base em Borbély.[38]

ONTOGENIA DO SONO, TEMPO DE SONO E CRONOTIPO

Embora possamos considerar que os mecanismos reguladores do sono sejam comuns a todos os seres humanos, algumas características desse comportamento mudam ao longo da vida e podem ter especificidades a cada indivíduo. Na **Figura 1.7**, nota-se que o tempo total de sono é reduzido consistentemente ao longo da vida. A maior parte da redução do tempo total de sono ocorre do nascimento até a adolescência, principalmente às custas da diminuição no tempo de sono REM. Da adolescência ao final da vida, a diminuição no tempo de sono é progressiva e muito menos acentuada, ocorrendo às custas da diminuição do sono NREM.

Podemos considerar que, ao longo da vida, os humanos têm quatro importantes alterações graduais, que ocorrem em relação ao tempo de sono, à quantidade de sono e à preferência do horário de dormir ao longo das 24 horas do dia. Recém-nascidos (RNs) tendem a dormir cerca de 16 horas por dia, apresentam sono polifásico (ou seja, tendo diversos períodos de sono ao longo do dia, embora haja maior concentração de

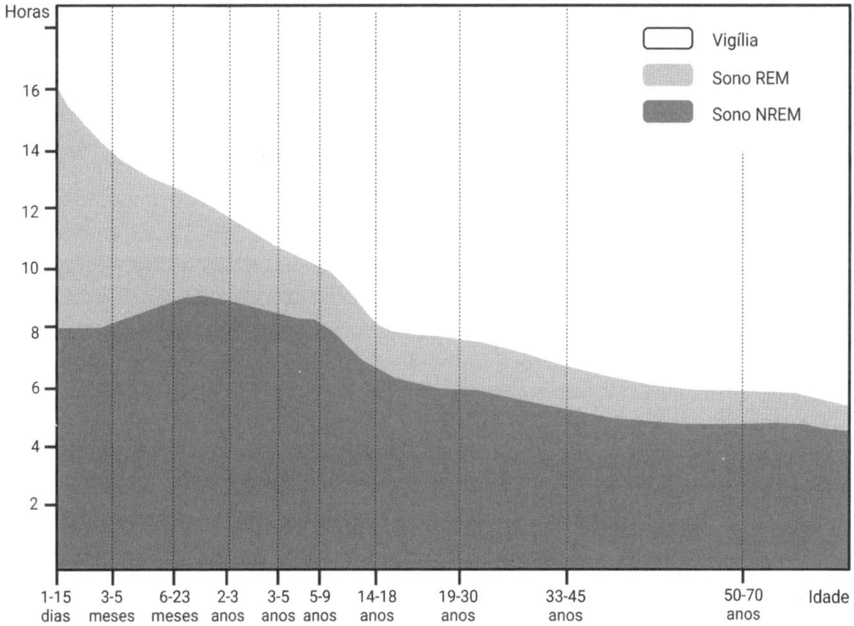

Figura 1.7
Representação gráfica do tempo médio de sono do ser humano, detalhando a porcentagem de sono REM e NREM ao longo da vida, de acordo com a idade. No eixo idade, a escala inicia-se em dias de vida, altera-se para meses e, posteriormente, passa a anos de vida, a partir de 2 anos.

sono durante a noite) e maior quantidade de sono REM, quando comparados a adultos, representando cerca de metade do tempo total de sono.[40,41]

Durante o primeiro ano de vida, ocorrem alterações na estrutura de sono do bebê e, por volta de 1 ano de idade, já apresenta menor tempo total de sono (entre 12 e 14 horas diárias),[42] concentrando-se em dois principais períodos do dia: um momento de cochilo durante o dia, em geral, após o almoço, e outro à noite, sendo, portanto, um sono bifásico. Ainda na infância, a partir dos 5 anos de idade até cerca de 13 anos, o tempo total de sono varia entre 9 e 12 horas, passando a ser, principalmente, monofásico no período noturno, havendo uma tendência à matutinidade, sendo esse o segundo momento de alteração na estrutura de sono ao longo da vida.

Na adolescência, ocorre o terceiro momento de mudança no sono do indivíduo. Além de o tempo total de sono diminuir para cerca de 8 a 9 horas por dia nessa etapa da vida, é comum que adolescentes tenham maior preferência à vespertinidade. Quando consideramos esse aspecto no cenário social de horários escolares e outras atividades que são realizadas durante a manhã, a privação de sono emerge como um problema de saúde importante e prevalente nessa faixa etária, podendo afetar não apenas o rendimento escolar como as próprias funções cognitivas e psicossociais do indivíduo.

Desde a adolescência até a fase adulta, as obrigações sociais e laborais tendem a ocupar cada vez mais o tempo das pessoas, sobretudo durante os períodos de trabalho da semana. Nos anos que seguem, o tempo total de sono de adultos apresenta uma pequena diminuição, sendo, aproximadamente, de 7 a 8 horas diárias durante a noite (em algumas culturas, é comum um breve cochilo após o almoço, durante cerca de 20 minutos). Esse tempo ainda pode diminuir, devido, justamente, a demandas sociais ou de trabalho, o que gera privação de sono e alguns distúrbios do sono (que serão abordados em capítulos posteriores deste livro). A última alteração mais expressiva no sono ocorre na velhice, fase da vida em que as pessoas dormem, em média, 6 horas por noite e em que podem passar a apresentar um sono polifásico, com cochilos ao longo do dia, além de preferência matutina. Despertares durante o sono podem ser mais comuns nessa fase da vida, assim como a diminuição da amplitude do sono NREM e a maior prevalência de alguns distúrbios do sono, como a apneia obstrutiva do sono (AOS).[43]

É comum se considerar valores médios nos tempos totais de sono para cada fase da vida. Porém, existe uma certa heterogeneidade desse parâmetro entre indivíduos e, até mesmo, na mesma pessoa ao longo da vida. Pessoas que têm uma tendência a dormir menos horas por dia (menos de 6,5 horas por noite) e que, ainda assim, se sentem bem e dispostas, são denominadas **pequenas dormidoras**, enquanto aqueles adultos que necessitam de tempos maiores de sono são chamados **grandes dormidores**. Essa variação é normal na população humana, o que pode gerar certas dificuldades na avaliação do sono, especialmente no sentido de diferenciar essas alterações normais daquelas que são sintomas de distúrbios do sono (**Fig. 1.8**).

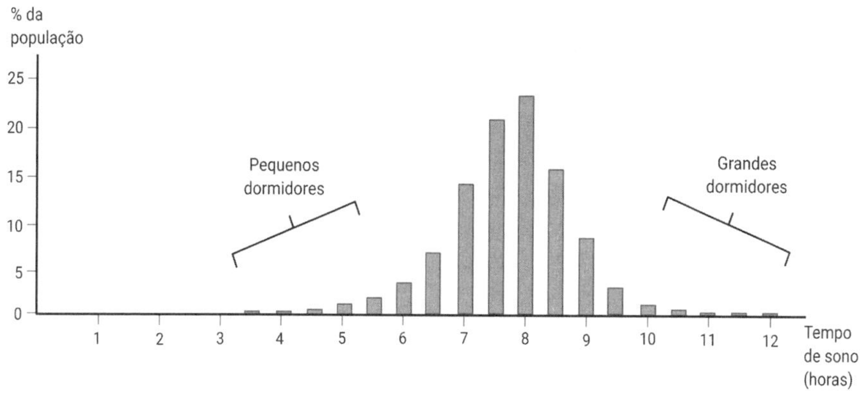

■ **Figura 1.8**
Histograma da quantidade média de sono diária na população humana adulta (em porcentagem), mostrando os extremos de grandes e pequenos dormidores. A distribuição assemelha-se a uma curva Gaussiana.
Fonte: Elaborada com base em Roenneberg e colaboradores.[44]

Além da heterogeneidade no tempo de sono, o **cronotipo** é outra importante característica a ser considerada no sono de humanos. O cronotipo refere-se à preferência individual em relação aos horários de dormir, acordar e de realizar atividades ao longo das 24 horas. Costumam ser definidos três principais grupos de cronotipos: **matutinos**, **intermediários** ou **vespertinos** (**Fig. 1.9**). A **Tabela 1.1** apresenta as características de cada um.

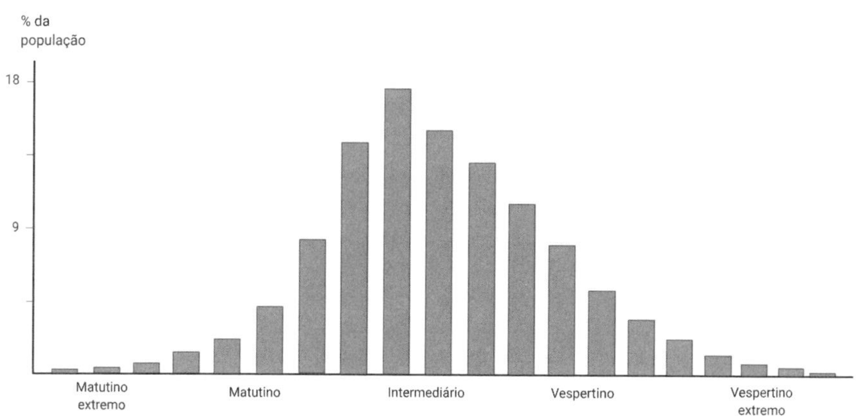

■ **Figura 1.9**
Frequência de cronotipos na população humana adulta.
Fonte: Elaborada com base em Roenneberg e colaboradores.[44]

■ **Tabela 1.1**
Cronotipos observados na população humana

Matutino	Intermediário (ou indiferente)	Vespertino
Prefere acordar e dormir mais cedo do que a média da população (entre 22 e 6 horas) e, em geral, realiza a maior parte das atividades durante a manhã, sobretudo aquelas em que são necessários mais foco e concentração. O pico de melatonina ocorre antes da meia-noite. É comum observar o termo *larcks* (cotovias) para se referir a esse grupo, justamente porque tal grupo de aves inicia suas atividades logo ao amanhecer.	Em torno de metade da população não tem, necessariamente, preferência por horários para acordar ou dormir, ou consegue se adaptar bem a diferentes horários.	Preferem acordar e dormir mais tarde do que a média da população, tendo o pico de melatonina após as 3 horas da manhã. Tendem a realizar a maior parte das atividades durante a tarde ou à noite, e são menos produtivos durante a manhã. O termo *owls* (corujas) é usado para se referir a esse grupo em muitas publicações científicas.

ESTÁGIOS DO SONO NORMAL

Em geral, o início do sono normal procede alguns comportamentos e rituais rotineiros do indivíduo, realizados ainda durante a vigília (denominada estágio **W**; do inglês, *wake*), como diminuição das atividades, organização do local de dormir, higiene bucal, diminuição da luz ambiente até a total escuridão, relaxamento dos músculos, entre outros. A arquitetura do sono humano tem dois principais estágios — o sono **NREM** e o sono **REM** —, gerados pelos mecanismos que foram apresentados anteriormente. O sono NREM é subdividido em três estágios, **N1**, **N2** e **N3**, sendo que cada um deles representa uma lentificação gradual no ritmo das ondas do EEG. Em geral, na primeira metade da noite, há maior prevalência de sono NREM, enquanto o sono REM concentra-se em maior quantidade na segunda metade.

Normalmente, um **ciclo de sono** se inicia na fase NREM e aprofunda-se do estágio N1 até o **sono de ondas lentas** (estágio N3; em inglês, denominado *slow wave sleep* [SWS]). Em seguida, tem início o sono REM, e um ciclo de sono completo dura, em média, de 90 a 110 minutos. Em uma noite, ocorrem de 4 a 6 ciclos desse, sendo o sono NREM predominante durante a primeira metade da noite, e o sono REM, na segunda metade. Vale ressaltar que o sono é um processo contínuo e progressivo, e que os estágios de sono se alteram entre si de modo gradual (**Fig. 1.10**). Esses estágios foram definidos, principalmente, para facilitar as práticas clínica e científica, a fim de estabelecer padrões e normatizações, e a versão mais atual foi publicada pela American Academy of Sleep Medicine (AASM), em 2020.[45]

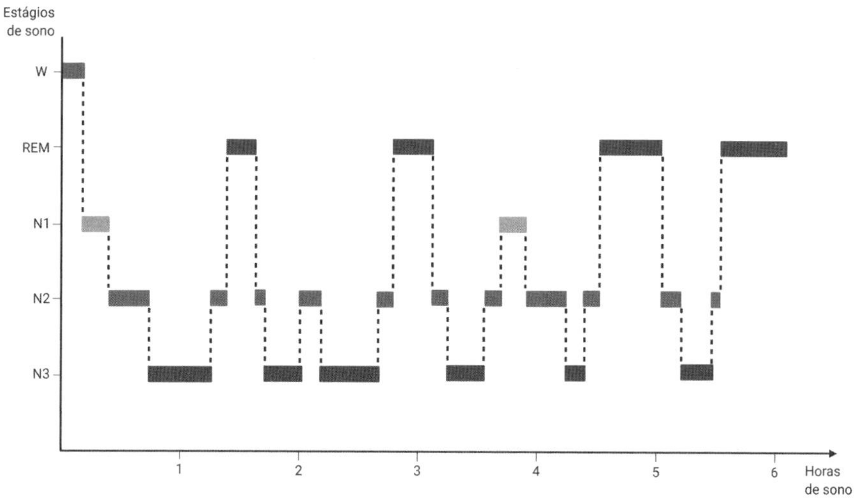

Figura 1.10
Representação gráfica de uma noite de sono normal, avaliada por polissonografia, sem a ocorrência de despertares. Esse tipo de gráfico, denominado hipnograma, é um resumo visual dos estágios de sono e de alguns eventos que ocorrem durante uma noite de sono. O sono da primeira metade da noite é conhecido como sono essencial, enquanto o da segunda metade é chamado sono acessório.

O método objetivo considerado padrão-ouro para a análise do sono é a **polissonografia (PSG)** e, por meio dela, é possível captar e avaliar diversos parâmetros durante o sono, incluindo o EEG (mais detalhes sobre a PSG serão abordados nos Capítulos 3 e 4). Cada uma das etapas de sono tem suas características, que serão detalhadas a seguir, juntamente com a etapa de vigília (**Fig. 1.11**).

SONO NREM

No sono NREM, além da diminuição da atividade muscular (hipotonia muscular), observa-se uma lentificação gradual do sinal elétrico encefálico no EEG. O início do primeiro estágio de sono normal (N1) ocorre, em média, 5 a 20 minutos após a pessoa se deitar (período de latência de sono). É um momento de transição entre a vigília e o sono, e ocupa cerca de 5% do tempo total de sono. Nele, há o início da lentificação dos padrões de onda no EEG, sendo possível observar ondas com frequências entre 4 e 8 Hz (ondas-θ).

À medida que o sono se aprofunda, passa para o estágio N2, que representa a maior parte do tempo total de sono de uma noite (aproximadamente 50%). Além de os traçados dos diferentes eletrodos do EEG tornarem-se mais sincronizados, há um predomínio de cerca de 50% de ondas com ritmo θ, além do aparecimento de dois elementos gráficos: o

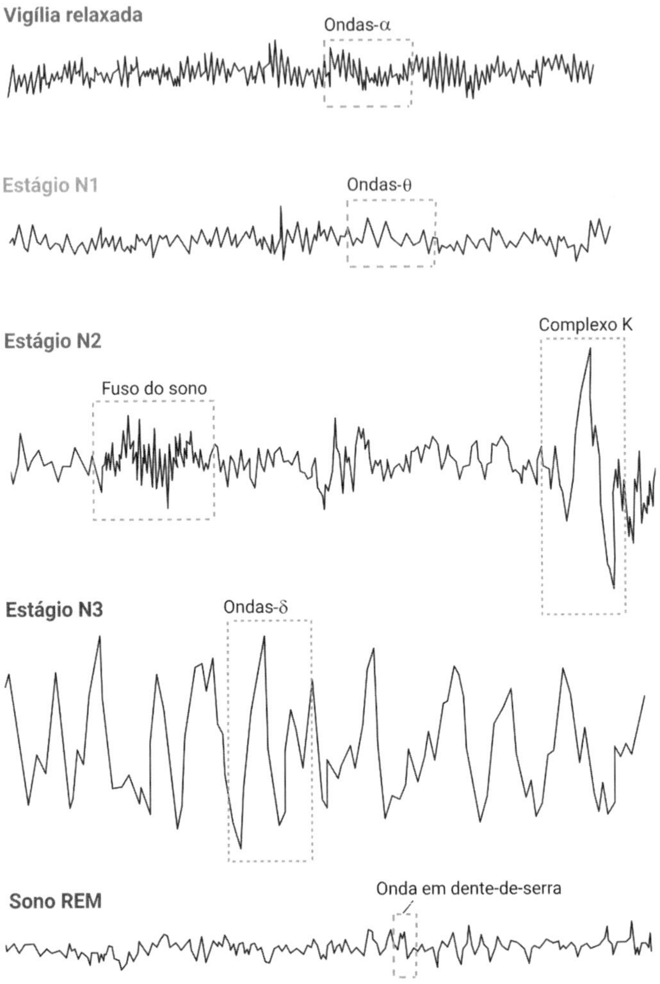

Figura 1.11
Representações gráficas das frequências eletrofisiológicas, avaliadas por EEG, características de cada estágio de sono e dos principais elementos gráficos que podem aparecer durante o exame. Vale lembrar que, para o estágio de sono REM, além do EEG, é essencial o uso de eletrodos na região próxima aos olhos (EOG; para observar o movimento rápido dos olhos) e do eletromiograma (para observar atonia muscular).

complexo K — uma onda com duração maior que 0,5 s e que, na porção do comprimento de onda, tem vale e crista, em geral, com amplitudes de 75 μV —; e o fuso do sono — sinais elétricos provenientes de neurônios do tálamo e que, no EEG, formam ondas de frequência entre 11,5 e 14,5 Hz, com duração entre 0,5 e 1,5 s).

No estágio N3, o sono de ondas lentas (SOL), é possível observar no EEG predomínio de ondas com 0,5 a 5 Hz de frequência e alta amplitude (ondas-δ). Esse estágio representa cerca de 20% do tempo total de sono. Além da continuidade da hipotonia muscular nesse estágio, há diminuição da temperatura corporal, da frequência cardíaca (FC) e da pressão arterial (PA), secreção do hormônio do crescimento (GH) e da prolactina, e aumento da atividade parassimpática.

SONO REM

Geralmente, no sono normal, episódios de sono REM ocorrem após o sono NREM. Esse estágio do sono também é conhecido como **sono paradoxal**, justamente pelo fato de seu traçado no EEG ser muito semelhante ao estágio da vigília, ocorrendo, portanto, superficialização do sono e dessincronização eletrofisiológica entre ondas dos diferentes eletrodos, ao mesmo tempo em que há inatividade comportamental do indivíduo. Além de o ritmo θ ser característico do sono REM, um elemento gráfico pode ser observado no EEG, especialmente em eletrodos da região central: as ondas em dente-de-serra, com frequência de 2 a 6 Hz. A atonia muscular e os movimentos rápidos dos olhos são eventos bastante típicos desse estágio de sono, que representa cerca de 20% do tempo total de sono em uma noite.

Curiosamente, no estágio REM, há eventos que ocorrem durante todo o período de sono — os **eventos tônicos** — e outros que ocorrem em determinados momentos e de maneira intermitente — os **eventos fásicos**. A dessincronização e a diminuição da amplitude das ondas no EEG, a atonia muscular, a inibição do controle autonômico da temperatura corporal e o aumento da irrigação sanguínea nos órgãos genitais (tanto em homens como em mulheres) são os principais eventos tônicos do sono REM. Os movimentos oculares rápidos, os espasmos musculares (mioclonias), a ocorrência de episódios de sonhos, as alterações cardiorrespiratórias (taquicardia e taquipneia) e o surgimento de ondas ponto-genículo-occipitais são os principais eventos fásicos.

VIGÍLIA

A vigília é o estágio em que se observa o maior ritmo nas ondas do EEG, com ondas de baixa amplitude, dessincronizadas e de frequências rápidas (≥ 8 Hz). É o momento anterior e posterior ao sono, quando a pessoa está acordada. Na vigília atenta, há predomínio de ondas de baixa amplitude e de frequências maiores que 13 Hz (denominadas ondas-β). No estado de vigília relaxada, o EEG apresenta uma certa lentificação, com ondas entre 8 e 13 Hz (ondas-α), havendo um início de sonolência e ocorrência de alguns movimentos aleatórios dos olhos, como se estivessem pestanejando.

CUIDADOS COM O SONO

Durante o cotidiano, muitas pessoas relatam cansaço e sonolência durante o dia, seja no trabalho ou em atividades domésticas. Na sociedade contemporânea, em que o trabalho e o tempo a ele dedicado são tão valorizados, é comum as pessoas destinarem boa parte das horas do dia às atividades laborais (inclusive durante a noite) ou, então, a atividades de cuidado e prazer individuais ou de relacionamento social com a família ou os amigos. Em detrimento dessas prioridades, em muitos casos o sono é deixado em segundo plano, sendo apenas "um horário do dia em que não há produtividade", como dizem algumas pessoas.

Nesse cenário, a privação de sono e os distúrbios do sono têm se tornado cada vez mais prevalentes nas populações humanas. Na cidade de São Paulo, por exemplo, 33% dos indivíduos têm AOS, e cerca de 45% têm queixas de insônia ou dificuldade para adormecer, enquanto 5% fazem uso de medicamentos para dormir em, pelo menos, três noites da semana.[43,46-48] Além disso, em momentos de maior estresse, como ocorreu durante a pandemia de coronavírus, é comum que alguns desses problemas e relatos tornem-se ainda mais comuns.[49,50] Distúrbios do sono podem estar associados ou agravar outros problemas de saúde, como disfunções sexuais, doença metabólica e até mesmo a sensação de dor.[51-53]

É essencial que tenhamos cuidado com nossa saúde, e isso também inclui a atenção com o sono. Existem algumas medidas, denominadas **higiene do sono**, que podem contribuir para melhorar a qualidade do sono, seja a curto ou a longo prazos.[54] Entre elas, destacam-se:

- ter um horário de sono regular;
- evitar a exposição a aparelhos com telas (como televisão, computadores, celulares, etc.) durante a noite;
- evitar permanecer no quarto e na cama durante o dia, utilizando-os, por exemplo, como local de trabalho. A cama deve ser usada apenas para dormir ou para atividades sexuais;
- dormir em um ambiente calmo, confortável, sem barulhos, com temperatura adequada e totalmente escuro (até pequenas fontes de luz podem atrapalhar);
- não consumir alimentos ou bebidas estimulantes (p. ex., aqueles que contêm cafeína) ou muito açucaradas, nem bebidas alcoólicas cerca de quatro horas antes de dormir, pois podem diminuir a sonolência ou contribuir para a fragmentação do sono;
- evitar dormir durante o dia, com exceção de pequenos cochilos (de 20 a 30 minutos) após o almoço, caso seja costume;
- praticar exercícios físicos e manter uma alimentação de qualidade, comportamentos que ajudam tanto na saúde geral do organismo como na qualidade do sono. Contudo, evitar atividade física vigorosa próximo ao horário de dormir.

Vale lembrar que, caso a pessoa apresente alguma alteração no padrão de sono, cansaço frequente ou sonolência excessiva durante o dia, ronco ou dificuldade de respirar durante o sono, ou dificuldades para iniciar o sono, é necessário consultar um médico especialista do sono, para que seja feita uma avaliação correta e, caso exista, o diagnóstico de distúrbio do sono. Neste último caso, os tratamentos podem variar, dependendo do distúrbio, e devem ser receitados pelo médico do sono.

CONSIDERAÇÕES FINAIS

Embora o tempo dedicado ao sono represente um terço da vida de uma pessoa, os conhecimentos científicos acerca desse comportamento e estado fisiológico são relativamente recentes na história das ciências médicas. Boa parte dos conhecimentos sobre a fisiologia humana que existem e que são ensinados em cursos das Ciências da Saúde, em geral, referem-se ao que ocorre em vigília, enquanto muitos desses padrões fisiológicos ainda são desconhecidos ou estão sendo, aos poucos, caracterizados.

Como apresentado ao longo deste capítulo, os mecanismos neurobiológicos envolvidos na regulação do sono normal são complexos e se relacionam com diversos sistemas do organismo, sobretudo o endócrino, o linfático, o imune e o cardiorrespiratório. É justamente essa relação com diversas vias fisiológicas que faz com que o sono possa sofrer alterações, algumas normais, ao longo da vida, e outras patológicas, gerando privação de sono e outros distúrbios relacionados, seja como problemas primários (i. e., o distúrbio em si é a patologia) ou secundários (a alteração decorre de outras doenças). Essa complexidade dificulta tanto o estudo do sono como o diagnóstico dos distúrbios a ele associados. Nos próximos capítulos, serão detalhados os principais métodos empregados para se avaliar o sono científica e clinicamente, bem como os principais distúrbios do sono em humanos.

REFERÊNCIAS

1. Asaad T. Sleep in ancient Egypt. In: Chokroverty S, Billiard M, editors. Sleep medicine: a comprehensive guide to its development, clinical milestones, and advances in treatment. New York: Springer; 2015. p. 13-9.
2. Loza S. Sleep medicine in the Arab Islamic civilization. In: Chokroverty S, Billiard M, editors. Sleep medicine: a comprehensive guide to its development, clinical milestones, and advances in treatment. New York: Springer; 2015. p. 21-4.
3. Barbera J. The Greco-Roman Period. In: Chokroverty S, Billiard M, editors. Sleep medicine: a comprehensive guide to its development, clinical milestones, and advances in treatment. New York: Springer; 2015. p. 47-53.
4. MacNish R. The philosophy of sleep. New York: D Appleton; 1834. p. 1-2.
5. Berger H. Über das elektrenkephalogramm des menschen: dritte mitteilung. Arch Psychiatr Nervenkr. 1931;94(1):16-60.
6. Loomis AL, Harvey EN, Hobart G. Potential rhythms of the cerebral cortex during sleep. Science. 1935;81(2111):597-8.
7. Davis H, Davis PA, Loomis AL, Harvey EN, Hobart G. Electrical reactions of the human brain to auditory stimulation during sleep. J Neurophysiol. 1939;2(6):500-14.
8. Davis H, Davis PA, Loomis AL, Harvey EN, Hobart G. Changes in human brain potentials during the onset of sleep. Science. 1937;86(2237):448-50.
9. Kleitman N, Engelmann TG. Sleep characteristics of infants. J Appl Physiol. 1953;6(5):269-82.
10. Aserinsky E, Kleitman N. Regularly occurring periods of eye motility, and concomitant phenomena, during sleep. Science. 1953;118(3062):273-4.
11. Aserinsky E, Kleitman N. Two types of ocular motility occurring in sleep. J Appl Physiol. 1955;8(1):1-10.
12. Dement W, Kleitman N. The relation of eye movements during sleep to dream activity: an objective method for the study of dreaming. J Exp Psychol. 1957;53(5):339-46.
13. Keene AC, Duboue ER. The origins and evolution of sleep. J Exp Biol. 2018;221(Pt 11):jeb159533.

14. Rechtschaffen A, Bergmann BM. Sleep deprivation in the rat by the disk-over-water method. Behav Brain Res. 1995;69(1-2):55-63.
15. Andersen ML, Bittencourt LR. Fisiologia do sono. In: Tufik S. Medicina e biologia do sono: Instituto do sono. São Paulo: Manole; 2008. p. 48-58.
16. Rasmussen MK, Mestre H, Nedergaard M. The glymphatic pathway in neurological disorders. Lancet Neurol. 2018;17(11):1016-24.
17. Benveniste H, Liu X, Koundal S, Sanggaard S, Lee H, Wardlaw J. The glymphatic system and waste clearance with brain aging: a review. Gerontology. 2019;65(2):106-19.
18. Tononi G, Cirelli C. Sleep function and synaptic homeostasis. Sleep Med Rev. 2006;10(1):49-62.
19. Chokroverty S. Overview of normal sleep. In: Chokroverty S, editor. Sleep disorders medicine: basic science, technical considerations and clinical aspects. New York: Springer; 2017. p. 5-27.
20. Reiss B. Wild nights: how taming sleep created our restless world. New York: Basic Books; 2017.
21. Hastings MH, Maywood ES, Brancaccio M. Generation of circadian rhythms in the suprachiasmatic nucleus. Nat Rev Neurosci. 2018;19(8):453-69.
22. Scammell TE, Arrigoni E, Lipton JO. Neural circuitry of wakefulness and sleep. Neuron. 2017;93(4):747-65.
23. Saez L, Young MW. In situ localization of the per clock protein during development of Drosophila melanogaster. Mol Cell Biol. 1988;8(12):5378-85.
24. Price JL, Dembinska ME, Young MW, Rosbash M. Suppression of PERIOD protein abundance and circadian cycling by the Drosophila clock mutation timeless. EMBO J. 1995;14(16):4044-9.
25. Hardin PE, Hall JC, Rosbash M. Feedback of the Drosophila period gene product on circadian cycling of its messenger RNA levels. Nature. 1990;343(6258):536-40.
26. Hardin PE, Hall JC, Rosbash M. Circadian oscillations in period gene mRNA levels are transcriptionally regulated. Proc Natl Acad Sci U S A. 1992;89(24):11711-5.
27. Saper CB, Scammell TE, Lu J. Hypothalamic regulation of sleep and circadian rhythms. Nature. 2005;437(7063):1257-63.
28. España RA, Scammell TE. Sleep neurobiology from a clinical perspective. Sleep. 2011;34(7):845-58.
29. Jang SH, Kwon YH. The relationship between consciousness and the ascending reticular activating system in patients with traumatic brain injury. BMC Neurol. 2020;20(1):375.
30. Murillo-Rodriguez E, Arias-Carrion O, Zavala-Garcia A, Sarro-Ramirez A, Huitron-Resendiz S, Arankowsky-Sandoval G. Basic sleep mechanisms: an integrative review. Cent Nerv Syst Agents Med Chem. 2012;12(1):38-54.
31. Blask DE. Melatonin, sleep disturbance and cancer risk. Sleep Med Rev. 2009;13(4):257-64.
32. Arendt J. Melatonin and human rhythms. Chronobiol Int. 2006;23(1-2):21-37.
33. Brainard GC, Hanifin JP. Photons, clocks, and consciousness. J Biol Rhythms. 2005;20(4):314-25.
34. Jung-Hynes B, Huang W, Reiter RJ, Ahmad N. Melatonin resynchronizes dysregulated circadian rhythm circuitry in human prostate cancer cells. J Pineal Res. 2010;49(1):60-8.
35. Auld F, Maschauer EL, Morrison I, Skene DJ, Riha RL. Evidence for the efficacy of melatonin in the treatment of primary adult sleep disorders. Sleep Med Rev. 2017;34:10-22.
36. Herxheimer A, Petrie KJ. Melatonin for the prevention and treatment of jet lag. Cochrane Database Syst Rev. 2002;(2):CD001520.
37. Khoa ND, Montesinos MC, Reiss AB, Delano D, Awadallah N, Cronstein BN. Inflammatory cytokines regulate function and expression of adenosine A(2A) receptors in human monocytic THP-1 cells. J Immunol. 2001;167(7):4026-32.
38. Borbély AA. A two process model of sleep regulation. Hum Neurobiol. 1982;1(3):195-204.
39. Roffwarg HP, Muzio JN, Dement WC. Ontogenetic development of the human sleep-dream cycle. Science. 1966;152(3722):604-19.
40. Blumberg MS. Ontogeny of sleep. In: Kushida CA, editor. Encyclopedia of sleep. Boston: Elsevier; 2013. p. 32-7.
41. Ednick M, Cohen AP, McPhail GL, Beebe D, Simakajornboon N, Amin RS. A review of the effects of sleep during the first year of life on cognitive, psychomotor, and temperament development. Sleep. 2009;32(11):1449-58.

42. Iglowstein I, Jenni OG, Molinari L, Largo RH. Sleep duration from infancy to adolescence: reference values and generational trends. Pediatrics. 2003;111(2):302-7.

43. Tufik S, Santos-Silva R, Taddei JA, Bittencourt LR. Obstructive sleep apnea syndrome in the Sao Paulo epidemiologic sleep study. Sleep Med. 2010;11(5):441-6.

44. Roenneberg T, Kuehnle T, Juda M, Kantermann T, Allebrandt K, Gordijn M, et al. Epidemiology of the human circadian clock. Sleep Med Rev. 2007;11(6):429-38.

45. Berry R, Quan S, Abreu A. The AASM manual for the scoring of sleep and associated events: rules, terminology and technical specifications, version 2.6. Darien: American Academy of Sleep Medicine; 2020.

46. Santos-Silva R, Tufik S, Conway SG, Taddei JA, Bittencourt LR. Sao Paulo epidemiologic sleep study: rationale, design, sampling, and procedures. Sleep Med. 2009;10(6):679-85.

47. Castro LS, Poyares D, Leger D, Bittencourt L, Tufik S. Objective prevalence of insomnia in the São Paulo, Brazil epidemiologic sleep study. Ann Neurol. 2013;74(4):537-46.

48. Santos-Silva R, Bittencourt LR, Pires ML, de Mello MT, Taddei JA, Benedito-Silva AA, et al. Increasing trends of sleep complaints in the city of Sao Paulo, Brazil. Sleep Med. 2010;11(6):520-4.

49. Tufik S, Gozal D, Ishikura IA, Pires GN, Andersen ML. Does obstructive sleep apnea lead to increased risk of COVID-19 infection and severity? J Clin Sleep Med. 2020;16(8):1425-6.

50. Garbarino S, Scoditti E. On the role of sleep hygiene in health management during COVID-19 pandemic. Sleep Med. 2021;77:74.

51. Andersen ML, Araujo P, Frange C, Tufik S. Sleep disturbance and pain: a tale of two common problems. Chest. 2018;154(5):1249-59.

52. Andersen ML, Santos-Silva R, Bittencourt LR, Tufik S. Prevalence of erectile dysfunction complaints associated with sleep disturbances in Sao Paulo, Brazil: a population-based survey. Sleep Med. 2010;11(10):1019-24.

53. Togeiro SM, Carneiro G, Ribeiro Filho FF, Zanella MT, Santos-Silva R, Taddei JA, et al. Consequences of obstructive sleep apnea on metabolic profile: a population-based survey. Obesity (Silver Spring). 2013;21(4):847-51.

54. World Sleep Society. Healthier sleep in adults [Internet]. Rochester: World Sleep Society; 2022 [capturado em 25 fev. 2022]. Disponível em: https://worldsleepday.org/tips-for-adults.

2 PRIVAÇÃO DE SONO

Marco Túlio de Mello
Flavia Rodrigues da Silva
Renato de Carvalho Guerreiro
Andressa Silva

Dispendemos cerca de um terço de nossas vidas dormindo. Nada parece trazer tanta clareza sobre o impacto da falta de sono como passar uma noite sem dormir. Quando privados de sono, a maioria de nós se sente sonolenta e fisicamente esgotada, nosso humor é alterado e, cognitivamente, permanecemos lentos e desfocados. Apesar do senso comum de que o sono é importante para sustentar o desempenho, diante do contexto socioeconômico e social atual, ele, às vezes, é desvalorizado. Para muitos, dormir é um estado improdutivo ou desperdício de um tempo que poderia ser dedicado a atividades, em teoria, mais produtivas, lucrativas ou divertidas, como o trabalho, a escola ou o lazer.

A restrição de sono crônica é, em grande parte, exigência ou cultura entre muitos profissionais, como médicos, enfermeiros, policiais, bombeiros, motoristas e trabalhadores noturnos. Diante disso, evidências científicas dos efeitos da privação de sono (PS) indicam tanto os mecanismos biológicos quanto os instrumentos necessários para melhorar a saúde e o bem-estar da população restrita de sono, visando a melhorar o desempenho diário. Neste capítulo, apresentamos diversos efeitos oriundos da restrição/privação de sono (PS) sob diferentes processos no organismo humano.

PRIVAÇÃO, RESTRIÇÃO E FRAGMENTAÇÃO DO SONO: O OLHAR DA METABOLÔMICA

A PS (abstenção total do sono por período superior a 24 horas), a restrição de sono (restrição de horas de sono dentro de um período de 24 horas) e a interrupção do ritmo circadiano estão associadas a efeitos negativos na saúde mental, bem como a distúrbios metabólicos.[1,2] Humanos privados de sono apresentam diferenças nos metabolomas plasmático[3] e urinário.[4] Em PS, 27 de 171 metabólitos no plasma aumentam (sobretudo, lipídeos e acilcarnitinas). Além disso, o aumento da serotonina (5-HT), do triptofano e da taurina pode ser uma das razões do efeito antidepressivo relatado em situações de PS.[5] Indivíduos privados de sono mantiveram as variações metabolômicas circadianas. Foi observada ritmicidade circadiana em mais de 50% dos metabólitos plasmáticos cíclicos, compostos por várias classes metabólicas, como aminoácidos, aminas biogênicas, acilcarnitinas, glicerofosfolipídeos e esfingolipídeos. Embora tenha sido mantida a ritmicidade circadiana em PS, as amplitudes de todos os metabólitos foram menores.[3]

Em homens, a PS causa alteração de cerca de metade dos metabólitos urinários identificados. Mais especificamente, oito metabólitos urinários aumentam (taurina, formato, citrato, sulfato de 3-indoxil, carnitina, 3-hidroxi-isobutirato, N-óxido de trimetilamina e acetato), enquanto outros oito metabólitos diminuem (dimetilamina, ácido 4-desoxitreônico, creatinina, ascorbato, 2-hidroxi-isobutirato, alantoína, ácido 4-desoxieritrônico e 4-hidroxifenilacetato).[4] Além disso, foram observadas variações diurnas nos perfis metabolômicos urinários, enfatizando a necessidade de se considerar o tempo de amostragem no estudo dos biomarcadores.

Em geral, a restrição de sono reflete melhor a situação da vida real do que a PS. Vários estudos investigaram alterações no perfil metabólico de indivíduos com restrição de sono. A redução do tempo de sono mostrou estar associada a mudanças pronunciadas no metaboloma lipídico. Depner e colaboradores[6] investigaram biomarcadores de sono insuficiente em amostras de plasma de 16 indivíduos com peso normal. Os indivíduos foram submetidos a três dias com oportunidades de sono suficiente (9 horas de sono) (*Baseline*), seguido de um período de cinco dias de oportunidades de sono insuficiente (5 horas de sono), seguidos de mais cinco dias de oportunidades de sono suficiente (9 horas de sono). Metabólitos que diferenciam tempo de sono insuficiente *versus* suficiente foram relacionados principalmente aos transportadores de cassete de ligação de adenosina trifosfato (ATP) na homeostase lipídica, processo metabólico de fosfolipídeos, remodelação de lipoproteínas plasmáticas e metabolismo de esfingolipídeos.[6]

Foi observado por Weljie e colaboradores[7] que indivíduos adultos saudáveis apresentaram alterações no metaboloma lipídico (lisofosfatidilcolinas, triglicerídeos, fosfatidilcolinas e acilcarnitinas), em resposta à restrição de sono (limitado a 4 horas), quando comparados às medidas basais. Uma única noite de recuperação não conseguiu restaurar o nível diminuído de acilcarnitinas de cadeia longa.[7] Em adendo, foram encontradas alterações nos aminoácidos, juntamente com o aumento do triptofano e da fenilalanina. Um paradigma mais agudo de restrição de sono demonstrou fortes mudanças no metabolismo lipídico em indivíduos saudáveis com histórico familiar de diabetes melito (DM).[8] Uma restrição que limite o sono em 5 horas e meia, em comparação com uma condição com 8 horas de sono, causou alterações no metabolismo de ácidos graxos de cadeia média (caproato), carnitina, lisolipídeo, colesterol e ácidos biliares, com elevação da maioria dos metabólitos lipídicos plasmáticos. Também foram observadas alterações no metabolismo de carboidratos e aminoácidos (triptofano). A restrição de sono também afetou metabólitos relacionados à oxidação de ácidos graxos mitocondriais, mostrando um aumento de acilcarnitinas em indivíduos saudáveis e diabéticos.[9] O efeito prejudicial da restrição de sono na saúde metabólica também é apoiado por estudos metabolômicos, que observaram uma diminuição das lipoproteínas de alta densidade em grupos com restrição de sono prolongada.[10]

Estudos com roedores forneceram mais informações sobre o efeito da restrição de sono no metabolismo energético e nas complicações clínicas da restrição de sono, incluindo obesidade, DM e distúrbios neurológicos. Um estudo realizado em ratos revelou perfis hepáticos alterados, que podem indicar alterações no metabolismo energético hepático, bem como alterações nas vias de resgate de nicotinamida adenina dinucleotídeo e vias de transmetilação. Os resultados sugerem que a restrição de sono reduziu a atividade do ciclo do ácido tricarboxílico, que acompanhou um aumento concomitante da lipogênese.[11]

A fragmentação do sono refere-se aos despertares que ocorrem durante o sono. Os despertares ocorrem frequentemente em pacientes com distúrbios do sono, mas também são, muitas vezes, induzidos por fatores externos, como ruído, luz forte ou alta temperatura durante o sono.[12] Modelos animais são usados para estudar o mecanismo fisiopatológico da fragmentação do sono, mostrando que camundongos submetidos à interrupção crônica do sono apresentam severo impacto do metaboloma sérico e metabólitos antioxidantes cerebrais, bem como na função cognitiva.[13] A fragmentação do sono afeta a função cognitiva, com aumento do marcador de peroxidação lipídica malondialdeído no cérebro, enquanto as enzimas antioxidantes superóxido dismutase e catalase diminuem. Portanto, o declínio cognitivo pode estar relacionado ao estresse oxidativo excessivo no cérebro, mas as perturbações do metabolismo sistêmico provavelmente também contribuem para o comprometimento cognitivo. Nesse sentido, 13 potenciais biomarcadores relacionados ao metabolismo de aminoácidos, purinas e lipídeos foram identificados no soro. Esses metabólitos incluíam valina, colina, ácido úrico, ácido alantoico, carnitinas e retinoides. Além disso, a interrupção crônica do sono foi associada a uma considerável perda de peso.

Tem sido relatado na literatura que o hipocampo é especialmente vulnerável à fragmentação do sono, havendo redução no volume hipocampal, déficits de aprendizagem e cognição, bem como redução da neurogênese.[14] A metabolômica pode ajudar a entender melhor os mecanismos dos efeitos prejudiciais da fragmentação do sono no cérebro e na neurogênese hipocampal. Um estudo recente, realizado em roedores, apontou um impacto metabolômico da fragmentação do sono no cérebro. Yoon e colaboradores[12] analisaram perfis de metabólitos do hipocampo em ratos expostos a um protocolo de fragmentação do sono de 4 ou 15 dias, em comparação com um grupo-controle de exercício também de 4 ou 15 dias. Perfis metabólicos distintos foram observados no grupo de fragmentação do sono de 15 dias, com efeitos mais pronunciados no metabolismo de aminoácidos. Mais especificamente, as vias do metabolismo da alanina, do aspartato e do glutamato foram identificadas como as vias-chave comuns em ratos submetidos à fragmentação do sono por 15 dias. Um aumento de triptofano, miristoilcarnitina e palmitoilcarnitina também foi observado, enquanto metionina, glicerofosfocolina, monofosfato de adenosina e hipoxantina diminuíram.[12]

O papel do microbioma intestinal em doenças de saúde mental e física recebeu crescente interesse de pesquisa nos últimos anos.[15,16] Um estudo realizado investigou o efeito de 28 dias de fragmentação do sono em ratos, e identificou menor diversidade-α e mudanças pronunciadas no microbioma fecal, bem como alterações no metaboloma fecal.[17] Vários metabólitos fecais correlacionaram-se com a pressão arterial (PA), o que pode fornecer uma visão sobre a relação relatada da fragmentação do sono e alterações cardiovasculares deletérias.[18] Além disso, um protocolo de cinco dias de interrupção do sono em camundongos causou uma mudança no nível de metabólitos modificados por bactérias, como ácidos biliares, e uma redução de gêneros bacterianos benéficos.[19] As alterações no perfil metabólico e microbiano duraram pelo menos quatro dias após o término da interrupção do sono. Dessa forma, estudos sugerem uma interação entre o microbioma e os distúrbios do sono–vigília.

Em geral, os resultados observados sugerem que especialmente o metabolismo dos aminoácidos de cadeia ramificada está associado à regulação sono–vigília. Os três aminoácidos de cadeia ramificada essenciais (não produzidos pelo organismo) são L-leucina, L-valina e L-isoleucina, e devem ser adquiridos por meio de dieta, pois não podem ser sintetizados novamente.[20] Em vários estudos, suas concentrações foram alteradas nos distúrbios do sono–vigília. O catabolismo elevado e as concentrações de glicose durante a noite têm sido sugeridos como sinais iniciais de resistência à insulina e têm sido implicados na etiologia da obesidade, do DM tipo 2 e da síndrome metabólica.[21,22]

IMPACTO SOB AS PERCEPÇÕES E SENSAÇÕES

É bem descrito que a PS está associada a uma redução significativa nos limiares de tolerância à dor, ao frio e ao calor,[23] incluindo cefaleias, mialgias e dor de estômago.[24] Um estudo demonstrou que 24 e 48 horas de PS causaram aumento dos limiares perceptivos sensoriais para sabores azedos, mas não para doces ou salgados, e indicou que, possivelmente, o déficit de atenção que ocorre durante a PS pode ser responsável pela sensibilidade reduzida nessas situações.[25]

Alterações no olfato também ocorrem após a PS, influenciando a capacidade de discriminar e identificar odores. Killgore e McBride[26] descobriram que o desempenho na identificação de odores declina de maneira significativa após 24 horas de PS, correspondendo a declínios do desempenho no Teste de Vigilância Psicomotora (PVT).[26] De modo interessante, outros aspectos cognitivos, como a flexibilidade mental, permanecem estáveis, sugerindo que ocorram de maneira independente da diminuição do estado de alerta. O mesmo resultado foi observado após 52 horas de PS em outro estudo, que mostrou leves declínios na identificação de odor.[27]

Outro aspecto importante é sobre a percepção auditiva, que também é afetada pela PS. A resolução temporal auditiva, definida como a capacidade de identificar qual de dois estímulos auditivos pareados ocorre primeiro na sucessão de eventos, é prejudicada em PS. Isso ocorre porque essa capacidade depende das funções do córtex pré-frontal (CPF), que se torna bastante sensível quando estamos em restrição de sono.[28] Apenas uma noite de PS já é suficiente para reduzir a resolução da nossa audição temporal em pelo menos 28%,[28] podendo impactar na compreensão da linguagem.

COGNIÇÃO, ALERTA, ATENÇÃO E CONCENTRAÇÃO

A restrição de ou a PS impactam o alerta e a vigilância de maneira significativa,[29,30] pois, após uma boa noite de sono, o estado de alerta permanece relativamente estável durante horas de vigília quando a pessoa é saudável, ainda que ocorram flutuações circadianas, sendo menos perceptíveis/detectáveis. No entanto, quando a vigília é contínua (sem pausa para descanso/cochilo) por mais de 16 horas, há maior probabilidade de redução do tempo de reação e decréscimo do desempenho psicomotor,[31] regredindo à medida que a vigília é mantida durante o período acordado.

Uma métrica comumente utilizada para avaliar estado de alerta e vigilância durante a perda de sono é o PVT,[32] um teste de tempo de reação simples, de 10 minutos, que apresenta repetidamente um estímulo visual em intervalos pseudoaleatórios, que variam de 2 a 10 segundos. Em cada teste, o sujeito simplesmente pressiona um botão o mais rápido possível para registrar uma resposta. O PVT é primorosamente sensível à desaceleração do tempo de resposta e ao aumento dos lapsos de atenção que ocorrem durante os períodos de PS[33] ou restrição de sono.[34] O PVT tem sido considerado o "padrão-ouro" para avaliação dos efeitos da PS na cognição, pela sua confiabilidade, sensibilidade à vigília prolongada e influências circadianas, além de pouco efeito da aprendizagem,[34,35] tornando-o ideal para administrações repetidas ao longo de um estudo.

Sabemos que a PS leva a uma desaceleração geral da resposta, o que inclui uma piora do tempo de reação médio para todos os ensaios, bem como a desaceleração dos 10% mais rápidos durante a tarefa, sugerindo que o sono insuficiente afeta até mesmo os melhores desempenhos, não apenas respostas típicas. Não somente a PS causa decréscimos na velocidade de resposta no PVT, restrição de sono (p. ex., limitada a 6 horas por noite) pode levar a uma desaceleração significativa da resposta que, se prolongada por até duas semanas, pode atingir níveis de deficiência que são comparáveis a cerca de duas noites de PS.[35] A restrição de sono (cerca de 5 horas por noite) parece produzir maiores decréscimos no desempenho da vigilância psicomotora, mas esses declínios eventualmente se estabilizam em um nível substancialmente reduzido; e uma restrição adicional para menos de 4 horas por noite parece levar à degradação contínua no desempenho da vigilância.[35,36]

A PS também leva a um aumento no número e na duração dos lapsos de atenção (ou seja, períodos durante os quais o sujeito não responde ou com resposta de 500 ms ou mais), bem como a um aumento nos erros de alarmes falsos (ou seja, acionamento do botão quando nenhum estímulo foi apresentado). Alguns autores têm sugerido que lapsos mais longos podem, na verdade, representar "microssonos", ou breves períodos em que a atividade cerebral semelhante ao sono pode interromper momentaneamente a vigília contínua.[37,38] Há evidências de que o número de lapsos em qualquer ponto de tempo específico está correlacionado com a duração desses lapsos, sugerindo que esse índice é particularmente útil como uma medida de sonolência.[29] Também é verdade que a capacidade de se manter a vigilância psicomotora também diminui com a duração da tarefa.[29] Isso é conhecido como o "efeito tempo na tarefa" (ou seja, a piora progressiva do desempenho com foco sustentado em uma tarefa cognitiva), e é exacerbado durante a PS. De fato, mesmo durante uma única noite de perda de sono, decréscimos no desempenho em uma tarefa monótona e chata podem ser observados em alguns minutos.[39] O efeito do tempo na tarefa parece ser fortemente afetado por motivação, e algumas evidências sugerem que seus efeitos podem ser mitigados por incentivos ou recompensas.[40] Uma das versões do PVT dura 10 minutos e parece ser suficiente para induzir efeitos de tempo na tarefa em indivíduos privados de sono. No entanto, variações mais curtas do PVT têm sido usadas com sucesso para mostrar decréscimos de desempenho durante a perda de sono.

O desempenho em tarefas de vigilância psicomotora é altamente sensível à magnitude da pressão do mecanismo homeostático do sono, que se acumula com períodos mais longos de vigília, bem como as flutuações circadianas. Sabemos que quanto mais tempo um indivíduo permanece acordado, maior a pressão homeostática para adormecer. No entanto, essa pressão será reduzida ou aumentada de acordo com um padrão sinusoidal de 24 horas ao longo do dia. Durante a PS, a queda do desempenho será mais severa no nadir circadiano, durante as primeiras horas da manhã. De modo importante, em razão desse declínio na atenção e na vigilância, é possível estabelecer uma equivalência entre horas de vigília e o nível de concentração de álcool no sangue,[41] indicando que um indivíduo privado de sono permanece em um estado similar à embriaguez alcoólica. Nesse sentido, a coordenação piora de forma linear durante um período de 28 horas de PS. Além disso, o desempenho durante a PS pode ser estatisticamente equiparado ao do mesmo indivíduo com concentrações de álcool no sangue. Após 10 horas de vigília, cada hora adicional de vigília é equivalente a um aumento de 0,004% de álcool no sangue (concentração até cerca de 26 horas de vigília). Em termos práticos, após 17 horas de vigília, é como se o indivíduo estivesse alcoolizado após ingerir 12 copos de cerveja ou 12 taças de vinho.

Existe uma teoria, conhecida como a hipótese da "instabilidade do estado de vigília",[33] em que se sugere uma marca registrada da PS, com o aumento da variabilidade no desempenho devido à interação de inibição recíproca de sistemas neurobiológicos, um tentando manter o indivíduo acordado e o outro exercendo pressão para adormecer.[31] Essa instabilidade é, muitas vezes, observada em lapsos de desempenho (PVT com tempos de reação superiores a 500 ms), que se tornam mais frequentes e de maior duração quando o período de vigília contínua é estendido.[33] Eventualmente, lapsos se tornam tão extremos em duração de 30 segundos ou mais, que eles mudam de maneira qualitativa de períodos momentâneos de desatenção para o que pode ser descrito como um ataque de sono funcional.[29] Segundo Lim e Dinges,[29] esses ataques de sono são praticamente inexistentes em indivíduos normalmente descansados, mas começam a ser observados com maior frequência à medida que o período de vigília é estendido além do adequado.

Quando se trata da capacidade de manter o desempenho quando privado de sono, algumas pessoas parecem ser pouco afetadas ou são capazes de compensar os efeitos da perda de sono no estado de alerta e vigilância, enquanto outras são menos resistentes. Esses efeitos são relativamente estáveis em indivíduos sob diferentes protocolos de PS,[42] sendo essa variabilidade nos testes de PVT explicada por diferenças individuais sistemáticas. Além disso, a variabilidade em polimorfismos genéticos também pode desempenhar um papel proeminente na sensibilidade aos efeitos da restrição de sono, pressão homeostática para o sono e influências circadianas.[43]

RELEVÂNCIA PSIQUIÁTRICA EM NÍVEL MOLECULAR

A PS afeta também o estado emocional em respostas a eventos frustrantes e parece reduzir as capacidades de enfrentamento autorrelatadas e as habilidades de inteligência emocional.[44] A PS é capaz de reduzir a capacidade de pensar positivamente, a disposição para realizar ações comportamentais efetivas a fim de resolver problemas e a inteligência emocional, sobretudo no que diz respeito às classificações de autoestima, empatia para com os outros, compreensão da dinâmica interpessoal e controle de impulsos.[44] Esses achados indicam que indivíduos privados de sono podem ser mais facilmente frustrados, intolerantes, implacáveis e menos atenciosos do que quando totalmente descansados.

Depressão, ansiedade, paranoia e queixas somáticas também estão presentes em indivíduos com PS.[45] Além disso, a PS também deixa indivíduos mais propensos a relatar sentimentos aumentados de inutilidade, inadequação, impotência, fracasso, baixa autoestima e satisfação com a vida reduzida. A capacidade de mudar de forma rápida e flexível entre dois conjuntos de regras diferentes, dependendo da situação, é outro aspecto do funcionamento executivo que se torna impactado. Denominado "custo de mudança de tarefa", diz respeito a alternar aleatoriamente entre duas tarefas cognitivas diferentes e que dependem exatamente dos mesmos estímulos visuais.[46] Quando privados de sono, os indivíduos apresentam déficits na tarefa de troca, em que a perda de sono reduz a capacidade de se modificar o comportamento de forma rápida e flexível às mudanças nas demandas do ambiente. Entretanto, isso foi observado em tentativas de mudança de tarefa, mas não em tentativas de repetição de tarefas.[46] A PS também afeta de forma emocional os julgamentos morais.[47]

A PS resulta em uma desaceleração significativa das tomadas de decisão, quando o dilema é altamente emocional e exige envolvimento pessoal direto, bem como aumenta a propensão à violação das suas próprias posições morais, afetando de maneira negativa os sistemas de funções executivas, em especial aqueles envolvendo a capacidade de modular reações emocionais e integrar efetivamente a informação afetiva no processo de tomada de decisão,[47] associados a distúrbios do sono e transtornos psiquiátricos.

Os distúrbios do sono estão associados às complicações de transtornos psiquiátricos como esquizofrenia, transtorno bipolar (TB), transtornos depressivos e transtorno do espectro autista (TEA).[48] Existem, portanto, mecanismos moleculares comuns entre os distúrbios do sono e transtornos psiquiátricos, devido a uma alta taxa de complicações observada entre essas doenças. Por exemplo, o envolvimento das vias de hiperpolarização dependentes de Ca2+. Já foi observada associação do genoma inteiro (GWAS) com algumas moléculas nas vias de hiperpolarização dependentes de Ca2+ e transtornos psiquiátricos, como esquizofrenia, TB, transtorno depressivo maior (TDM) e transtornos do neurodesenvolvimento. Correlações entre polimorfismos de nucleotídeo único (SNPs, do inglês *single nucleotide polymorphism*) em genes de canais de cálcio sensíveis à voltagem e transtornos psiquiátricos ocorrem, principalmente, no $Ca_v1.2$ (CACNA1C), em esquizofrenia, TB e TDM.[48]

Vulnerabilidades genéticas, como mutações em genes específicos, podem induzir mudanças nos ritmos biológicos.[49] Essa perturbação circadiana pode modificar a atividade rítmica dos sistemas neurotransmissores envolvidos na regulação do humor, incluindo a dopamina (DA) e a 5-HT,[50] levando a uma preferência por vespertinidade e ao desenvolvimento de sintomas depressivos. Anormalidades circadianas, sobretudo ritmos atrasados, também podem desempenhar um papel na patogênese dos transtornos depressivos.[49]

Há evidências consideráveis de que pacientes com doenças neuropsiquiátricas, como TB, esquizofrenia e depressão, apresentam alterações de ritmo circadiano.[51,52] Essas interrupções abrangem uma ampla gama de perturbações do sono, incluindo sono fragmentado, redução do tempo total de sono e mudanças na arquitetura normal do sono.[53] Notavelmente, fibroblastos isolados de pacientes esquizofrênicos mostram uma perda de ritmicidade na expressão de *CRY1* e *PER1*, e seus leucócitos do sangue periférico diminuíram e/ou interromperam a expressão diurna de *CLOCK*, *PER1/2/3*, *CRY1* e um homólogo funcional de *CLOCK*, *NPAS2*, em comparação com indivíduos saudáveis (grupo-controle).[54] Fibroblastos isolados de pacientes com TB apresentam maior variação no período de amplitude e déficits nas vias de arrastamento. Nesse sentido, o lítio é usado para o tratamento do TB, e o principal alvo terapêutico do lítio é postulado como REV-ERBa.[55] Além disso, os pacientes com TDM exibem uma interrupção acentuada na ritmicidade circadiana e na fase dos genes do relógio central em várias regiões do cérebro.[56]

O sistema metabólico também submete-se a controle circadiano, com ciclagem do fígado em múltiplas vias metabólicas.[57] Processos como os metabolismos da glicose, do colesterol e de triglicerídeos são alguns exemplos e as etapas limitantes das taxas são os principais pontos da regulação circadiana. Os "genes-relógio" estão ligados diretamente à síndrome metabólica (MetS). A interrupção do relógio nas ilhotas pancreáticas resulta em variações amplas do transcriptoma na expressão de genes envolvidos na sobrevivência, no crescimento e na formação de vesículas sinápticas dentro dessas células. Em humanos, assim como em camundongos, polimorfismos de *CLOCK* e *BMAL1* têm sido associados a distúrbios metabólicos. Por exemplo, polimorfismos do gene *CLOCK* foram associados a maior suscetibilidade à obesidade,[58,59] e dois haplótipos de *BMAL1* foram associados à hipertensão arterial sistêmica (HAS) e DM tipo 2, replicados tanto em humanos quanto em modelos de roedores.[60] Estudos semelhantes também ligaram polimorfismos em outros genes centrais do relógio, como *PER2* e *NPAS2*, a hiperglicemia e hipertensão em jejum, respectivamente.[61] Notavelmente, ser obeso altera a expressão dos genes do relógio central nos adipócitos, ao longo do dia, e induz uma regulação positiva notável de *CRY2* e REV-ERBa, dois importantes componentes de *feedback* negativo dos relógios circadianos.[62] Além disso, um SNP raro na visfatina (*NAMPT/PBEF1*), um gene conhecido por estar envolvido no braço curto do gene do relógio,[63] já foi associado à proteção contra obesidade em populações humanas.[64]

CONSIDERAÇÕES FINAIS

A PS provoca efeitos globais e específicos sobre a cognição, presumivelmente em razão da suscetibilidade diferencial de vários sistemas cerebrais interdependentes para a perda de sono. Os julgamentos morais pessoais são mais afetados pela perda de sono do que outros tipos de julgamentos. Os efeitos da PS incluem, também, redução da atenção e da vigilância psicomotora, com aumento da variabilidade nas respostas comportamentais. Estes efeitos são associados a alteração do funcionamento do CPF e de regiões parietais. A PS também altera o processamento afetivo normal, possivelmente por meio do enfraquecimento dos sistemas inibitórios pré-frontais, contribuindo para que os sistemas emocionais funcionem relativamente sem controle, sem modulação apropriada ou integração efetiva da emoção. Isso gera desregulação afetiva, levando a um impacto negativo no humor, na percepção, na memória, bem como tolerância reduzida à frustração e produz dificuldades no uso da emoção para informar a tomada de decisão de maneira adaptativa.

O metabolismo da glicose e dos lipídeos, bem como o estado antioxidante, também são afetados por mudanças nos ciclos fisiológicos de sono–vigília em vários estudos. Não obstante a metabolômica apresentar potencial para biomarcadores no manejo de distúrbios do sono–vigília, ainda existem limitações. Uma delas é que alguns estudos utilizam tamanhos de amostras relativamente pequenos sob condições clínicas limitadas. Embora vários estudos já tenham sido realizados com seres humanos, muitos deles se limitaram a indivíduos saudáveis e sem distúrbios do sono. Outra limitação é que a metabolômica ainda não pode substituir avaliações clínicas, como a PSG. Uma limitação que impede a aplicação da metabolômica para o diagnóstico é a falta de valores normativos das concentrações de metabólitos.

Outro aspecto é que o perfil metabólico pode ser consideravelmente afetado por diversas variáveis, como sexo, nutrição, comorbidades médicas ou efeitos de medicamentos, bem como variações diurnas. Além disso, estudos realizados em amostragem mais relevante para identificar biomarcadores de transtornos mentais em tecidos cerebrais foram realizados apenas usando modelos animais, pois amostras derivadas do cérebro de humanos, geralmente, estão disponíveis apenas na autópsia. Desse modo, a metabolômica fornece informações importantes sobre as vias metabólicas ligadas aos distúrbios do sono, mas sua usabilidade na prática clínica é limitada até o momento, já que não existem referências para intervalos normais de metabólitos.

REFERÊNCIAS

1. Malik DM, Paschos GK, Sehgal A, Weljie AM. Circadian and sleep metabolomics across species. J Mol Biol. 2020;432(12):3578-610.
2. Potter GD, Skene DJ, Arendt J, Cade JE, Grant PJ, Hardie LJ. Circadian rhythm and sleep disruption: causes, metabolic consequences, and countermeasures. Endocr Rev. 2016;37(6):584-608.
3. Davies SK, Ang JE, Revell VL, Holmes B, Mann A, Robertson FP, et al. Effect of sleep deprivation on the human metabolome. Proc Natl Acad Sci U S A. 2014;111(29):10761-6.
4. Giskeødegård GF, Davies SK, Revell VL, Keun H, Skene DJ. Diurnal rhythms in the human urine metabolome during sleep and total sleep deprivation. Sci Rep. 2015;5:14843.
5. Boland EM, Rao H, Dinges DF, Smith RV, Goel N, Detre JA, et al. Meta-analysis of the antidepressant effects of acute sleep deprivation. J Clin Psychiatry. 2017;78(8):e1020-e34.
6. Depner CM, Cogswell DT, Bisesi PJ, Markwald RR, Cruickshank-Quinn C, Quinn K, et al. Developing preliminary blood metabolomics-based biomarkers of insufficient sleep in humans. Sleep. 2020;43(7):zsz321.
7. Weljie AM, Meerlo P, Goel N, Sengupta A, Kayser MS, Abel T, et al. Oxalic acid and diacylglycerol 36:3 are cross-species markers of sleep debt. Proc Natl Acad Sci U S A. 2015;112(8):2569-74.
8. Bell LN, Kilkus JM, Booth JN 3rd, Bromley LE, Imperial JG, Penev PD. Effects of sleep restriction on the human plasma metabolome. Physiol Behav. 2013;122:25-31.
9. van den Berg R, Mook-Kanamori DO, Donga E, van Dijk M, van Dijk JG, Lammers GJ, et al. A single night of sleep curtailment increases plasma acylcarnitines: Novel insights in the relationship between sleep and insulin resistance. Arch Biochem Biophys. 2016;589:145-51.
10. Aho V, Ollila HM, Kronholm E, Bondia-Pons I, Soininen P, Kangas AJ, et al. Prolonged sleep restriction induces changes in pathways involved in cholesterol metabolism and inflammatory responses. Sci Rep. 2016;6:24828.
11. Sengupta A, Rhoades SD, Kim EJ, Nayak S, Grant GR, Meerlo P, et al. Sleep restriction induced energy, methylation and lipogenesis metabolic switches in rat liver. Int J Biochem Cell Biol. 2017;93:129-35.
12. Yoon DW, Kwon HN, Jin X, Kim JK, Lee SK, Park S, et al. Untargeted metabolomics analysis of rat hippocampus subjected to sleep fragmentation. Brain Res Bull. 2019;153:74-83.
13. Feng L, Wu HW, Song GQ, Lu C, Li YH, Qu LN, et al. Chronical sleep interruption-induced cognitive decline assessed by a metabolomics method. Behav Brain Res. 2016;302:60-8.
14. Navarro-Sanchis C, Brock O, Winsky-Sommerer R, Thuret S. Modulation of adult hippocampal neurogenesis by sleep: impact on mental health. Front Neural Circuits. 2017;11:74.
15. D'Argenio V, Salvatore F. The role of the gut microbiome in the healthy adult status. Clin Chim Acta. 2015;451(Pt A):97-102.
16. Lucas G. Gut thinking: the gut microbiome and mental health beyond the head. Microb Ecol Health Dis. 2018;29(2):1548250.
17. Maki KA, Burke LA, Calik MW, Watanabe-Chailland M, Sweeney D, Romick-Rosendale LE, et al. Sleep fragmentation increases blood pressure and is associated with alterations in the gut microbiome and fecal metabolome in rats. Physiol Genomics. 2020;52(7):280-92.

18. Lai CT, Chen CY, Kuo TB, Chern CM, Yang CC. Sympathetic Hyperactivity, Sleep Fragmentation, and Wake--Related Blood Pressure Surge During Late-Light Sleep in Spontaneously Hypertensive Rats. Am J Hypertens. 2016;29(5):590-7.

19. Bowers SJ, Vargas F, González A, He S, Jiang P, Dorrestein PC, et al. Repeated sleep disruption in mice leads to persistent shifts in the fecal microbiome and metabolome. PLoS One. 2020;15(2):e0229001.

20. Wolfe RR. Branched-chain amino acids and muscle protein synthesis in humans: myth or reality? J Int Soc Sports Nutr. 2017;14:30.

21. Batch BC, Hyland K, Svetkey LP. Branch chain amino acids: biomarkers of health and disease. Curr Opin Clin Nutr Metab Care. 2014;17(1):86-9.

22. White PJ, Lapworth AL, An J, Wang L, McGarrah RW, Stevens RD, et al. Branched-chain amino acid restriction in Zucker-fatty rats improves muscle insulin sensitivity by enhancing efficiency of fatty acid oxidation and acyl-glycine export. Mol Metab. 2016;5(7):538-51.

23. Kundermann B, Spernal J, Huber MT, Krieg JC, Lautenbacher S. Sleep deprivation affects thermal pain thresholds but not somatosensory thresholds in healthy volunteers. Psychosom Med. 2004;66(6):932-7.

24. Haack M, Lee E, Cohen DA, Mullington JM. Activation of the prostaglandin system in response to sleep loss in healthy humans: potential mediator of increased spontaneous pain. Pain. 2009;145(1-2):136-41.

25. Furchtgott E, Willingham WW. The effect of sleep-deprivation upon the thresholds of taste. Am J Psychol. 1956;69(1):111-2.

26. Killgore WD, McBride SA, Killgore DB, Balkin TJ, Kamimori GH. Baseline odor identification ability predicts degradation of psychomotor vigilance during 77 hours of sleep deprivation. Int J Neurosci. 2008;118(9):1207-25.

27. Killgore WD, McBride SA, Killgore DB, Balkin TJ. The effects of caffeine, dextroamphetamine, and modafinil on humor appreciation during sleep deprivation. Sleep. 2006;29(6):841-7.

28. Babkoff H, Zukerman G, Fostick L, Ben-Artzi E. Effect of the diurnal rhythm and 24 h of sleep deprivation on dichotic temporal order judgment. J Sleep Res. 2005;14(1):7-15.

29. Lim J, Dinges DF. Sleep deprivation and vigilant attention. Ann N Y Acad Sci. 2008;1129:305-22.

30. Lim J, Dinges DF. A meta-analysis of the impact of short-term sleep deprivation on cognitive variables. Psychol Bull. 2010;136(3):375-89.

31. Goel N, Rao H, Durmer JS, Dinges DF. Neurocognitive consequences of sleep deprivation. Semin Neurol. 2009;29(4):320-39.

32. Dinges DF, Powell JW. Microcomputer analyses of performance on a portable, simple visual RT task during sustained operations. Behav Res Methods Instrum Comput. 1985;17(6):652-5.

33. Doran SM, Van Dongen HP, Dinges DF. Sustained attention performance during sleep deprivation: evidence of state instability. Arch Ital Biol. 2001;139(3):253-67.

34. Dinges DF, Pack F, Williams K, Gillen KA, Powell JW, Ott GE, et al. Cumulative sleepiness, mood disturbance, and psychomotor vigilance performance decrements during a week of sleep restricted to 4-5 hours per night. Sleep. 1997;20(4):267-77.

35. Van Dongen HP, Maislin G, Mullington JM, Dinges DF. The cumulative cost of additional wakefulness: dose--response effects on neurobehavioral functions and sleep physiology from chronic sleep restriction and total sleep deprivation. Sleep. 2003;26(2):117-26.

36. Belenky G, Wesensten NJ, Thorne DR, Thomas ML, Sing HC, Redmond DP, et al. Patterns of performance degradation and restoration during sleep restriction and subsequent recovery: a sleep dose-response study. J Sleep Res. 2003;12(1):1-12.

37. Peiris MT, Jones RD, Davidson PR, Bones PJ. Event-based detection of lapses of responsiveness. Annu Int Conf IEEE Eng Med Biol Soc. 2008;2008:4960-3.

38. Poudel GR, Jones RD, Innes CR, Watts R, Signal TL, Bones PJ. fMRI correlates of behavioural microsleeps during a continuous visuomotor task. Annu Int Conf IEEE Eng Med Biol Soc. 2009;2009:2919-22.

39. Gillberg M, Akerstedt T. Sleep loss and performance: no "safe" duration of a monotonous task. Physiol Behav. 1998;64(5):599-604.

40. Steyvers FJ, Gaillard AW. The effects of sleep deprivation and incentives on human performance. Psychol Res. 1993;55(1):64-70.

41. Dawson D, Reid K. Fatigue, alcohol and performance impairment. Nature. 1997;388(6639):235.
42. Van Dongen HP, Baynard MD, Maislin G, Dinges DF. Systematic interindividual differences in neurobehavioral impairment from sleep loss: evidence of trait-like differential vulnerability. Sleep. 2004;27(3):423-33.
43. von Schantz M. Phenotypic effects of genetic variability in human clock genes on circadian and sleep parameters. J Genet. 2008;87(5):513-9.
44. Killgore WD, Kahn-Greene ET, Lipizzi EL, Newman RA, Kamimori GH, Balkin TJ. Sleep deprivation reduces perceived emotional intelligence and constructive thinking skills. Sleep Med. 2008;9(5):517-26.
45. Kahn-Greene ET, Killgore DB, Kamimori GH, Balkin TJ, Killgore WD. The effects of sleep deprivation on symptoms of psychopathology in healthy adults. Sleep Med. 2007;8(3):215-21.
46. Couyoumdjian A, Sdoia S, Tempesta D, Curcio G, Rastellini E, Gennaro L, et al. The effects of sleep and sleep deprivation on task-switching performance. J Sleep Res. 2010;19(1 Pt 1):64-70.
47. Killgore WD, Killgore DB, Day LM, Li C, Kamimori GH, Balkin TJ. The effects of 53 hours of sleep deprivation on moral judgment. Sleep. 2007;30(3):345-52.
48. Shi S, Ueda HR. Ca2+ -Dependent hyperpolarization pathways in sleep homeostasis and mental disorders. Bioessays. 2018;40(1).
49. Bunney WE, Bunney BG. Molecular clock genes in man and lower animals: possible implications for circadian abnormalities in depression. Neuropsychopharmacology. 2000;22(4):335-45.
50. McClung CA. Circadian genes, rhythms and the biology of mood disorders. Pharmacol Ther. 2007;114(2):222-32.
51. Jagannath A, Peirson SN, Foster RG. Sleep and circadian rhythm disruption in neuropsychiatric illness. Curr Opin Neurobiol. 2013;23(5):888-94.
52. Wulff K, Gatti S, Wettstein JG, Foster RG. Sleep and circadian rhythm disruption in psychiatric and neurodegenerative disease. Nat Rev Neurosci. 2010;11(8):589-99.
53. Krystal AD. Psychiatric disorders and sleep. Neurol Clin. 2012;30(4):1389-413.
54. Johansson AS, Owe-Larsson B, Hetta J, Lundkvist GB. Altered circadian clock gene expression in patients with schizophrenia. Schizophr Res. 2016;174(1-3):17-23.
55. Yin L, Wang J, Klein PS, Lazar MA. Nuclear receptor Rev-erbalpha is a critical lithium-sensitive component of the circadian clock. Science. 2006;311(5763):1002-5.
56. Li JZ, Bunney BG, Meng F, Hagenauer MH, Walsh DM, Vawter MP, et al. Circadian patterns of gene expression in the human brain and disruption in major depressive disorder. Proc Natl Acad Sci U S A. 2013;110(24):9950-5.
57. Kornmann B, Schaad O, Reinke H, Saini C, Schibler U. Regulation of circadian gene expression in liver by systemic signals and hepatocyte oscillators. Cold Spring Harb Symp Quant Biol. 2007;72:319-30.
58. Scott EM, Carter AM, Grant PJ. Association between polymorphisms in the Clock gene, obesity and the metabolic syndrome in man. Int J Obes (Lond). 2008;32(4):658-62.
59. Sookoian S, Gemma C, Gianotti TF, Burgueño A, Castaño G, Pirola CJ. Genetic variants of Clock transcription factor are associated with individual susceptibility to obesity. Am J Clin Nutr. 2008;87(6):1606-15.
60. Woon PY, Kaisaki PJ, Bragança J, Bihoreau MT, Levy JC, Farrall M, et al. Aryl hydrocarbon receptor nuclear translocator-like (BMAL1) is associated with susceptibility to hypertension and type 2 diabetes. Proc Natl Acad Sci U S A. 2007;104(36):14412-7.
61. Englund A, Kovanen L, Saarikoski ST, Haukka J, Reunanen A, Aromaa A, et al. NPAS2 and PER2 are linked to risk factors of the metabolic syndrome. J Circadian Rhythms. 2009;7:5.
62. Vieira E, Ruano Eg, Figueroa AL, Aranda G, Momblan D, Carmona F, et al. Altered clock gene expression in obese visceral adipose tissue is associated with metabolic syndrome. PLoS One. 2014;9(11):e111678.
63. Nakahata Y, Sahar S, Astarita G, Kaluzova M, Sassone-Corsi P. Circadian control of the NAD+ salvage pathway by CLOCK-SIRT1. Science. 2009;324(5927):654-7.
64. Blakemore AI, Meyre D, Delplanque J, Vatin V, Lecoeur C, Marre M, et al. A rare variant in the visfatin gene (NAMPT/PBEF1) is associated with protection from obesity. Obesity (Silver Spring). 2009;17(8):1549-53.

PARTE II

MÉTODOS DIAGNÓSTICOS EM MEDICINA DO SONO

3 BASES DA POLISSONOGRAFIA NO LABORATÓRIO DE SONO

INSTRUÇÕES PARA O PRESCRITOR

Erika Treptow
Rogerio Santos da Silva
Sandra Doria Xavier

A polissonografia (PSG) é definida como o monitoramento e a gravação simultâneos de diversas atividades fisiológicas durante o sono. É considerada o exame padrão-ouro para avaliação dos distúrbios do sono, pois fornece medidas objetivas do que acontece no período em que estamos dormindo, em um ambiente controlado — o laboratório de sono — e monitorado por um profissional treinado — o técnico em PSG. Esta metodologia garante a qualidade técnica do registro e a segurança do paciente durante o monitoramento do seu sono.[1]

Os procedimentos técnicos e digitais da PSG, bem como as regras para determinação dos estágios do sono e para marcação de eventos associados, são definidos pelo manual da American Academy of Sleep Medicine (AASM).[2] As recomendações foram baseadas em níveis de evidências derivados de ampla revisão da literatura e de um processo padronizado de consenso, quando as evidências eram insuficientes, sendo esporadicamente atualizadas em novas versões do manual. O seguimento das recomendações do manual da AASM pelos profissionais do laboratório de sono permite o aumento da uniformidade e da concordância do diagnóstico e, consequentemente, do tratamento e do acompanhamento dos pacientes com distúrbios do sono.

INDICAÇÕES DA POLISSONOGRAFIA

DIAGNÓSTICO

A PSG é fundamental para o diagnóstico de alguns dos principais distúrbios do sono, em especial dos distúrbios respiratórios do sono (DRS), sendo esta, provavelmente, a sua maior indicação.[1] Esse exame continua sendo o padrão-ouro para o diagnóstico da apneia obstrutiva do sono (AOS), da apneia central do sono (ACS) e das síndromes de hipoventilação. A PSG também é utilizada durante os exames de titulação do aparelho de pressão aérea positiva (PAP), para determinação da pressão ideal a ser empregada no tratamento dos DRS.

Além disso, a PSG está indicada na investigação das hipersonias de origem central, quando, muitas vezes, é acompanhada do teste múltiplo das latências do sono (TMLS), na suspeita de comportamentos e movimentos anormais durante o sono, como epilepsia, parassonias e distúrbios de movimentos.

Embora o diagnóstico de insônia seja clínico, a PSG está indicada nos casos de insônia refratária ou na suspeita de outros distúrbios do sono associados.

ACOMPANHAMENTO

Até pouco tempo, eram escassas as evidências de quando é essencial repetir a PSG durante o acompanhamento dos pacientes com DRS. Recentemente, a AASM publicou[3] recomendações com diretrizes de seguimento nas situações a seguir.

1. Acompanhamento do tratamento com terapias alternativas à PAP, como aparelho intraoral, fonoterapia, terapia posicional, cirurgia de via aérea superior (VAS) e estimulação do nervo hipoglosso.
2. Ganho ou perda de peso significativos, em torno de 10 a 20% do peso basal.
3. Monitoramento de pacientes com quadros de hipoxemia noturna ou hipoventilação.
4. Reavaliação de pacientes tratados para AOS que desenvolvem ou apresentam piora de doenças cardiovasculares.
5. Compreensão de dados inesperados obtidos pelo monitoramento dos cartões dos aparelhos de pressão positiva.

É importante ressaltar que não há recomendação de avaliações periódicas por PSG de pacientes que se encontram assintomáticos e com boa adesão ao tratamento.

TIPOS DE ESTUDOS DO SONO

A realização da PSG demanda uma estrutura complexa, com ambiente adequado para o paciente dormir, equipamentos que devem seguir especificações técnicas padronizadas, profissionais treinados e a necessidade da presença do paciente durante uma noite inteira no laboratório de sono.[2]

Com o objetivo de reduzir o tempo de espera para o exame diagnóstico de AOS, diminuir custos e fornecer um ambiente com o qual o paciente esteja mais familiarizado para dormir, foram desenvolvidos, nas últimas décadas, métodos simplificados para investigação de eventos respiratórios anormais durante o sono. O que diferencia cada tipo de estudo é o número de parâmetros avaliados.[4]

POLISSONOGRAFIA LABORATORIAL SUPERVISIONADA: EXAME TIPO 1

O exame tipo 1 é o estudo realizado em laboratório de sono, com supervisão por técnico habilitado. É o método mais completo e que serve de referência tanto na prática clínica quanto na pesquisa. Compreende o monitoramento das seguintes variáveis fisiológicas: eletroencefalograma (EEG), eletro-oculograma (EOG), eletromiografia (EMG) da região mento/submentoniana, derivações independentes de EMG do músculo tibial anterior (pernas esquerda e direita), fluxos aéreos nasal e oronasal, esforço respiratório torácico e abdominal, saturação periférica de oxigênio (SpO_2), posição corporal e eletrocardiograma (ECG), bem como a gravação simultânea da imagem do paciente com o traçado das atividades bioelétricas durante o exame.

POLISSONOGRAFIA DOMICILIAR NÃO SUPERVISIONADA: EXAME TIPO 2

O exame tipo 2 analisa, pelo menos, sete dos parâmetros avaliados no exame tipo 1, sendo, entretanto, realizado no domicílio do paciente, sem a supervisão de um técnico. A montagem do exame pode ser: 1) realizada no laboratório de sono e, depois, o paciente se desloca para casa; ou 2) um técnico faz a montagem no domicílio, mas não acompanha o exame, retornando na manhã seguinte para retirada do aparelho.

MONITORAMENTO CARDIORRESPIRATÓRIO DOMICILIAR: EXAME TIPO 3

A PSG tipo 3 requer um monitoramento mínimo de quatro canais: dois canais de ventilação (fluxo e esforço respiratório), SpO_2, ECG ou frequência cardíaca (FC). Esse é um método cada vez mais utilizado no diagnóstico da AOS, pela menor complexidade, maior facilidade de uso pelo paciente e interpretação mais rápida dos achados. Limitações importantes desse método envolvem a indicação adequada para pacientes com alta probabilidade pré-teste de AOS moderada ou grave e sem comorbidades importantes ou com queixas de outros distúrbios de sono; risco aumentado de necessidade de repetição, uma vez que não é acompanhado; bem como a tendência de subestimação da quantidade média de eventos respiratórios por hora de estudo, pois, como o tempo de sono não é registrado, pela ausência do EEG, a soma dos eventos respiratórios será dividida pelo tempo total de registro (TTR). Esse resultado é denominado índice de eventos respiratórios (IER).

MONITORAMENTO DE UM OU DOIS CANAIS: EXAME TIPO 4

O exame tipo 4 permite o registro contínuo de um ou dois parâmetros, sendo os mais frequentemente avaliados a oximetria, o fluxo aéreo e a FC. O exame tipo 4 fornece informações importantes sobre a dessaturação da oxi-hemoglobina durante o sono, porém não é recomendado para o diagnóstico de AOS, nem para o seguimento dos pacientes.[3]

DETERMINAÇÃO DO MÉTODO DIAGNÓSTICO IDEAL

Nos últimos anos, sobretudo durante as fases iniciais da pandemia de covid-19, quando muitos laboratórios de sono permaneceram fechados, houve um aumento significativo da avaliação de distúrbios do sono com os métodos simplificados e de avaliação domiciliar.

As diretrizes da AASM para tratamento com aparelho de PAP em adultos com AOS comparou o uso dos exames tipos 1 e 3 para diagnóstico dos DRS.[5] Não houve diferença significativa entre os métodos em adesão ao tratamento, qualidade de vida ou sonolência diurna. Recomenda-se que a escolha do método avalie aquele que é mais conveniente, acessível e custo-efetivo. Entretanto, em grupos específicos, a recomendação é realizar o exame tipo 1, por evidências insuficientes de segurança e confiabilidade dos demais tipos nos seguintes casos: insuficiência cardíaca, uso crônico de opioides, doença pulmonar significativa, doença neuromuscular, histórico de uvulopalatofaringoplastia e possibilidade de dessaturação noturna da oxi-hemoglobina importante, como em condições de hipoventilação e ACS.

OBJETIVOS DA POLISSONOGRAFIA

DIAGNÓSTICO

A PSG é chamada de "polissonografia basal" quando o seu objetivo é avaliar a noite de sono do paciente, para diagnóstico de alterações como comportamentos anormais (p. ex., movimentos periódicos de membros inferiores ou bruxismo), queixas respiratórias (p. ex., AOS), quedas de saturação da oxi-hemoglobina, etc.[1,6]

TITULAÇÃO DE APARELHO DE PRESSÃO AÉREA POSITIVA

Nesse tipo de PSG, o intuito é encontrar a PAP mínima necessária para abolição dos eventos respiratórios obstrutivos (apneias e hipopneias), dessaturação da oxi-hemoglobina, roncos e despertares. O exame é feito em laboratório, e o paciente, desde o início, permanece com a máscara nasal para receber o fluxo de ar vindo do equipamento. O técnico de PSG inicia o exame com a pressão de 4 cmH_2O e vai, progressivamente, aumentando de 1 em 1 cmH_2O, a cada 5 minutos, observando o traçado, em tempo real, de todos os parâmetros analisados, de acordo com as diretrizes de titulação de PAP preconizadas pela AASM.[7]

SPLIT NIGHT

Split night significa "noite dividida". Na primeira metade da noite, é realizada a parte basal do exame, para diagnóstico, e, na sequência, é feita a titulação de PAP.

Na PSG tipo *split night*, devem ocorrer, pelo menos, 2 horas de PSG basal com presença de AOS moderada a grave e, pelo menos, 3 horas de titulação. A indicação de *split night* deve ser reservada aos pacientes com alto grau de suspeição de AOS e, ainda assim, pode haver insucesso na titulação de PAP. Em um estudo de Shereen e colaboradores, a taxa de insucesso na titulação de PAP durante uma PSG *split night* foi significativamente maior do que a titulação de noite inteira (50 e 35,5%, respectivamente).[8]

ASPECTOS TÉCNICOS

O manual da AASM[2] recomenda, durante a PSG, o registro mínimo dos seguintes parâmetros: três derivações de EEG, EOGs esquerdo e direito, EMG da região mento/submentoniana e do músculo tibial anterior (pernas esquerda e direita), fluxos aéreos nasal e oronasal, esforço respiratório torácico e abdominal, SpO_2, posição corporal e ECG, bem como a gravação simultânea da imagem e do som do paciente com o traçado das atividades bioelétricas durante o exame. Outros parâmetros podem ser incluídos na montagem da PSG, a critério do investigador ou do clínico.

O técnico em PSG é o profissional responsável por todos os procedimentos necessários para preservar a qualidade dos dados adquiridos durante o registro. Estes incluem: recepção do paciente no laboratório, apresentação e esclarecimentos sobre o exame, colocação e testes de calibração dos eletrodos/sensores (garantindo valores de impedâncias dos eletrodos abaixo de 5 kilo-ohms), monitoramento do registro e do paciente durante toda a noite, com intervenção e resolução de artefatos e emergências, bem como retirada dos eletrodos/sensores e finalização do registro, entre outras atribuições, seguindo os protocolos de rotinas e procedimentos instituídos pelo laboratório. O técnico deve, precisamente, documentar o horário do "boa noite" (ou "luzes apagadas"), que determina o horário em que o paciente teve permissão para dormir, ou seja, o momento em que o registro deverá começar a ser analisado, bem como o horário do "bom dia" (ou "luzes acesas"), também fundamental para a análise da PSG.

Para o registro do EEG, os eletrodos devem ser posicionados no escalpo, de acordo com o Sistema 10-20 de Colocação de Eletrodos.[9] É recomendada a colocação das derivações F4-M1 (M1 = mastoide esquerdo), C4-M1 e O2-M1. Os eletrodos F3, C3, O1 e M2 (M2 = mastoide direito) também devem ser colocados e serão usados como reserva em caso de artefatos com os eletrodos recomendados. A pele do couro cabeludo deve ser previamente preparada para receber os eletrodos, com gaze umedecida em álcool e ligeira abrasão com pasta ou gaze seca. Os eletrodos (cúpula) devem ser preenchidos com pasta condutora e fixados com fita adesiva. Tais derivações permitem a identificação das frequências e da amplitude, bem como dos grafoelementos característicos de cada estágio do sono.

Para o EOG, um eletrodo é colocado 1 cm acima e 1 cm lateral ao canto externo do olho direito, e outro eletrodo é posicionado 1 cm abaixo e 1 cm lateral ao canto externo do olho esquerdo. Ambos são referidos com M2 e fixados com fita adesiva, após a adequada preparação da pele. Esses eletrodos registram a diferença de potencial do campo elétrico do globo ocular, sendo a córnea positiva em relação à retina. Tais derivações permitem a observação dos movimentos rápidos dos olhos, que ajudam na identificação do sono REM, além dos movimentos rotatórios lentos dos olhos, característicos da transição vigília–sono. Com essa disposição dos eletrodos, os movimentos de olhos produzirão, necessariamente, deflexão fora de fase nesses dois canais de registro.

Outra variável fisiológica recomendada para estagiamento do sono é o EMG da região mento/submentoniana. Três eletrodos são colocados, sendo que dois são utilizados para o registro e o terceiro como reserva. O primeiro eletrodo é posicionado na linha média do queixo, 1 cm acima do osso da mandíbula. O segundo é colocado 2 cm abaixo do osso da mandíbula e 2 cm à direita da linha média, e o terceiro eletrodo é fixado 2 cm abaixo do osso da mandíbula e 2 cm à esquerda da linha média. Essa derivação permite a observação da diminuição do tônus muscular característico do sono REM, em comparação com o sono NREM. Além dos eletrodos de EMG posicionados na região do queixo, é recomendada a colocação de dois eletrodos sobre o músculo tibial anterior de cada perna, os quais permitem a identificação e a marcação de movimentos periódicos de perna durante o sono.

Os registros do fluxo aéreo e do esforço respiratório durante a PSG são necessários para a identificação e a classificação dos eventos respiratórios anormais durante o sono. A identificação de apneia do sono deve ser feita com base no registro do fluxo aéreo oronasal realizado pelo sensor denominado termístor (ou termopar). O termístor é capaz de detectar as variações na temperatura do fluxo aéreo de ambas as fossas nasais e da boca, simultaneamente, por variação da sua resistência elétrica. O uso dessa prática permite perceber variações na respiração oral, descartando apneias, o que não seria possível caso o sinal fosse coletado apenas pelo nariz. São colocados logo abaixo do nariz e fixados por fita adesiva. As hipopneias devem ser identificadas a partir do sinal de fluxo aéreo registrado por uma cânula nasal conectada a um transdutor de pressão. Durante a PSG para titulação de PAP, deve-se usar o sinal de fluxo aéreo derivado do equipamento PAP para identificar apneias e hipopneias. Para classificação da apneia, os esforços respiratórios do tórax e do abdome devem ser registrados. A pressão esofágica ou a pletismografia respiratória por indutância toracoabdominal são os métodos recomendados para registro do esforço respiratório.

Embora o registro de ronco seja opcional, pelo manual da AASM, caso seja decidido registrar o ronco durante a PSG, é recomendada a utilização de sensor acústico (microfone), piezoelétrico ou sinal derivado da cânula de pressão nasal.

Para registro da SpO_2, deve-se usar oxímetro de pulso com tempo médio de resposta do sinal ≤ 3 segundos a uma FC de 80 bpm. A qualidade do registro da SpO_2 depende de fatores como o posicionamento e o tamanho corretos do sensor, devendo ser adequado para tamanho/faixa etária do paciente.

Um canal de ECG deve ser registrado durante a PSG. É recomendado o uso de uma derivação D2 modificada, pela colocação de dois eletrodos sobre o tórax do paciente, sendo que um eletrodo deve ser colocado abaixo da clavícula direita, na linha clavicular média, e o outro na linha axilar externa esquerda e na altura do 6º ou 7º espaço intercostal, sempre após preparo prévio da região da pele que receberá os eletrodos.

Uma observação importante é que a metodologia de preparo e a colocação de eletrodos/sensores a serem utilizadas em todos os diferentes tipos de exames (1, 2, 3 e 4) devem seguir as recomendações já descritas.

ANÁLISE DOS DADOS DA POLISSONOGRAFIA

REGRAS PARA ESTAGIAMENTO DO SONO

O manual da AASM[2] recomenda o uso da seguinte terminologia para denominação dos estágios do sono: a vigília é designada como estágio V (ou estágio W, do termo em inglês *wakefulness*); o sono NREM é dividido em três estágios, denominados estágio N1, estágio N2 e estágio N3; o sono REM é denominado estágio R. A metodologia para estagiamento do sono recomenda que todo registro deve ser dividido em intervalos de tempo com 30 segundos de duração, denominados "épocas". Assim, todo o período da PSG será dividido em segmentos consecutivos, de tamanhos iguais, e cada segmento representará um único estágio. Quando, em uma mesma época, mais de um estágio estiver presente, deve-se considerar aquele que compreender a maior porção da época. A seguir, serão descritas as regras recomendadas para o estagiamento do sono na PSG e que podem ser aplicadas para crianças acima de 2 meses pós-termo. O estagiamento do sono em crianças com menos de 2 meses de idade requer considerações específicas, de acordo com força-tarefa de pediatria da AASM.[10]

ESTÁGIO V

As regras a seguir definem a marcação do estágio V.

- Considerar estágio V para épocas que apresentem mais de 50% de ritmo α (composto por atividades do EEG com frequências entre 8 e 13 Hz e reativo à abertura dos olhos) com maior amplitude na região occipital (**Fig. 3.1**).

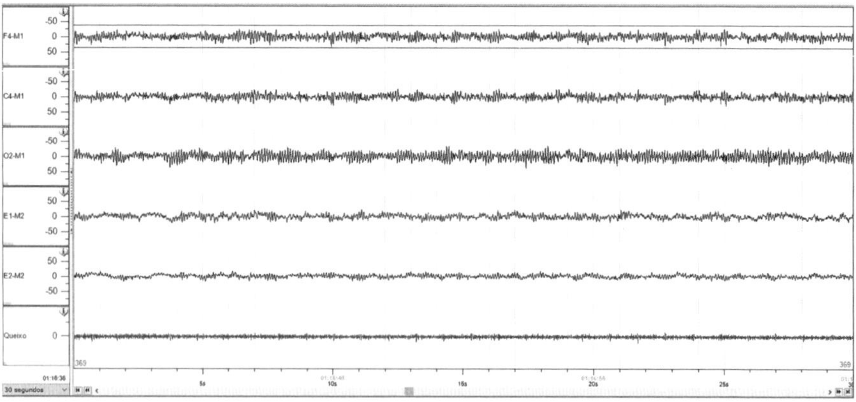

Figura 3.1
Trecho de 30 segundos de um traçado de PSG, estagiado como estágio V, caracterizado pela presença de ritmo α em mais de 50% da duração da época.

- Considerar como estágio V as épocas sem ritmo α característico, mas com outros achados consistentes com o estágio V:
  - piscamentos com frequência de 0,5 a 2 Hz;
  - movimentos rápidos dos olhos associados com tônus muscular do queixo normal ou aumentado;
  - movimentos oculares de leitura (movimentos dos olhos com presença de fase lenta seguida por fase rápida na direção oposta).

ESTÁGIO N1

As regras a seguir definem a marcação do estágio N1.

- Em indivíduos com presença de ritmo α proeminente, considerar estágio N1 para épocas que apresentem atenuação do ritmo α pela intrusão de frequências mistas de baixa amplitude no EEG (predominantemente, 4-7 Hz), em mais de 50% da época (**Fig. 3.2**).
- Em indivíduos sem presença de ritmo α proeminente, considerar o aparecimento do primeiro dos seguintes eventos:
  - atividade entre 4 e 7 Hz com diminuição > 1 Hz da frequência de base do estágio V;
  - ondas agudas do vértex (ondas agudas que se destacam da linha de base, com duração < 0,5 segundo e com maior amplitude na região central);

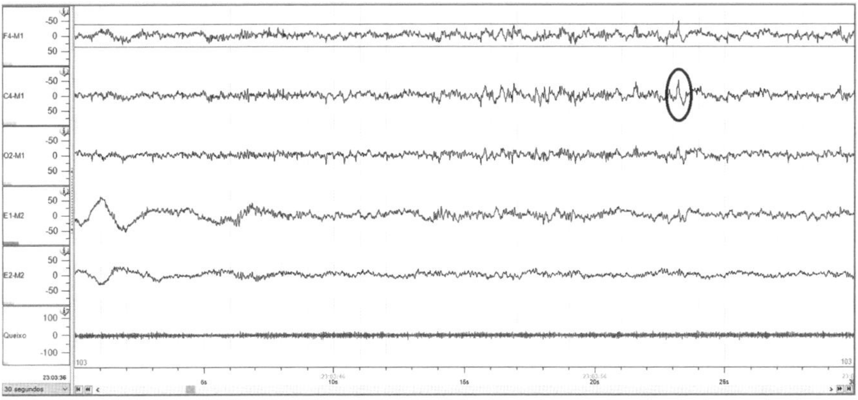

Figura 3.2
Trecho de 30 segundos de um traçado de PSG, estagiado como estágio N1, caracterizado pela presença de frequências mistas de baixa amplitude em mais de 50% da duração da época. Em destaque, apresentação de uma onda aguda do vértex, com duração < 0,5 segundo e maior amplitude na derivação central do EEG. Observa-se, nos canais de EOG, a presença de movimentos lentos dos olhos, característicos da transição vigília-sono.

- movimentos lentos dos olhos (movimentos conjugados e sinusoidais dos olhos, relativamente regulares, com deflexão inicial que dura, geralmente, mais do que 500 milissegundos).

ESTÁGIO N2

Começar o estagiamento do estágio N2 se pelo menos um dos seguintes eventos ocorrerem na primeira metade da época ou na segunda metade da época anterior (**Fig. 3.3**).

- Um ou mais complexos K (onda com componente negativo rápido seguido por componente positivo mais lento, com duração ≥ 0,5 segundo e com máxima amplitude na região frontal) NÃO associados a despertares.
- Um ou mais fusos do sono (sequência de ondas com frequências de 11-16 Hz, geralmente, de 12-14 Hz, com duração ≥ 0,5 segundo e com maior amplitude em regiões centrais).

ESTÁGIO N3

Considerar o estágio N3 quando 20% ou mais da duração da época apresentar atividade de ondas lentas no EEG (frequências de 0,5-2 Hz, com amplitude > 75 μV, medidas de pico a pico nas derivações frontais) (**Fig. 3.4**).

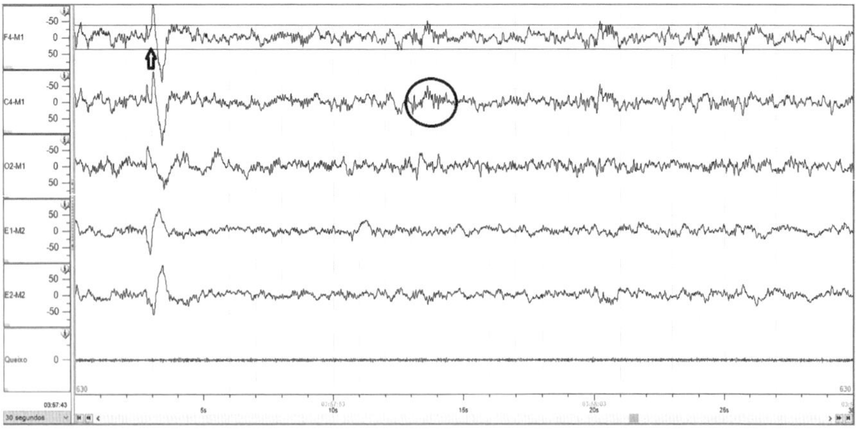

Figura 3.3
Trecho de 30 segundos de um traçado de PSG, estagiado como estágio N2, caracterizado pela presença de um complexo K (destacado pela seta) na primeira metade da época, com duração ≥ 0,5 segundo e maior amplitude na derivação frontal do EEG. Em destaque no círculo, observa-se um fuso do sono com duração ≥ 0,5 segundo e maior amplitude na derivação central do EEG.

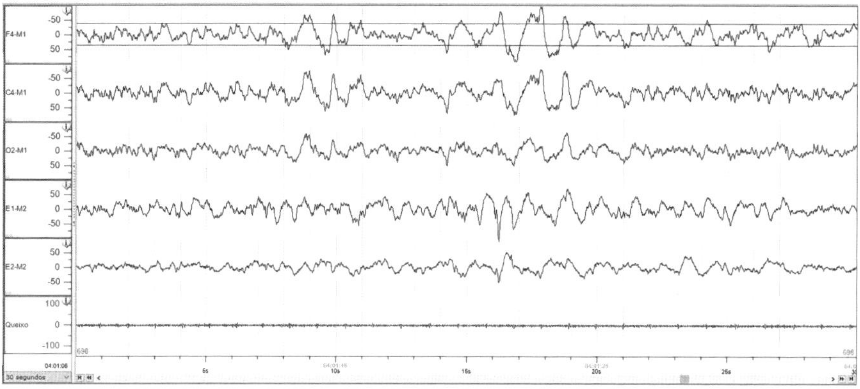

■ **Figura 3.4**
Trecho de 30 segundos de um traçado de PSG, estagiado como estágio N3, caracterizado pela presença de atividade de ondas lentas (frequências < 2 Hz e amplitude > 75 μV), medida na região frontal, em mais de 20% da época.

ESTÁGIO R

Marcar como estágio R as épocas que apresentarem todos os eventos a seguir (**Fig. 3.5**).

- Frequências mistas com baixa amplitude no EEG, com ou sem presença de ondas em dentes-de-serra (ondas triangulares, com frequência de 2-6 Hz e maior amplitude em regiões centrais).

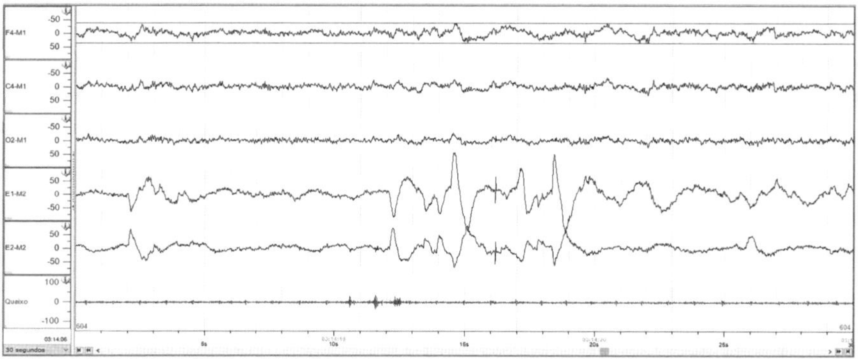

■ **Figura 3.5**
Trecho de 30 segundos de um traçado de PSG, estagiado como estágio R, caracterizado pela presença de frequências mistas de baixa amplitude, movimentos rápidos dos olhos e atonia muscular em mais de 50% da duração da época. Há também a presença de atividade muscular transitória no registro do EMG da região mento/submentoniana, frequentemente observada durante o estágio R.

- Baixo tônus no EMG do queixo em mais da metade da época.
- Movimentos rápidos dos olhos em qualquer momento da época.

REGRAS PARA MARCAÇÃO DE DESPERTARES DO EEG

Os despertares do EEG são eventos observados durante a PSG e estão associados à fragmentação do sono. São definidos como uma alteração abrupta na frequência do EEG (presença de frequências θ, α ou β, excluindo-se fusos) com pelo menos 3 segundos de duração, precedida por, no mínimo, 10 segundos de qualquer estágio de sono (N1, N2, N3 ou R) estável (**Fig. 3.6**). Durante o estágio R, a marcação do despertar requer, em adição, o aumento concomitante do EMG do queixo, com duração mínima de 1 segundo. Os despertares devem ser marcados independentemente da regra do estagiamento do sono, isto é, despertares podem ser marcados em uma época que apresente mais de 50% de atividade característica da vigília, desde que nela ocorram 10 segundos consecutivos de sono antes da alteração abrupta da frequência do EEG.

REGRAS PARA MARCAÇÃO DE MOVIMENTOS

MOVIMENTOS PERIÓDICOS DE PERNAS DURANTE O SONO

Um movimento de perna é definido pelo aumento da amplitude do EMG do músculo tibial anterior ≥ 8 μV acima da linha do repouso, com duração mínima de 0,5 segundo

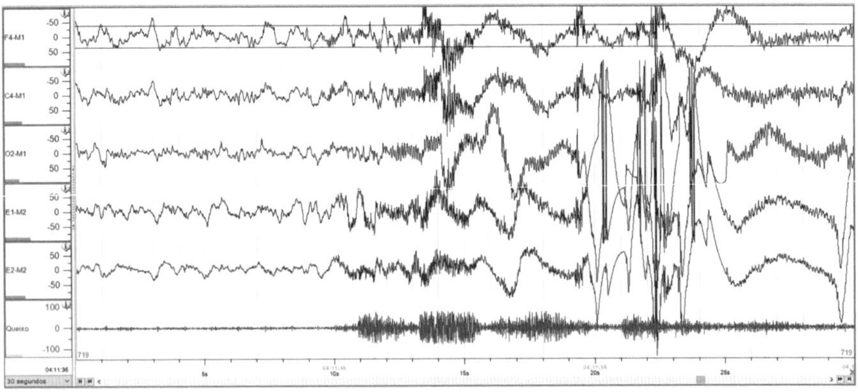

- **Figura 3.6**
Trecho de 30 segundos de um traçado de PSG, estagiado como estágio V, caracterizado pela presença de ritmo α em mais de 50% da duração da época. Nesse trecho, também pode ser observado um despertar, caracterizado pela presença de alteração abrupta da frequência do EEG, com duração ≥ 3 segundos, após ≥ 10 segundos de qualquer estágio de sono estável. Esse evento representa objetivamente a fragmentação do sono e deve ser contabilizado para quantificação do índice de despertares.

e máxima de 10 segundos. O critério de fim do movimento de perna é baseado na diminuição da amplitude do EMG para < 2 μV acima da linha do repouso, por mais de 0,5 segundo. Para que os movimentos de pernas sejam considerados periódicos, devem fazer parte de uma sequência de, pelo menos, quatro movimentos consecutivos, com intervalo de 5 a 90 segundos entre dois movimentos, considerando do início do primeiro movimento ao início do próximo (**Fig. 3.7**). Esses movimentos devem ser associados com despertares do EEG, quando o tempo entre eles for < 0,5 segundo (não importando qual evento ocorreu primeiro). Podem, ainda, estar associados com um evento respiratório ou promover um aumento no registro do fluxo aéreo, quando o tempo entre eles for < 0,5 segundo. Entretanto, quando associados aos eventos respiratórios, não devem ser incluídos nos parâmetros dos movimentos periódicos de pernas durante o sono (MPPS).

BRUXISMO

A marcação de eventos de bruxismo pode ser feita pela observação do registro da derivação do EMG do queixo. Entretanto, a critério do investigador, eletrodos nos músculos masseteres podem ser incluídos na montagem da PSG. As regras a seguir são recomendadas para definição de bruxismo.

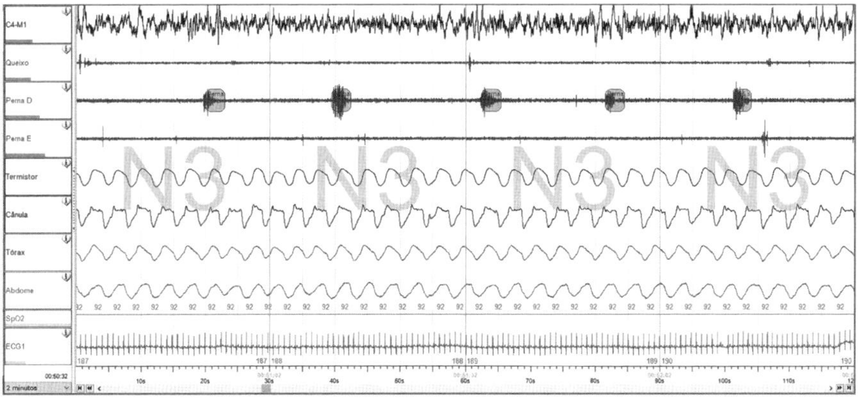

Figura 3.7
Trecho de 2 minutos de um traçado de PSG, mostrando a presença de movimentos periódicos de pernas, marcados durante épocas de sono (estágio N3), caracterizados por abalos do músculo tibial anterior, com duração de 0,5 a 10 segundos, com critério de amplitude para início ≥ 8 μV acima do repouso, e critério para finalização com queda da amplitude para menos de 2 μV acima do repouso, por mais de 0,5 segundo. Considera-se uma sequência de movimentos periódicos de pernas quando são observados pelo menos quatro movimentos de perna consecutivos, com intervalos entre eles de 5 a 90 segundos, considerados do início de um movimento ao início do próximo, desde que não associados a eventos respiratórios.

- Elevação em abalos (evento fásico) ou mantida (evento tônico) da atividade do EMG do queixo, com aumento da amplitude superior a duas vezes a linha de base.
- Breves elevações da atividade do EMG do queixo são marcadas como bruxismo se durarem de 0,25 a 2 segundos e se ocorrerem em uma sequência ≥ 3 abalos (evento fásico) (**Fig. 3.8**).
- Elevações mantidas do EMG do queixo são marcadas se durarem mais do que 2 segundos (evento tônico).
- Entre dois eventos de bruxismo, deve ocorrer um período > 3 segundos, sem aumento da atividade do EMG do queixo.
- O bruxismo pode ser confiavelmente marcado na PSG quando associado a dois ou mais episódios audíveis, na ausência de epilepsia.

REGRAS PARA MARCAÇÃO DE EVENTOS RESPIRATÓRIOS

APNEIAS

Os critérios a seguir são necessários para marcação da apneia do sono.

- Queda da amplitude do registro do termístor ≥ 90% da linha de base.
- A duração mínima do evento é de 10 segundos.

  Nota: a presença de dessaturação da oxi-hemoglobina e/ou de despertares não é critério para marcação de apneias.

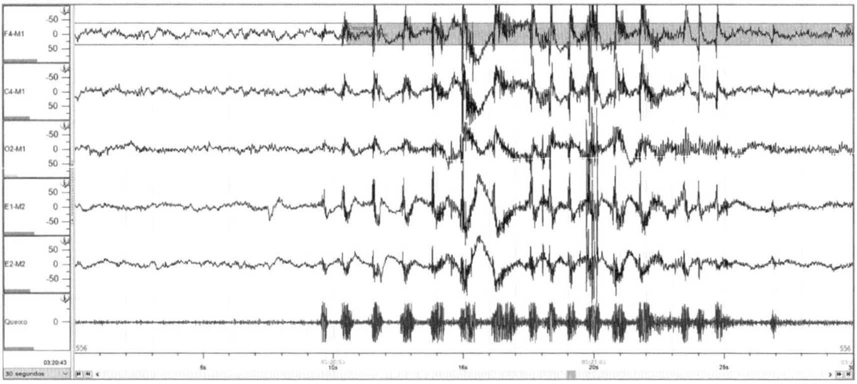

Figura 3.8
Trecho de 30 segundos de um traçado de PSG, apresentando um evento fásico de bruxismo, caracterizado por breves elevações da atividade do EMG do queixo, com aumento da amplitude superior a duas vezes a linha de base, com duração de 0,25 a 2 segundos e ocorrendo em uma sequência ≥ 3 abalos. Observa-se uma grande e esperada contaminação de atividade muscular nos canais de EEG e EOG, em associação aos abalos de bruxismo.

Com base no registro do esforço respiratório, a apneia do sono pode ser classificada em:

- **obstrutiva:** queda da amplitude do fluxo aéreo ≥ 90%, com ≥ 10 segundos e manutenção do esforço respiratório durante toda a duração do evento (**Fig. 3.9**);
- **central:** queda da amplitude do fluxo aéreo ≥ 90%, com ≥ 10 segundos e ausência do esforço respiratório durante toda a duração do evento (**Fig. 3.10**);
- **mista:** queda da amplitude do fluxo aéreo ≥ 90%, com ≥ 10 segundos e ausência do esforço respiratório na porção inicial do evento, seguida por retomada do esforço respiratório na porção final do evento (**Fig. 3.9**).

HIPOPNEIAS

Os critérios a seguir são definidos para marcação da hipopneia (regra recomendada) (**Fig. 3.11**).

- Queda ≥ 30% da amplitude do fluxo aéreo registrado pela cânula nasal.
- A duração da queda ≥ 30% da amplitude é ≥ 10 segundos.
- A dessaturação da oxi-hemoglobina ≥ 3%, em comparação com o pré-evento e/ou despertar do EEG.

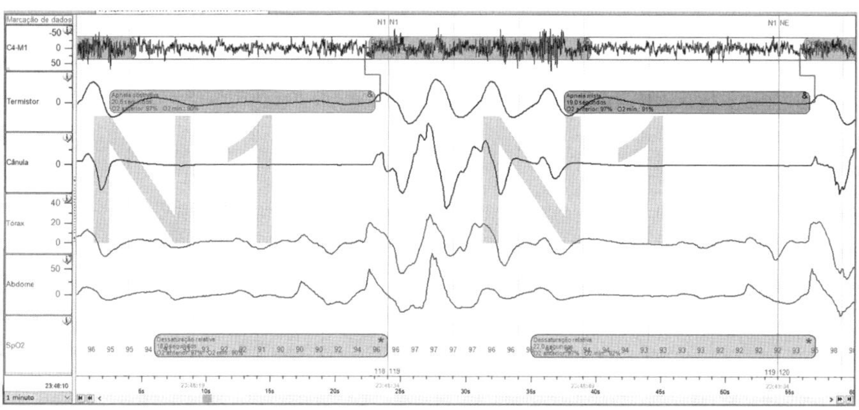

Figura 3.9
Trecho de 60 segundos de um traçado de PSG, estagiados como épocas de N1 e apresentando dois eventos de apneia do sono, definidos pela queda ≥ 90% da amplitude do fluxo aéreo medida por sensor térmico oronasal, com duração de ≥ 10 segundos. O primeiro evento é caracterizado como AOS, devido à presença de esforço respiratório durante toda a duração da queda da amplitude do fluxo aéreo. O segundo evento é caracterizado como apneia mista, devido à ausência do esforço respiratório na porção inicial do evento seguida por retomada do esforço respiratório na porção final do evento. Observa-se despertar e dessaturação da oxi-hemoglobina associados aos dois eventos, embora essas consequências não sejam requeridas para marcação de apneias na PSG.

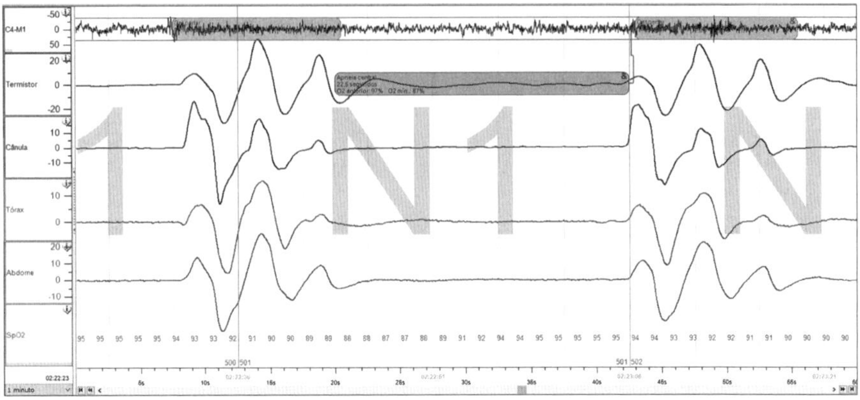

■ **Figura 3.10**
Trecho de 60 segundos de um traçado de PSG, estagiado como épocas de N1 e apresentando um evento de apneia do sono, definido pela queda ≥ 90% da amplitude do fluxo aéreo medida por sensor térmico oronasal, com duração de ≥ 10 segundos. O evento é caracterizado como ACS, devido à ausência de esforço respiratório durante toda a duração da queda da amplitude do fluxo aéreo. Observa-se despertar e dessaturação da oxi-hemoglobina associados ao evento, embora essas consequências não sejam requeridas para marcação de apneias na PSG.

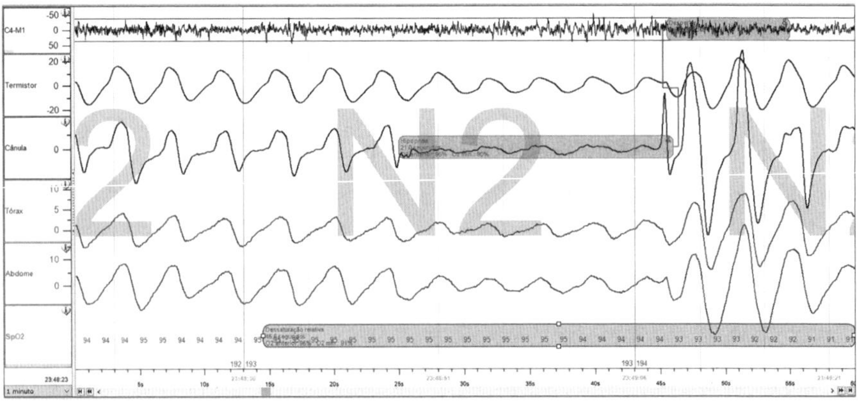

■ **Figura 3.11**
Trecho de 60 segundos de um traçado de PSG, estagiados como épocas de estágio N2 e apresentando um evento de hipopneia, definido pela queda ≥ 30% da amplitude do fluxo aéreo medida por cânula de pressão nasal, com duração de ≥ 10 segundos, em associação ao despertar e/ou à dessaturação da oxi-hemoglobina ≥ 3%, em comparação com os valores da saturação de oxi-hemoglobina pré-evento (regra recomendada).

De acordo com o manual da AASM[2] e atendendo aos critérios norte-americanos para reembolso de pagamento do tratamento pelo sistema de saúde, a seguinte regra pode ser considerada "aceitável" para marcação de hipopneias:

- queda ≥ 30% da amplitude do fluxo aéreo registrado pela cânula nasal;
- duração da queda ≥ 30% da amplitude é ≥ 10 segundos;
- dessaturação da oxi-hemoglobina ≥ 4%, em comparação com o pré-evento.

O critério utilizado para marcação das hipopneias (regra recomendada ou aceitável) deve ser descrito no resultado da PSG.

Opcionalmente, pode-se fazer a classificação de hipopneias obstrutivas ou centrais, de acordo com as seguintes regras:

- **hipopneia obstrutiva** — marcada quando o evento envolver qualquer um dos seguintes:
  - ronco durante o evento;
  - aumento do achatamento da porção inspiratória do sinal da cânula ou do sensor de fluxo do equipamento PAP comparado com a respiração basal;
  - esforço toracoabdominal paradoxal ocorre durante o evento, mas não antes deste.
- **hipopneia central** — a marcação requer a ausência de todos os seguintes critérios:
  - ronco durante o evento;
  - aumento do achatamento da porção inspiratória do sinal da cânula ou do sensor de fluxo do equipamento PAP comparado com a respiração basal;
  - esforço toracoabdominal paradoxal ocorre durante o evento, mas não antes deste.

DESPERTARES ASSOCIADOS AO ESFORÇO RESPIRATÓRIO

A marcação dos despertares associados ao esforço respiratório (RERA, do inglês *respiratory effort related arousals*) é dada pela presença do aumento do esforço respiratório, mensurado pela pressão esofágica, ou por achatamento da onda da pressão nasal, com duração ≥ 10 segundos, que leve a um despertar (quando o evento não encontrar critérios para marcação de apneia ou hipopneia).

RESPIRAÇÃO DE CHEYNE-STOKES

A marcação da respiração de Cheyne-Stokes requer a observação dos dois critérios a seguir.

- Presença de episódios com no mínimo três ciclos consecutivos do padrão respiratório cíclico (evento de apneia ou hipopneia central seguido por hiperventilação com padrão crescente–decrescente).
  Nota: o comprimento mínimo de ciclo é ≥ 40 segundos, e sua duração é medida do início do evento central até o final da fase de hiperventilação.
- Cinco ou mais apneias ou hipopneias centrais por hora de sono, em um período ≥ 2 horas de registro.

REGRAS PARA MARCAÇÃO DE EVENTOS CARDÍACOS

- Marcar taquicardia durante o sono para uma FC sinusal mantida > 90 bpm para adultos.
- Marcar bradicardia durante o sono para uma FC mantida < 40 bpm em indivíduos com mais de 6 anos de idade.
- Marcar assistolia para pausas cardíacas > 3 segundos em indivíduos maiores de 6 anos de idade.
- Marcar taquicardia de complexo QRS largo para um ritmo com duração mínima de três batimentos consecutivos, com frequência > 100 bpm, com duração de QRS ≥ 120 milissegundos.
- Marcar taquicardia de complexo QRS estreito para um ritmo com uma duração mínima de três batimentos consecutivos, com frequência > 100 bpm, com duração de QRS < 120 milissegundos.
- Marcar fibrilação atrial se ocorrer irregularidade de complexos QRS em associação à substituição de ondas P consistentes por oscilações rápidas que variam em tamanho, forma e tempo.

  Nota: bradicardia ou taquicardia sinusal mantidas são definidas por mais de 30 segundos de um ritmo estável, para distinção de respostas transitórias ou eventos respiratórios desordenados, associados a sono ou despertares.

Observação: a metodologia de estagiamento do sono e marcação de eventos associados a ser utilizada em todos os diferentes tipos de exames (1, 2, 3 e 4) deve seguir as regras já descritas.

RESULTADO DA POLISSONOGRAFIA

Após o estagiamento do sono e a marcação dos eventos associados, deve ser criado um relatório/laudo resumindo os principais achados da PSG. O manual da AASM[2] recomenda a inclusão dos seguintes parâmetros no relatório da PSG.

DADOS DO ESTAGIAMENTO DO SONO

- Horário de "luzes apagadas" (h:min).
- Horário de "luzes acesas" (h:min).
- Tempo total de registro (TTR; tempo do momento de "luzes apagadas" até "luzes acesas", em minutos).
- Tempo total de sono (TTS; tempo estagiado como N1, N2, N3 e R, em minutos).
- Latência do sono (tempo entre "luzes apagadas" até a primeira época de qualquer estágio de sono, em minutos).

- Latência do estágio R (tempo entre o início do sono até a primeira época do estágio R, em minutos).
- Vigília após o início do sono (do inglês *wake after sleep onset* = WASO; tempo estagiado como estágio V durante TTR, menos a latência do sono, em minutos).
- Percentual de eficiência do sono (TTS/TTR) × 100.
- Tempo em cada estágio do sono (em minutos).
- Percentual do TTS em cada estágio do sono [tempo em cada estágio (minutos/TTS) × 100].

DESPERTARES

- Número de despertares.
- Índice de despertares (número de despertares × 60/TTS).

MOVIMENTOS

- Número de movimentos periódicos de pernas durante o sono (MPPS).
- Número de MPPS associados com despertares.
- Índice de MPPS (número de MPPS × 60/TTS).
- Índice de MPPS associados a despertares (número de MPPS associados com despertares × 60/TTS).

EVENTOS RESPIRATÓRIOS

- Número de apneias obstrutivas.
- Número de apneias mistas.
- Número de apneias centrais.
- Número de hipopneias.
- Número de hipopneias obstrutivas (opcional).
- Número de hipopneias centrais (opcional).
- Número de apneias + hipopneias.
- Índice de apneia (IA) [(número de apneias obstrutivas + número de apneias mistas + número de apneias centrais) × 60/TTS].
- Índice de hipopneia (IH) (número de hipopneias × 60/TTS).
- Índice de apneia/hipopneia (IAH) [(número de apneias + hipopneias) × 60/TTS].
- Índice de apneias + hipopneias obstrutivas [(número de apneias obstrutivas + apneias mistas + hipopneias obstrutivas) × 60/TTS] (opcional).
- Índice de apneias + hipopneias centrais [(número de apneias centrais + hipopneias centrais) × 60/TTS] (opcional).

- Despertares associados ao esforço respiratório (número total) (opcional).
- Índice de despertares associados ao esforço respiratório (número total de despertares relacionados ao esforço respiratório × 60/TTS) (opcional).
- Índice de distúrbio respiratório (IDR) [(IAH + índice de despertares associados ao esforço respiratório) × 60/TTS] (opcional).
- Dessaturações da oxi-hemoglobina ≥ 3 ou 4% (número total) (opcional).
- Índice de dessaturação da oxi-hemoglobina ≥ 3 ou 4% (número total de dessaturações da oxi-hemoglobina ≥ 3 ou 4% × 60/TTS) (opcional).
  Nota: a critério do clínico ou investigador, a porcentagem de tempo abaixo de um determinado limiar de dessaturação da oxi-hemoglobina pode ser relatada.
- Valor médio da SpO_2.
- Valor mínimo da SpO_2 durante o sono.
- Ocorrência de hipoventilação durante estudo diagnóstico (opcional em adultos; recomendado em crianças).
- Ocorrência de hipoventilação durante estudo para ajuste de PAP (opcional em adultos; opcional em crianças).
- Ocorrência de respiração de Cheyne-Stokes.
  Nota: o relato é requerido apenas se houver presença de apneias centrais durante o registro.
- Duração da respiração de Cheyne-Stokes (absoluta ou como % do TTS) ou número de eventos de respiração de Cheyne-Stokes.
- Ocorrência de respiração periódica em crianças.
- Ocorrência de ronco (opcional).

EVENTOS CARDÍACOS

- FC média durante o sono.
- Maior FC durante o sono.
- Maior FC durante o registro.
- Bradicardia: relatar a menor FC observada.
- Assistolia: relatar a pausa mais longa observada.
- Taquicardia sinusal durante o sono: relatar a FC mais alta observada.
- Taquicardia de complexo estreito: relatar a FC mais alta observada.
- Taquicardia de complexo largo: relatar a FC mais alta observada.
- Fibrilação atrial: relatar a FC média.
- Outras arritmias: se presentes, listar.

REPRESENTAÇÃO GRÁFICA DOS DADOS DA POLISSONOGRAFIA

Após a análise de todas as variáveis fisiológicas durante o sono e por meio de um programa de geração de gráficos, pode-se visualizar o resumo de todos os dados registrados. O hipnograma (**Figs. 3.12** a **3.15**) é o gráfico da distribuição dos estágios do sono durante a noite de registro. Despertares do EEG, eventos respiratórios, SpO_2, movimentos corporais e posição corpórea, entre outros, também podem ser observados em forma de gráfico, de modo simultâneo ao hipnograma. Essa representação gráfica permite relacionar eventos anormais em determinados períodos do registro (p. ex., associados aos estágios do sono ou decúbito), o que auxilia na interpretação da PSG e, consequentemente, no aumento da precisão diagnóstica.

RESUMO/CONCLUSÃO

O médico especialista em sono e responsável pela análise da PSG deve descrever, de forma resumida, os principais achados da noite de registro, pela interpretação dos

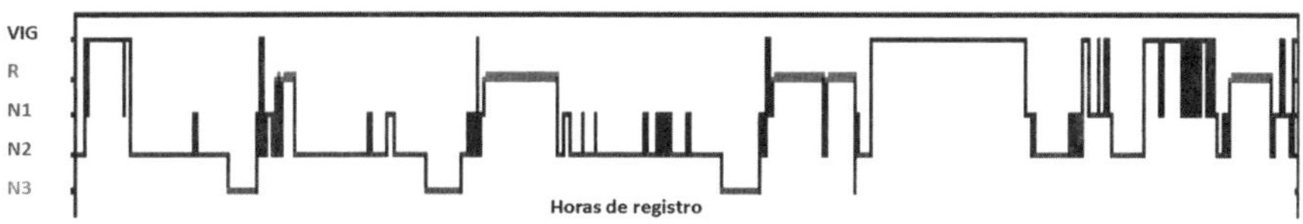

Figura 3.12
Representação gráfica dos estágios do sono (hipnograma) pelos quais o paciente passa durante todo o exame de PSG.

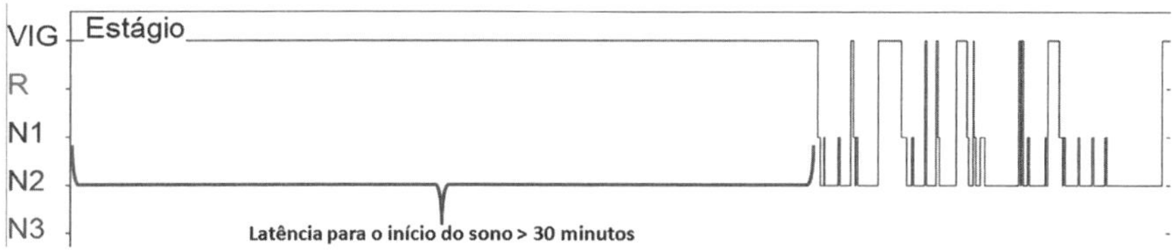

Figura 3.13
Hipnograma apresentando latência > 30 minutos para o início do sono, medida do momento de luzes apagadas até a primeira época de qualquer estágio de sono. Observa-se também a ausência do estágio N3 durante a noite da PSG.

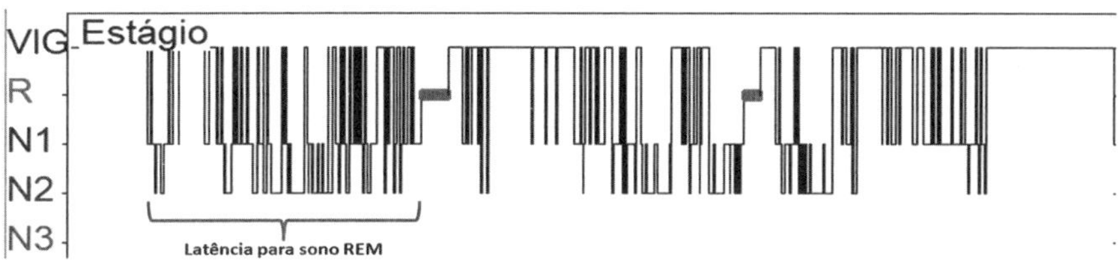

Figura 3.14
Hipnograma mostrando a latência para sono REM: intervalo de tempo (em minutos) entre a primeira época de sono e a primeira época de estágio R.

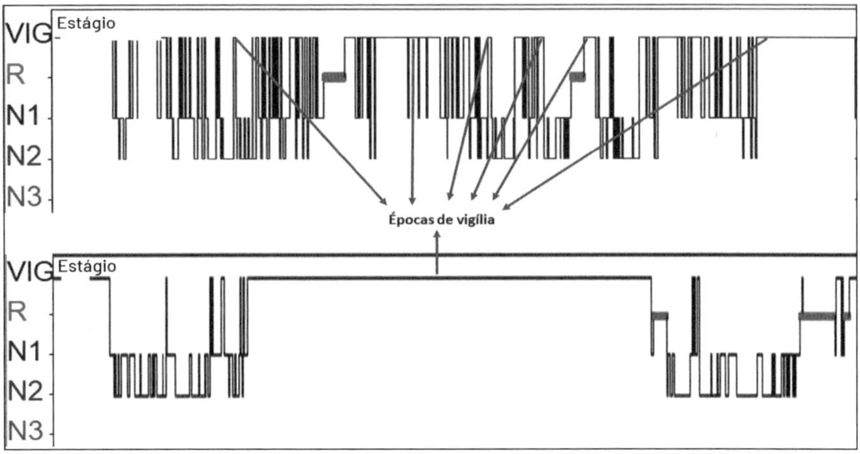

Figura 3.15
Dois exemplos de hipnogramas, nos quais são observados, na imagem superior, múltiplos períodos de tempo em vigília, com durações variadas, e, na imagem inferior, um único período prolongado.

resultados, chamando a atenção para dados relevantes e possíveis hipóteses a partir da análise do conjunto de dados encontrados, que incluem:

- achados relacionados com diagnóstico de distúrbios do sono;
- anormalidades do EEG e suas correlações;
- anormalidades do ECG e suas correlações;
- observações comportamentais correlacionando com achados neurofisiológicos;
- considerações sobre o hipnograma.

INTERPRETAÇÃO DO RESULTADO DA POLISSONOGRAFIA

Para tornar a leitura e a interpretação de um laudo de PSG mais didáticas, os aspectos a serem analisados serão divididos em grupos, apresentados a seguir

AVALIAÇÃO DA ARQUITETURA DO SONO

A arquitetura do sono compreende a análise das fases do sono pelas quais o indivíduo passa ao longo da PSG, seja ela tipo 1 ou tipo 2. É pela análise do traçado do EEG que se torna possível definir se o paciente está nos estágios N1, N2, N3, R ou vigília. Cada época estagiada durante toda a análise da PSG é representada graficamente no traçado denominado hipnograma (Fig. 3.12).

Considerações sobre a arquitetura do sono, generalizadas para adultos jovens com padrão vigília–sono adequado e sem queixas, incluem: o início do sono se dá, normalmente, pelo sono NREM (em geral, pelo estágio N1); sono NREM e sono REM se alternam, em média, a cada 90 minutos; o estágio N3 (sono profundo) ocorre em maior proporção na primeira metade da noite e o sono REM na segunda metade da noite; a vigília ocorre em até 5% do tempo após o início do sono; o sono NREM constitui cerca de 75 a 80% do TTS, sendo que o estágio N1 varia de 2 a 5%, o estágio N2 varia de 45 a 55%, o estágio N3 varia de 13 a 23%; o sono REM compõe cerca de 20 a 25% do TTS.[11]

Além da quantidade de cada fase do sono, outros parâmetros ainda compõem a arquitetura do sono.

- **Latência para início do sono:** é o tempo, em minutos, desde o início do exame (horário de luzes apagadas) até a primeira época de sono. O seu valor de normalidade é de até 30 minutos. Se aumentada, não significa obrigatoriamente que o paciente tenha insônia (lembrando-se de que o diagnóstico de insônia é clínico). Pode ter ocorrido uma dificuldade maior de iniciar o sono pela quantidade de fios e sensores, por estranhar o ambiente ou, ainda, pelo exame ter sido iniciado muito antes do horário que é o habitual para o paciente. A Figura 3.13 mostra um hipnograma no qual houve latência do sono > 30 minutos.
- **Latência do sono REM:** é o tempo, em minutos, entre a primeira época de sono e a primeira época de estágio R. É importante mencionar que a latência para sono REM é completamente independente da latência do sono e é considerada normal quando a primeira época de estágio REM ocorre entre 70 minutos até 2 horas desde o início do sono (Fig. 3.14).
- **Tempo em vigília após início do sono:** pode ser encontrado no laudo como "WASO" e seu valor, em minutos, é considerado normal quando dura até 5% do tempo após o início do sono (Fig. 3.15).
- **Índice de despertares:** os despertares marcados da PSG são eventos que representam a fragmentação do sono e, geralmente, não levam ao estado de consciência do paciente. São considerados normais até 10 despertares por hora de sono. Deve-se lembrar que os despertares são marcados independentemente do estagiamento do sono e estão representados em um gráfico específico, ou seja, ao olhar o hipnograma, não serão identificados os despertares que duraram menos da metade da época (< 15 segundos) e, por isso, não transformaram a época em vigília (**Fig. 3.16**).

A fragmentação do sono pode ser vista na PSG, observando-se o hipnograma pelas mudanças frequentes de fases do sono, pela presença de épocas de vigília e/ou pelo aumento do número de despertares.

AVALIAÇÃO SOBRE OS DADOS RESPIRATÓRIOS DURANTE O SONO

O IAH e o índice de distúrbio respiratório (IDR) exprimem o número de eventos respiratórios por hora de sono. A diferença entre eles é a presença de RERA (IDR = IAH+RERA).

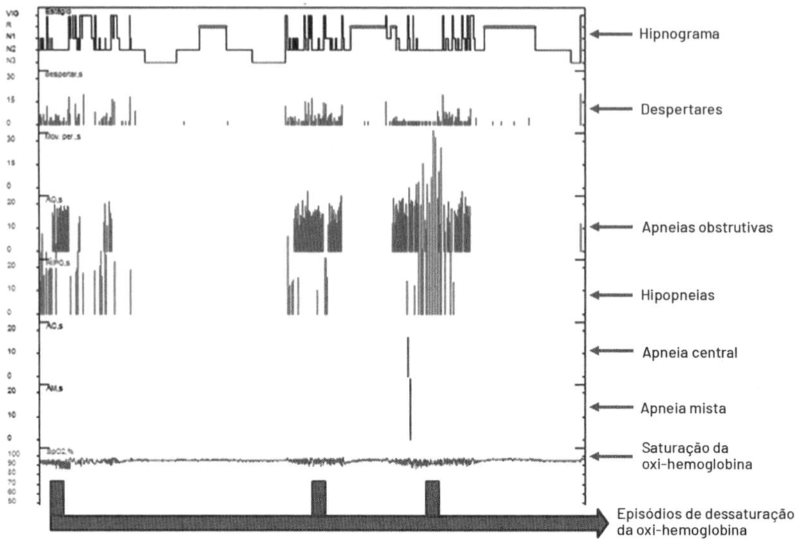

Figura 3.16
Resumo gráfico de uma PSG mostrando a distribuição dos estágios do sono, pelo hipnograma, e uma importante associação de despertares (fragmentação do sono) e de dessaturação da oxi-hemoglobina secundários a eventos respiratórios obstrutivos, em três momentos principais durante a noite.

O valor de normalidade para a população adulta é de até 5/hora. É considerada apneia do sono leve se o IAH estiver entre 5 e 15/hora; moderada se entre 15 e 30/hora; grave se acima de 30/hora. Já na faixa etária pediátrica, o valor de normalidade é de até 1/hora, sendo considerada apneia do sono leve quando o índice de AOS estiver entre 1 e 5/hora; moderada se AOS entre 5 e 10/hora; grave se AOS acima de 10/hora.

É importante salientar que o IAH ou o IDR, na PSG para titulação de PAP ou tipo *split night*, não são informações relevantes, uma vez que são tão mais altos quanto mais demorada foi a obtenção da pressão ideal, sem significar eficácia do tratamento.

Outros parâmetros respiratórios também são de extrema importância para a análise completa da parte respiratória da PSG: T90% (porcentagem de tempo em que o paciente fica com a SpO_2 abaixo de 90%), nadir da SpO_2 (mínimo de SpO_2 que o paciente atinge durante a noite) e índice de dessaturação da oxi-hemoglobina (número médio de vezes que o paciente apresentou dessaturação da oxi-hemoglobina por hora de sono). Quanto maior o tempo em que o paciente permaneceu com SpO_2 abaixo de 90%, quanto menor o nadir da SpO_2 e quanto maior o índice de dessaturação, maior a gravidade do caso (Fig. 3.16).

É importante também observar se os eventos respiratórios obstrutivos ocorrem predominantemente em determinada fase do sono ou em determinada posição do paciente na cama (**Fig. 3.17**).

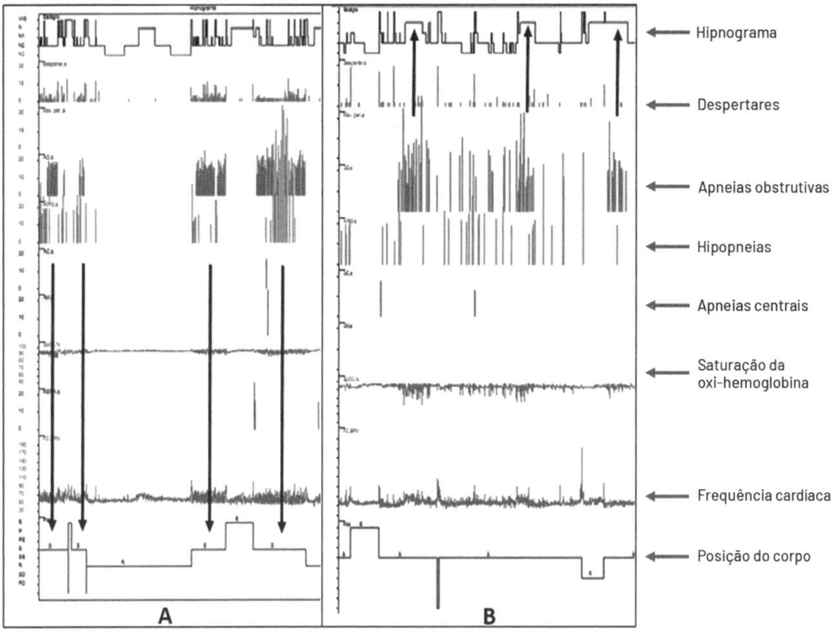

■ **Figura 3.17**
Resumos gráficos de PSGs de dois pacientes diferentes. Como evidenciado pelas setas, no paciente **A**, é possível perceber a predominância dos eventos respiratórios no decúbito supino, enquanto em **B**, há predominância durante o sono REM.

PRESENÇA DE RONCO

O registro do ronco obtido pelo microfone ou pelo sensor de vibração, instalado na montagem da PSG, pode não reproduzir com precisão a realidade, sendo um parâmetro que deve ser avaliado com cautela e sempre levando em consideração a história clínica do paciente.

AVALIAÇÃO DE MOVIMENTOS PERIÓDICOS DE PERNAS DURANTE O SONO, PRESENÇA DE BRUXISMO E ALTERAÇÕES ELETROCARDIOGRÁFICAS

São considerados normais até 15 eventos de MPPS. A presença de eventos de bruxismo, assim como qualquer alteração no traçado do ECG, devem ser relatadas no laudo.

CONSIDERAÇÕES FINAIS

A PSG é o método padrão-ouro para diagnóstico objetivo de grande parte dos distúrbios do sono. A indicação precisa de qual o melhor tipo de exame (1, 2, 3 ou 4) depende da avaliação individualizada de cada paciente, de maneira a permitir que o resultado ajude o profissional a definir a melhor conduta.

REFERÊNCIAS

1. Kushida CA, Littner MR, Morgenthaler T, Alessi CA, Bailey D, Coleman J Jr, et al. Practice parameters for the indications for polysomnography and related procedures: an update for 2005. Sleep. 2005;28(4):499-521.
2. Berry RB, Quan SF, Abreu AR; American Academy of Sleep Medicine. The AASM manual for the scoring of sleep and associated events: rules, terminology and technical specifications. Darien: AASM; 2020.
3. Caples SM, Anderson WM, Calero K, Howell M, Hashmi SD. Use of polysomnography and home sleep apnea tests for the longitudinal management of obstructive sleep apnea in adults: an American Academy of Sleep Medicine clinical guidance statement. J Clin Sleep Med. 2021;17(6):1287-93.
4. Ferber R, Millman R, Coppola M, Fleetham J, Murray CF, Iber C, et al. Portable recording in the assessment of obstructive sleep apnea. ASDA standards of practice. Sleep. 1994;17(4):378-92.
5. Patil SP, Ayappa IA, Caples SM, Kimoff RJ, Patel SR, Harrod CG. Treatment of adult obstructive sleep apnea with positive airway pressure: an American Academy of Sleep Medicine Clinical Practice Guideline. J Clin Sleep Med. 2019;15(2):335-43.
6. Kapur VK, Auckley DH, Chowdhuri S, Kuhlmann DC, Mehra R, Ramar K, et al. Clinical practice guideline for diagnostic testing for adult obstructive sleep apnea: an American Academy of Sleep Medicine Clinical Practice Guideline. J Clin Sleep Med. 2017;13(3):479-504.
7. Kushida CA, Chediak A, Berry RB, Brown LK, Gozal D, Iber C, et al. Clinical guidelines for the manual titration of positive airway pressure in patients with obstructive sleep apnea. J Clin Sleep Med. 2008;4(2):157-71.
8. Shereen F, Shaaban LH. Efficacy of split night CPAP titration in moderate and severe obstructive sleep apnea syndrome patients. Egypt J Chest Dis Tuberc. 2016;65(1):251-7.
9. Jasper HH. The ten-twenty electrode system of the International Federation. Electroencephalogr Clin Neurophysiol. 1958;52:3-6.
10. Grigg-Damberger M, Gozal D, Marcus CL, Quan SF, Rosen CL, Chervin RD, et al. The visual scoring of sleep and arousal in infants and children. J Clin Sleep Med. 2007;3(2):201-40.
11. Carskadon MA, Dement WC. Monitoring and staging human sleep. In: Kryger MH, Roth T, Dement WC, editors. Principles and practice of sleep medicine. 5th ed. St. Louis: Elsevier Saunders; 2011. p. 16-26.

4 POLISSONOGRAFIA AMBULATORIAL E POLIGRAFIA

Marcelo Fouad Rabahi
Matheus Rabahi
Arthur Rabahi
Guylherme Saraiva

Estima-se que os distúrbios respiratórios do sono (DRS) afetem cerca de 26% da população mundial e estejam associados ao aumento da morbimortalidade cardiovascular.[1] Apesar disso, os DRS permanecem subdiagnosticados e subtratados. A apneia obstrutiva do sono (AOS) é a principal representante desse grupo e se caracteriza por episódios repetitivos de obstrução total ou parcial das vias aéreas superiores durante o sono. A estimativa é de que a AOS afete até 1 bilhão de pessoas em todo o mundo.[2]

Os dados também sugerem que a AOS não tratada está associada a um risco aumentado de mortalidade geral e cardiovascular, e esse risco pode ser reduzido com tratamento eficaz. Portanto, o diagnóstico e o tratamento eficaz da AOS são uma prioridade de saúde.[3]

O teste diagnóstico padrão-ouro para a AOS é a polissonografia (PSG) em laboratório durante a noite. No entanto, algumas limitações, como custo, inconveniência do deslocamento e dormir fora, acesso limitado e longo tempo de espera associados à PSG em laboratório, muitas vezes, dificultam o acesso amplo e irrestrito ao exame.[1] Nesse contexto, a polissonografia ambulatorial (PSGA), que também apresenta algumas limitações, surge como método alternativo para o diagnóstico de AOS em adultos, podendo ser menos onerosa e mais eficiente em casos selecionados.[4] A tecnologia de registro e os critérios de pontuação usados no teste de sono domiciliar são derivados da modalidade de PSG.[5,6]

A PSGA é relativamente recente, tendo surgido há menos de duas décadas. Historicamente, a PSG evoluiu da eletroencefalografia (EEG), descrita pela primeira vez por Berger, em 1929, e aplicada ao estudo do sono por Loomis, em 1937. Gradativamente, foi adicionada complexidade ao exame e, hoje, existem equipamentos com múltiplos canais. Quanto à execução de exames em casa, no início da década de 1990, havia escassos dados e pouco respaldo científico, limitando o uso dessa modalidade em maior escala. À época, em 1994, a American Sleep Disorders Association (precursora da American Academy of Sleep Medicine [AASM]) sugeriu que os testes ambulatoriais fossem usados apenas nas seguintes situações: pacientes com sintomas graves, quando o tratamento é urgente e a PSG não está prontamente disponível, pacientes com impossibilidade de serem estudados no laboratório de sono e estudo de acompanhamento após diagnóstico estabelecido por PSG para avaliar a resposta à terapia.[6]

As evidências científicas dos testes ambulatoriais aumentaram de maneira vertiginosa, e seu uso na prática também teve importante crescimento ao longo dos últimos 20 anos. As indicações, hoje em dia, seguem a mesma essência mencionada anteriormente, porém com refinamentos conforme diretrizes já disponíveis na atualidade.

Os pacientes que se apresentam na avaliação médica com queixas de ronco, com ou sem sonolência diurna excessiva, sem outros indicativos de distúrbios não obstrutivos do sono (apneia central, doença neuromuscular, hipoventilação, hipoxemia relacionada ao sono, doença cerebrovascular, uso de opioides, sonolência, parassonias, distúrbio do movimento relacionado ao sono) e sem fatores pessoais que possam impedir a aquisição adequada dos dados, além de uma probabilidade pré-teste elevada para AOS moderada a grave, são os candidatos mais indicados para PSGA. Em 2021, a AASM publicou uma diretriz validando também o uso da PSGA para avaliação longitudinal dos pacientes com AOS. É importante ressaltar que não existem evidências para o uso de rastreio em pacientes assintomáticos.[7]

Além das considerações aqui citadas, a decisão de usar PSG ou PSGA deve ser determinada por um contexto geral, em que sejam ponderados acessibilidade, viabilidade financeira e situação clínica específica. De maneira tradicional, os testes de sono são classificados como tipos I, II, III e IV. Os estudos não assistidos se enquadram nas categorias tipos II a IV e são considerados ambulatoriais. Os dispositivos variam de um a dois canais (p. ex., oximetria de pulso ou fluxo de ar no tipo IV) a dispositivos multicanais e com múltiplos sinais de sono e cardiopulmonares nos tipos mais elaborados (II e III).[2,8] A **Tabela 4.1** apresenta os tipos de testes de sono.

Para ter sucesso de custo-efetividade, conforme mencionado, o teste do sono domiciliar requer seleção adequada do paciente, aplicação apropriada do dispositivo portátil, interpretação do estudo por um especialista em sono qualificado, acesso imediato à PSG, quando necessário (como após um resultado negativo no teste ambulatorial ou para investigar problemas contínuos, apesar do tratamento), e avaliações sistemáticas de acompanhamento. Vale salientar que, durante a pandemia de covid-19, nos anos de 2020 e 2021, diversos centros de sono suspenderam a realização de testes internos, conforme normas das autoridades sanitárias. A PSGA, respeitando os protocolos de desinfecção e de biossegurança, foi uma alternativa para seguir prestando atendimento aos pacientes.[5,10,11]

Tabela 4.1
Caracterização dos testes de sono do tipo I ao tipo IV

Tipo	Portabilidade	Canais	Sinais	Mais de dois canais para esforços respiratórios?	Identificados estágios do sono?	Mensura IAH?
I	Nenhuma portabilidade (PSG com presença do técnico)	14-16	EEG, EOG, EMG, ECG/FC, fluxo aéreo, esforço respiratório e $SatO_2$	Sim	Sim	Sim
II	Portátil e sem presença do técnico	≥ 7	EEG, EOG, EMG, ECG/FC, fluxo aéreo, esforço respiratório e $SatO_2$	Sim	Sim	Sim
III	Portátil	≥ 4	Fluxo aéreo e/ou esforço respiratório, ECG, FC, $SatO_2$	Sim	Não	Não, mas estima o IAH[a]
IV	Portátil	1-3[b]	Todo tipo de combinação de monitoramento que não se encaixa na classificação do tipo III	Não	Não[c]	Não, mas estima o IAH[a]

IAH: índice de apneia /hipopneia; ECG: eletrocardiograma; EEG: eletroencefalograma; EMG: eletromiograma; EOG: eletro-oculografia; FC: frequência cardíaca; PSG: polissonografia; $SatO_2$, saturação arterial de oxigênio.
[a] Tanto os monitores do tipo III quanto os do tipo IV estimam o IAH por meio da medida do número de episódios de apneia e hipoapneia, dividindo, então, pelo número de horas de gravação (em oposição ao número de horas de sono determinado pelo EEG). Alguns aparelhos do tipo IV estimam o tempo sono-vigília pelo tônus arterial periférico e, portanto, estimam o IAH.
[b] Pode ter > 3 canais, desde que não se encaixe nos critérios do tipo III.
[c] Pode incluir monitores que medem sinais que, a princípio, identificam excitações durante o sono.
Fonte: Rosenberg e colaboradores.[9]

POLISSONOGRAFIA TIPO II

O QUE É?

Os estudos de PSG tipo II se referem a um dispositivo portátil de PSG que usa os mesmos sensores de monitoramento que a PSG completa (tipo I), porém sem o monitoramento contínuo **de um técnico** durante a noite e, portanto, podem ser realizados fora do laboratório de sono.

SOBRE O APARELHO

O teste grava pelo menos sete canais, incluindo eletroencefalograma (EEG), eletro-oculograma (EOG), eletromiograma (EMG) do queixo, eletrocardiograma (ECG) ou frequência cardíaca (FC), fluxo de ar, esforço respiratório e saturação de oxigênio ($SatO_2$). Esse tipo de estudo permite o estadiamento do sono e, portanto, o cálculo de índice de apneia-hipopneia (IAH) é apenas durante o tempo de sono, o que o torna mais fidedigno.[10]

A PSG tipo II, por contar com toda essa complexidade de sensores, é capaz de diagnosticar outras comorbidades do sono, com a vantagem de caracterizar bem os estágios do sono e medir os despertares. Dada a presença do EEG, é possível extrair os dados mais precisos, como tempo total de sono (TTS) e índice de distúrbio respiratório (IDR).[12]

A literatura disponível indica que os estudos do tipo II podem ser usados como parte de uma via diagnóstica para descartar a suspeita de AOS. Os estudos do tipo II realizados em casa foram minuciosamente avaliados pelo Sleep Heart Health Study (SHHS) Group, que realizou mais de 7 mil testes com um alto padrão técnico, com razoável reprodutibilidade e concordância com estudos repetidos em casa e em laboratório. Um grupo da Nova Zelândia relatou uma taxa de falha em apenas 6,6% dos testes domiciliares, dado reproduzido pelo SHHS e outros ensaios clínicos.[5,13,14]

MONTAGEM DO APARELHO

Quanto à montagem do aparelho, esta pode ser feita em três formatos: 1) o técnico de PSG comparece à residência do paciente para realizar o preparo do exame e retorna no dia seguinte para a retirada do equipamento; 2) o paciente comparece ao centro de sono para o preparo do exame, que inclui a colocação de sensores e orientações, e, após o término, retorna à sua casa para a realização do exame; nesta opção, é necessário voltar ao centro de sono no dia seguinte, em horário previamente combinado, para entregar o equipamento; 3) o paciente recebe instruções e realiza a colocação dos sensores em casa, sem supervisão. As taxas de falha de pacientes conectados no laboratório e enviados para casa são mais altas do que em casa com supervisão.

POSSÍVEIS ACHADOS E CONSIDERAÇÕES SOBRE O MÉTODO

Os índices obtidos se assemelham aos obtidos pela PSG I e seguem as orientações da AASM.[15] Essa entidade publicou, em 2007, regras redefinidas para os eventos respiratórios que foram atualizadas em 2012 e 2020. Atualmente, uma apneia é pontuada, portanto, como uma queda do fluxo oronasal (termístor) em ≥ 90% da linha de base, com duração de pelo menos 10 segundos. As apneias foram, então, classificadas pela presença ou ausência de esforço inspiratório. Na AOS em questão, há o esforço respiratório; em oposição, o esforço não é observado nas apneias centrais. Nas apneias mistas, não há esforço na primeira parte do evento, mas ele surge na segunda parte do evento.

Para hipopneias, são permitidos dois critérios definitórios: recomendável ou aceitável. O critério recomendado abrange uma queda do fluxo nasal em ≥ 30% da linha de base por pelo menos 10 segundos, associado a dessaturação ≥ 3% ou a um despertar. Também é valido considerar uma hipopneia se ocorre queda do fluxo nasal em ≥ 30% da linha de base por pelo menos 10 segundos, associado a dessaturação ≥ 4%. As hipopneias também podem ser classificadas em obstrutivas ou centrais. Um RERA (do inglês *respiratory effort related arousal*) foi definido como um evento de pelo menos 10 segundos que não atendeu à definição de hipopneia e foi caracterizado por aumento do esforço respiratório ou achatamento da onda de pressão nasal, levando a um despertar do sono. Embora, idealmente, o RERA seja definido pelo uso de um manômetro esofágico, a pressão nasal e a pletismografia de indutância são ferramentas de medição alternativas.[15]

A evolução e a variação na tecnologia de monitoramento respiratório e a inconsistência na definição de eventos causaram certa confusão e complicaram as comparações entre os estudos e a terminologia para frequência de eventos respiratórios. Os primeiros estudos relataram a frequência de apneias por hora de sono como índice de apneia (IA), mas, com a adição da hipopneia como evento fisiologicamente relevante, o termo "índice de apneia-hipopneia" (IAH) passou a ser utilizado. Além disso, a presença do EEG e parâmetros cardiorrespiratórios, bem como todos os dados obtidos na PSG, são gerados na PSG II.

Um processo de triagem precisa ser realizado pela equipe médica com indicação apropriada dessa técnica de estudo. Precisam ser ponderados aspectos práticos da realização de exame, ter uma equipe treinada, além de capacidade de compreensão por parte do paciente para reproduzir as orientações a ele entregues. Por ser realizada em ambiente ambulatorial, requer muito mais cooperação do paciente. Estudos prévios mostram maior presença de erros de obtenção de dados nos estudos do tipo II, quando comparados com o tipo I. Isso pode ser explicado pelo aumento do número de sensores e pela complexidade adicional para o paciente não supervisionado.

Uma metanálise de estudos de sono laboratoriais *versus* portáteis concluiu que ambos os tipos fornecem informações diagnósticas semelhantes, mas estudos do tipo II podem, em algumas situações, subestimar a gravidade do IAH em cerca de 10%. Campbell verificou que a perda de sinal é maior, e isso pode justificar uma pequena subestimativa do IAH (devido à maior perda de sinais de esforço respiratório no domicílio em comparação ao ambiente laboratorial). Uma taxa de sucesso mais alta, em geral, é obtida quando os estudos do tipo II são montados por pessoal experiente no ambiente doméstico.[10,15,16]

POLISSONOGRAFIA OU POLIGRAFIA TIPO III

O QUE É?

A PSG tipo III também é uma PSGA portátil e uma alternativa aceita e mais acessível para o diagnóstico de pacientes com probabilidade alta de AOS pré-teste. Esse monitor portátil, também chamado de poligrafia respiratória, inclui sensores para medidas de fluxo aéreo, esforço respiratório e saturação periférica de oxigênio ($SatpO_2$).

MONTAGEM DO APARELHO

A PSGA tipo III também pode seguir as três formas de montagem do aparelho, como mencionadas no tipo II. Os testes do tipo III têm as seguintes variáveis monitoradas: oximetria, esforço respiratório (torácico, abdominal ou ambos), fluxo aéreo (nasal ou oral por pressão ou termístor), posição da cabeça ou do corpo, movimento da mandíbula, ECG, tonometria (um marcador de controle), actigrafia e som (detecção de vibração ou gravação de som real). Assim, há uma variedade de monitores que podem ser utilizados para obter um estudo tipo III. Para revisá-los de modo mais profundo, foi estabelecido o sistema de categorização SCOPER, que inclui monitoramento dos seguintes parâmetros: sono, cardiovascular, oximetria, posição no leito, esforço e parâmetros respiratórios. Recomenda-se que, no mínimo, sejam registrados o esforço respiratório, o fluxo aéreo e a oximetria. A automação de algumas ou todas as análises de dados, em geral, é viável, entretanto, os dados devem sempre ser revisados por um especialista em medicina do sono, devendo-se preferir a leitura manual dos dados, por ser superior à leitura automática.

A tonometria também está disponível (marcador do controle autonômico e, portanto, do sono) como adjuvante da oximetria. É necessário equipamento descartável (p. ex., *Watchpat*). Ele pode adicionar um pouco à precisão diagnóstica do IAH, reduzindo o denominador ("tempo total de gravação" para "tempo total de sono").[4,6,10]

POSSÍVEIS ACHADOS E CONSIDERAÇÕES SOBRE O MÉTODO

Um monitor portátil ideal deve fornecer precisão suficiente para localização de casos e deve ser adaptável à autoaplicação, confortável para uso noturno e durável o suficiente para suportar o transporte noturno e a aplicação em casa por pacientes inexperientes. Além disso, os monitores devem fornecer divulgação completa de sinais primários de alta qualidade para revisão manual e pontuação manual ou edição manual de pontuação automatizada. Além disso, o dispositivo deve fornecer algoritmos computacionais que permitam sua utilização em um grande número de pacientes. Ademais, um monitor portátil ideal deve conter sinais de alta qualidade, sem redundância de sinais para fornecer aquisição de dados complementares e minimizar a perda de dados. Devem ser fáceis de aplicar e fornecer sinais confiáveis que incluam alguns ou todos os sensores: oximetria, fluxo usando pressão nasal, eletrocardiógrafo e/ou esforço respiratório.

Uma vantagem desse método é que, como os métodos ambulatoriais são menos invasivos, registra dados no ambiente natural do paciente e tem a capacidade de registrar várias noites (integrando a variabilidade fisiológica da AOS noite a noite), esses dados podem teoricamente fornecer uma medida mais confiável da gravidade dos distúrbios respiratórios do sono do que uma única noite no laboratório.

Embora os testes de sono não registrem o mesmo conjunto de sinais que uma PSG completa, todos eles tentam fornecer um índice de gravidade da AOS, que é comparável ao IAH derivado da PSG. A avaliação da definição de hipopneia, conforme a AASM, que inclui o despertar do EEG, não é possível com a maioria dos dispositivos PSGA, devido à ausência de EEG nesse tipo de estudo. No entanto, alguns dispositivos PSGA usam substitutos para o despertar da EEG, como alteração no ronco, alteração da saturação, frequência de pulso ou movimento para identificar hipopneias.

Para o cálculo de IAH, a maioria dos dispositivos PSGA usa o tempo de gravação ou o tempo de sinal válido como denominador (número de apneias e hipopneias/tempo de gravação). Esses dados são usados, em vez do TTS, no cálculo do IAH (número de apneias e hipopneias/TTS), pois não a maioria dos dispositivos PSGA não dispõe de sensores de EEG para estadiamento do sono/vigília. Normalmente, a diferença no tempo de registro *versus* TTS é de cerca de 20%, resultando em valores de IAH mais baixos na PSGA tipo III. Porém, essa subestimativa do IAH obtido na poligrafia parece não ser clinicamente relevante.

Para diferenciar os índices que usam o tempo de registro (incluindo os períodos de sono e vigília) e o tempo total de sono (tempo de sono definido pelo EEG), um número crescente de PSGA vem sendo capaz de distinguir o sono da vigília usando EEG limitado ou tecnologia alternativa (como uma combinação de tonometria arterial e outros sinais fisiológicos) e fornecer uma medida estimada mais acurada de TTS.

Algumas tecnologias alternativas, como a tonometria arterial periférica (TAP), têm sido usadas para identificar distúrbios respiratórios do sono sem o uso do fluxo de ar. Os índices de gravidade da AOS obtidos usando dispositivos TAP típicos têm sido relatados como equivalentes ao IAH derivado da PSG. Apesar dessas diferenças de tecnologia e pontuação, estudos de validação comparando PSGA do tipo III com dados de PSG em laboratório demonstram uma concordância razoável entre os índices de gravidade da AOS e sensibilidade/especificidade diagnóstica para AOS. Nos pacientes que estão sob tratamento com terapia de pressão positiva em via aérea (PAP), a gravidade da AOS residual é medida usando sensores de fluxo de ar integrados aos dispositivos PAP. Os dispositivos PAP usam o tempo de registro como denominador para um IAH, baseando-se apenas na mudança do fluxo de ar. As análises comparativas entre o IAH derivado do dispositivo PAP e a PSG demonstraram ligeiras diferenças, embora o significado clínico dessas diferenças ainda não seja claro.

Foi realizado um grande estudo controlado, randomizado, de não inferioridade, multicêntrico, com dois braços paralelos abertos, com análise de custo-efetividade em pacientes com probabilidade clínica intermediária a alta para AOS. Esse estudo objetivou determinar a eficácia do manejo dos pacientes com PSGA do tipo III e com PSG. Foi realizado o acompanhamento de seis meses usando a Escala de Sonolência Epworth (ESE) como medida de desfecho primário. O manejo com PSG do tipo III não foi inferior à PSG e apresenta custos substancialmente menores. A PSG laboratorial não é totalmente necessária para uma parcela dos pacientes com suspeita de AOS. Esse dado pode, inclusive, ser ponderado na prática clínica diária, com um claro benefício de custo-efetividade.[3,5,9,10]

POLISSONOGRAFIA OU POLIGRAFIA TIPO IV

O QUE É?

Segundo a AASM, a poligrafia tipo IV, ou gravação contínua de parâmetro único ou duplo, é um exame do sono ambulatorial de triagem que consiste em uma gravação autônoma de um ou dois canais, podendo ser de actigrafia ou oximetria.[17]

SOBRE O APARELHO

Inicialmente, o paciente recebe do seu médico um aparelho de oximetria de pulso. Esse sensor consiste em duas partes, os diodos emissores de luz (LEDs) e um detector de luz (chamado fotodetector). Raios de luz são emitidos por meio dos tecidos, de um lado do sensor em direção ao outro lado. O sangue e os tecidos absorvem certa quantidade da luz emitida pelo sensor, e tal quantidade varia de acordo com a $SatO_2$ da hemoglobina (Hb). O fotodetector detecta a luz transmitida à medida em que o sangue pulsa pelos tecidos e o microprocessador calcula um valor para a saturação de pulso de oxigênio (SpO_2).[18] Usando metodologia espectrofotométrica, a oximetria de pulso mede as mudanças na absorção de luz do sangue oxigenado (oxi-hemoglobina) e desoxigenado (hemoglobina reduzida) usando dois comprimentos de onda de luz: 660 nm (vermelho) e 940 nm (infravermelho).[18]

Os sinais da $SatO_2$ derivados do oxímetro de pulso podem ser armazenados no próprio oxímetro ou transmitidos via tecnologia *bluetooth* para um telefone celular selecionado ou *smartphone* que sirva como um dispositivo de armazenamento de dados.[19]

Esses dados são posteriormente transferidos para um servidor seguro via internet e imputados em um algoritmo específico de cada empresa desenvolvedora, para gerar formas de ondas respiratórias clinicamente relevantes, bem como a detecção estimada do estado sono–vigília.[19]

MONTAGEM DO APARELHO

Antes de iniciar o exame, o paciente deve parear o oxímetro com seu aparelho *smartphone* ou o receptor de dados. Após essa conexão, o oxímetro irá captar as informações continuamente durante o sono do paciente. Ao finalizar o exame, devemos orientar o paciente a acessar o dispositivo e encerrar o exame.

É claro que, a depender da marca específica do aparelho, as configurações iniciais poderão ser diferentes entre si. Porém, recomendações gerais devem ser dadas na poligrafia tipo IV.

RECOMENDAÇÕES E ARMADILHAS

- Bateria do aparelho: o paciente deve ser orientado a verificar a bateria do aparelho, a fim de evitar que problemas de falta de carga interrompam o exame, gerando perda de dados, tempo e gastos desnecessários.
- Fixação do oxímetro: orientar o paciente a realizar a colocação de fitas adesivas entre o dedo e o oxímetro, fixando, assim, o aparelho, para minimizar as interrupções e os artefatos.
- Curva do oxímetro: orientar o paciente a verificar se a curva da oximetria, vista na tela do dispositivo ou no próprio oxímetro, está adequada, como é mostrado na **Figura 4.1**, na primeira curva.
- Interferentes: é importante orientar o paciente sobre alguns fatores que podem prejudicar a acurácia da oximetria, como uso de esmalte, unhas postiças, vasculites, anemias, disemoglobinemias, fístulas arteriovenosas no membro ipsilateral, ambiente excessivamente frio ou qualquer circulação deficiente no membro.[18]

POSSÍVEIS ACHADOS E CONSIDERAÇÕES SOBRE O MÉTODO

Com base nos critérios da AASM de hipopneia, a poligrafia tipo IV apoia-se no critério que considera apenas a dessaturação, dada a ausência de EEG para estadiamento do sono e avaliação de despertar. Logo, estima-se o IAH com base no tempo de dessaturação percebido.[8,12]

Outro índice que pode ser extraído desse método é o índice de dessaturação de oxigênio (ODI), desenvolvido em consonância com as simplificações diagnósticas para AOS, que é determinado pelo isolamento do canal de oximetria da PSG completa. Esse dado tem demonstrado alta sensibilidade e especificidade para a detecção de AOS em crianças e adultos. No entanto, algumas literaturas ainda divergem sobre o grau de

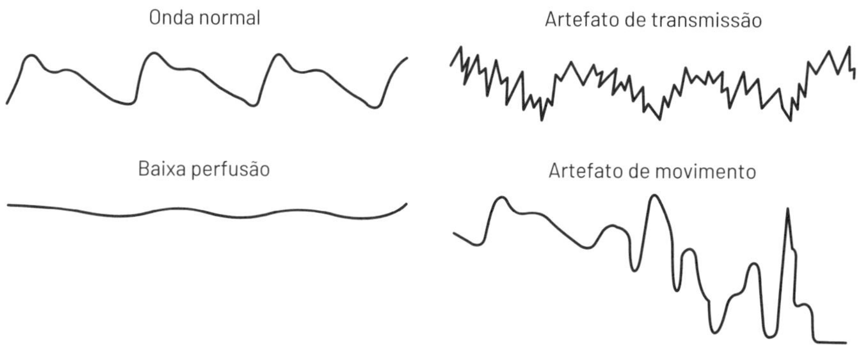

Figura 4.1
Curvas de oximetria.
Fonte: Jubran.[18]

concordância entre o ODI e o IAH. Essas observações explicam por que a oximetria de pulso ainda é amplamente vista como uma ferramenta de triagem. Também fica claro que o desempenho dos oxímetros é variável. Portanto, nesse contexto, tecnologias vêm sendo desenvolvidas, para permitir um melhor desempenho diagnóstico.

O uso de um dispositivo simples de oximetria como ferramenta de avaliação é de fato atraente, por vários motivos: requer configuração mínima e torna os testes domésticos extremamente convenientes e simples. Além disso, o fato de ser discreto permite potencialmente um sono similar ao normal do paciente em comparação com as modalidades tradicionais de diagnóstico.

Além disso, o custo relativamente baixo do dispositivo pode facilitar seu uso mais amplo, bem como sua aplicação para várias noites de sono consecutivas, podendo potencialmente melhorar a taxa de detecção de AOS. Essas vantagens claramente precisam ser combinadas com eficácia diagnóstica comprovada, ampliando o poder de triagem da AOS.

Todavia, uma grande limitação nos estudos atuais foi que a maioria deles testaram a poligrafia tipo IV apenas no ambiente de laboratório, em que os problemas de falhas técnicas são mais facilmente identificados e corrigidos. Estudos prévios relataram que a acurácia diagnóstica desse método é melhor no ambiente de laboratório de sono do que em casa.

Na principal revisão sistemática disponível, foram comparados dados obtidos da PSG tipo I e poligrafia tipo IV. Foi obtida uma diferença entre IAH de menos 14,8 (quando o tipo IV subestimou) e até 10,6 eventos/hora a mais (quando o tipo IV superestimou). Por fim, nos casos de IAH ≥ 5 eventos/hora pela PSG, a sensibilidade da poligrafia variou de 67,5 a 100%, e a especificidade variou de 25 a 100%, observando maior poder de triagem desse método e uma pobreza na especificidade.

Nessa mesma revisão, o denominador para os cálculos do IAH e IDR foi baseado em tempo total de sono para PSG e tempo total de gravação para poligrafia tipo IV. Como o tempo total de sono é, em geral, menor que o tempo total de gravação, é mais provável que os exames do tipo IV subestimem os índices calculados.

Portanto, considerando a imprecisão do método para avaliação de AOS, a revisão de Abrahamyan e colaboradores[20] apoiou o uso da poligrafia tipo IV por pelo menos uma noite como método de triagem e realização de PSG naqueles com o exame tipo IV negativo.

RELEMBRANDO...

O índice de distúrbio respiratório (IDR), ou índice de desconforto respiratório, é uma fórmula usada para relatar os achados da PSG. Assim como o índice de apneia-hipopneia (IAH), ele relata eventos respiratórios durante o sono, mas, diferentemente do IAH, também inclui despertares relacionados ao esforço respiratório (RERAs).

Assim como os dispositivos de tipo III, os exames de nível IV não permitem a determinação do estágio do sono. O tipo IV não conta com fita abdominal, nem cânula para medição de fluxo de ar. Logo, o exame também não discerne se as dessaturações são devido a apneias obstrutivas ou centrais. A diretriz atual da AASM não recomenda o uso de poligrafia tipo IV em pacientes com comorbidades significativas, devido à falta de dados que suportem sua precisão diagnóstica, além de segurança nesses pacientes.

A evidência científica deve caminhar no sentido de testar a precisão diagnóstica desses dispositivos ao fazer um diagnóstico clínico de AOS e testar seu desempenho tanto em laboratórios de sono como em casa, nos mais diferentes contextos.

Em conclusão, é evidente que a acurácia diagnóstica da poligrafia tipo IV varia dependendo do número de canais e da gravidade da doença. Apesar de esses testes carecerem de melhor respaldo literário para aplicação na prática clínica de rotina, em ambientes e populações em que há uma alta demanda e uma capacidade limitada na realização de PSG, ou onde a AOS é altamente subdiagnosticada (p. ex., pacientes com comorbidades significativas), esses monitores podem ajudar a expandir o acesso na identificação de pacientes com AOS. A poligrafia tipo IV é um exame do sono domiciliar com um poder de triagem considerável, que, assim como outros exames ambulatoriais, pode ser aplicado especialmente em populações com alto risco para AOS, em virtude de sua razoável sensibilidade. Porém, como mensagem final, pacientes com diagnóstico negativo pela poligrafia tipo IV, mas com sintomas de AOS devem ser testados usando a PSG.[17-22]

REFERÊNCIAS

1. Zhao YY, Weng J, Mobley DR, Wang R, Kwon Y, Zee PC, et al. Effect of manual editing of total recording time: implications for home sleep apnea testing. J Clin Sleep Med. 2017;13(1):121-6.
2. Malhotra A, Ayappa I, Ayas N, Collop N, Kirsch D, Mcardle N, et al. Metrics of sleep apnea severity: beyond the apnea-hypopnea index. Sleep. 2021;44(7):zsab030.
3. Rosen IM, Kirsch DB, Carden KA, Malhotra RK, Ramar K, Aurora RN, et al. Clinical use of a home sleep apnea test: an Updated American Academy of Sleep Medicine Position Statement. J Clin Sleep Med. 2018;14(12):2075-7.
4. Collop NA, Anderson WM, Boehlecke B, Claman D, Goldberg R, Gottlieb DJ, et al. Clinical guidelines for the use of unattended portable monitors in the diagnosis of obstructive sleep apnea in adult patients. Portable Monitoring Task Force of the American Academy of Sleep Medicine. J Clin Sleep Med. 2007;3(7):737-47.
5. Kryger MH, Roth T, editors. Principles and practice of sleep medicine. Philadelphia: WB Saunders; 2017.
6. Kirsch DB. PRO: sliding into home: portable sleep testing is effective for diagnosis of obstructive sleep apnea. J Clin Sleep Med. 2013;9(1):5-7.
7. Caples SM, Anderson WM, Calero K, Howell M, Hashmi SD. Use of polysomnography and home sleep apnea tests for the longitudinal management of obstructive sleep apnea in adults: an American Academy of Sleep Medicine clinical guidance statement. J Clin Sleep Med. 2021;17(6):1287-93.
8. Kapur VK, Auckley DH, Chowdhuri S, Kuhlmann DC, Mehra R, Ramar K, et al. Clinical practice guideline for diagnostic testing for adult obstructive sleep apnea: an American Academy of Sleep Medicine Clinical Practice Guideline. J Clin Sleep Med. 2017;13(3):479-504.

9. Rosenberg R, Hirshkowitz M, Rapoport DM, Kryger M. The role of home sleep testing for evaluation of patients with excessive daytime sleepiness: focus on obstructive sleep apnea and narcolepsy. Sleep Med. 2019;56:80-9.
10. The Community for Sleep-care Professionals. AAST technical guideline: home sleep apnea testing (HSAT). Chicago: American Association of Sleep Technologists; 2020.
11. Kole A. Home sleep apnea testing in the era of COVID-19: a community perspective. J Clin Sleep Med. 2020;16(9):1633.
12. Epstein LJ, Kristo D, Strollo PJ Jr, Friedman N, Malhotra A, Patil SP, et al. Clinical guideline for the evaluation, management and long-term care of obstructive sleep apnea in adults. J Clin Sleep Med. 2009;5(3):263-76.
13. Andrade L, Paiva T. Ambulatory versus laboratory polysomnography in obstructive sleep apnea: comparative assessment of quality, clinical efficacy, treatment compliance, and quality of life. J Clin Sleep Med. 2018;14(8):1323-31.
14. Zancanella E, Prado LF, Carvalho LB, Machado Júnior AJ, Crespo AN, Prado GF. Home sleep apnea testing: an accuracy study. Sleep Breath. 2022;26(1):117-23.
15. Berry R, Quan S, Abreu A. The AASM manual for the scoring of sleep and associated events: rules, terminology and technical specifications, version 2.6. Darien: American Academy of Sleep Medicine; 2020.
16. van Doorn S, Heus P, Damen JAAG, Spijker R, Japenga EJ, Reesink H, et al. Clinical utility of limited channel sleep studies versus polysomnography for obstructive sleep apnoea (Protocol). Cochrane Database Syst Rev. 2020;12:CD013810.
17. Ferber R, Millman R, Coppola M, Fleetham J, Murray CF, Iber C, et al. Portable recording in the assessment of obstructive sleep apnea. ASDA standards of practice. Sleep. 1994;17(4):378-92.
18. Jubran A. Pulse oximetry. Crit Care. 2015;19(1):272.
19. Xu Y, Ou Q, Cheng Y, Lao M, Pei G. Comparative study of a wearable intelligent sleep monitor and polysomnography monitor for the diagnosis of obstructive sleep apnea. Sleep Breath. 2022 Mar 26.
20. Abrahamyan L, Sahakyan Y, Chung S, Pechlivanoglou P, Bielecki J, Carcone SM, et al. Diagnostic accuracy of level IV portable sleep monitors versus polysomnography for obstructive sleep apnea: a systematic review and meta-analysis. Sleep Breath. 2018;22(3):593-611.
21. Kapur VK, Auckley DH, Chowdhuri S, Kuhlmann DC, Mehra R, Ramar K, et al. Clinical practice guideline for diagnostic testing for adult obstructive sleep apnea: an American Academy of Sleep Medicine Clinical Practice Guideline. J Clin Sleep Med. 2017;13(3):479-504.
22. Pinheiro GDL, Cruz AF, Domingues DM, Genta PR, Drager LF, Strollo PJ, et al. Validation of an overnight wireless high-resolution oximeter plus cloud-based algorithm for the diagnosis of obstructive sleep apnea. Clinics (Sao Paulo). 2020;75:e2414.

5 ACTIGRAFIA

Bruno da Silva Brandão Gonçalves

A actigrafia é uma técnica que utiliza dispositivos para monitorar o movimento humano. Esses dispositivos são conhecidos como actígrafos, sendo comumente usados como um relógio, no braço não dominante. Nos actígrafos, existem componentes responsáveis por medir o movimento (acelerômetros), processar o sinal (microcontrolador), armazenar os resultados (memória) e outros sensores (de temperatura, luminosidade, batimento cardíaco, etc.). O nível de atividade é medido e processado de diferentes formas, a fim de que seja gravado a cada intervalo de tempo, em geral, a cada minuto. O registro gravado na memória do equipamento é transferido para um computador via cabo ou tecnologia *wireless*, como *bluetooth*. No computador, o *software* de análise é responsável por transformar aquelas medidas em parâmetros do ritmo circadiano de atividade e repouso, e em parâmetros estimados do sono.

Os primeiros equipamentos para medir o movimento humano não tinham uma memória para armazenamento dos resultados, por isso, os dados eram enviados por telemetria.[1,2] Nesses trabalhos, os voluntários usavam um equipamento no pulso que emitia o nível de movimento para um receptor que gravava as informações. Kupfer e colaboradores[1] analisaram o movimento a fim de identificar o quanto essa informação auxiliaria no estudo do sono e da vigília. Foster e colaboradores,[2] em contrapartida, se interessaram mais pelo padrão de atividade nas 24 horas em diferentes transtornos neuropsiquiátricos. A evolução no estudo do movimento humano utilizando a actigrafia aborda uma ou ambas as análises, focadas no sono ou nos ritmos de atividade e repouso. Quando se estuda o sono por meio de equipamentos que monitoram o movimento, temos resultados que são estimativas, o que dificulta uma correlação direta entre os achados da polissonografia (PSG) com os da actigrafia. O estudo do ritmo de atividade e repouso com ferramentas específicas de análise permite uma avaliação mais direta, sem necessidade de validações contra outra ferramenta, como a PSG.

Nos trabalhos citados no parágrafo anterior, os voluntários deveriam ficar próximos do equipamento de gravação dos dados.

Com o avanço da tecnologia, o armazenamento da informação era feito em memórias existentes no interior dos actígrafos. Dessa forma, foi possível registrar o movimento dos voluntários em ambientes fora de ambulatórios e centros de pesquisas. Os primeiros equipamentos registravam o movimento a cada hora, já que suas memórias não permitiam um menor intervalo de registro. O avanço da tecnologia permite que, atualmente, os equipamentos registrem os movimentos a cada minuto, sendo a bateria limitadora do tempo de registro. Essa evolução no armazenamento de dados foi seguida por uma evolução nas metodologias de análise dos dados, utilizando técnicas avançadas de análise não linear.

Outra evolução importante é na forma de extração dos dados do equipamento para que as análises sejam feitas. A maioria dos actígrafos ainda utiliza interfaces com fio para envio dos dados para um computador, a fim de serem analisados. Atualmente, existem alguns equipamentos que fazem essa transferência para o *smartphone*, via *bluetooth*, e os dados ficam em servidores da internet que podem ser acessados pelos pesquisadores. Esse tipo de tecnologia permite identificar o uso incorreto do equipamento e avaliar o registro para decidir se é necessário um uso por maior tempo, bem como abre possibilidades para avaliação de mudanças na saúde do voluntário. Em um futuro próximo, o uso desses equipamentos para avaliação da saúde humana será uma realidade.

Além do movimento, é possível incluir nesses equipamentos outros sensores capazes de medir a exposição à luz, a temperatura, o batimento cardíaco, a oxigenação no sangue e os outros parâmetros fisiológicos. Esses sensores são mais facilmente encontrados em *wearables* de uso pessoal. Neste capítulo, diferenciaremos os actígrafos como equipamentos que medem atividade em contexto clínico ou de pesquisa e os *wearables* como as *smartbands* e os *smartwatchs,* de uso popular. O objetivo é mostrar a evolução dos actígrafos, das análises dos dados gerados por eles, das suas aplicações e do seu futuro, que deve ser um *wearable* no pulso de muitas pessoas.

COMO ESTIMAR O SONO PELO MOVIMENTO?

Como já descrito, o actígrafo faz a medida real do movimento, e isso ocorre devido à presença de um componente chamado acelerômetro, que mede a aceleração. Essa medida ocorre nos três eixos (X, Y e Z), e, em geral, o que se mede é a aceleração do vetor resultante dos três eixos. Como a aceleração da gravidade é uma constante, ela está sempre presente nessa medida, por isso, é necessário filtrá-la com a chamada passa-alta (já que a gravidade tem frequência igual a zero). Acelerações muito rápidas também não fazem parte do movimento humano normal, por isso, alguns equipamentos utilizam um filtro chamado passa-baixa para ignorar essas frequências. Uma vez que o sinal do vetor resultante está filtrado, o movimento é calculado a cada minuto. Existem, basicamente, três formas de se calcular o movimento: PIM, ZCM e TAT.[3]

No modo PIM (do inglês *proportional integral mode*), é calculada a área sobre a curva gerada pelo sinal de aceleração, e, a cada intervalo de tempo, esse valor é registrado.

O modo ZCM (do inglês *zero crossing mode*) conta quantas vezes o sinal passou pelo zero (lembrando que a aceleração varia entre valores negativos e positivos). No modo TAT (do inglês *time above threshold*), a contagem é de quanto tempo o sinal de aceleração ficou acima de um limiar previamente estabelecido na configuração do equipamento. Cada um dos três modos tem um potencial para medir determinada característica do movimento. O PIM mede com eficiência a amplitude do movimento, mas perde informações da frequência e da duração dos movimentos. O ZCM mede, principalmente, a frequência dos movimentos, mas ignora completamente a amplitude do movimento. O TAT mede, sobretudo, a duração dos movimentos, independentemente de sua amplitude. Como os equipamentos atuais apresentam memória grande o suficiente para um registro longo, o ideal, se possível, é configurar o equipamento para gravar os três tipos.

A partir desses registros do movimento a cada minuto, é possível estimar se a pessoa está dormindo ou acordada utilizando algoritmos que transformam o movimento em dormindo (0) ou acordado (1). Em geral, esses algoritmos utilizam somas ponderadas de valores do movimento naquele minuto analisado e seus vizinhos. Existem três principais algoritmos para análise: 1) da University of California San Diego (UCSD), tendo como pesquisadores principais Cole e colaboradores;[4] 2) da empresa Respironics, produtora de um actígrafo amplamente usado na literatura científica;[5] e 3) de um conjunto de pesquisadores da Universidade de Tel Aviv, da Universidade de Haifa e do Instituto Tecnológico de Israel, também chamado de Sadeh.[6]

O algoritmo Cole-Kripke (Equação 5.1) considera a atividade no minuto atual (A_0), as atividades de quatro minutos anteriores (A_{-4} a A_{-1}) e as atividades de dois minutos posteriores (A_{+1} e A_{+2}). Pesos são associados ao nível de atividade a cada minuto (W_{-4} a W_{+2}) e um peso geral (P) a equação total. Quando essa soma ponderada é maior do que 1, o algoritmo considera que a época analisada é vigília.

$$D = P(W_{-4}A_{-4} + W_{-3}A_{-3} + W_{-2}A_{-2} + W_{-1}A_{-1} + W_{-0}A_{-0} + W_{+1}A_{+1} + W_{+2}A_{+2})$$
(Equação 5.1)

No algoritmo da empresa Respironics, quando se utilizam épocas de 30 segundos para estimar se o sujeito está dormindo ou acordado, são usados os valores das atividades de dois minutos anteriores (E_{-4} até E_{-1}) e dois minutos posteriores (E_{+1} até E_{+4}) à época analisada (E_0). A Equação 5.2 descreve esse algoritmo, e, se o resultado (A) for maior do que um limiar predefinido à época analisada (E_0), é considerado vigília.

$$A = 0.04E_{-4} + 0.04E_{-3} + 0.2E_{-2} + 0.2E_{-1} + 2E_{-0} + 0.2E_{+1} + 0.2E_{+2} + 0.04E_{+3} + 0.04E_{+3}$$
(Equação 5.2)

O algoritmo Sadeh destoa dos demais por utilizar funções matemáticas como média, desvio-padrão e logaritmo natural para calcular a probabilidade de sono (PS). Esse algoritmo tem um valor fixo, seguido de sucessivas subtrações. São elas: média de uma faixa que contém a atividade do minuto atual e os cinco minutos posteriores e anteriores a ele (média 5), número de épocas dentro da faixa descrita anteriormente, cuja atividade está entre uma faixa de valores (p. ex., entre 50 e 100), desvio-padrão das atividades que correspondem ao minuto estimado e os cinco minutos anteriores a ele (SD6), e logaritmo natural da época estimada (A_0) somada a 1 (para evitar que ocorra o cálculo de log de zero).

$$PS = 7.601 - 0.065\text{média}5 - 1.08NAT - 0.056SD6 - 0.703LOG(A_0+1) \quad \text{(Equação 5.3)}$$

A partir dos valores estimados de sono e vigília, é possível fazer uma comparação com os resultados da PSG. Há, basicamente, duas formas de comparação: usando os parâmetros do sono e avaliando época a época. Na comparação dos parâmetros, pode-se calcular diferença, correlação ou usar uma técnica chamada Bland-Altman, com os parâmetros do sono calculados pela PSG, como tempo total de sono (TTS), início e fim do sono, vigília após início do sono (WASO), latência para início do sono e eficiência do sono. A segunda forma compara minuto a minuto o quanto o actígrafo foi eficiente em acertar as épocas de sono (sensibilidade), a eficiência em acertar se o sujeito está acordado (especificidade) e o acerto geral (acurácia).

A sensibilidade, geralmente, tem valores maiores do que 90% pela grande possibilidade de a pessoa estar dormindo durante o registro concomitante com a PSG, e o nível de movimento é baixo no sono.[7-9] Por isso, a correlação entre parâmetros de TTS, início e fim do sono são altos quando comparados com a PSG. A especificidade pode atingir valores baixos na maioria dos estudos (aproximadamente 45%) e, em poucos estudos, ficam acima de 60%.[7-9] Isso ocorre por ser comum o voluntário ficar acordado com baixo movimento e impacta em valores baixos de correlação entre parâmetros como WASO e latência para início do sono.

Uma revisão da American Academy of Sleep Medicine (AASM) analisou como os parâmetros do sono são úteis, com base na PSG.[10] Essa revisão comparou a actigrafia com a PSG e/ou com diário de sono, em uma avaliação inicial, bem como no seguimento de tratamento. Sobre a confiabilidade no uso da actigrafia, comparada com a PSG, foi encontrado: 1) para avaliação da insônia em adultos, a revisão encontrou que, comparando a PSG com a actigrafia, existem evidências de que os parâmetros TTS e latência para início do sono são confiáveis. Já os parâmetros WASO e eficiência do sono não são confiáveis, e 2) no estudo do sono em conjunto com teste domiciliar de apneia do sono, não há fortes evidências de que o uso para cálculo do TTS seja confiável.

AVALIAÇÃO DOS RITMOS CIRCADIANOS DE ATIVIDADE E REPOUSO

A actigrafia é uma técnica que pode ser considerada padrão-ouro para medição dos ritmos de atividade e repouso. A partir desse registro, foram criadas diferentes formas de se avaliar os ritmos de atividade e repouso, sendo as principais o actograma, o periodograma, o COSINOR, as variáveis não paramétricas e as variáveis não lineares.

Os actogramas são ferramentas visuais para avaliar de forma geral os ritmos circadianos de atividade e repouso. Cada linha do actograma representa um dia (na versão *plot* simples) ou dois dias (na versão duplo *plot*), e as colunas representam a hora do dia. A partir dessa ferramenta de visualização, é possível identificar um sono considerado normal (ocorrendo, em sua maior parte, entre 22 e 6h; **Fig. 5.1**), distúrbios do sono como fase atrasada (**Fig. 5.2**), fase adiantada (**Fig. 5.3**), sono não 24 horas (**Fig. 5.4**) e arritmicidade (**Fig. 5.5**).

O periodograma é uma análise que permite estudar qual o período principal existente nos ritmos de atividade e repouso e se existem outros períodos significativos. Na **Figura 5.6**, temos um periodograma de uma pessoa cujo período principal é igual a 1.440 minutos (ou 24 horas), em pessoas com sono não 24 horas, o período será diferente de 1.440 minutos. Além disso, é possível que algumas pessoas apresentem, além do período de 1.440 minutos, um outro diferente, que é associado ao período endógeno (**Fig. 5.7**). O pesquisador Franz Halberg levantou a hipótese de que as alterações cíclicas do humor poderiam estar relacionadas com a presença desses dois períodos no ritmo circadiano.[11]

Na análise do COSINOR, uma curva cosseno é ajustada aos ritmos de atividade e repouso, e, dessa curva, são calculados parâmetros como MESOR, amplitude e acrofase.

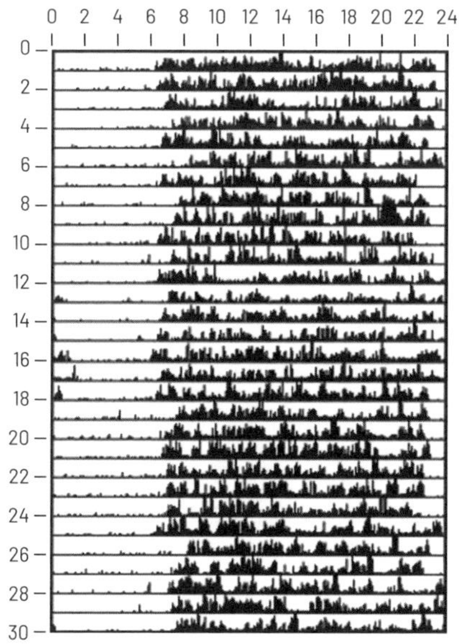

■ **Figura 5.1**
Actograma de um ritmo cujo sono ocorre, em sua maior parte, entre 22 e 6h.

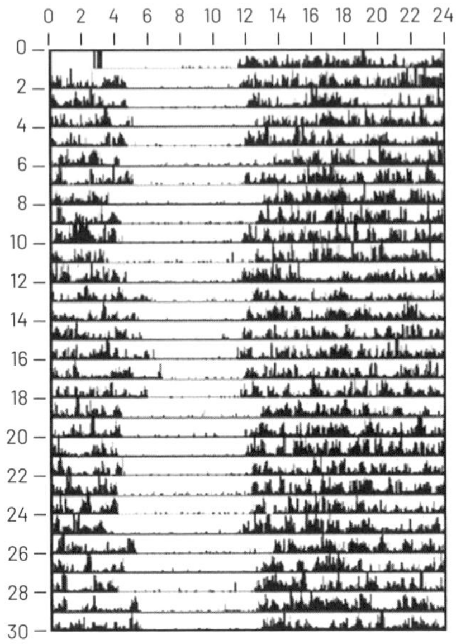

■ **Figura 5.2**
Actograma de um ritmo com a fase atrasada.

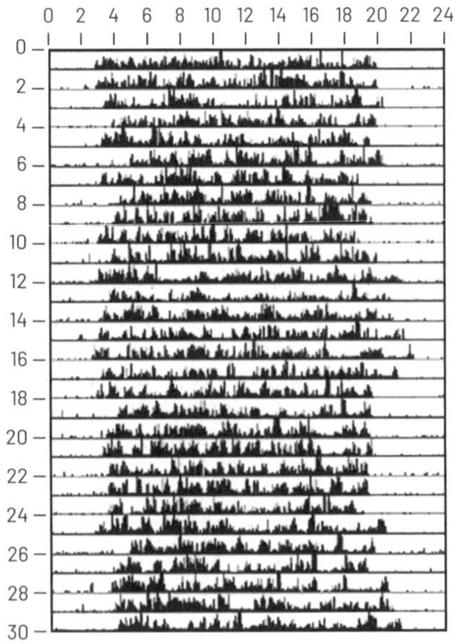

■ **Figura 5.3**
Actograma de um ritmo com a fase adiantada.

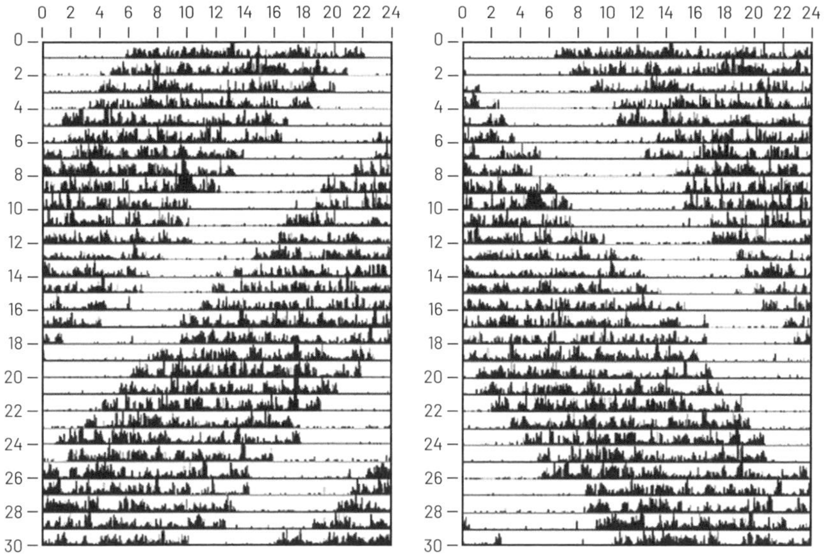

■ **Figura 5.4**
Actograma de um ritmo não 24 horas com período menor do que 24 horas (actograma da esquerda) e maior do que 24 horas (actograma da direita).

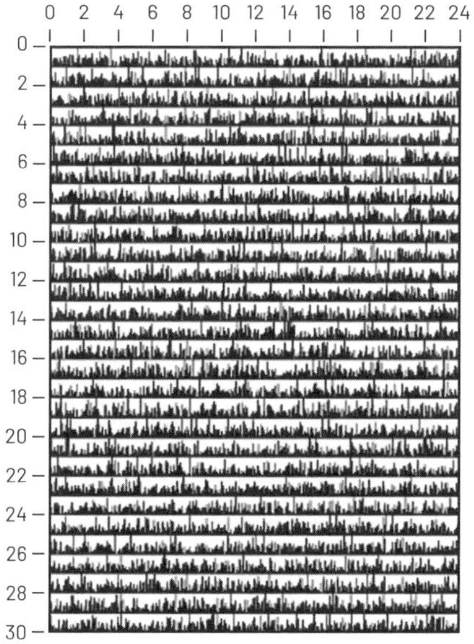

■ **Figura 5.5**
Actograma hipotético de um ritmo sem período significativo, portanto, sem diferenciação clara de fase ativa e fase de repouso.

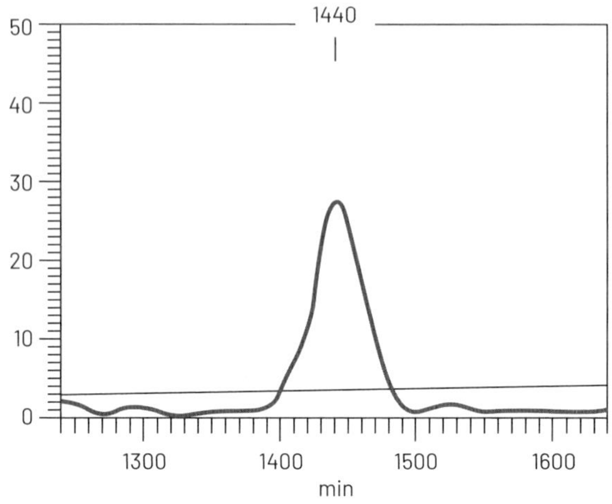

■ **Figura 5.6**
Periodograma de um registro de atividade e repouso cujo período principal é igual a 24 horas (ou 1.440 minutos).

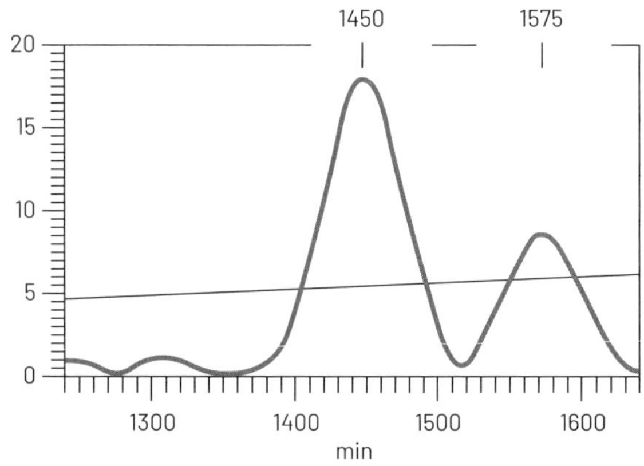

■ **Figura 5.7**
Periodograma de um registro de atividade e repouso com dois períodos significativos, um associado ao ciclo claro/escuro (1.450 minutos) e outro associado ao período endógeno (1.575 minutos).

Esse tipo de análise é cada vez menos utilizada, pelo fato de que os ritmos de atividade e repouso, em diversos casos, não se comportam como uma função cossenoidal. Essa análise aplica-se melhor a ritmos como temperatura central, que apresenta esse comportamento.

Para substituir o COSINOR, outras variáveis foram propostas.[12] Por não se relacionarem aos parâmetros obtidos pelo ajuste à função cosseno, essas variáveis foram chamadas de não paramétricas. São elas: variabilidade intradiária (IV), estabilidade interdiária (IS), menor atividade durante 5 horas seguidas (L5) e maior atividade durante 10 horas consecutivas (M10). Diferentemente do COSINOR, essa metodologia não supõe que os ritmos de atividade e repouso tenham um comportamento semelhante ao de uma onda senoidal.

Trabalhos mostram que a variável IV é maior em idosos e pacientes com doença de Alzheimer (DA).[13-15] Como em ambos os casos existe uma neurodegeneração nos núcleos supraquiasmáticos (considerados o gerador principal dos ritmos circadianos), acredita-se que o IV é uma ferramenta importante para avaliação da fragmentação do ritmo e de degeneração do sistema de temporização circadiana.

Um ritmo circadiano regular depende, basicamente, de como as informações externas (em especial, o ciclo claro/escuro) chegam até os núcleos supraquiasmáticos. Além disso, podemos considerar a integridade da retina e do trato retino-hipotalâmico, da presença de sincronizadores sociais e da prática de atividade física. Uma forma de se avaliar a regularidade do ritmo é calculando o valor de IS. Pacientes com DA (que se expõem menos à luz natural e têm degeneração na retina e no nervo óptico) apresentam menores valores de IS quando comparados ao grupo-controle.[16-18] Outro achado interessante é que o tratamento com luz artificial tem um efeito positivo no aumento da sincronização medida por IS.[19]

A atividade noturna, medida por L5, está relacionada à capacidade do sistema de temporização circadiana em manter um repouso consolidado. Valores elevados de L5 significam presença de movimentos no período de repouso, que deve estar associado a despertares noturnos. Em idosos e pacientes com doenças neurodegenerativas, os valores de L5 são maiores do que no grupo-controle.

O nível de movimento durante a fase ativa, medido por M10, pode estar relacionado à capacidade do sistema de temporização circadiano em concentrar a atividade durante uma fase e na integridade do sistema motor. Pacientes com DA apresentam valores menores de M10, e isso deve estar relacionado a menor ativação cortical e funcionalidade dos núcleos supraquiasmáticos.[12,20-22] Já idosos com acidente vascular cerebral (AVC) que tiveram o córtex motor comprometido também apresentaram baixos valores de M10 quando comparados ao grupo-controle.[23]

Atualmente, tem crescido o número de trabalhos que utilizam cálculos de física não linear para a análise dos dados de actigrafia.[24] Essas análises permitem quantificar o padrão fractal dos ritmos circadianos de atividade e repouso. Em humanos, diversos trabalhos têm mostrado que a redução nesse padrão fractal está relacionada ao envelhecimento e às doenças neurológicas como DA, esquizofrenia, depressão e TB.[25-28]

As variáveis de análise do padrão fractal comumente utilizadas são baseadas na análise da densidade da potência espectral (PSD), função de autocorrelação e na entropia.[28-30] Com as análises não paramétricas e de quantificação do padrão fractal, é possível medir a integridade do sistema de temporização circadiano (STC) na geração da organização temporal interna.

ACTIGRAFIA, CICLOS DE ATIVIDADE E REPOUSO, E TRANSTORNOS PSIQUIÁTRICOS

Ritmos circadianos alterados, sobretudo o ciclo vigília–sono, são comumente relatados entre indivíduos com vários transtornos psiquiátricos, incluindo transtorno depressivo maior (TDM), transtorno bipolar (TB), transtornos de ansiedade e esquizofrenia e outros transtornos psicóticos. No entanto, a natureza da relação entre a perturbação do ritmo circadiano e a psicopatologia ainda é pouco esclarecida. A maioria das evidências clínicas são observacionais.

Contudo, estudos com roedores demonstraram que, mesmo entre animais saudáveis, perturbações dos ritmos circadianos induzidas de maneira experimental podem levar a alterações afetivas. A ressincronização dos ritmos circadianos melhora sintomas nos transtornos do humor. [31]

Desse modo, a atividade locomotora alterada é um sinal cardinal de vários transtornos psiquiátricos. Com os avanços na tecnologia, já mencionados neste capítulo, a atividade pode ser, atualmente, medida com precisão. Em uma revisão da literatura, avaliou-se a atividade/o repouso em transtornos do humor e em transtorno de déficit de atenção/hiperatividade (TDAH). Os níveis de atividade são elevados na mania, na depressão agitada e no TDAH, e atenuados na depressão bipolar e na depressão sazonal. A porcentagem de atividade diurna baixa está associada à gravidade da depressão, e a mudança nesse parâmetro reflete com precisão a resposta ao tratamento. Tarefas cognitivas complexas provocam inquietação em crianças com TDAH, especula-se que medidas precisas de atividade e atenção podem fornecer um marcador sensível e específico para esse transtorno. A análise do ritmo circadiano aumenta a sofisticação das medidas de atividade. Os transtornos afetivos em crianças e adolescentes são caracterizados por um ritmo circadiano atenuado e um ritmo harmônico aumentado de 12 horas (variação diurna). A análise circadiana pode ajudar a distinguir entre os padrões de atividade da mania (irregular) e do TDAH (inalterado ou aumentado). A persistência de hiperatividade ou desregulação circadiana em pacientes bipolares tratados com lítio parece prever uma recaída rápida quando a medicação é descontinuada. O monitoramento da atividade é uma ferramenta de pesquisa valiosa, com potencial para auxiliar os médicos no diagnóstico e na previsão da resposta ao tratamento.[32]

Outro estudo, utilizando a actigrafia, mostrou que, em pacientes com transtorno depressivo, o tempo na cama foi significativamente maior do que no grupo com esquizofrenia, enquanto a eficiência do sono foi menor no grupo com esquizofrenia, cuja média esteve alterada em ambos os transtornos. Um aumento na latência para início do sono foi observado no grupo com esquizofrenia, comparado ao grupo com depressão. Parâmetros da actigrafia, como eficiência do sono e tempo na cama, podem ser úteis no processo do sono, em marcadores biológicos e prognósticos em pacientes com transtornos mentais.[33]

Essa revisão sugere que a actigrafia não só permite a avaliação objetiva dos hábitos de sono e distúrbios do ritmo circadiano, mas também ajuda a esclarecer e comparar padrões de sono e atividade entre transtornos psiquiátricos graves. Além disso, os dados de actigrafia podem ser usados como uma medida de resultado para mudanças nos padrões de sono quando os transtornos psicóticos primários são tratados e/ou quando o distúrbio do sono associado ao transtorno psicótico é tratado. Por fim, os autores sugerem que a actigrafia serve como ferramenta complementar para estudar a neuropatologia de transtornos psiquiátricos relacionados ao movimento, incluindo a esquizofrenia.[34,35]

Em resumo, a avaliação de um paciente com suspeita de distúrbio do ritmo circadiano inclui história, registro do sono (diário), actigrafia (com duração de, pelo menos, 7 dias de registro; de preferência, 14 dias), o Questionário de Matutinidade/Vespertinidade e marcadores circadianos. Na *Classificação internacional dos distúrbios do sono* (ICSD-3), o uso de actigrafia por pelo menos 14 dias é recomendado para poder discernir um padrão de distúrbio do ritmo circadiano não 24 horas. A actigrafia é indicada em todas as diretrizes para avaliação dos distúrbios de ritmo circadiano.[36]

Por fim, as diferenças nos estudos, relativas ao tamanho da amostra, aos tipos de dispositivos de actigrafia e à gravidade dos transtornos, podem ter influenciado os desfechos. Em conclusão, até o momento, mais estudos são necessários para avaliar a contribuição clínica da actigrafia nos transtornos psiquiátricos.

DE ONDE VIERAM OS *WEARABLES* E PARA ONDE VÃO?

Como definido no início deste capítulo, os *wearables* são os *smartwatchs* e *smartbands* usados no contexto pessoal. A diferença deles para os actígrafos (em relação ao registro do movimento), sob aspecto físico, é nenhuma. Ambos os tipos de equipamento usam o acelerômetro como dispositivo para, de forma própria, calcular o movimento e estimar o sono. E é essa forma de calcular o movimento e estimar o sono que os diferencia, pois, em geral, os actígrafos deixam suas metodologias mais públicas, enquanto os *wearables* as tratam como propriedade intelectual do fabricante. Os diferentes trabalhos que comparam os resultados dos principais *wearables* de mercado com a PSG apresentam resultados muito próximos dos actígrafos. Uma grande vantagem dos *wearables* é o baixo custo, que permitiu sua popularização. Um ponto crítico é que as informações geradas por esses *wearables* podem causar ansiedade nos usuários e criar preocupações sobre o sono desnecessárias. É interessante que as informações geradas por esses equipamentos não sejam ignoradas na clínica e sejam utilizadas a favor do próprio tratamento. Usar esses equipamentos como avaliação de um tratamento pode ser uma alternativa interessante, já que o sujeito que está usando será o mesmo, e as mudanças poderão ser registradas pelo equipamento.

Como esses equipamentos estão incluindo outros sensores além do acelerômetro, novas possibilidades de uso estão surgindo. Durante a pandemia de covid-19, diversos trabalhos mostraram a eficiência de se usar a medida do batimento cardíaco registrado por *wearables* em detectar a covid-19 antes mesmo do aparecimento de sintomas.[37] Considerando que esses equipamentos podem se tornar cada vez mais populares, gerando uma grande massa de dados, é possível que, em um futuro próximo, sejam peça-chave na gestão da saúde humana.

REFERÊNCIAS

1. Kupfer DJ, Detre TP, Foster G, Tucker GJ, Delgado J. The application of Delgado's telemetric mobility recorder for human studies. Behav Biol. 1972;7(4):585-90.
2. Foster FG, Kupfer DJ, Weiss G, Lipponen U, McPartland R, Delgado JR. Mobility recording and cycle research in neuropsychiatry. J Interdiscipl Cycle Res. 1972;3(1):61-72.
3. Rapport MD, Kofler MJ, Himmerich C. Activity measurement. In: Hersen M, editor. Clinician's handbook of child behavioral assessment. Burlington: Elsevier Academic; 2006.
4. Cole RJ, Kripke DF, Gruen W, Mullaney DJ, Gillin JC. Automatic sleep/wake identification from wrist activity. Sleep. 1992;15(5):461-9.
5. Respironics, Mini-Mitter. Actiwatch®-16, Actiwatch®-64, Actiwatch®-L, Actiwatch®-Score, Actiware® 5.0 / Actiware®-CT 5.1: instruction manual [Internet]. Bend; 2006 [capturado em 15 abr. 2022]. Disponível em: https://johnawinegarden.files.wordpress.com/2015/03/actiwatchsoftware.pdf.
6. Sadeh A, Sharkey KM, Carskadon MA. Activity-based sleep-wake identification: an empirical test of methodological issues. Sleep. 1994;17(3):201-7.
7. Souza L, Benedito-Silva AA, Pires ML, Poyares D, Tufik S, Calil HM. Further validation of actigraphy for sleep studies. Sleep. 2003;26(1):81-5.
8. Ray MA, Youngstedt SD, Zhang H, Robb SW, Harmon BE, Jean-Louis G, et al. Examination of wrist and hip actigraphy using a novel sleep estimation procedure. Sleep Sci. 2014;7(2):74-81.
9. Ancoli-Israel S, Martin JL, Blackwell T, Buenaver L, Liu L, Meltzer LJ, et al. The SBSM Guide to actigraphy monitoring: clinical and research applications. Behav Sleep Med. 2015;13 Suppl 1:S4-S38.
10. Smith MT, McCrae CS, Cheung J, Martin JL, Harrod CG, Heald JL, et al. Use of actigraphy for the evaluation of sleep disorders and circadian rhythm sleep-wake disorders: an American Academy of Sleep Medicine Systematic Review, meta-analysis, and GRADE assessment. J Clin Sleep Med. 2018;14(7):1209-30.
11. Halberg F. Physiologic considerations underlying rhythmometry, with special reference to emotional illness. Symposium on Biological Cycles and Psychiatry. In: de Ajuriaguerra J, editor. Symposium Bel-Air III. Cycles biologiques et psychiatrie/publié sous la direction du professeur. Geneva: Masson et Cie; 1968. p. 73–126.
12. Witting W, Kwa IH, Eikelenboom P, Mirmiran M, Swaab DF. Alterations in the circadian rest-activity rhythm in aging and Alzheimer's disease. Biol Psychiatry. 1990;27(6):563-72.
13. Huang YL, Liu RY, Wang QS, Van Someren EJ, Xu H, Zhou JN. Age-associated difference in circadian sleep-wake and rest-activity rhythms. Physiol Behav. 2002;76(4-5):597-603.
14. Swaab DF, Fliers E, Partiman TS. The suprachiasmatic nucleus of the human brain in relation to sex, age and senile dementia. Brain Res. 1985;342(1):37-44.
15. Zhou JN, Hofman MA, Swaab DF. VIP neurons in the human SCN in relation to sex, age, and Alzheimer's disease. Neurobiol Aging. 1995;16(4):571-6.
16. Campbell SS, Kripke DF, Gillin JC, Hrubovcak JC. Exposure to light in healthy elderly subjects and Alzheimer's patients. Physiol Behav. 1988;42(2):141-4. Hinton DR, Sadun AA, Blanks JC, Miller CA. Optic-nerve degeneration in Alzheimer's disease. N Engl J Med. 1986;315(8):485-7.
17. Guo L, Duggan J, Cordeiro MF. Alzheimer's disease and retinal neurodegeneration. Curr Alzheimer Res. 2010;7(1):3-14.
18. Van Someren EJ, Kessler A, Mirmiran M, Swaab DF. Indirect bright light improves circadian rest-activity rhythm disturbances in demented patients. Biol Psychiatry. 1997;41(9):955-63.

19. van Someren EJ, Hagebeuk EE, Lijzenga C, Scheltens P, de Rooij SE, Jonker C, et al. Circadian rest-activity rhythm disturbances in Alzheimer's disease. Biol Psychiatry. 1996;40(4):259-70.

20. Hatfield CF, Herbert J, van Someren EJ, Hodges JR, Hastings MH. Disrupted daily activity/rest cycles in relation to daily cortisol rhythms of home-dwelling patients with early Alzheimer's dementia. Brain. 2004;127(Pt 5):1061-74.

21. Harper DG, Stopa EG, McKee AC, Satlin A, Fish D, Volicer L. Dementia severity and Lewy bodies affect circadian rhythms in Alzheimer disease. Neurobiol Aging. 2004;25(6):771-81.

22. Gonçalves BS, Cavalcanti PR, Tavares GR, Campos TF, Araujo JF. Nonparametric methods in actigraphy: An update. Sleep Sci. 2014;7(3):158-64.

23. Pittman-Polletta BR, Scheer FA, Butler MP, Shea SA, Hu K. The role of the circadian system in fractal neurophysiological control. Biol Rev Camb Philos Soc. 2013;88(4):873-94.

24. Hu K, Van Someren EJ, Shea SA, Scheer FA. Reduction of scale invariance of activity fluctuations with aging and Alzheimer's disease: involvement of the circadian pacemaker. Proc Natl Acad Sci U S A. 2009;106(8):2490-4.

25. Hauge ER, Berle JØ, Oedegaard KJ, Holsten F, Fasmer OB. Nonlinear analysis of motor activity shows differences between schizophrenia and depression: a study using Fourier analysis and sample entropy. PLoS One. 2011;6(1):e16291.

26. Indic P, Salvatore P, Maggini C, Ghidini S, Ferraro G, Baldessarini RJ, et al. Scaling behavior of human locomotor activity amplitude: association with bipolar disorder. PLoS One. 2011;6(5):e20650.

27. Hu K, Harper DG, Shea SA, Stopa EG, Scheer FA. Noninvasive fractal biomarker of clock neurotransmitter disturbance in humans with dementia. Sci Rep. 2013;3:2229.

28. Van Beek JH, Roger SA, Bassingthwaighte JB. Regional myocardial flow heterogeneity explained with fractal networks. Am J Physiol. 1989;257(5 Pt 2):H1670-80.

29. Eke A, Hermán P, Bassingthwaighte JB, Raymond GM, Percival DB, Cannon M, et al. Physiological time series: distinguishing fractal noises from motions. Pflugers Arch. 2000;439(4):403-15.

30. Richman JS, Moorman JR. Physiological time-series analysis using approximate entropy and sample entropy. Am J Physiol Heart Circ Physiol. 2000;278(6):H2039-49.

31. Walker WH 2nd, Walton JC, DeVries AC, Nelson RJ. Circadian rhythm disruption and mental health. Transl Psychiatry. 2020;10(1):28.

32. Teicher MH. Actigraphy and motion analysis: new tools for psychiatry. Harv Rev Psychiatry. 1995;3(1):18-35.

33. Ransing R, Patil P, Patil S, Agrawal S. Comparison of actigraphy indices among patients with depression and schizophrenia: A preliminary study. J Family Med Prim Care. 2021;10(9):3406-10.

34. Tahmasian M, Khazaie H, Golshani S, Avis KT. Clinical application of actigraphy in psychotic disorders: a systematic review. Curr Psychiatry Rep. 2013;15(6):359.

35. Tazawa Y, Wada M, Mitsukura Y, Takamiya A, Kitazawa M, Yoshimura M, et al. Actigraphy for evaluation of mood disorders: a systematic review and meta-analysis. J Affect Disord. 2019;253:257-69.

36. American Academy of Sleep Medicine. International classification of sleep disorders: ICSD-3. 3rd ed. Darien: AASM; 2014.

37. Mishra T, Wang M, Metwally AA, Bogu GK, Brooks AW, Bahmani A, et al. Pre-symptomatic detection of COVID-19 from smartwatch data. Nat Biomed Eng. 2020;4(12):1208-20.

PARTE III

DISTÚRBIOS DO SONO

6 FISIOPATOLOGIA, DIAGNÓSTICO E DIRETRIZES DE TRATAMENTO DA INSÔNIA

Dalva Poyares
Márcio Zanini

A insônia é um dos distúrbios do sono mais frequentes na prática médica, podendo estar associada a diversas condições clínicas. A associação entre insônia e doenças clínicas ou mentais é frequente. Desse modo, as novas classificações procuram chamar a atenção para a interação entre as doenças em um sentido bidirecional, evitando-se a relação de causalidade. Os transtornos psiquiátricos estão associados de maneira significativa à insônia, mas também estão associados a sintomas de insônia, outros distúrbios do sono, ou quaisquer condições clínicas que possam causar sintomas noturnos, como dor e desconforto, ou limitação da mobilidade, além das doenças neurológicas. Já a insônia causada por uso ou transtorno por uso de substâncias (TUS) é considerada resultante tanto do uso quanto da abstinência das substâncias.

Desse modo, a avaliação adequada da comorbidade clínica ou psiquiátrica é fundamental. A anamnese clínica, o uso de questionários e diários de sono, um exame físico e, se indicado, exames laboratoriais, têm recomendação forte.[1] O uso da actigrafia é recomendado em casos suspeitos de ciclo vigília-sono irregular ou de distúrbios de ritmo circadiano.[1] A polissonografia (PSG) é recomendada quando há suspeita clínica de outros distúrbios do sono (distúrbios de movimento periódico dos membros, distúrbios respiratórios relacionados ao sono, etc.), em casos de insônia resistente ao tratamento, para grupos ocupacionais de risco ou quando houver suspeita de percepção equivocada do estado de sono substancial (recomendação forte).[1]

DIAGNÓSTICO

A *Classificação internacional dos distúrbios do sono* (ICSD-3)[2] classifica a insônia, de acordo com a duração dos sintomas, em distúrbio de insônia crônica e distúrbio de insônia de curto prazo, sendo o indivíduo que passa tempo excessivo na cama e o "pequeno dormidor" considerados variantes do normal. O **Quadro 6.1**, a seguir, ilustra os principais critérios de A a F para o diagnóstico de insônia crônica.

Já de acordo com a quinta edição do *Manual diagnóstico e estatístico de transtornos mentais* (DSM-5), a queixa principal é relacionada à insatisfação com o padrão de sono associado aos sintomas listados no **Quadro 6.2**.[3] Ambos os manuais diagnósticos exemplificam os sintomas diurnos mais encontrados em pacientes com insônia crônica, o que facilita a anamnese. Além disso, o DSM-5 indica que as condições comórbidas, se presentes, devem ser especificadas juntamente à insônia. Essas condições clínicas comórbidas são:

- transtorno mental/psiquiátrico (especificar);
- doença clínica (especificar);
- outro distúrbio do sono (especificar).

Já em relação à duração da insônia, o DSM-5 indica três critérios:

- insônia aguda (menos de um mês);
- insônia de curto prazo (entre um e três meses);
- insônia persistente (acima de três meses).

Quadro 6.1
Insônia crônica (ICSD-3): critérios A-F

A. O paciente relata, ou pais ou cuidadores observam, um ou mais dos seguintes sintomas:
   1. dificuldade em iniciar o sono;
   2. dificuldade em manter o sono;
   3. acordar mais cedo do que o desejado;
   4. resistência a ir para a cama no horário apropriado;
   5. dificuldade para dormir, sem intervenção dos pais ou do cuidador.

B. Os relatos dos pacientes, ou dos pais ou cuidadores, observam um ou mais dos seguintes sintomas relacionados à dificuldade de sono noturno:
   1. fadiga/mal-estar;
   2. prejuízo na atenção, na concentração ou na memória;
   3. prejuízo social, familiar, profissional ou no desempenho acadêmico;
   4. transtorno do humor/irritabilidade;
   5. sonolência diurna;
   6. problemas de comportamento (p. ex., hiperatividade, impulsividade, agressividade);
   7. redução da motivação/energia/iniciativa;
   8. propensão para erros/acidentes;
   9. preocupações com ou insatisfação com o sono.

C. As queixas de vigília e de sono não podem ser explicadas ou exclusivamente devidas à oportunidade inadequada (i.e., tempo suficiente é alocado para o sono) ou circunstâncias inadequadas (ou seja, o ambiente é seguro, escuro, silencioso e confortável) para o sono.

D. O distúrbio de sono e os sintomas diurnos devem ocorrer, pelo menos, três vezes por semana.

E. O distúrbio de sono e os sintomas diurnos devem estar presentes por pelo menos três meses.

F. A dificuldade com ciclo vigília-sono não é mais bem explicada por outro distúrbio de sono.

Fonte: American Academy of Sleep Medicine.[2]

Quadro 6.2
Insônia crônica (DSM-5): critérios diagnósticos

A. Principal queixa: insatisfação com a qualidade e a quantidade de sono.
B. Um ou mais dos sintomas a seguir:
  1. dificuldade em iniciar o sono (em crianças, dificuldade em iniciar o sono sem intervenção do cuidador);
  2. dificuldade em manter o sono, caracterizada por frequentes despertares prolongados (em crianças, dificuldade em manter o sono sem intervenção do cuidador);
  3. despertar precoce e incapacidade de reassumir o sono;
  4. sono não restaurador (adultos);
  5. resistência em ir para a cama (crianças).
C. A queixa de sono é acompanhada de prejuízo significativo no funcionamento diurno, como:
  1. fadiga ou baixa energia;
  2. sonolência diurna;
  3. prejuízos cognitivos (p. ex., atenção, concentração, memória);
  4. queixas de humor (p. ex., irritabilidade, disforia);
  5. problemas comportamentais em crianças (p. ex., hiperatividade, impulsividade);
  6. prejuízo acadêmico ou profissional;
  7. prejuízo social ou familiar.
D. A dificuldade para dormir ocorre pelo menos três vezes por semana.
E. A dificuldade para dormir ocorre por no mínimo três meses.
F. A dificuldade para dormir ocorre a despeito da oportunidade adequada para dormir.

Fonte: Adaptado de American Psychiatric Association.[3]

A queixa de "insatisfação com o sono" foi adicionada no DSM-5, assim como o sintoma de despertar precoce, que, agora, constitui um critério separado. No caso de insônia, o aumento de risco e de comorbidades parece ocorrer e persistir após três meses, portanto, o critério temporal atual para caracterizar a insônia crônica são três meses. De fato, a insônia crônica e persistente é clinicamente relevante, na medida em que um estudo mostra que a insônia persistente pode aumentar de maneira significativa o risco de mortalidade.[4]

EPIDEMIOLOGIA

A insônia é o distúrbio do sono que ocorre com mais frequência na população adulta, com uma prevalência variando de 5,8 a 20%, quando definida de acordo com os critérios diagnósticos recomendados.[5] Essa prevalência pode variar entre países e de acordo com os critérios utilizados. Entretanto, por ser tão comum, anualmente, a perda de anos de vida causada pela menor qualidade de vida devido à insônia parece ser maior do que a perda por outras condições médicas e psiquiátricas.[6] O sintoma mais prevalente foi dificuldade em manter o sono (61%).[7]

Na cidade de São Paulo, o estudo Episono mostra a prevalência de 15%, de acordo com os critérios do DSM-IV.[8] De modo geral, a insônia é mais prevalente entre mulheres de meia-idade, que se queixam de fadiga e apresentam pontuação elevada para sintomas de depressão ou ansiedade. A duração média da insônia foi de 12,2 anos, caracterizando um distúrbio crônico.[8] A respeito do maior risco entre mulheres, deve-se considerar também que as duas condições psiquiátricas mais relacionadas à insônia têm prevalência maior em mulheres, sendo elas depressão e ansiedade.[9]

A presença de comorbidades médicas e a ocorrência da menopausa são fatores que contribuem para o aumento da prevalência de insônia com o envelhecimento.

A prevalência de insônia em maiores de 60 anos varia de 19 a 38%. Estudos epidemiológicos indicam que, além de causar desconforto subjetivo, a insônia no idoso está associada a maior mortalidade e dependência de cuidados do que outros fatores, como a idade cronológica, a renda ou a atividade diária.[10]

Apesar de tão frequente, o papel da noctúria pode ser subestimado em pacientes com insônia, sendo a causa de despertar mais frequentemente referida pelo idoso.[11] Esse distúrbio do sono está associado à sonolência diurna e à má qualidade de sono. Além disso, fatores ambientais e psicológicos contribuem para o aumento da incidência de insônia no idoso. Estudos populacionais revelaram que grande parte da população com mais de 65 anos é submetida a isolamento social, empobrecimento material, pouca exposição à luz solar e ansiedade decorrente do medo da morte e de doenças.[12]

Comorbidades clínicas, transtornos psiquiátricos e trabalho em turnos representam importantes fatores de risco convencionais para insônia. No entanto, independentemente de possíveis fatores precipitantes, alguns indivíduos apresentam uma predisposição a desenvolver insônia e hiperalerta. Estima-se que cerca de 40% dos indivíduos com insônia têm comorbidades psiquiátricas associadas ao quadro, o que destaca a relevância dos sintomas de insônia em psiquiatria clínica.[9]

A insônia persistente está associada a consequências de longo prazo, como aumento do risco de depressão ocupacional, incluindo absenteísmo, comorbidade médica (hipertensão) e até redução da expectativa de vida.[10]

Por fim, ressaltamos a associação entre insônia crônica e doenças cardiovasculares. Não se pode deixar de mencionar que a insônia também parece aumentar a incidência de depressão, o que pode contribuir de forma independente para doenças cardiovasculares. O mecanismo pelo qual a insônia está associada a maior risco cardiovascular não está totalmente claro. Estima-se que o aumento de marcadores pró-inflamatórios e da atividade simpática tenha um papel nessa associação. Outro dado relevante diz respeito ao proposto fenótipo de insônia, com tempo total de sono (TTS) reduzido objetivamente e com maior propensão a risco cardiovascular.[13,14]

O diagnóstico de insônia é principalmente clínico, sendo baseado em uma anamnese cuidadosa. Neste capítulo, há indicação sobre as questões gerais de identificação do paciente, seguidas de questões baseadas nos manuais diagnósticos (ICSD-3 e DSM-5).

Um instrumento bastante usado é o Índice de Gravidade de Insônia (IGI; ver também, na **Fig. 6.1**, um exemplo de diário do sono).[15]

O IGI (**Fig. 6.2**) avalia a gravidade atual da insônia nas duas últimas semanas, sendo autoaplicável, simples e breve. É composto por sete itens, que podem ser classificados em uma escala de zero a 4, sendo a pontuação máxima de 28 (caracterizando insônia muito grave); zero a 7, insônia subclínica; 8 a 14, limite inferior para insônia; 15 a 21, insônia moderada; 22 a 28, insônia grave. O objetivo é mensurar a percepção do paciente, avaliando os sintomas e as consequências da insônia, além do grau de preocupação e o estresse ocasionado pelas dificuldades com o sono.

Dia/Mês								
Ontem tomei a medicação às (horas):								
Ontem eu me deitei às (horas):								
Demorei para dormir (horas):								
Acordei durante a noite (nº de vezes):								
Ontem meu sono foi:	1. Péssimo							
	2. Ruim							
	3. Regular							
	4. Bom							
	5. Ótimo							
Saí da cama às (horas):								
No total, devo ter dormido (nº horas):								
Hoje acordei às (horas):								
Hoje acordei:	1. Péssimo							
	2. Mal							
	3. + ou -							
	4. Bem							
	5. Ótimo							
Ontem ingeri bebida alcoólica: sim ou não (quantidade)								

Figura 6.1
Exemplo de diário do sono simplificado.
Fonte: Bastien e colaboradores.[15]

1. Por favor, avalie a gravidade da sua insônia nas duas últimas semanas, em relação a: (ESTIMULADA)

3.1a) Dificuldade em pegar no sono	☐ Nenhuma	☐ Leve	☐ Moderada	☐ Grave	☐ Muito grave
3.1b) Dificuldade em manter o sono	☐ Nenhuma	☐ Leve	☐ Moderada	☐ Grave	☐ Muito grave
3.1c) Dificuldade de despertar muito cedo	☐ Nenhuma	☐ Leve	☐ Moderada	☐ Grave	☐ Muito grave

3.2 - Quanto você está satisfeito ou insatisfeito com o padrão atual de seu sono? (ESTIMULADA)

☐ Muito satisfeito ☐ Satisfeito ☐ Indiferente ☐ Insatisfeito ☐ Muito insatisfeito

3.3 - Em que medida você considera que seu problema de sono interfere nas suas atividades diurnas, por exemplo: fadiga diária, habilidade para trabalhar/executar atividades diárias, concentração, memória, humor, etc.? (ESTIMULADA)

☐ Não interfere ☐ Interfere um pouco ☐ Interfere de algum modo ☐ Interfere muito ☐ Interfere extremamente

3.4 - Quanto você acha que os outros percebem que o seu problema de sono atrapalha sua qualidade de vida? (ESTIMULADA)

☐ Não percebem ☐ Percebem um pouco ☐ Percebem de algum modo ☐ Percebem muito ☐ Percebem extremamente

3.5 - O quanto você está preocupado/estressado com o seu problema de sono? (ESTIMULADA)

☐ Não estou preocupado ☐ Um pouco preocupado ☐ De algum modo preocupado ☐ Muito preocupado ☐ Percebem extremamente

■ **Figura 6.2**
Índice de Gravidade de Insônia.

FISIOPATOLOGIA

A fisiopatologia da insônia ainda não é totalmente conhecida. Discutiremos algumas evidências que contribuem para a associação de insônia e a condição de hiperalerta ou hipervigilância.[16]

A insônia é uma condição complexa e heterogênea, por vezes associada a comorbidades, cuja evolução pode não necessariamente depender da resolução da comorbidade em questão. De modo geral, a insônia decorre de uma interação complexa entre uma ativação cognitiva, psicológica e somática associada à alteração de mecanismos circadianos e homeostáticos.[17]

Fatores circadianos promovem a vigília e o sono em um relógio biológico de aproximadamente 24 horas, enquanto os fatores homeostáticos estão associados ao acúmulo da vigília associada a maior propensão ao sono. O modelo dos dois processos postula que a interação do processo homeostático dependente do sono e da vigília (processo S), com um processo controlado pelo marcapasso circadiano (processo C) que determina a regulação do sono. O processo S, que representa o débito de sono, aumenta durante a vigília e diminui durante o sono, dentro de uma faixa de valores que oscila com uma periodicidade normalmente determinada para dia e noite pelo marcapasso circadiano.

Quando S se aproxima do limite inferior do intervalo, ele dispara o despertar; perto do limite superior, ele ativa o sono.[18]

Muitas das moléculas envolvidas na regulação do ciclo vigília-sono são produzidas por estruturas cerebrais específicas, com projeções generalizadas por todo o cérebro. O sono é regulado por uma coordenação entre redes neurais associadas a vigília e sono. A insônia parece envolver uma desregulação nessas redes.[19]

Sistemas neurais originados no tronco cerebral, no tálamo e no hipotálamo constituem o sistema de ativação reticular ascendente, que se projeta para o córtex por meio do tálamo e do prosencéfalo basal. Esse sistema inclui núcleos pedunculopontino colinérgicos e laterodorsal tegmentais, núcleos noradrenérgicos no *locus coeruleus*, núcleos serotoninérgicos dorsal e mediano da rafe, núcleo parabraquial, tuberomamilar histaminérgico, núcleo do hipotálamo posterior e núcleos colinérgicos do prosencéfalo basal.[20] Neurônios hipocretinérgicos do hipotálamo lateral são projetados para todos os centros de promoção de vigília no tronco cerebral e no hipotálamo, reforçando suas ativações. Em oposição ao estímulo para início do sono normal, os sistemas de vigília podem inibir o núcleo ventrolateral pré-óptico (VLPO) e a área pré-óptica medial (MnPO), áreas relacionadas ao estado de sono. Essa inibição recíproca poderia se encontrar desajustada em situações de estresse, quando ocorreria uma coativação desses dois sistemas, resultando na sobreposição do sono e da vigília.

A insônia é frequentemente considerada um distúrbio de ativação excessiva dos sistemas de excitação do cérebro (ou seja, hiperalerta).[16] Esse estado de hiperalerta é constituído pela ativação central e periférica do sistema nervoso central (SNC), que se associa a persistência ou aumento dos processos cognitivos e emocionais, dificultando o sono, sendo frequentemente referido pelos pacientes como “minha cabeça não desliga”.

O hiperalerta pode estar associado ao aumento do cortisol por ativação do eixo hipotálamo-hipófise-adrenal (HHA), alterações na variabilidade da frequência cardíaca (FC) e presença de atividade rápida no eletroencefalograma (EEG) durante o sono.

Têm sido descritos padrões regionais de maior ativação durante o sono em pacientes com insônia, refletindo desativação e desengajamento prejudicados das regiões do cérebro envolvidas no controle executivo, na atenção e na autoconsciência, podendo contribuir para a vivência de insônia.[21] Tem sido sugerido que mais estudos com imagem funcional, EEG de alta densidade, magnetoencefalografia e ressonância magnética (RM) com espectroscopia serão ferramentas úteis para melhor entendimento do hiperalerta e da fisiopatologia da insônia.[19]

O modelo comportamental de “insônia 3P” ajuda a explicar como a insônia aguda se torna crônica e estabelece as bases para avaliar a insônia de maneira individual. Os 3Ps, que ocorrem em ordem temporal, dizem respeito a:

- **a** fatores que predispõem um indivíduo à insônia;
- **b** fatores que precipitam um episódio agudo de insônia;
- **c** perpetuantes que influenciam a evolução da insônia de aguda a crônica.

Fatores predisponentes, que geralmente não são modificáveis, incluem características genéticas e de personalidade (p. ex., características de personalidade e tendência à ruminação; histórico familiar de sono insatisfatório) que levam à hiperexcitação fisiológica e cognitiva. Os fatores precipitantes que desencadeiam a insônia são eventos tipicamente estressantes. Os pacientes geralmente identificam problemas relacionados à saúde, à família, ao trabalho ou à escola como fatores precipitantes da insônia. Fatores perpetuadores são os comportamentos, os pensamentos e as estratégias de enfrentamento mal-adaptativos que permitem que a insônia continue mesmo após os gatilhos originais serem resolvidos. Exemplos físicos de comportamentos mal-adaptativos incluem cochilos diurnos ou passar muito tempo na cama. Os perpetuadores menos quantificáveis incluem crenças disfuncionais, expectativas e atribuições sobre o sono, bem como um desejo intenso de resolver o problema do sono.[22,23]

Estudos em gêmeos, famílias, genes candidatos e na população geral indicam uma variabilidade nos resultados em termos de herdabilidade. Alguns estudos têm identificado diversos genes que podem estar implicados na fisiopatologia da insônia, bem como polimorfismos foram descritos em genes associados à neuroplasticidade, à reação ao estresse, à excitabilidade neuronal, etc.[19] Nesses estudos, genes expressos em várias regiões do cérebro, no sistema musculoesquelético e nas glândulas adrenais foram encontrados. Evidências de fatores genéticos compartilhados foram observadas entre sintomas de insônia frequentes e síndrome das pernas inquietas (SPI), envelhecimento e características cardiometabólicas, comportamentais, psiquiátricas e reprodutivas, bem como achados de uma possível ligação causal entre sintomas de insônia e doença arterial coronariana, sintomas depressivos e bem-estar subjetivo.[24]

A complexidade da genética da insônia pode traduzir a heterogeneidade do quadro clínico das insônias e suas consequências. Estudos futuros nessa área poderão resultar em melhor identificação de indivíduos em risco e no desenvolvimento de novos tratamentos para a insônia.

CONSEQUÊNCIAS DA INSÔNIA

Devido ao caráter de cronicidade, a insônia tem sido associada a comprometimento significativo na qualidade de vida.[25]

Existem estudos epidemiológicos avaliando as possíveis consequências relacionadas à insônia crônica, sendo que a mais bem documentada é o risco aumentado para depressão.[11] A insônia normalmente aparece antes ou durante o estabelecimento de um quadro de depressão. A história psiquiátrica pode estar relacionada à gravidade e à cronicidade da insônia atual, podendo ser um sintoma residual que põe esses pacientes em maior risco de recidiva.[12] Além disso, sugere-se que a depressão parece ser parte de uma evolução natural da insônia. Adolescentes com insônia apresentam risco aumentado para depressão e abuso de substâncias durante a vida adulta.[26]

Entre as consequências diurnas da insônia, existe um aumento no risco de ocorrência de acidentes. O estudo HUNT avaliou mais de 54 mil participantes, de 1995 a 1997, de

20 a 89 anos. Os resultados apontaram que houve uma associação dose-dependente entre o número de sintomas de insônia e o risco de lesões fatais não intencionais e de acidentes fatais com veículos.[27]

Os pacientes com insônia relatam mais problemas de saúde, utilizam mais serviços médicos, usam mais medicamentos em geral, apresentam maior taxa de absenteísmo, menor desempenho nas tarefas profissionais, com risco maior de acidentes, redução na concentração e na atenção, e mais queixas de fadiga.[28]

O distúrbio de insônia também pode levar a consequências cardiovasculares e metabólicas. Um estudo prospectivo observou que homens com dificuldade predominante em iniciar o sono apresentam maior risco de mortalidade após doença arterial coronariana.[29] Mais recentemente, o TTS reduzido durante a noite foi associado a consequências cardiovasculares e metabólicas da insônia. Insônia e duração de tempo de sono encurtada são mediadoras da relação entre incidência de depressão e hipertensão arterial sistêmica (HAS).

Mortalidade tem sido relatada em pacientes com insônia persistente, principalmente de causa cardiovascular.[30,31] Portanto, insônia persistente e tempo de sono reduzido parecem ser fenótipos mais graves de insônia. Em outro estudo de coorte, a taxa de chance foi significativamente elevada para risco de mortalidade entre os pacientes que tinham insônia e dormiam menos do que seis horas por noite.[32]

Entretanto, uma metanálise sugere que os dados ainda são insuficientes para associar insônia e mortalidade.[33]

Por fim, a perda do sono pode resultar em prejuízo de funções cognitivas e psicomotoras. Indivíduos com insônia relatam sintomas cognitivos, como irritabilidade, déficit de atenção e memória, que já são citados nos principais manuais de diagnóstico.

TRATAMENTO FARMACOLÓGICO

O tratamento medicamentoso tem sido recomendado como opcional na maioria das diretrizes internacionais. Os sedativo-hipnóticos , em sua maioria, são recomendados para uso em curto prazo (< 4 semanas), apesar da natureza crônica da insônia.

Alguns medicamentos são aprovados pelas agências reguladoras para uso em insônia. Porém, estudos com uso prolongado, acima de um ano, são escassos. Estudos de segurança e eficácia em longo prazo (> 6 meses de tratamento), placebo-controlados ou abertos, foram realizados com zolpidem CR, eszopiclona, agonistas de receptores MT e doxepina para o tratamento de insônia crônica. Mais recentemente, estão sendo feitos alguns estudos com medicamentos antagonistas da hipocretina.

Ao se programar o tratamento medicamentoso de pacientes com insônia, é necessária uma entrevista clínica cuidadosa, avaliando a presença de comorbidades clínicas ou psiquiátricas. Uma vez identificadas, o julgamento clínico deve determinar qual é a condição a ser tratada primeiro ou se ambas as condições deverão ser tratadas de maneira simultânea.[34] Pacientes com insônia apresentam significativamente mais comorbidades, quando comparados às pessoas sem insônia.[35]

Ao planejar o tratamento, é igualmente importante a identificação dos principais sintomas noturnos e diurnos da insônia. Desse modo, a World Sleep Society recomenda uma entrevista clínica.[34] Nela, deve-se:

- **a** avaliar condições clínicas, psiquiátricas e distúrbios do sono;
- **b** utilizar questionários padronizados, diários do sono e exame físico do paciente;
- **c** realizar testes laboratoriais, que podem ser solicitados;
- **d** realizar actigrafia, que pode ser solicitada na suspeita de distúrbio do ritmo circadiano;
- **e** realizar a PSG, que deve ser avaliada na suspeita clínica de outros distúrbios do sono, de insônia resistente ao tratamento para grupos ocupacionais de risco ou na suspeita de percepção inadequada do sono.

Ao planejar a terapêutica, é necessário inicialmente levar em conta que a terapia cognitivo-comportamental (TCC) é o tratamento de primeira linha recomendado para adultos de qualquer idade.[34,36,37]

Alguns pontos devem ser observados no planejamento do tratamento medicamentoso. Os efeitos colaterais dos sedativo-hipnóticos podem ser agravados pela polifarmácia, sobretudo em indivíduos idosos. A maioria dos medicamentos citados não deve ser usada em crianças por ausência de estudos de eficácia e segurança.

Em termos de padrão de consumo de substâncias para insônia, um estudo apontou que pacientes com insônia consomem suplementos, fitoterápicos, medicamentos de venda livre (anti-histamínicos e antieméticos), bem como os medicamentos de prescrição controlada.[38] Apesar das evidências limitadas, medicamentos de venda livre e "produtos naturais" são cada vez mais combinados com medicamentos de prescrição para controlar os sintomas de insônia. Os padrões de automedicação podem predispor os indivíduos a comportamentos inadequados de ingestão de medicamentos. Um estudo na população canadense indicou que o uso inadequado e as trocas de classes de substâncias foram ineficazes e retardaram o início de um tratamento mais adequado em pessoas com insônia.[39]

Tendo em vista o tratamento bem-sucedido da insônia, deve-se ter em mente os principais desfechos sugeridos: melhora da satisfação com o sono e sua qualidade, e melhora do funcionamento diurno.[40]

A seguir apresentamos alguns pontos baseados, sobretudo, nas recomendações das principais diretrizes internacionais.[34,36,37,41] A maioria das diretrizes atuais utiliza o sistema GRADE, que, resumidamente, leva em conta três componentes principais ao recomendar ou não uma substância para o tratamento da insônia, ou para qualquer outra condição clínica: a) qualidade da evidência; b) balanço entre efeitos benéficos e maléficos; c) valores e preferências dos pacientes.[42]

A **Figura 6.3** mostra os principais sistemas de neurotransmissão envolvidos no mecanismo de ação dos sedativo-hipnóticos.

Principais sistemas de neurotransmissão

SEDATIVO-HIPNÓTICOS

- GABAérgico (GABA-A)
- Serotoninérgico (5-HT_2)
- Histaminérgico (>H1)
- Melatoninérgico (MT-1 e MT-2)
- Hipocretinérgico (HCRT-1 e HCRT-2)
- Outros

Figura 6.3
Principais sistemas de neurotransmissão envolvidos nos mecanismos dos sedativo-hipnóticos.

PRINCIPAIS SEDATIVO-HIPNÓTICOS E SUAS CLASSES

BENZODIAZEPÍNICOS

Os benzodiazepínicos (BZDs) exercem seus efeitos clínicos, como sedação, miorrelaxamento, ansiólise e efeitos anticonvulsivantes, por meio da intensificação das ações do GABA. Alguns compostos desse grupo são amplamente utilizados para o tratamento da insônia, mas muitos não são aprovados pelos órgãos reguladores para essa função e nunca foram submetidos a estudos metodologicamente adequados para determinar a relação risco-benefício.

Os BZDs não têm sido indicados para tratamento da insônia crônica, com exceção do temazepam, e, com ressalva, o triazolam, que não está disponível no nosso meio.[34] É sabido que os BZDs diferem em sua capacidade de induzir dependência e, consequentemente, maior ou menor abstinência. O uso prolongado de BZDs pode também estar associado à produção de tolerância, caracterizada pelo aumento gradual da dose ingerida para a obtenção do mesmo efeito farmacológico. A tolerância pode, em parte, decorrer de "*down-regulation*" (subsensibilidade) dos receptores benzodiazepínicos (GABA-A), e pode não ocorrer para todos os seus efeitos.[43]

Os efeitos adversos dos BZDs incluem sedação excessiva, comprometimento psicomotor, amnésia anterógrada, comportamentos anormais durante o sono (sonambulismo) e, ocasionalmente, excitação paradoxal. Com o uso a longo prazo, são comuns o desenvolvimento de tolerância aos efeitos clínicos, o aumento do risco de dependência e sintomas de abstinência durante a retirada. Os BZDs com maior meia-vida e aqueles com metabólitos ativos estão associados a risco de queda e fraturas em pacientes idosos, bem como a acidentes com veículos motores.

Em adultos normais, quando usados em doses terapêuticas, os BZDs apresentam escassos efeitos respiratórios. No entanto, em pacientes com transtornos respiratórios do sono, como apneia obstrutiva do sono (AOS), mesmo em doses baixas, o uso de BZDs pode piorar os eventos obstrutivos, devido ao efeito de relaxamento da musculatura dilatadora da via aérea, reduzindo a resposta ventilatória ao CO_2.

A retirada abrupta dos BZDs após uso prolongado pode causar síndrome de abstinência, sobretudo com determinados compostos, incluindo, também, aqueles que exibem meia-vida curta/intermediária.[44] A insônia rebote é um dos sintomas mais frequentemente associados à retirada dos BZDs na prática clínica dos distúrbios do sono. Ela se caracteriza por aumento no tempo total acordado durante a noite em níveis maiores do que os basais.[45]

AGONISTAS DO RECEPTOR GABA-A ("DROGAS-Z")

O zolpidem é uma imidazopiridina e, possivelmente, o primeiro agonista seletivo do receptor GABA-A para a subunidade $\alpha 1$. Atualmente, está disponível sob várias formulações, liberação imediata, liberação controlada, sublingual, *spray* e efervescente, em nosso meio. Sua meia-vida de eliminação aproximada é de 2,4 horas, e não há metabólitos ativos. Tem sido o hipnótico mais prescrito no mundo. Sua eliminação é renal e está reduzida em pacientes com insuficiência renal crônica. A dose terapêutica inicial é de 5 mg, para a formulação de liberação imediata, sendo a dose recomendada para idosos; já a formulação de liberação controlada pode ser encontrada nas doses de 6,25 mg inicial e 12,5 mg para adultos. A formulação de liberação controlada é composta por uma camada de zolpidem de 7,5 mg de liberação imediata para início do sono e outra de 5 mg de liberação programada para manutenção do sono. Essa combinação prolonga seu efeito, auxiliando na manutenção do sono. Um estudo multicêntrico demonstrou segurança e eficácia no uso do zolpidem de liberação modificada 3 a 7 vezes por semana, por seis meses no tratamento da insônia crônica.[46] O zolpidem sublingual (SL) 5 mg tem sido prescrito para indução do sono, alcançando pico plasmático um pouco mais rapidamente do que a versão de liberação imediata (LI).

O zolpidem é bem tolerado em doses terapêuticas normais e pode estar associado à ocorrência de abuso e dependência ao uso prolongado, porém altera pouco a estrutura de sono.

A zaleplona apresenta perfil de ligação ao receptor GABA-A parecido com o do zolpidem, sendo também $\alpha 1$-seletiva. É uma pirazolopirimidina com meia-vida de eliminação ultracurta, de 0,9 horas, e sem metabólitos ativos, não disponível no nosso meio.

A zopiclona é uma ciclopirrolona que apresenta meia-vida aproximada de 5,3 horas, um pouco maior do que o zolpidem. É menos seletiva por atuar também em receptores que contêm subunidades tanto $\alpha 1$ quanto $\alpha 2$, principalmente. Sua ligação em outras subunidades do receptor GABA-A é controversa. A zopiclona é um medicamento seguro. A dose terapêutica em adultos é de 7,5 mg. É muito popular em alguns países europeus e no Canadá, em que a dose de 3,75 mg também está disponível. Pelo seu perfil de ligação ao receptor GABA-A, a zopiclona pode ter efeito sedativo associado ao efeito hipnótico.

A eszopiclona, um isômero da zopiclona, foi avaliada, em termos de eficácia e segurança, em um estudo incluindo mais de 2.700 adultos e idosos até o ano 2005. Dessa forma, foi também aprovada para o tratamento da insônia, tendo sido liberada entre os hipnóticos para uso prolongado, estando indicada para indução e manutenção do sono em pacientes com insônia crônica.[47] A dose recomendada é de 2 a 3 mg para adultos (18-64 anos) e 2 mg para idosos (≥ 65 anos).

MELATONINA E RAMELTEONA

A melatonina (N-acetil-5-metoxitriptamina) é um neuro-hormônio secretado pela glândula pineal e tem seu maior pico de secreção, em humanos, no período de escuro. Sua secreção pode estar alterada em algumas condições clínicas, como depressão sazonal, distúrbio do ritmo vigília-sono relacionado ao ciclo menstrual, trabalhos em turno e doenças neurodegenerativas. A sua meia-vida é curta. Até o momento, não existe consenso terapêutico para o uso da melatonina na insônia, apesar de haver alguns estudos com o Circadin®, melatonina de ação prolongada disponível apenas em alguns países europeus, em indivíduos acima de 55 anos, com algum sucesso terapêutico.[48]

A ramelteona é um agonista seletivo do receptor de melatonina. Os efeitos crono-hipnóticos da ramelteona são mediados via receptores melatonérgicos MT1 e MT2, especialmente aqueles do núcleo supraquiasmático, havendo uma baixa afinidade pelo receptor melatonérgico MT3. A ramelteona é um agente crono-hipnótico aprovado pela Food and Drug Administration (FDA) desde 2005 para o tratamento da insônia em casos especiais e no tratamento de distúrbios do ritmo circadiano.[49] Sua principal indicação é o distúrbio de iniciar o sono. Ensaios clínicos duplos-cegos e placebo-controlados avaliaram o seu uso no tratamento da insônia. A dose de 8 mg promove significativas reduções subjetiva e objetiva na latência persistente para o início do sono e aumento no TTS, sem alterar de maneira significativa a estrutura do sono. Não há evidência de ocorrência de insônia de rebote, sintomas de abstinência, potencial para abuso e/ou dependência e comprometimento cognitivo ou motor,[50] tornando-se uma opção terapêutica em pacientes com história prévia de abuso de substâncias e em pacientes idosos. Sua meia-vida de eliminação é mais longa do que a da melatonina (0,83-1,90 h). O metabólito ativo M-II da ramelteona tem uma meia-vida mais longa do que aquela da ramelteona. Sua farmacocinética é levemente alterada por alimentação. O citocromo P450 (CYP)1A2 é a principal isoenzima envolvida no metabolismo hepático da ramelteona.[51]

ANTIDEPRESSIVOS SEDATIVOS

Os antidepressivos sedativos têm sido frequentemente prescritos para a insônia, sendo a trazodona o antidepressivo mais utilizado com a finalidade de sedação, sobretudo entre os idosos, apesar de não apresentar evidências nas diretrizes de tratamento para essa indicação.[52] A trazodona é um antidepressivo atípico, com baixo potencial de efeitos anticolinérgicos, que tem sido prescrita para uma variedade de pacientes com sintomas residuais de insônia. Em relação ao mecanismo de ação sedativa, a trazodona tem ação antagonista dos receptores 5-HT_2 da serotonina e, em menor grau, ação inibidora de sua recaptação.

O benefício terapêutico para insônia pode estar associado aos seus efeitos antagonistas pós-sinápticos nos receptores 5-$HT_{2A/C}$, que podem desempenhar papel importante na regulação do sono de ondas lentas (SOL). Além do antagonismo nos receptores 5HT_2, a trazodona é também um antagonista H1, o que lhe confere características sedativas.

Em contraste com muitos antidepressivos, a trazodona tem atividade sedativa, reduz a latência de sono e aumenta a continuidade do sono e a porcentagem do SOL, além de não alterar ou manter o sono REM. Esses efeitos ocorrem em doses menores do que as preconizadas para depressão, por exemplo, 50 até 100 mg, lembrando que sua farmacocinética é idade-dependente, o que requer ajuste de dose para idosos. Não há relatos de aumento de peso significativo com a trazodona, como ocorre com outros antidepressivos sedativos.

Existem poucos estudos avaliando o efeito da trazodona em insônia primária (atual distúrbio de insônia) não associada a depressão. Um deles, um estudo controlado que avaliou o efeito da trazodona de liberação imediata no sono de pacientes com insônia primária, apresentou que a trazodona foi eficaz na manutenção do sono. Foram relatados efeitos residuais, comparados com o placebo.[53]

A mirtazapina é um antidepressivo com duplo mecanismo de ação. Bloqueia tanto os auto quanto os heterorreceptores α-2 adrenérgicos (os quais são responsáveis pelo controle da liberação da noradrenalina e da serotonina) e é um potente antagonista dos receptores 5-HT_2 e 5-HT_3, tendo baixa afinidade para receptores 5-HT_{1A}, o que resulta no incremento da transmissão de 5-HT_1, aumentando, então, a serotonina e pouco a noradrenalina. Esse duplo mecanismo de ação é responsável pelo seu rápido início de ação. Sua alta afinidade pelo receptor H1 (histaminérgico) lhe confere efeito sedativo, entretanto, pode estar associada a aumento de peso. Não tem indicação para insônia e, portanto, não é mencionada nas diretrizes internacionais. Do mesmo modo, a agomelatina é um antidepressivo com perfil farmacológico diferente, sendo um potente agonista dos receptores da melatonina 1 e 2 (MT1 e MT2), e apresenta um efeito antagonista dos receptores serotoninérgicos 5-HT_{2C}.[54] A agomelatina não tem afinidade significativa para receptores muscarínicos, histamínicos, adrenérgicos, noradrenérgicos, dopaminérgicos ou receptores do subtipo 5HT_1, tampouco tem indicação para insônia, e também não é mencionada nas diretrizes internacionais para insônia.

Por fim, a doxepina é um antidepressivo tricíclico (ADT) que foi aprovado pela FDA em 1974. Ao longo de muitos anos, a doxepina tem se mostrado um antidepressivo relativamente seguro e eficaz. A sedação parece ser um de seus efeitos colaterais mais comuns e dose-dependentes, apresentando-se em doses muito menores do que as para o efeito antidepressivo (3 a 6 mg). A doxepina afeta múltiplos sistemas de neurotransmissores, e o interesse na doxepina foi renovado no tratamento da insônia pelo seu potente efeito antagonista H1 específico, quando em baixas doses. Alguns estudos avaliaram o uso da doxepina nas doses de 1, 3 e 6 mg em pacientes adultos e idosos com insônia crônica primária e insônia transitória. Na maioria dos estudos, o medicamento foi bem tolerado, seguro e eficaz em todas as doses, produzindo melhoras significativas subjetiva e objetiva do sono, com efeitos colaterais comparáveis ao placebo, sem efeitos residuais ou comprometimento de memória no dia seguinte.[55]

ANTIPSICÓTICOS

Substâncias antipsicóticas, muitas vezes, são usadas para produzir sedação. Esse efeito sedativo é encontrado em alguns antipsicóticos e tem particular interesse para o tratamento de quase todas as formas de psicose, incluindo os quadros de esquizofrenia, transtornos esquizoafetivos, quadros afetivos que cursam com sintomas psicóticos e psicoses associadas a doenças mentais. Também têm sido indicados como ansiolíticos ou sedativos em pacientes com grande risco de desenvolver dependência de BZDs. Dentre os antipsicóticos com efeito sedativo, destaca-se a quetiapina, pelo seu uso frequente em baixas doses, significativamente menores do que aquelas antipsicóticas, como 25 mg. No caso da olanzapina, o aumento do SOL (N3) parece ser devido a um possível bloqueio central dos receptores $5HT_{2C}$. Os efeitos colaterais de sedação, sonolência diurna e hipotensão ortostática estão, provavelmente, relacionados ao bloqueio de receptores adrenérgicos $\alpha 1$ centrais e periféricos, mas também podem ter relação com o bloqueio de receptores H1, no caso das fenotiazinas.

Os antipsicóticos apresentam efeitos inconsistentes nos padrões de sono, mas tendem a normalizar as alterações de sono características de muitos transtornos psicóticos. Deve-se ter cuidado ao prescrever agentes com potências moderada e alta, começando com doses baixas e fracionadas, com a expectativa de que os idosos necessitarão de doses menores do que as usadas para pacientes mais jovens.[56] Outra indicação *off-label* dos antipsicóticos refere-se a casos de insônia grave e/ou crônica que apresentam resposta insatisfatória aos tratamentos realizados, quando houver risco de dependência de BZDs ou análogos.

Mais recentemente, a quetiapina tem sido prescrita por seu efeito sedativo e melhor perfil de efeitos colaterais em relação a outros antipsicóticos. Quetiapina foi desenvolvida para tratamento de transtornos psiquiátricos, mas seu antagonismo dos receptores H1 histaminérgico e $5HT_{2A}$ serotoninérgicos já em baixas doses lhe confere efeito sedativo. Entretanto, estudos robustos avaliando eficácia e segurança desse medicamento para tratamento do distúrbio de insônia ainda são escassos.[57] Quetiapina de liberação imediata em doses a partir de 25 mg (ou menos) à noite promove a consolidação do sono.

O uso de antipsicóticos atípicos para tratamento da insônia sem comorbidades psiquiátricas não é recomendado, tanto pela ausência de estudos clínicos randomizados com pacientes sem comorbidades psiquiátricas quanto pelas evidências de riscos metabólicos e motores associados ao uso desses medicamentos em longo prazo. O estudo que avaliou o impacto dos antipsicóticos no sono foi conduzido em pacientes com insônia e doenças psiquiátricas, o que impossibilita a extrapolação dos achados para pacientes com insônia sem outras comorbidades.

Em resumo, o que é conhecido sobre o uso de antipsicóticos em insônia: olanzapina e quetiapina melhoram o sono de voluntários saudáveis; quetiapina melhora o sono de pacientes com insônia, com baixo nível de evidência até o momento; efeitos colaterais são comuns com esses medicamentos. Não se sabe ainda o quanto a quetiapina se compara aos hipnóticos tradicionais.

ANTAGONISTAS DA HIPOCRETINA/OREXINA

Hipocretina, ou orexina, é um peptídeo produzido no hipotálamo lateral que exerce um papel na manutenção do estado de vigília, por ativar os receptores de hipocretina 1 e 2, localizados em áreas ativas durante a vigília. Esses neuropeptídeos apresentam ação sinérgica com a histamina na manutenção do estado de vigília, possivelmente via receptores histaminérgicos H1 ou H3. A hipocretina ativa os neurônios histaminérgicos via receptores HCT 2. Além disso, também contribui para o processamento da atenção e da vigilância, provavelmente, mediado por neurônios e vias colinérgicas. Hipocretina 1 aumenta a liberação de acetilcolina na formação reticular pontina, mediando seu efeito na vigília.

Existem novos agentes antagonistas do sistema hipocretinérgico em avaliação clínica e pré-clínica para o tratamento da insônia. Até o momento, existem dois aprovados pela FDA, suvorexant e lemborexant, para tratamento da insônia, também chamados de agonistas duais dos receptores orexina (DORA). Um estudo de eficácia e segurança do suvorexant em 522 pacientes com insônia alocou 322 destes indivíduos no grupo que recebeu 12 meses de tratamento com esta droga. Mais de um ano depois, o evento adverso mais comum foi a sonolência, relatada por 69 pacientes (13%), podendo ser dose-dependente. Suvorexant foi eficaz na melhoria do padrão de sono e é geralmente seguro nas doses até 40 mg para adultos e até 30 mg para idosos.[58] Do mesmo modo, lemborexant também foi eficaz no tratamento da insônia para adultos, na dose de 2,5 a 10 mg, com mínimos efeitos residuais.[59] Estudos atuais apontam segurança de lemborexant no tratamento da insônia em idosos,[60] enquanto suvorexant vem sendo testado para tratamento da insônia em pacientes com doença de Alzheimer.[61] O daridoxant é outro medicamento DORA que está para ser aprovado para o tratamento da insônia.

RECOMENDAÇÕES ADICIONAIS DAS DIRETRIZES INTERNACIONAIS

Um endosso às diretrizes europeias foi realizado e publicado pela World Sleep Society.[34]

- **a** BZDs (temazepam) e agonistas GABA-A (p. ex., zolpidem e zopiclona são eficazes no tratamento de prazo reduzido de insônia [≤ 4 semanas]). Aqueles com meia-vida mais curta podem ter menos efeitos colaterais relacionados à sedação matinal e devem ser preferidos.
- **b** Antidepressivos: vários antidepressivos têm sido usados para tratar insônia, geralmente em doses bem menores do que aquelas usadas para tratar a depressão. Doxepina e trazodona foram investigadas e consideradas eficazes no tratamento da insônia. As contraindicações devem ser consideradas de maneira cuidadosa (evidência de qualidade moderada).
- **c** Antagonistas da hipocretina ou orexina (suvorexant e lemborexant) foram aprovados pela FDA para o tratamento da insônia nos Estados Unidos, mas atualmente estão disponíveis em raros países. Suvorexant e lemborexant são eficazes para tratar a insônia. Nenhuma recomendação nas diretrizes europeias foi feita, mas sim nas diretrizes da American Academy of Sleep Medicine (AASM).
- **d** O uso de agentes antipsicóticos não é recomendado, em razão da falta de evidências e por preocupações sobre os potenciais efeitos colaterais, especialmente para pacientes

com insônia e nenhuma evidência de transtorno psiquiátrico comórbido (evidência de qualidade muito baixa).

e Os agonistas dos receptores melatoninérgicos (ramelteona e tasimelteon) estão disponíveis apenas em alguns países. Eles representam uma opção para reduzir a latência para o sono e para o tratamento do distúrbio de ritmo (recomendação fraca). A melatonina não é recomendada, devido à baixa eficácia (recomendação fraca e evidência de baixa qualidade).

f Agentes anti-histaminérgicos não são recomendados, devido à falta de evidências de eficácia, bem como à tolerância e aos efeitos colaterais em longo prazo. Agentes fitoterápicos, incluindo valeriana, não são recomendados, em razão de evidências insuficientes derivadas de estudos (recomendação fraca e evidência de baixa qualidade).

PRINCIPAIS RECOMENDAÇÕES DA AASM[37]

A **Tabela 6.1** lista as principais recomendações da AASM para o manejo farmacológico da insônia.

Tabela 6.1
Principais recomendações da AASM para o manejo farmacológico da insônia

Tratamento/dose	Mecanismo farmacológico	Meia-vida (h)	Insônia inicial	Insônia de manutenção
Doxepina 3-6 mg	Antagonista H1			√
Eszopiclona 2-3 mg	Agonista seletivo de GABA-A	6	√	√
Ramelteona	Agonista melatoninérgico		√	
Suvorexant* 10-20 mg Lemborexant 5-10 mg	Antagonista orexinérgico			√
Temazepam* 15 mg	Agonista de GABA-A	8-20	√	√
Triazolam* 0,25 mg	Agonista de GABA-A	1-2	√	
Zaleplona* 5-10 mg	Agonista de GABA-A seletivo	1	√	
Zolpidem 10 mg	Agonista de GABA-A seletivo	0,5-2,4	√	√

* Não comercializados no Brasil.

Sedativos hipnóticos avaliados: zolpidem, eszopiclona, zaleplon, doxepina, trazodona, suvorexant, ramelteona, temazepam, triazolam e tiagabina.
Outras substâncias avaliadas: melatonina, triptofano, difenidramina e valeriana.
Recomendações A: suvorexant, zolpidem e eszopiclona são recomendados para tratamento do distúrbio de iniciar e manter o sono (recomendação fraca).
Recomendações B: temazepam é recomendado para tratamento do distúrbio de iniciar e manter o sono (recomendação fraca).
Recomendações C: ramelteona é recomendada para tratamento do distúrbio de iniciar o sono; doxepina é recomendada para tratamento do distúrbio de manter o sono; trazodona não foi recomendada para tratamento do distúrbio de iniciar e manter o sono (recomendação fraca).
Recomendações D: melatonina, triptofano, difenidramina e valeriana não são recomendados para os distúrbios de iniciar ou manter o sono (recomendação fraca).

CONSIDERAÇÕES FINAIS

A insônia é um distúrbio do sono prevalente e pode estar associada a vários transtornos mentais e condições clínicas. Sua fisiopatologia é complexa e envolve a interação entre circuitárias relacionadas à vigilância, ao sono e à emoção. A vulnerabilidade para desenvolver insônia é afetada por variantes genéticas, estresse no início da vida, eventos importantes da vida, bem como a estrutura e a função do cérebro. Várias questões permanecem em aberto em relação ao tratamento farmacológico da insônia, como: a) entre os vários potenciais fenótipos de insônia, qual responderá melhor ao tratamento medicamentoso ou à TCC? b) existe uma escassez de estudos sobre o uso em longo prazo da maioria dos medicamentos, apesar da cronicidade da insônia; c) há escassez de estudos sobre a associação adequada de medicamentos na insônia grave ou associada a transtornos psiquiátricos.

Por fim, recomenda-se o controle dos fatores de risco e o tratamento das doenças associadas, o que pode melhorar o prognóstico e a qualidade de vida do paciente com insônia comórbida.

Prevenir a insônia é uma intervenção custo-efetiva que deve ser priorizada em um futuro próximo.

REFERÊNCIAS

1. Riemann D, Baglioni C, Bassetti C, Bjorvatn B, Dolenc Groselj L, Ellis JG, et al. European guideline for the diagnosis and treatment of insomnia. J Sleep Res. 2017;26(6):675-700.
2. American Academy of Sleep Medicine. The AASM Manual for the scoring of sleep and associated events: version 2.5. Darien: AASM; 2018.
3. American Psychiatric Association. Diagnostic and statistical manual of mental disorders. 5th ed. Arlington: APA; 2013.

4. Parthasarathy S, Vasquez MM, Halonen M, Bootzin R, Quan SF, Martinez FD, et al. Persistent insomnia is associated with mortality risk. Am J Med. 2015;128(3):268-75.e2.
5. Bjorøy I, Jørgensen VA, Pallesen S, Bjorvatn B. The prevalence of insomnia subtypes in relation to demographic characteristics, anxiety, depression, alcohol consumption and use of hypnotics. Front Psychol. 2020;11:527.
6. Olfson M, Wall M, Liu SM, Morin CM, Blanco C. Insomnia and impaired quality of life in the United States. J Clin Psychiatry. 2018;79(5):17m12020.
7. Walsh JK, Coulouvrat C, Hajak G, Lakoma MD, Petukhova M, Roth T, et al. Nighttime insomnia symptoms and perceived health in the America Insomnia Survey (AIS). Sleep. 2011;34(8):997-1011.
8. Castro LS, Poyares D, Leger D, Bittencourt L, Tufik S. Objective prevalence of insomnia in the São Paulo, Brazil epidemiologic sleep study. Ann Neurol. 2013;74(4):537-46.
9. Voderholzer U, Al-Shajlawi A, Weske G, Feige B, Riemann D. Are there gender differences in objective and subjective sleep measures? A study of insomniacs and healthy controls. Depress Anxiety. 2003;17(3):162-72.
10. Ancoli-Israel S, Cooke JR. Prevalence and comorbidity of insomnia and effect on functioning in elderly populations. J Am Geriatr Soc. 2005;53(7 Suppl):S264-71.
11. Benca RM. Consequences of insomnia and its therapies. J Clin Psychiatry. 2001;62 Suppl 10:33-8.
12. Ohayon MM, Roth T. Place of chronic insomnia in the course of depressive and anxiety disorders. J Psychiatr Res. 2003;37(1):9-15.
13. Javaheri S, Redline S. Insomnia and risk of cardiovascular disease. Chest. 2017;152(2):435-44.
14. Vgontzas AN, Fernandez-Mendoza J, Liao D, Bixler EO. Insomnia with objective short sleep duration: the most biologically severe phenotype of the disorder. Sleep Med Rev. 2013;17(4):241-54.
15. Bastien CH, Vallières A, Morin CM. Validation of the insomnia severity index as an outcome measure for insomnia research. Sleep Med. 2001;2(4):297-307.
16. Bonnet MH, Arand DL. Hyperarousal and insomnia. Sleep Med Rev. 1997;1(2):97-108.
17. Dopheide JA. Insomnia overview: epidemiology, pathophysiology, diagnosis and monitoring, and nonpharmacologic therapy. Am J Manag Care. 2020;26(4 Suppl):S76-S84.
18. Borbély AA, Daan S, Wirz-Justice A, Deboer T. The two-process model of sleep regulation: a reappraisal. J Sleep Res. 2016;25(2):131-43.
19. Levenson JC, Kay DB, Buysse DJ. The pathophysiology of insomnia. Chest. 2015;147(4):1179-92.
20. Saper CB, Fuller PM, Pedersen NP, Lu J, Scammell TE. Sleep state switching. Neuron. 2010;68(6):1023-42.
21. Corsi-Cabrera M, Figueredo-Rodríguez P, del Río-Portilla Y, Sánchez-Romero J, Galán L, Bosch-Bayard J. Enhanced frontoparietal synchronized activation during the wake-sleep transition in patients with primary insomnia. Sleep. 2012;35(4):501-11.
22. Spielman AJ, Caruso LS, Glovinsky PB. A behavioral perspective on insomnia treatment. Psychiatr Clin North Am. 1987;10(4):541-53.
23. Dopheide JA. Insomnia overview: epidemiology, pathophysiology, diagnosis and monitoring, and nonpharmacologic therapy. Am J Manag Care. 2020;26(4 Suppl):S76-S84.
24. Lane JM, Jones SE, Dashti HS, Wood AR, Aragam KG, van Hees VT, et al. Biological and clinical insights from genetics of insomnia symptoms. Nat Genet. 2019;51(3):387-93.
25. Lucena L, Polesel DN, Poyares D, Bittencourt L, Andersen ML, Tufik S, et al. The association of insomnia and quality of life: São Paulo epidemiologic sleep study (EPISONO). Sleep Health. 2020;6(5):629-35.
26. Roane BM, Taylor DJ. Adolescent insomnia as a risk factor for early adult depression and substance abuse. Sleep. 2008;31(10):1351-6.
27. Laugsand LE, Strand LB, Vatten LJ, Janszky I, Bjørngaard JH. Insomnia symptoms and risk for unintentional fatal injuries--the HUNT Study. Sleep. 2014;37(11):1777-86.
28. Stoller MK. Economic effects of insomnia. Clin Ther. 1994;16(5):873-97; discussion 854.
29. Mallon L, Broman JE, Hetta J. Sleep complaints predict coronary artery disease mortality in males: a 12-year follow-up study of a middle-aged Swedish population. J Intern Med. 2002;251(3):207-16.
30. Sofi F, Cesari F, Casini A, Macchi C, Abbate R, Gensini GF. Insomnia and risk of cardiovascular disease: a meta-analysis. Eur J Prev Cardiol. 2014;21(1):57-64

31. Parthasarathy S, Vasquez MM, Halonen M, Bootzin R, Quan SF, Martinez FD, et al. Persistent insomnia is associated with mortality risk. Am J Med. 2015;128(3):268-75.

32. Vgontzas AN, Fernandez-Mendoza J, Liao D, Bixler EO. Insomnia with objective short sleep duration: the most biologically severe phenotype of the disorder. Sleep Med Rev. 2013;17(4):241-54.

33. Lovato N, Lack L. Insomnia and mortality: A meta-analysis. Sleep Med Rev. 2019;43:71-83.

34. Morin CM, Inoue Y, Kushida C, Poyares D, Winkelman J; Guidelines Committee Members, et al. Endorsement of European guideline for the diagnosis and treatment of insomnia by the World Sleep Society. Sleep Med. 2021;81:124-6.

35. Taylor DJ, Mallory LJ, Lichstein KL, Durrence HH, Riedel BW, Bush AJ. Comorbidity of chronic insomnia with medical problems. Sleep. 2007;30(2):213-8.

36. Riemann D, Baglioni C, Bassetti C, Bjorvatn B, Dolenc Groselj L, Ellis JG, et al. European guideline for the diagnosis and treatment of insomnia. J Sleep Res. 2017;26(6):675-700.

37. Sateia MJ, Buysse DJ, Krystal AD, Neubauer DN, Heald JL. Clinical practice guideline for the pharmacologic treatment of chronic insomnia in adults: an American Academy of Sleep Medicine Clinical Practice Guideline. J Clin Sleep Med. 2017;13(2):307-49.

38. Neubauer DN, Pandi-Perumal SR, Spence DW, Buttoo K, Monti JM. Pharmacotherapy of Insomnia. J Cent Nerv Syst Dis. 2018;10:1179573518770672.

39. Cheung JM, Jarrin DC, Beaulieu-Bonneau S, Ivers H, Morin CM. Morin patterns of concomitant over-the-counter, natural product and prescription sleep aid use: a population-based study. Sleep. 2021;43(Suppl 1):A195-A6.

40. Edinger JD, Buysse DJ, Deriy L, Germain A, Lewin DS, Ong JC, et al. Quality measures for the care of patients with insomnia. J Clin Sleep Med. 2015;11(3):311-34.

41. Wilt TJ, MacDonald R, Brasure M, Olson CM, Carlyle M, Fuchs E, et al. Pharmacologic treatment of insomnia disorder: an evidence report for a clinical practice guideline by the American College of Physicians. Ann Intern Med. 2016;165(2):103-12.

42. Morgenthaler TI, Deriy L, Heald JL, Thomas SM. The Evolution of the AASM clinical practice guidelines: another step forward. J Clin Sleep Med. 2016;12(1):129-35.

43. Fernandes C, Arnot MI, Irvine EE, Bateson AN, Martin IL, File SE. The effect of treatment regimen on the development of tolerance to the sedative and anxiolytic effects of diazepam. Psychopharmacology (Berl). 1999;145(3):251-9.

44. Poyares D, Guilleminault C, Ohayon MM, Tufik S. Chronic benzodiazepine usage and withdrawal in insomnia patients. J Psychiatr Res. 2004;38(3):327-34.

45. Kales A, Manfredi RL, Vgontzas AN, Bixler EO, Vela-Bueno A, Fee EC. Rebound insomnia after only brief and intermittent use of rapidly eliminated benzodiazepines. Clin Pharmacol Ther. 1991;49(4):468-76.

46. Krystal AD, Erman M, Zammit GK, Soubrane C, Roth T; ZOLONG Study Group. Long-term efficacy and safety of zolpidem extended-release 12.5 mg, administered 3 to 7 nights per week for 24 weeks, in patients with chronic primary insomnia: a 6-month, randomized, double-blind, placebo-controlled, parallel-group, multicenter study. Sleep. 2008;31(1):79-90.

47. Walsh JK, Krystal AD, Amato DA, Rubens R, Caron J, Wessel TC, et al. Nightly treatment of primary insomnia with eszopiclone for six months: effect on sleep, quality of life, and work limitations. Sleep. 2007;30(8):959-68.

48. Wade AG, Crawford G, Ford I, McConnachie A, Nir T, Laudon M, et al. Prolonged release melatonin in the treatment of primary insomnia: evaluation of the age cut-off for short- and long-term response. Curr Med Res Opin. 2011;27(1):87-98.

49. Richardson GS, Zee PC, Wang-Weigand S, Rodriguez L, Peng X. Circadian phase-shifting effects of repeated ramelteon administration in healthy adults. J Clin Sleep Med. 2008;4(5):456-61.

50. Johnson MW, Suess PE, Griffiths RR. Ramelteon: a novel hypnotic lacking abuse liability and sedative adverse effects. Arch Gen Psychiatry. 2006;63(10):1149-57.

51. Miyamoto M. Pharmacology of ramelteon, a selective MT1/MT2 receptor agonist: a novel therapeutic drug for sleep disorders. CNS Neurosci Ther. 2009;15(1):32-51.

52. Walsh JK, Schweitzer PK. Ten-year trends in the pharmacological treatment of insomnia. Sleep. 1999;22(3):371-5.

53. Paterson L, Nutt DJ, Durant C, Wilson SJ. Efficacy of trazodone in primary insomnia: A double-blind randomized placebo controlled polysomnographic study. Eur Neuropsychopharmacol. 2009;19:S385-S6.

54. Srinivasan V, Brzezinski A, Pandi-Perumal SR, Spence DW, Cardinali DP, Brown GM. Melatonin agonists in primary insomnia and depression-associated insomnia: are they superior to sedative-hypnotics? Prog Neuropsychopharmacol Biol Psychiatry. 2011;35(4):913-23.

55. Low-dose doxepin (Silenor) for insomnia. Med Lett Drugs Ther. 2010;52(1348):79-80.

56. Wortelboer U, Cohrs S, Rodenbeck A, Rüther E. Tolerability of hypnosedatives in older patients. Drugs Aging. 2002;19(7):529-39.

57. Anderson SL, Vande Griend JP. Quetiapine for insomnia: a review of the literature. Am J Health Syst Pharm. 2014;71(5):394-402.

58. Michelson D, Snyder E, Paradis E, Chengan-Liu M, Snavely DB, Hutzelmann J, et al. Safety and efficacy of suvorexant during 1-year treatment of insomnia with subsequent abrupt treatment discontinuation: a phase 3 randomised, double-blind, placebo-controlled trial. Lancet Neurol. 2014;13(5):461-71.

59. Murphy P, Moline M, Mayleben D, Rosenberg R, Zammit G, Pinner K, et al. Lemborexant, a dual orexin receptor antagonist (DORA) for the treatment of insomnia disorder: results from a bayesian, adaptive, randomized, double-blind, placebo-controlled study. J Clin Sleep Med. 2017;13(11):1289-99.

60. Moline M, Yardley J, Pinner K, Kumar D, Bsharat M, Kärppä M, et al. Efficacy and safety of lemborexant in elderly subjects with insomnia disorder: pooled analyses from SUNRISE-1 and SUNRISE-2. Neurology. 2020;94(15 Suppl):7-18.

61. Herring WJ, Ceesay P, Snyder E, Bliwise D, Budd K, Hutzelmann J, et al. Polysomnographic assessment of suvorexant in patients with probable Alzheimer's disease dementia and insomnia: a randomized trial. Alzheimers Dement. 2020;16(3):541-51.

7 TERAPIA COGNITIVO--COMPORTAMENTAL E DISTÚRBIOS DO SONO

Regina Margis

As terapias cognitivas têm sido amplamente estudadas e aplicadas a pacientes com transtornos psiquiátricos e clínicos com componentes psicológicos.

As terapias cognitivas compartilham suas características fundamentais, mas é válido lembrar que as várias abordagens cognitivas apresentam diferenças de princípios e de procedimentos. De fato, diversos modelos estão presentes dentro do conjunto das terapias cognitivas. Para citar alguns:[1] terapia racional emotiva comportamental, terapia cognitiva — modelo de Beck —, terapias construtivistas, terapia cognitivo-comportamental (TCC), terapia pós-racionalista, terapia narrativa, terapia dos esquemas, terapia comportamental dialética (DBT) e terapia de aceitação e compromisso (ACT). Ter isso em mente é importante para evitarmos um reducionismo equivocado do histórico, do papel e do alcance das terapias cognitivas e comportamentais. Obviamente, algumas terapias são mais amplamente conhecidas, aplicadas e estudadas.

Ciente da proposta deste capítulo, em um livro de medicina do sono, passaremos a focar em aspectos a serem considerados na avaliação e utilização das abordagens cognitivas e comportamentais predominantemente aplicadas na atualidade em distúrbios do sono. É relevante a elaboração da conceituação cognitiva do indivíduo, a identificação de pensamentos automáticos, de emoções associadas e das crenças intermediárias e centrais. O profissional deve conhecer o histórico de vivências daquela pessoa, a compreensão e as associações feitas a essas experiências. Também deve estar atento às diversas informações obtidas a partir da narrativa do sujeito no processo da identificação da queixa, aos modelos de aprendizagem e ao condicionamento. Ainda, por lembrar o óbvio: acima de tudo, estamos tratando pessoas com suas particularidades e que, por mais que tenham o mesmo diagnóstico, diferem nas suas histórias; por mais semelhantes que possam ser essas histórias, elas podem diferir no significado atribuído aos fatos.

As abordagens cognitivistas e comportamentais têm sido amplamente aplicadas no tratamento da insônia há décadas, com elevado nível de evidência da sua efetividade. No entanto, cabe destacar que as intervenções cognitivo-comportamentais também têm sido avaliadas em outros transtornos do sono. É compreensível cogitar o uso da TCC e seu potencial benefício ao considerar características dos transtornos na sua base e nos fatores que os perpetuam. Está além do escopo deste capítulo esgotar a revisão das aplicações do uso das abordagens cognitivo-comportamentais no sono ou fazer a revisão de todas as abordagens; mas há o objetivo de estimular o leitor a considerar a correta recomendação para o tratamento. Obviamente, o especialista em medicina do sono não precisa saber aplicar essas abordagens, mas deve saber quando recomendar e encaminhar o paciente para tratamento.

Vale ressaltar, ainda, que a TCC não se limita a uma repetição de técnicas — logo, aspectos como *setting* terapêutico, dupla terapêutica e tecnologias aplicadas poderão interferir no padrão de resposta ao tratamento. Diferentes estudos avaliam o impacto desses componentes na resposta terapêutica: por exemplo, se intervenção individual ou em grupo, se presencial ou por meio digital. **Atenção:** o tratamento é destinado a pessoas com um ou mais distúrbios — apesar de aqui abordarmos técnicas e somatório de dados, é válido entender que as individualidades podem interferir nas taxas de respostas.

Assim, convido o leitor a ter em mente essas particularidades, e que esteja ciente delas para se permitir revisar, nos parágrafos seguintes, informações sobre a aplicação da abordagem cognitivo-comportamental no tratamento de indivíduos com alterações no sono. Aqui, maior ênfase será destinada ao uso da abordagem cognitivo-comportamental no tratamento de indivíduos com insônia; no entanto, merece destaque o fato de que a utilização da TCC nos transtornos do sono não se limita à insônia. Há um crescente número de estudos utilizando a abordagem cognitivo-comportamental no tratamento do transtorno de pesadelo, parassonias NREM (do inglês *non-rapid eye movement*), bem como tem sido demonstrado o seu emprego na habituação e para promover maior adesão ao tratamento de indivíduos com apneia obstrutiva do sono (AOS), que necessitam fazer uso de pressão de ar positiva contínua (CPAP).

TERAPIA COGNITIVO-COMPORTAMENTAL E INSÔNIA

A insônia é o transtorno do sono mais comum. Sua prevalência identificada varia nos estudos, tanto pelos critérios elencados em cada pesquisa para definição de insônia como pelos critérios diagnósticos usados. Em março de 2020, a Organização Mundial da Saúde (OMS) declarou oficialmente a covid-19 (vírus Sars-CoV-2) como pandêmica. Após um ano de pandemia, diferentes estudos sinalizavam o prejuízo na saúde da população mundial. Uma revisão sistemática e uma metanálise, publicadas no ano de 2021, avaliaram, entre outros, os sintomas depressivos e ansiosos, bem como a insônia em populações afetadas pela pandemia, apontando a prevalência de insônia na taxa de 23,8%; foram destacados, nessa revisão, maiores relatos de insônia entre os trabalhadores da área da saúde, em comparação com a população geral.[2]

Além de informações conhecidas quanto a dados de epidemiologia, há diferentes variáveis presentes na avaliação de um paciente para as quais o profissional deve estar atento ante manifestações de um transtorno e em seu tratamento.

Diferentes aspectos devem ser avaliados no indivíduo com insônia, como visto em outro capítulo deste livro. Alguns tópicos relevantes na abordagem cognitivista são como o indivíduo se percebe, sua relação com outros e com o mundo.

Posteriormente, serão citadas neste capítulo técnicas empregadas no tratamento da insônia que têm sido amplamente utilizadas e replicadas em diferentes estudos. Para adequado tratamento da insônia, recomendo completa avaliação quanto a características da queixa, saúde física e mental. Avaliar quanto a cronotipo e preferência, informados pelo indivíduo, do momento para realização de atividades ao longo do dia, bem como obter informações sobre hábitos, ocupações e o momento em que se percebe com maior produtividade.

Além de definir diagnóstico e comorbidades, é válido identificar diferentes componentes da conceituação cognitiva do indivíduo. Conhecer as crenças centrais, intermediárias e pensamentos disfuncionais. Avaliar as percepções e os significados atribuídos a queixas e manifestações contribuirá para um adequado plano terapêutico e intervenção, assim como informações sobre oportunidade para dormir (momento, condições e ambiente).

O profissional, no planejamento do tratamento, deve responder às seguintes questões:

- O que será tratado?
- Quem será tratado?
- Como será tratado?

Uma vez identificados a queixa e o diagnóstico, ciente de características do paciente quanto à história e estabelecida a conceituação cognitiva, é chegado o momento do planejamento terapêutico; para tal, é válido o profissional conhecer os diferentes modelos teóricos e estratégias psicoterápicas disponíveis.

Variados pressupostos teóricos buscam fundamentar a ocorrência da insônia e embasar as abordagens psicoterápicas. De fato, diferentes modelos[3] têm sido aventados, como:

- modelo de controle de estímulos;
- modelo dos três fatores (3Ps);
- modelo dos 4Ps;
- modelo dos dois fatores;
- modelo microanalítico;
- modelo neurocognitivo;
- modelo de inibição psicobiológica;
- modelo cognitivo.

Ressalto que o estado de hiperalerta e sua influência no sono (interferência na capacidade de iniciar e manter o sono) também merece receber atenção do profissional.

Observa-se que alguns indivíduos com insônia se sentem ansiosos e muito alertas à noite, e isso pode ocorrer em razão de se preocuparem e terem ruminações quanto à incapacidade de adormecer. O aumento do alerta cognitivo, emocional e fisiológico, por sua vez, prejudica a conciliação do sono. Alguns pacientes também podem apresentar essa preocupação e aumento de ansiedade ao longo do dia, desenvolvendo uma hipervigilância quanto ao anoitecer e a fatores relacionados ao sono.

É válido conhecer as atribuições e expectativas quanto ao distúrbio do sono e manifestações diurnas de cada paciente, bem como as emoções associadas a essas percepções, pois diferentes esquemas mentais podem ser acionados.

TRATAMENTO

O tratamento da insônia pode ser realizado tanto com medidas farmacológicas como não farmacológicas. As intervenções não farmacológicas mais comumente utilizadas e validadas para o tratamento da insônia incluem educação quanto à higiene do sono, restrição de sono, terapia de controle de estímulos, técnicas de relaxamento, terapia cognitiva, intervenção baseada em *mindfulness*, TCC e terapia comportamental multicomponente.

De fato, diferentes técnicas psicoterápicas podem ser utilizadas no tratamento da insônia; serão revisados, a seguir, alguns tópicos dessas abordagens e dos modelos previamente citados. Por exemplo, para fundamentar algumas das abordagens, deve-se ter em mente o modelo dos 3Ps, já citado. Ou seja, sabe-se que diferentes fatores e eventos de vida podem precipitar a insônia, e, quando ela se torna persistente, aspectos comportamentais e cognitivos estão frequentemente envolvidos na perpetuação da insônia, devendo ser alvo do tratamento.

HIGIENE DO SONO

A higiene do sono consiste em orientações gerais sobre estilo de vida (como atividade física, dieta e uso de substâncias) e fatores ambientais que promovem ou interferem no sono, como luminosidade, sons/ruídos e temperatura do ambiente.

Entre as orientações que são fornecidas ao paciente, estão:

- manter o ambiente de dormir adequado para o sono: temperatura adequada, silencioso, escuro, confortável;
- ter horários regulares de sono;
- não usar computador, dispositivos eletrônicos ou telefone celular na cama;
- praticar atividade física regularmente;
- não dormir com fome e nem jantar próximo ao horário de se deitar;
- evitar cafeína/xantinas/estimulantes a partir do final da tarde;
- evitar uso de álcool, sobretudo próximo ao horário de dormir;
- não se deitar pensando nos acontecimentos do dia ou do próximo dia, nem em tarefas por realizar.

TERAPIA DE RESTRIÇÃO DE SONO

A terapia de restrição de sono (TRS) consiste em adequar o tempo de permanência na cama ao tempo que o indivíduo realmente dorme. A TRS pode provocar uma privação de sono. Os pacientes devem ser alertados de que poderão apresentar sonolência no dia seguinte e que devem ter cuidado ao exercer atividades em que a sonolência possa oferecer perigo para si ou para os outros.

É uma abordagem desaconselhada em pacientes com história de convulsões e episódios de mania ou hipomania, pois a privação de sono pode reduzir o limiar para a ocorrência dessas condições.

TERAPIA DE CONTROLE DE ESTÍMULOS

A terapia de controle de estímulos objetiva facilitar a associação de estímulos do momento e do ambiente de dormir (cama e quarto) com o sono. Essa abordagem, baseada no modelo de condicionamento, destaca que determinados comportamentos/hábitos realizados na cama, como fazer as refeições, assistir à televisão, usar telefone celular ou computador e o deitar sem sono podem interferir na associação esperada entre cama e dormir; assim, agravam o problema do sono. O condicionamento pode ocorrer lentamente e não ser reconhecido pelo indivíduo.

De modo geral, o paciente é instruído a:

- ir para a cama apenas quando estiver com sono;
- sair da cama quando não conseguir dormir (ir para outro ambiente e retornar para a cama apenas quando estiver com sono — visando a favorecer a associação entre a cama e o adormecer rápido);
- a cama deve ser utilizada apenas para dormir (e sexo). Deve-se evitar realizar na cama atividades incompatíveis com o sono;
- ter regularidade no horário de se levantar pela manhã;
- evitar cochilos durante o dia (exceção a ser considerada no caso de indivíduo idoso).

TÉCNICAS DE RELAXAMENTO

Muitos pacientes com insônia apresentam um nível de alerta fisiológico e cognitivo elevado, tendo maior nível de tensão e ansiedade.

Existem diferentes técnicas de relaxamento, como:

- relaxamento muscular progressivo;
- exercícios de respiração;
- *biofeedback;*
- técnica de visualização.

Deve ser identificada qual é a melhor modalidade de relaxamento (considerando a preferência do paciente) e o subtipo predominante de alerta (somático ou mental) que interfere no sono, e realizar treinamento.

Independentemente da técnica escolhida, ela deve, primeiro, ser dominada, para, então, ser aplicada no momento de adormecer à noite.

TERAPIA COGNITIVA

Na terapia cognitiva, são abordados os pensamentos disfuncionais e as crenças. É relevante identificar pressupostos, expectativas, regras, pensamentos, crenças e atitudes do paciente; fazer a conceituação cognitiva.

No indivíduo com insônia, pensamentos disfuncionais sobre o sono e processos cognitivos mal-adaptativos, como preocupação e excessivo automonitoramento, são alvo da abordagem cognitiva. Sabe-se que a manutenção da insônia pode estar associada a crenças distorcidas sobre o sono.[4] Pensamentos disfuncionais sobre o sono, excessiva preocupação com o dormir e com os danos que potencialmente poderão ocorrer podem aumentar o alerta, e, assim, agravar e perpetuar a insônia. Logo, é necessário identificar os pensamentos automáticos disfuncionais que o paciente apresenta, por exemplo, com características de generalização, catastrofização e pensamento dicotômico. Além da identificação dos pensamentos disfuncionais, também o reconhecimento da emoção e dos comportamentos associados contribuirá para o manejo do paciente. Diferentes intervenções utilizadas na psicoterapia, como o questionamento socrático, a técnica da flecha descendente, entre outras, poderão contribuir para estimular que o paciente, além de identificar os pensamentos automáticos negativos, possa avaliar a veracidade desses pensamentos e a probabilidade de ocorrerem, assim como as consequências que atribui à insônia. Com os experimentos comportamentais, a confrontação com a realidade é propiciada.

Nesse tratamento, objetiva-se que o paciente desenvolva expectativas mais realistas a respeito do sono, reduzindo as distorções cognitivas associadas à insônia. Conceitos abordados em diferentes modelos propostos para ocorrência de insônia contribuem nessa abordagem. Por exemplo, o modelo de inibição psicobiológica tem em consideração que, em situações normais, o bom sono é garantido pela automaticidade e plasticidade. A automaticidade refere-se à natureza involuntária do início e da manutenção do sono sendo regidos por processos como a regulação homeostática e circadiana. O componente de plasticidade refere-se à habilidade do sistema de se acomodar em circunstâncias reais, sendo que, nessas circunstâncias, o sono ocorre de maneira passiva (não há necessidade de atenção, intenção ou esforço para o sono ocorrer). Os conceitos relacionados à flexibilidade do sono e não intenção podem contribuir no processo de ressignificação do que o paciente entende como sono bom e saudável. Dessa forma, também é possibilitado que se considere poder reduzir a necessidade de controle ou a percepção de responsabilidade associada. Como o leitor pode observar, diferentes crenças podem estar subjacentes à ocorrência de insônia e merecem ser identificadas.

INTENÇÃO PARADOXAL

O paciente é instruído a permanecer acordado o máximo que conseguir após ir para a cama. É orientado a propositalmente se envolver na atividade temida (permanecer desperto). Esse método objetiva aliviar tanto o excessivo foco no sono como a ansiedade do não dormir.

MINDFULNESS

A intervenção baseada em *mindfulness* tem sido estudada e aplicada no tratamento da insônia. Como em uma forma de meditação, é enfatizado um estado de não julgamento e de plena consciência (quanto a pensamentos, emoções ou experiências — momento a momento). Há uma série de exercícios estruturados, contendo, por exemplo, componentes de aceitação e silenciar a reatividade. A prática em casa é recomendada. A intervenção baseada em *mindfulness* multicomponente para tratamento de insônia agrega outras terapias (citadas anteriormente) utilizadas no tratamento da insônia, como restrição de sono e controle de estímulos.

TERAPIA COGNITIVO-COMPORTAMENTAL NO TRATAMENTO DA INSÔNIA: EVIDÊNCIAS PARA UTILIZAÇÃO

Evidências baseadas em ensaios clínicos randomizados (ECRs), revisões sistemáticas e metanálises apontam a TCC como abordagem efetiva no tratamento da insônia.[5,6] Já no ano de 1999, foi publicada uma revisão de 48 artigos e duas metanálises, que indicava que terapias não farmacológicas (TCC) propiciavam mudanças em diversos parâmetros do sono em indivíduos com insônia crônica, tendo sido demonstrado que 70 a 80% dos pacientes se beneficiaram do tratamento.[5] Este auxiliou na redução de diferentes sintomas-alvo da insônia, como latência para início do sono, tempo acordado após início do sono, assim como a severidade da insônia, tendo sido observada, já naquela revisão, melhora na qualidade do sono e satisfação com este — sendo que a melhora alcançada se manteve no seguimento de seis meses.

Desde então, diversos estudos têm sido realizados, reforçando os achados de efetividade da TCC no tratamento da insônia.[6] A TCC para insônia (TCC-I) reduz de modo significativo as crenças disfuncionais sobre o sono,[7] o que tem sido constatado em revisão de artigos com um tamanho de efeito moderado a grande (quanto às crenças disfuncionais sobre o sono).

A American Academy of Sleep Medicine (AASM) elaborou revisão sistemática e metanálise focadas na eficácia das intervenções psicológicas e comportamentais no tratamento do transtorno de insônia crônica em indivíduos adultos, com ou sem comorbidades, comparadas a condições de intervenção mínima ou controle. A TCC multicomponente ficou identificada como uma recomendação forte para ser utilizada no tratamento da insônia.[8,9]

De fato, a TCC multicomponente para insônia, identificada como TCC-I, tem sido amplamente utilizada em diferentes contextos clínicos, no formato individual e em grupo.

A TCC-I multicomponente combina uma ou mais abordagens das estratégias de terapia cognitiva com educação sobre características do sono associadas a instruções quanto a controle de estímulos e terapia de restrição de sono. Em muitas abordagens, são incluídas orientações quanto a higiene do sono, treinamento de relaxamento e outros métodos de redução do alerta. Ao longo do tratamento, informações obtidas a partir de registros, como do diário do sono, preenchidos pelo paciente, enriquecem as intervenções ao longo do curso de tratamento (tipicamente, 4 a 8 sessões).

Ainda, intervenções como TCC-I multicomponente breve e as terapias de componente único, como terapia de controle de estímulos, terapia de restrição de sono e técnicas de relaxamento, também são sugeridas para uso no tratamento do transtorno de insônia em adultos com ou sem comorbidades.[9] Essa recomendação pressupõe ser necessário considerar a preferência do paciente, a experiência e o conhecimento do profissional para adequada indicação e melhor curso de ação.[9] Esses níveis de recomendação (*"strong" e "conditional" recommendation*) estão embasados nos níveis de evidência disponíveis, considerando os de evidências categorizadas pelo Grading of Recommendations Assessment, Development, and Evaluation (GRADE), utilizado no estudo da AASM já citado.

PSICOTERAPIA E FARMACOTERAPIA

Pesquisas também avaliam o uso de medicação associada à psicoterapia. Assim, sempre levando em consideração a vontade e a motivação do paciente, permanece a indicação de ser recomendada a abordagem cognitivo-comportamental para os pacientes com transtorno de insônia, podendo ser feito, também, o uso de psicofármacos — nesse caso, considerar as recomendações para a escolha do fármaco. Os autores de um estudo, no qual foi realizado seguimento por período de dois anos, observaram que associar medicação (a utilizada nesse estudo foi zolpidem, na dosagem de 10 mg ao se deitar, para dormir à noite) ao tratamento com TCC-I propiciou uma melhora quanto ao sono no grupo que recebeu a medicação antes de ser observada nos grupos que não receberam a medicação.[10] No entanto, os autores constataram que essa superioridade de efeito inicial não foi necessariamente mantida até o final do tratamento, nem preditiva de recuperação no final deste. O estudo identificou melhora do padrão de sono como resposta ao tratamento com TCC-I tanto isolada como combinada com medicação.[11]

TCC-I DIGITAL

Como previamente citado, o tratamento da insônia inclui abordagem farmacológica e não farmacológica (TCC-I). A abordagem de TCC-I tradicionalmente empregada é face a face (presencial), sendo afetada por fatores como local, momento e custo de tratamento. Com o contínuo desenvolvimento da tecnologia, a TCC via digital passou a ser mais utilizada e foram identificadas evidências de boa resposta ao tratamento quanto à melhora dos sintomas de insônia, bem-estar psicológico e qualidade de vida.[12]

TERAPIA COGNITIVO-COMPORTAMENTAL E APNEIA DO SONO

A TCC também se mostra efetiva em aumentar a adesão ao uso de CPAP,[13] podendo, então, ser considerada como uma abordagem para aqueles indivíduos com AOS que têm dificuldade na adaptação a esse uso.

Ainda, insônia associada a AOS pode dificultar o tratamento com CPAP. No entanto, foi demonstrado que a TCC também pode contribuir nesses casos. Em um ensaio clínico, 145 pacientes com AOS (IAH > 15/h) e insônia comórbida foram randomizados para quatro sessões de TCC-I ou intervenção-padrão antes do início do tratamento com CPAP e mantidos por até seis meses. Foi observado que indivíduos do grupo de TCC-I tiveram maior adesão e aceitação do CPAP, bem como melhora estatisticamente significativa, superior melhora na severidade da insônia e de cognições disfuncionais relacionadas ao sono em seis meses.[14] É válido relembrar que pode ocorrer um aumento de sonolência diurna nos indivíduos com AOS e insônia tratados com TCC-I nas primeiras semanas de terapia de restrição do sono, merecendo, assim, adequado aconselhamento de cuidado.

TERAPIA COGNITIVO-COMPORTAMENTAL E PARASSONIAS

No que se refere ao tratamento de parassonias, também pode-se considerar o uso de abordagens não farmacológicas. Orientações quanto à higiene do sono têm se mostrado úteis em diversos quadros.

Especificamente em parassonias NREM, estudos têm sinalizado benefício do uso da TCC[15] e abordagem de redução de estresse baseada em *mindfulness:* no entanto, mais estudos ainda são necessários, e o exato padrão de intervenções efetivas merece maior detalhamento.[16]

Quanto ao manejo do pesadelo, diversos estudos foram realizados nas últimas décadas, muitos dos quais avaliando indivíduos expostos a situações traumáticas. De fato, o pesadelo pode, ou não, estar associado a outros transtornos, como transtorno de estresse pós-traumático (TEPT), transtorno por uso de substâncias (TUS) e transtornos de ansiedade (TAs). A maioria dos pacientes com diagnóstico de TEPT tem relato de ocorrência de pesadelos, e muitos estudos de tratamento de pesadelo são realizados nesse grupo de pacientes.

O transtorno de pesadelo impacta de maneira negativa a qualidade de vida, podendo resultar em comportamentos evitativos quanto ao dormir, recordações aflitivas sobre o conteúdo do pesadelo e privação de sono. O transtorno de pesadelo, se não tratado, pode persistir por anos.

As abordagens cognitivistas e comportamentais têm sido aplicadas no tratamento do pesadelo. O maior número de estudos e evidências é de pesadelos associados ao TEPT. Surge, aqui, uma diferenciação nos estudos desenvolvidos com as diversas abordagens psicoterápicas, muitas delas necessitando, ainda, de maior força de evidência para que sejam recomendadas.

De acordo com a orientação elaborada por força-tarefa da AASM, a *image rehearsal therapy* (IRT) é recomendada para o tratamento do pesadelo, tanto do transtorno de pesadelo como do pesadelo associado ao TEPT.[17] A IRT é uma técnica de TCC modificada que, resumidamente, consiste em alterar o conteúdo do pesadelo criando um novo grupo de imagens positivas e, assim, ensaiar o sonho reescrito. Outras abordagens são citadas como podendo ser usadas, havendo uma separação nas recomendações quando se trata de transtorno de pesadelo e pesadelo associado ao TEPT.

Cabe destacar que, para o bom uso da técnica, é necessária a prática do profissional com as diversas técnicas, bem como é preciso conhecer o histórico do paciente, para adequada recomendação, além de atenção quanto a desconforto percebido pelo paciente em relação às abordagens.

CONSIDERAÇÕES FINAIS

A TCC é efetiva no tratamento da insônia,[5,8,9] seja em uma abordagem individual ou em grupo, presencial ou por meio da informática, e é válido ter em mente que outras abordagens cognitivas e comportamentais têm sido desenvolvidas e estudadas (p. ex., *intensive sleep retraining treatment of insomnia*). Observa-se que apesar da alta taxa de resposta dos sintomas de insônia e manifestações diurnas relacionadas à insônia com a utilização da TCC-I,[5,9] ainda existem lacunas quanto à taxa de resposta às diferentes abordagens e em relação à remissão dos sintomas; nem todos os indivíduos com insônia respondem plenamente à abordagem proposta. Assim, autorize-se a buscar elementos que possam colaborar para maior efetividade do tratamento psicoterápico, como itens que dificultam ou interferem na melhor resposta. Ainda há muito a ser desenvolvido e aprimorado. Essas reflexões também se mostram válidas ao considerarmos a abordagem psicoterápica em outros distúrbios do sono. Muito ainda há por ser desenvolvido. A sua observação, caro leitor, na prática clínica diária e as pesquisas e o desenvolvimento da compreensão de modelos teóricos se complementarão, permitindo um crescimento das intervenções nessa área.

REFERÊNCIAS

1. Machado SS. Terapias cognitivas: um reolhar sobre sua trajetória e pressupostos teóricos e tecnológicos. Rev Bras Psicoter. 2009;11(2):244-63.
2. Cénat JM, Blais-Rochette C, Kokou-Kpolou CK, Noorishad PG, Mukunzi JN, McIntee SE, et al. Prevalence of symptoms of depression, anxiety, insomnia, posttraumatic stress disorder, and psychological distress among populations affected by the COVID-19 pandemic: a systematic review and meta-analysis. Psychiatry Res. 2021;295:113599.
3. Perlis ML, Ellis JG, Kloss J, Riemann DW. Etiology and pathophysiology of insomnia. In: Kryger MH, Roth T, Dement WC. Principles and practice of sleep medicine. 6th ed. Philadelphia: Elsevier; 2017. p. 770.
4. Eidelman P, Talbot L, Ivers H, Bélanger L, Morin CM, Harvey AG. Change in dysfunctional beliefs about sleep in behavior therapy, cognitive therapy, and cognitive-behavioral therapy for insomnia. Behav Ther. 2016;47(1):102-15.
5. Morin CM, Hauri PJ, Espie CA, Spielman AJ, Buysse DJ, Bootzin RR. Nonpharmacologic treatment of chronic insomnia. An American Academy of Sleep Medicine review. Sleep. 1999;22(8):1134-56.
6. van Straten A, van der Zweerde T, Kleiboer A, Cuijpers P, Morin CM, Lancee J. Cognitive and behavioral therapies in the treatment of insomnia: a meta-analysis. Sleep Med Rev. 2018;38:3-16.
7. Thakral M, Von Korff M, McCurry SM, Morin CM, Vitiello MV. Changes in dysfunctional beliefs about sleep after cognitive behavioral therapy for insomnia: a systematic literature review and meta-analysis. Sleep Med Rev. 2020;49:101230.
8. Edinger JD, Arnedt JT, Bertisch SM, Carney CE, Harrington JJ, Lichstein KL, et al. Behavioral and psychological treatments for chronic insomnia disorder in adults: an American Academy of Sleep Medicine clinical practice guideline. J Clin Sleep Med. 2021;17(2):255-62.
9. Edinger JD, Arnedt JT, Bertisch SM, Carney CE, Harrington JJ, Lichstein KL, et al. Behavioral and psychological treatments for chronic insomnia disorder in adults: an American Academy of Sleep Medicine systematic review, meta-analysis, and GRADE assessment. J Clin Sleep Med. 2021;17(2):263-98.
10. Morin CM, Beaulieu-Bonneau S, Ivers H, Vallières A, Guay B, Savard J, et al. Speed and trajectory of changes of insomnia symptoms during acute treatment with cognitive-behavioral therapy, singly and combined with medication. Sleep Med. 2014;15(6):701-7.
11. Beaulieu-Bonneau S, Ivers H, Guay B, Morin CM. Long-Term maintenance of therapeutic gains associated with cognitive-behavioral therapy for insomnia delivered alone or combined with zolpidem. Sleep. 2017;40(3):zsx002.
12. Espie CA, Emsley R, Kyle SD, Gordon C, Drake CL, Siriwardena AN, et al. Effect of digital cognitive behavioral therapy for insomnia on health, psychological well-being, and sleep-related quality of life: a randomized clinical trial. JAMA Psychiatry. 2019;76(1):21-30.
13. Richards D, Bartlett DJ, Wong K, Malouff J, Grunstein RR. Increased adherence to CPAP with a group cognitive behavioral treatment intervention: a randomized trial. Sleep. 2007;30(5):635-40.
14. Sweetman A, Lack L, Catcheside PG, Antic NA, Smith S, Chai-Coetzer CL, et al. Cognitive and behavioral therapy for insomnia increases the use of continuous positive airway pressure therapy in obstructive sleep apnea participants with comorbid insomnia: a randomized clinical trial. Sleep. 2019;42(12):zsz178.
15. O'Regan D, Nesbitt A, Biabani N, Drakatos P, Selsick H, Leschziner GD, et al. A novel group cognitive behavioral therapy approach to adult non-rapid eye movement parasomnias. Front Psychiatry. 2021;12:679272.
16. Drakatos P, Marples L, Muza R, Higgins S, Gildeh N, Macavei R, et al. NREM parasomnias: a treatment approach based upon a retrospective case series of 512 patients. Sleep Med. 2019;53:181-8. Erratum in: Sleep Med. 2020;65:186.
17. Morgenthaler TI, Auerbach S, Casey KR, Kristo D, Maganti R, Ramar K, et al. Position paper for the treatment of nightmare disorder in adults: an American Academy of Sleep Medicine Position Paper. J Clin Sleep Med. 2018;14(6):1041-55.

8 NARCOLEPSIA E HIPERSONIA IDIOPÁTICA

Fernando Morgadinho Santos Coelho

A hipersonia, ou sonolência excessiva diurna (SED), é a necessidade de dormir em horários não apropriados. A SED está relacionada com prejuízos como perda da concentração, da memória, piora do humor e maior risco de acidentes.

A quantificação e o diagnóstico da origem da SED são difíceis, apesar da alta prevalência na população e do seu potencial impacto.[1,2]

Muitas podem ser as causas de SED, como privação de sono (PS), distúrbios do sono, uso de medicamentos, doenças clínicas e psiquiátricas, além de distúrbios do ritmo circadiano. Neste capítulo, abordaremos duas causas de SED, a narcolepsia e a hipersonia idiopática.

NARCOLEPSIA

A narcolepsia é uma doença rara, caracterizada por SED e achados clínicos relacionados a alterações do sono REM: alucinações, paralisia do sono, fragmentação do sono e cataplexia.[3]

A narcolepsia acomete 0,02 a 0,18% das populações estudadas, com divergências quanto às diferentes raças e etnias. Não há estudos epidemiológicos na população brasileira, mas a estimativa é de que haja uma prevalência similar à média da população mundial. Há uma distribuição bimodal da incidência, com maiores registros aos 15 e aos 35 anos de idade.[3-5]

A cataplexia é o sintoma mais específico da narcolepsia, e muitos pacientes apresentam sono noturno fragmentado. Os narcolépticos apresentam maior tendência a comorbidades (sintomas depressivos, obesidade, maior prevalência de dor, transtornos de ansiedade [TAs] e fadiga).[3-5]

QUADRO CLÍNICO

A narcolepsia é dividida em tipo 1 (NT1) — com cataplexia e/ou deficiência de hipocretina (HCTR-1) — e tipo 2 (NT2) — sem cataplexia e sem deficiência de HCRT-1.

A sonolência é, em geral, o primeiro sintoma a se manifestar, além de ser obrigatório para o diagnóstico. Nos pacientes com NT1, a cataplexia ocorre mais frequentemente dentro do primeiro ano, e, na maioria dos casos, todos os sintomas se estabelecem de forma gradual ao longo dos anos.

Os outros sintomas relacionados ao sono REM são as alucinações hipnagógicas e hipnopômpicas, a paralisia do sono e a fragmentação do sono noturno.

SONOLÊNCIA EXCESSIVA DIURNA

A SED ocorre de maneira súbita e intensa nos pacientes com narcolepsia, como um sono irresistível. Normalmente, há perda no desempenho cognitivo, com dificuldade de atenção, perda de memória, prejuízo da capacidade de planejamento estratégico, descontrole motor fino e raciocínio obnubilado.[6] Os pacientes narcolépticos costumam se sentir revigorados após um cochilo curto, o que não é comum em outros tipos de SED.

CATAPLEXIA

A cataplexia é um biomarcador, comportamental e clínico, praticamente patognomônico dela própria.[3] A cataplexia inicia-se dentro do primeiro ano em que o quadro clínico começa e é caracterizada por episódios repentinos e involuntários de perda de tônus muscular durante a vigília com preservação da consciência, sendo, em geral, desencadeada por fortes emoções positivas e negativas.[3]

Os ataques de cataplexia começam de maneira súbita e evoluem ao longo de vários segundos a minutos. Os fenômenos motores positivos com espasmos musculares ou mioclonias podem ocorrer. As características da cataplexia diferem entre os pacientes, e sua presença precisa ser estabelecida com base em entrevistas clínicas. A cataplexia é comumente bilateral e simétrica em mandíbula, joelhos, região cervical e membros inferiores, podendo ser generalizada.[3,7,8] Normalmente, a musculatura extraocular e diafragmática é poupada durante os ataques.[3,6]

A emoção mais associada aos ataques é a alegria, com ações como gargalhar, contar uma piada e fazer uma observação espirituosa.[3] Em crianças, ou se houver manutenção de um desencadeador, ataques consecutivos podem se suceder e aparentar um episódio único contínuo, ou um *status cataplecticus*.[3,4]

A frequência de cataplexia varia de menos de um ataque por mês até mais de 20 por dia. A retirada abrupta de medicamentos para cataplexia pode resultar em *status cataplecticus*.[7,8]

É importante lembrar que existem outras causas de cataplexia além da narcolepsia, e 6,5% da população relata "sensação de fraqueza repentina e abrupta", em associação com risadas ou outras emoções.[9,10]

SONO FRAGMENTADO

O sono noturno é fragmentado por múltiplos despertares, podendo ser a principal queixa de alguns dos pacientes que procuram ajuda médica.[3]

ALUCINAÇÕES HIPNAGÓGICAS E HIPNOPÔMPICAS

As alucinações hipnagógicas são sonhos vívidos que ocorrem na transição da vigília-sono, e as alucinações hipnopômpicas ocorrem na transição do sono-vigília. As alucinações podem combinar fenômenos visuais, auditivos e táteis. As alucinações são mais comuns em pessoas com NT1 e menos comuns em pessoas com hipersonia idiopática e apresentam taxas intermediárias em pessoas com NT2.[3]

PARALISIA DO SONO

A paralisia do sono é a incapacidade temporária de mover voluntariamente músculos na transição sono-vigília. A experiência pode durar de segundos a vários minutos e pode incluir ptose, visão turva e diplopia. A paralisia do sono é prevalente nos NT1, incomum na hipersonia idiopática e tem taxas intermediárias a esses outros dois grupos na NT2. A paralisia do sono é muito inespecífica, estando presente em, aproximadamente, 10% da população em geral.[3]

DIAGNÓSTICO

Os critérios diagnósticos baseados na *Classificação internacional dos distúrbios do sono* (ICSD-3) são apresentados a seguir.

Os critérios A e B devem ser atendidos:

A O paciente tem períodos diários de necessidade irreprimível de dormir ou lapsos diurnos de sono ocorrendo por, pelo menos, três meses.

B A presença de um ou ambos:

1. cataplexia e uma latência média do sono de ≤ 8 minutos, e dois ou mais períodos de SOREMP (do inglês *sleep onset REM period* — presença de sono REM nos primeiros 15 minutos de sono) em um TMLS (teste múltiplo das latências do sono) realizado de acordo com as técnicas-padrão. Um SOREMP obtido na polissonografia (PSG) da noite anterior ao TMLS, pode substituir um dos SOREMPs no TMLS.
2. concentração de hipocretina-1 no líquido cerebrospinal (LCS) medida por imunorreatividade é ≤ 110 pg/mL ou < 1/3 dos valores médios obtidos em indivíduos normais com o mesmo teste padronizado.[3]

A SED é graduada de modo subjetivo por escalas, como a Escala de Sonolência de Epworth (ESE), a Karolinska Sleepiness Scale e a Stanford Sleepiness Scale. As duas últimas permitem avaliar a SED no momento de sua aplicação, e a ESE refere-se a situações cotidianas nos últimos 30 dias. Os instrumentos clínicos devem ser avaliados na contextualização do quadro clínico de cada paciente.[11]

O TMLS mede a tendência de se cair no sono em situações monótonas. O teste deve ser conduzido de acordo com os parâmetros do manual da American Academy of Sleep Medicine (AASM), e é recomendável que o paciente seja submetido a uma PSG na noite que precede o TMLS.[3] A latência média de sono nos TMLSs abaixo de 8 minutos foi o ponto de corte para o diagnóstico de narcolepsia em adultos.[3,12]

A PS pode levar a um resultado falso-positivo. Para avaliar se houve um período de sono adequado nos dias que antecederam o exame, é interessante o uso prévio de um actígrafo ou um diário de sono por, pelo menos, uma a duas semanas. Vários medicamentos podem afetar os resultados do TMLS e devem ser suspensos duas a quatro semanas antes do exame.[3]

O diagnóstico de narcolepsia é definido com a média das latências para início do sono < 8 minutos e com dois ou mais períodos de sono REM no início do SOREMP. Pode ser considerado, também, o SOREMP noturno, que é a latência de REM ≤ 15 minutos na PSG basal realizada na noite anterior aos TMLSs.[3]

O alelo HLA-DQB1*0602 pode estar presente em 95% dos pacientes com cataplexia.[7,13,14]

Cerca de um quarto dos pacientes sem cataplexia terá baixos níveis de HCRT-1 no LCS, e parte dos pacientes diagnosticados com NT2 irá manifestar cataplexia posteriormente.[3] Há NT2 que apresentam níveis intermediários de HCRT-1 no LCS (> 110 pg/mL e ≤ 200 pg/mL).[3]

DIAGNÓSTICOS DIFERENCIAIS

Síndrome de sono insuficiente, distúrbios do ritmo circadiano, uso de medicações e substâncias ilícitas, bem como distúrbios respiratórios do sono podem cursar com SED e até gerar TMLS falsamente positivo. Por isso, é importante seguir todas as recomendações de avaliação clínica e de estudos neurofisiológicos discutidos neste capítulo.

A cataplexia tem como diferenciais a hipotensão, os ataques isquêmicos transitórios, as crises epilépticas, os distúrbios neuromusculares, os distúrbios vestibulares, os transtornos psiquiátricos e a paralisia do sono.

As principais diferenças clínicas e nos exames objetivos que auxiliam nos diagnósticos diferenciais das causas de origem central de SED estão nas **Tabelas 8.1** e **8.2**.[13,14]

FISIOPATOLOGIA

Há evidências crescentes que implicam alterações autoimunes na NT1 em pacientes com suscetibilidade genética. Há uma forte associação da NT1 com a presença do alelo HLA-DQB1*06:02 e com um polimorfismo no *locus*-α do receptor de células T. Ocorrem picos sazonais de incidência de NT1, com uma possível relação com infecção por H1N1 e por estreptococos β-hemolítico.[15]

Descrições de aumento da prevalência de NT1 em pós-vacinados para H1N1, a presença de anticorpos *tribbles homolog 2*, relacionados à uveíte autoimune, corroboram a teoria imunológica. O sistema imunológico seria responsável pelo ataque e morte dos neurônios produtores de HCRT-1 e pelo consequente desenvolvimento da doença. A HCRT-1 é um neuropeptedeo com ampla distribuição no sistema nervoso central (SNC), produzido no hipotálamo lateral.[3] Os pacientes com NT1 têm marcada diminuição dos níveis de HCRT-1 no LCS, após uma diminuição do número de neurônios produtores de HCRT-1.[6,16-18]

■ **Tabela 8.1**
Diferenciação do quadro clínico entre as causas de sonolência excessiva diurna de origem central

Sintomas	NT1	NT2	Hipersonia idiopática	Kleine-Levin
Sonolência excessiva diurna	Necessária	Necessária	Necessária	Necessária
Cataplexia	Comum	Nunca	Nunca	Nunca
Alucinações hipnagógicas/ hipnopômpicas	Comum	Pouco comum	Muito pouco comum	Não típica
Paralisia do sono	Comum	Pouco comum	Muito pouco comum	Não típica
Sono fragmentado	Comum	Menos do que na NT1	Menos do que na NT1	Não
Tempo de sono aumentado	Não típico	Pode estar presente	Comum	Muito prolongado durante um episódio
Inércia do sono pronunciada	Rara	Pode estar presente	Comum	Não é comum entre os episódios
Melhora com cochilos curtos	Comum	Comum	Pode piorar	Não é comum entre os episódios

A HCRT-1 apresenta maior expressão na vigília e tem relação com o tônus muscular por meio da ativação do sistema motor no *locus coeruleus* e do núcleo da rafe pela liberação de noradrenalina (Na) e serotonina (5-HT), respectivamente.[5,6] O desequilíbrio entre a excitação motora e a inibição gerada por um estímulo emocional é dado pela ausência de HCRT-1 gerando a cataplexia.[5,6] A cataplexia é causada por diminuição da excitação de neurônios noradrenérgicos e aumento da inibição motora dos neurônios GABAérgicos ou glicinérgicos.[5,6]

TRATAMENTO

TRATAMENTO NÃO FARMACOLÓGICO

O tratamento não farmacológico em pacientes com narcolepsia é muito importante e impacta de maneira direta no controle dos sintomas e na qualidade de vida. A educação

■ **Tabela 8.2**
Diferenciação de exames complementares entre as causas de sonolência excessiva diurna de origem central

Sintomas	NT1	NT2	Hipersonia idiopática	Kleine-Levin
TLMS – média das latências para início do sono	≤ 8 minutos	≤ 8 minutos	≤ 8 minutos	Não necessária para o diagnóstico
SOREMP – PSG e TLMS	2 ou mais	2 ou mais	Ausência para o diagnóstico	Não necessária para o diagnóstico
Hipocretina-1 no LCS	Baixa (< 110 unidade	Normal	Normal	Normal
Paralisia do sono	Comum	Pouco comum	Muito pouco comum	Não típica
Sono fragmentado	Comum	Menos do que na NT1	Menos do que na NT1	Não
Tempo de sono aumentado	Não típico	Pode estar presente	Comum	Muito prolongado durante um episódio
Inércia do sono pronunciada	Raro	Pode estar presente	Comum	Não é comum entre os episódios
Melhora com cochilos curtos	Comum	Comum	Pode piorar	Não é comum entre os episódios

TLMS: teste múltiplo das latências do sono; SOREMP: presença de sono REM nos primeiros 15 minutos de sono; LCS: líquido cerebrospinal.

contínua do paciente e das pessoas nos ambientes familiar e profissional é o primeiro passo. O preconceito sobre pessoas com SED deve ser combatido.

O seguimento desses pacientes por um grupo de profissionais da área de saúde mental, assim como o suporte psicológico em centros especializados, deve ser regra, pela alta prevalência de ansiedade e depressão em pacientes com narcolepsia.

Orientações sobre higiene do sono, como horários regulares de dormir e acordar, PS ou uso de medicações sem orientação médica, além de manter atividade física regular e não ingerir bebidas alcóolicas, ajudam no manejo dos sintomas.

Os cochilos programados de curta duração (entre 15 e 20 minutos) durante o dia devem ser rotina. Essa medida contribui para a necessidade de menores doses de medicações.

O profissional não deve esquecer de monitorar e orientar quanto ao risco de acidentes domésticos, no trânsito e no trabalho.[3,19]

TRATAMENTO FARMACOLÓGICO

O tratamento farmacológico do paciente com narcolepsia deve ser individualizado, com medicamentos escolhidos e doses ajustadas em acompanhamento contínuo.

Atualmente, o tratamento farmacológico da narcolepsia não muda o curso natural da doença, mas melhora muito a qualidade de vida do paciente. Abordaremos, a seguir, as opções de tratamento farmacológico sintomático desses pacientes, dividido em tratamento da SED e da cataplexia.

Tratamento farmacológico da SED

As opções de tratamento farmacológico sintomático da SED em pacientes com narcolepsia no Brasil são limitadas. Listaremos algumas opções terapêuticas de SED em pacientes com narcolepsia, conforme os níveis de evidência atual, e maiores detalhes de doses terapêuticas são apresentados na **Tabela 8.3**.[3,19]

- Modafinila — classe de evidência I (disponível no Brasil).[20]
- Pitolisante — classe de evidência I (não disponível no Brasil).[21]
- Solriamfetol — classe de evidência I (não disponível no Brasil).[22]
- Oxibato de sódio (GHB) — classe de evidência I (não disponível no Brasil).[23-25]
- Metilfenidato — classe de evidência II (disponível no Brasil).[26]
- Anfetaminas — classe de evidência de I a IV (disponível no Brasil).[27]
- Cafeína — classe de evidência II (disponível no Brasil).[28]
- L-carnitina — classe de evidência II (disponível no Brasil).[29]

Tabela 8.3
Medicamentos para o tratamento da narcolepsia

Medicamento	Disponível no Brasil	Dose	Posologia	Indicação
Modafinila	Sim	100 a 400 mg	1 a 2 cp ao dia	SED
Pitolisante	Não	X	X	SED e cataplexia
Solriamfetol	Não	X	X	SED e cataplexia
Oxibato de sódio	Não	X	X	SED e cataplexia
Metilfenidato	Sim	10 a 60 mg	1 a 2 cp ao dia	SED

(Continua)

Tabela 8.3 (*Continuação*)
Medicamentos para o tratamento da narcolepsia

Medicamento	Disponível no Brasil	Dose	Posologia	Indicação
Anfetaminas – lisdexanfetamina	Sim	30 a 70 mg	1 cp cedo	SED
Cafeína	Sim	200 mg	1 cp cedo	SED
L-carnitina	Sim	170 a 510 mg	2 cp cedo e 1 cp noite	SED – gravidez
Antidepressivos duais – venlafaxina	Sim	75 a 225 mg	1 a 2 cp ao dia	Cataplexia
ISRSs – citalopram	Sim	10 a 40 mg	1 cp cedo	Cataplexia
ADTs – clomipramina	Sim	25 a 150 mg	1 cp noite	Cataplexia
IMAOs-B – selegilina	Sim	5 a 20 mg	1 a 2 cp ao dia	Cataplexia
Baclofeno	Sim	10 a 40 mg	1 a 2 cp ao dia	Cataplexia

SED: sonolência excessiva diurna; ISRSs: inibidores seletivos da recaptação de serotonina; ADTs: antidepressivos tricíclicos; IMAOs-B: inibidores da monoaminoxidase-B.

Tratamento farmacológico da cataplexia

- Oxibato de sódio (GHB) — classe de evidência I (não disponível no Brasil).[24]
- Antidepressivos duais — venlafaxina — sem classe de evidência (disponível no Brasil).[30]
- Pitolisante — classe de evidência I (não disponível no Brasil).[31]
- Antidepressivos tricíclicos (ADTs) — classe de evidência IV (disponível no Brasil).[32]
- Antidepressivos inibidores seletivos da recaptação de serotonina (ISRSs) — classes de evidências III e IV (disponível no Brasil).[33]
- Inibidores da monoaminoxidase-B (IMAOs-B — classe de evidência II (disponível no Brasil).[34]
- Baclofeno — classe de evidência II (disponível no Brasil).[35]

PERSPECTIVAS FUTURAS PARA O TRATAMENTO DA NARCOLEPSIA

A modulação do sistema imunológico tem sido tentada, com resultados negativos ou pouco duradouros, com o uso intravenoso de imunoglobulinas.[36]

O uso de imunomoduladores (alemtuzumabe e rituximabe) e glicocorticoides tem sido descrito em poucos pacientes.[37]

Estão em desenvolvimento medicamentos agonistas de HCRT-1 que devem revolucionar o tratamento sintomático da narcolepsia.[38] Células-tronco pluripotentes em animais cobaias também demonstraram resultados promissores.[39]

HIPERSONIA IDIOPÁTICA

A hipersonia idiopática é uma doença rara, com diagnóstico de exclusão e cuja origem é ainda desconhecida. Os pacientes apresentam padrão diferente dos pacientes com narcolepsia, já que têm um tempo total de sono aumentado nas 24 horas e SED permanente, além do que os cochilos são muito mais longos e não reparadores.[40]

Outros achados comuns são inércia do sono com dificuldade para despertar, irritabilidade constante, perdas cognitivas, além de comportamento automático e de os pacientes nunca se sentirem descansados. O fenômeno de Reynaud, a hipotensão ortostática e a alteração da percepção térmica estão frequentemente presentes.

O tratamento, assim como o de outras causas de SED de origens centrais, é dividido em comportamental e farmacológico. A higiene do sono, a orientação aos familiares e o uso de medicamentos com ação estimulante podem melhorar a qualidade de vida dos pacientes.

O diagnóstico diferencial da SED deve ser exaustivamente procurado. O uso de claritromicina, corticoides em altas doses e naloxona para o controle da SED nesses pacientes tem sido tentado. Infelizmente, por se tratar de uma doença rara e sem biomarcadores, poucos estudos realizados para o tratamento de pacientes com hipersonia idiopática têm bom nível de evidência.[40]

REFERÊNCIAS

1. Billiard M, Bassetti C, Dauvilliers Y, Dolenc-Groselj L, Lammers GJ, Mayer G, et al. EFNS guidelines on management of narcolepsy. Eur J Neurol. 2006;13(10):1035-48.
2. Bassetti CLA, Kallweit U, Vignatelli L, Plazzi G, Lecendreux M, Baldin E, et al. European guideline and expert statements on the management of narcolepsy in adults and children. Eur J Neurol. 2021;28(9):2815-30.
3. American Academy of Sleep Medicine. International classification of sleep disorders: ICSD-3. 3rd ed. Darién: AASM; 2014.
4. Dauvilliers Y, Arnulf I, Mignot E. Narcolepsy with cataplexy. Lancet. 2007;369(9560):499-511.
5. Leschziner G. Narcolepsy: a clinical review. Pract Neurol. 2014;14(5):323-31.
6. Ahmed I, Thorpy M. Clinical features, diagnosis and treatment of narcolepsy. Clin Chest Med. 2010;31(2):371-81.
7. Bassetti C, Aldrich MS. Narcolepsy. Neurol Clin. 1996;14(3):545-71.
8. Guilleminault C, Wilson RA, Dement WC. A study on cataplexy. Arch Neurol. 1974;31(4):255-61.
9. Smit LS, Lammers GJ, Catsman-Berrevoets CE. Cataplexy leading to the diagnosis of Niemann-Pick disease type C. Pediatr Neurol. 2006;35(1):82-4.

10. Lima FCB, Nascimento Junior EB, Teixeira SS, Coelho FM, Oliveira GDP. Thinking outside the box: cataplexy without narcolepsy. Sleep Med. 2019;61:118-21.
11. Weaver TE. Outcome measurement in sleep medicine practice and research. Part 1: assessment of symptoms, subjective and objective daytime sleepiness, health-related quality of life and functional status. Sleep Med Rev. 2001;5(2):103-28.
12. Littner MR, Kushida C, Wise M, Davila DG, Morgenthaler T, Lee-Chiong T, et al. Practice parameters for clinical use of the multiple sleep latency test and the maintenance of wakefulness test. Sleep. 2005;28(1):113-21.
13. Yoss RE, Daly DD. Narcolepsy. Med Clin North Am. 1960;44:953-68.
14. Mignot E, Hayduk R, Black J, Grumet FC, Guilleminault C. HLA DQB1*0602 is associated with cataplexy in 509 narcoleptic patients. Sleep. 1997;20(11):1012-20.
15. Gagliardi RJ, Takayanagui OM. Tratado de neurologia da Academia Brasileira de Neurologia. 2. ed. Rio de Janeiro: Elsevier; 2019.
16. Siegel JM. Functional implications of sleep development. PLoS Biol. 2005;3(5):e178.
17. Chemelli RM, Willie JT, Sinton CM, Elmquist JK, Scammell T, Lee C, et al. Narcolepsy in orexin knockout mice: molecular genetics of sleep regulation. Cell. 1999;98(4):437-51.
18. Hara J, Beuckmann CT, Nambu T, Willie JT, Chemelli RM, Sinton CM, et al. Genetic ablation of orexin neurons in mice results in narcolepsy, hypophagia, and obesity. Neuron. 2001;30(2):345-54.
19. Franceschini C, Pizza F, Antelmi E, Folli MC, Plazzi G. Narcolepsy treatment: pharmacological and behavioral strategies in adults and children. Sleep Breath. 2020;24(2):615-27.
20. Billiard M, Besset A, Montplaisir J, Laffont F, Goldenberg F, Weill JS, et al. Modafinil: a double-blind multicentric study. Sleep. 1994;17(8 Suppl):S107-12.
21. Dauvilliers Y, Bassetti C, Lammers GJ, Arnulf I, Mayer G, Rodenbeck A, et al. Pitolisant versus placebo or modafinil in patients with narcolepsy: a double-blind, randomised trial. Lancet Neurol. 2013;12(11):1068-75.
22. Dauvilliers Y, Shapiro C, Mayer G, Lammers GJ, Emsellem H, Plazzi G, et al. Solriamfetol for the treatment of excessive daytime sleepiness in participants with narcolepsy with and without cataplexy: subgroup analysis of efficacy and safety data by cataplexy status in a randomized controlled trial. CNS Drugs. 2020;34(7):773-84.
23. Boscolo-Berto R, Viel G, Montagnese S, Raduazzo DI, Ferrara SD, Dauvilliers Y. Narcolepsy and effectiveness of gamma-hydroxybutyrate (GHB): a systematic review and meta-analysis of randomized controlled trials. Sleep Med Rev. 2012;16(5):431-43.
24. Alshaikh MK, Tricco AC, Tashkandi M, Mamdani M, Straus SE, BaHammam AS. Sodium oxybate for narcolepsy with cataplexy: systematic review and meta-analysis. J Clin Sleep Med. 2012;8(4):451-8.
25. Black J, Houghton WC. Sodium oxybate improves excessive daytime sleepiness in narcolepsy. Sleep. 2006;29(7):939-46.
26. Mitler MM, Shafor R, Hajdukovich R, Timms RM, Browman CP. Treatment of narcolepsy: objective studies on methylphenidate, pemoline, and protriptyline. Sleep. 1986;9(1 Pt 2):260-4.
27. Shindler J, Schachter M, Brincat S, Parkes JD. Amphetamine, mazindol, and fencamfamin in narcolepsy. Br Med J (Clin Res Ed). 1985;290(6476):1167-70.
28. Aldosari MS, Olaish AH, Nashwan SZ, Abulmeaty MMA, BaHammam AS. The effects of caffeine on drowsiness in patients with narcolepsy: a double-blind randomized controlled pilot study. Sleep Breath. 2020;24(4):1675-84.
29. Miyagawa T, Kawamura H, Obuchi M, Ikesaki A, Ozaki A, Tokunaga K, et al. Effects of oral L-carnitine administration in narcolepsy patients: a randomized, double-blind, cross-over and placebo-controlled trial. PLoS One. 2013;8(1):e53707.
30. Møller LR, Østergaard JR. Treatment with venlafaxine in six cases of children with narcolepsy and with cataplexy and hypnagogic hallucinations. J Child Adolesc Psychopharmacol. 2009;19(2):197-201.
31. Szakacs Z, Dauvilliers Y, Mikhaylov V, Poverennova I, Krylov S, Jankovic S, et al. Safety and efficacy of pitolisant on cataplexy in patients with narcolepsy: a randomised, double-blind, placebo-controlled trial. Lancet Neurol. 2017;16(3):200-7.
32. Guilleminault C, Raynal D, Takahashi S, Carskadon M, Dement W. Evaluation of short-term and long-term treatment of the narcolepsy syndrome with clomipramine hydrochloride. Acta Neurol Scand. 1976;54(1):71-87.

33. Langdon N, Shindler J, Parkes JD, Bandak S. Fluoxetine in the treatment of cataplexy. Sleep. 1986;9(2):371-3.
34. Mayer G, Ewert Meier K, Hephata K. Selegeline hydrochloride treatment in narcolepsy. A double-blind, placebo-controlled study. Clin Neuropharmacol. 1995;18(4):306-19.
35. Huang YS, Guilleminault C. Narcolepsy: action of two gamma-aminobutyric acid type B agonists, baclofen and sodium oxybate. Pediatr Neurol. 2009;41(1):9-16.
36. Dauvilliers Y, Carlander B, Rivier F, Touchon J, Tafti M. Successful management of cataplexy with intravenous immunoglobulins at narcolepsy onset. Ann Neurol. 2004;56(6):905-8.
37. Donjacour CE, Lammers GJ. A remarkable effect of alemtuzumab in a patient suffering from narcolepsy with cataplexy. J Sleep Res. 2012;21(4):479-80.
38. Nagahara T, Saitoh T, Kutsumura N, Irukayama-Tomobe Y, Ogawa Y, Kuroda D, et al. Design and synthesis of non-peptide, selective orexin receptor 2 agonists. J Med Chem. 2015;58(20):7931-7.
39. Arias-Carrión O, Murillo-Rodríguez E. Effects of hypocretin/orexin cell transplantation on narcoleptic-like sleep behavior in rats. PLoS One. 2014;9(4):e95342.
40. Trotti LM. Idiopathic hypersomnia. Sleep Med Clin. 2017;12(3):331-44.

9

PARASSONIAS NÃO REM

Flávia Zuccolotto dos Reis
João Victor Valinho de Moraes
Rosa Hasan

As parassonias do sono não REM (NREM, do inglês *non-rapid eye movement*) são caracterizadas por comportamento noturno anormal nessa fase do sono, podendo se apresentar com movimentos, vocalizações e expressões emocionais com comprometimento da consciência e ativação do sistema nervoso autônomo (SNA).

As parassonias acontecem na interface entre os estados de vigília, sono NREM e sono REM. Parte-se do conceito de que esses estados não se excluem completamente, sendo vistos momentos de sobreposição entre eles,[1] como ilustra a **Figura 9.1**.

Esses comemorativos são traduzidos em um transtorno, recebendo diagnóstico e intervenção terapêutica por impactarem na vida do indivíduo, com prejuízo em seu sono com consequências diurnas, risco de acidentes, lesão corporal e comprometimento psicossocial.

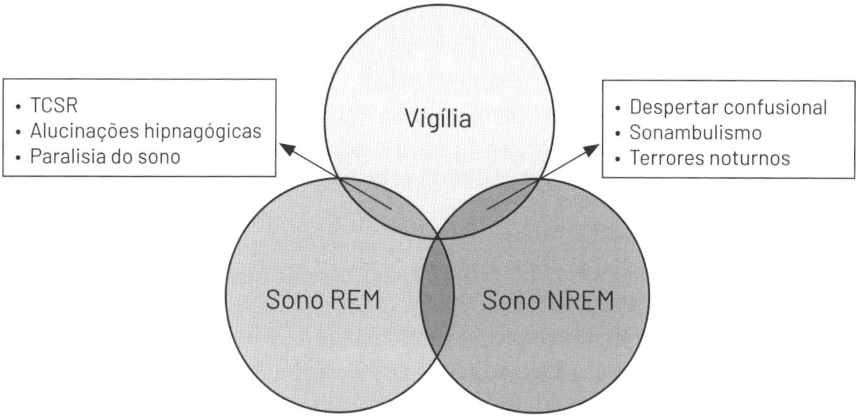

Figura 9.1
Interface entre os estados de vigília, sono NREM e sono REM.
TCSR: transtorno comportamental do sono REM.

FISIOPATOLOGIA

As parassonias são eventos indesejáveis que perturbam o sono e ocorrem em razão de uma somatória de fatores de predisposição, como herança genética e comorbidades, fatores precipitadores, e, ainda, agentes que favorecem a inércia do sono (p. ex., medicações sedativas, sobretudo agonistas seletivos do receptor GABA e álcool) e/ou agentes fragmentadores do sono (barulho e apneia obstrutiva do sono [AOS]).[2]

Nesse contexto, ocorre uma dissociação incompleta dos estados de vigília e sono NREM, ocasionando estados intermediários a eles. Castelnovo e colaboradores[2] referem que, apesar da escassa literatura, estudos de neuroimagem possibilitam que esse padrão dissociado, caracterizado por atividades cerebrais semelhantes à existência simultânea de sono e de despertar sobre regiões-alvo, pode ser visto, inclusive, em concordância com os achados em estudos de estéreo-eletroencefalografia.

Outra hipótese seria de que os geradores de padrão central (GPC), localizados no tronco encefálico e na medula, responsáveis por automatismos oroalimentares, comportamentos de deambulação e comportamentos reativos violentos e de medo relacionados ao sono, promovem deaferentação dos centros locomotores em diferentes momentos do sono, podendo justificar esses comportamentos.[3]

O componente genético que é sugerido até o momento decorre da alta prevalência dos antígenos leucocitários humanos (HLA) DQB1*05:01 e HLA DQB1*04 em várias parassonias NREM.[2]

DIAGNÓSTICO

Na *Classificação diagnóstica internacional dos distúrbios do sono* (ICSD-3),[4] são descritos, nas parassonias NREM, os transtornos do despertar (**Quadro 9.1**), que incluem despertar confusional, sonambulismo e terror noturno, bem como o transtorno alimentar relacionado ao sono. A parassonia sexual, tanto no ICSD-3 quanto na quinta edição do *Manual diagnóstico e estatístico de transtornos mentais* (DSM-5)[5] (**Quadro 9.2**), é descrita como um subtipo do sonambulismo e também se encontra descrita como sendo um subtipo do despertar confusional. Há, ainda, a combinação de parassonia NREM com transtorno comportamental do sono REM (TCSREM), sendo conhecida como parassonia *overlap*.

As características que fazem a diferenciação das parassonias NREM incluem o tempo de duração, a complexidade e o tipo de comportamento, bem como o grau de amnésia. Os fatores precipitantes incluem condições que resultam em fragmentação e/ou aumento da pressão homeostática do sono e devem ser amplamente explorados.[6]

A investigação clínica deve ser minuciosa, realizada, inicialmente, na anamnese com o paciente, buscando relatos claros sobre as alterações noturnas. A entrevista com um acompanhante com proximidade com o paciente traz dados importantes, visto que o paciente, durante os eventos, tem comprometimento de consciência e memória. Ademais, o acompanhante poderia colaborar lembrando-se de eventos ocorridos na infância do paciente.

Quadro 9.1
Diagnóstico dos transtornos do despertar (ICSD-3)

A. Episódios recorrentes de despertar incompleto do sono.
B. Resposta inadequada ou ausente aos esforços de outros para intervir ou redirecionar a pessoa durante o episódio.
C. Limitada ou nenhuma cognição associada, ou imagens oníricas.
D. Amnésia parcial ou completa para o episódio.
E. O distúrbio não é mais bem explicado por outro distúrbio do sono, distúrbio mental, condição médica, medicação ou uso de substância.
   1. Os eventos geralmente ocorrem durante o primeiro terço do episódio principal de sono.
   2. O indivíduo pode continuar a parecer confuso e desorientado por vários minutos ou mais depois do episódio.

Fonte: American Academy of Sleep Medicine.[4]

Quadro 9.2
Critérios diagnósticos dos transtornos do despertar (DSM-5)

A. Episódios recorrentes de despertares incompletos, em geral ocorrendo durante o primeiro terço do episódio de sono principal, acompanhados de uma entre as seguintes alternativas:
   1. Sonambulismo: Episódios repetidos de levantar-se da cama durante o sono e deambular. Durante o sonambulismo, o indivíduo se apresenta com o olhar fixo e o rosto vazio, praticamente não responde aos esforços de comunicação por parte de outras pessoas e pode ser acordado apenas com muita dificuldade.
   2. Terror noturno: Em geral, episódios recorrentes de despertares súbitos provocados por terror que iniciam com um grito de pânico. O medo é intenso, com sinais de estimulação autonômica como midríase, taquicardia, respiração rápida e sudorese durante cada episódio. Há relativa ausência de resposta aos esforços de outras pessoas para confortar o indivíduo durante os episódios.
B. Há pouca ou nenhuma lembrança de imagens oníricas (p. ex., apenas uma cena visual).
C. Presença de amnésia em relação ao episódio.
D. Os episódios causam sofrimento clinicamente significativo ou prejuízo no funcionamento social, profissional ou em outras áreas importantes da vida do indivíduo.
E. A perturbação não é atribuída aos efeitos fisiológicos de alguma substância (p. ex., abuso de drogas ou uso de algum medicamento).
F. A coexistência de outros transtornos mentais e médicos não explica os episódios de sonambulismo ou de terrores no sono.

Determinar o subtipo:
- tipo sonambulismo – Especificar se:
  - com alimentação relacionada ao sono;
  - com comportamento sexual relacionado ao sono (parassonia sexual);
  - tipo terror noturno.

Fonte: American Psychiatric Association.[5]

Devem ser avaliados idade de início, frequência dos eventos, momento da noite em que ocorrem, história pessoal e familiar de parassonias, comorbidades e medicações em uso. Fatores desencadeantes como medicações, má higiene do sono, ambiente de sono inadequado, privação de sono (PS), uso de álcool e estresse emocional devem ser investigados e são determinantes para a abordagem terapêutica.

DIAGNÓSTICO CLÍNICO

Na anamnese dirigida, o sintoma mais consistente é a alteração comportamental durante o sono. É importante confirmar na entrevista que a alteração comportamental ocorre enquanto o paciente está dormindo, com prejuízo de sua despertabilidade e posterior alteração de sua memória, evitando confusão diagnóstica com estados dissociativos, crises de ansiedade e outras manifestações presentes na vigília. Como já descrito, diferenciar o momento da noite em que os eventos ocorrem é importante para o diagnóstico diferencial com as parassonias do sono REM que ocorrem predominantemente na segunda metade da noite (enquanto as NREM em geral ocorrem na primeira metade do sono). A frequência, a duração e as características da movimentação durante o evento também são importantes na diferenciação entre os tipos de parassonias e entre outras entidades.

Os principais comemorativos de cada tipo de parassonia NREM serão descritos a seguir.

DESPERTAR CONFUSIONAL

Assim como os outros transtornos do despertar, geralmente se iniciam na infância e na adolescência, com prevalência de cerca de 17% nessa faixa etária, caindo para cerca de 3% na vida adulta,[4] o que demonstra seu caráter autolimitado. A frequência dos eventos, em geral, é de poucas vezes na semana ou no mês. Caso seja percebida maior frequência – diária ou vários eventos na mesma noite –, aventar a possibilidade de epilepsia noturna é imprescindível. O despertar confusional caracteriza-se por um despertar abrupto, com o indivíduo estando confuso e desorientado, com alteração cognitiva e baixa despertabilidade durante o evento, comumente com duração de poucos minutos. Caso o indivíduo saia da cama, o evento é classificado como sonambulismo.

SONAMBULISMO

Os episódios de sonambulismo podem se originar de despertares confusionais, com o indivíduo permanecendo nesse estado entre o sono e a vigília e saindo da cama ou deambulando. Esse evento pode se dar de maneira repentina ou mais lenta, podendo incluir movimentação mais complexa e duradoura, como abrir portas, sair de casa e dirigir. Comportamento inadequado também pode ocorrer, como apresentação agressiva ou agitada, algum tipo de atividade sexual imprópria, o que pode trazer riscos ao indivíduo e ao seu parceiro de cama. Automutilação também pode ocorrer, tendo o indivíduo sonâmbulo alta tolerância a dor, e até ocasionar a morte – o chamado "pseudossuicídio parassônico".[4] Há a possibilidade de o comportamento ser mais breve e simples, sem um fim direcionado ou objetivo concreto. Os olhos podem estar entreabertos, como se fossem "olhos de vidro",[6] e o indivíduo pode parecer acordado, respondendo parcialmente ao chamado, podendo ter fala arrastada ou lentificada e perceptível desorientação psíquica. Tentar despertar o sonâmbulo pode piorar a desorientação, a confusão e a alteração comportamental.

TERROR NOTURNO

O terror noturno se caracteriza por episódio de despertar abrupto, com experiência confusa de medo intenso, se manifestando com potentes gritos e com o indivíduo se mantendo em postura apreensiva, de maneira inconsolável. Somado a isso, o indivíduo apresenta características de ativação do sistema nervoso autônomo (SNA) simpático, com *flush* facial, taquicardia, taquipneia, sudorese e midríase, podendo ter movimentação exuberante, correndo o risco de se lesionar ou lesionar o parceiro de cama. Assim como nas outras parassonias NREM, tais comportamentos com potencial exposição a risco e agressivos podem ter importantes implicações forenses. Tentativas de despertar o indivíduo podem prolongar a confusão e a agitação psicomotora.

A **Tabela 9.1** descreve as principais características de cada um dos transtornos do despertar.

■ Tabela 9.1
Características dos transtornos do despertar

	Despertar confusional	Sonambulismo	Terror noturno
Comportamento	Desorientado, movimentos simples a complexos na cama.	Desorientado, deambulação fora da cama, comportamentos simples a complexos.	Assustado, agitado, com choros e gritos presentes.
Duração	Poucos minutos	Prolongada	Minutos
Deambulação	Não	Sim	Não
Atividade autonômica	Não	Não	Sim
Amnésia	Sim	Sim	Sim

Fonte: Irfan e colaboradores.[6]

PARASSONIA SEXUAL

A parassonia sexual é classificada como um subtipo do despertar confusional e do sonambulismo, no qual ocorrem comportamentos sexuais como masturbação, vocalização e intercurso sexual durante esse estado de restrição da consciência, restrita despertabilidade e posterior amnésia, geralmente total, do evento. Há uma tendência à predominância no sexo masculino,[4] porém os dados epidemiológicos podem estar aquém da prevalência real por dificuldade entre os profissionais e pacientes de estarem cientes de que se trata de uma patologia, bem como do desconforto do indivíduo em buscar o médico por essa queixa, apenas procurando auxílio em situações de consequências mais negativas.[7] O comportamento sexual pode se apresentar de maneira inadequada ou agressiva e levar a autolesão ou trauma interposto ao parceiro de cama, com sérias implicações psicossociais e forenses. A atividade sexual anormal ocorre no sono de ondas lentas, ou N3, semelhante a outras parassonias NREM. Uso de substâncias e álcool, fadiga, estresse e estar em contato físico com outra pessoa na cama podem ser precipitadores de um episódio.[6]

TRANSTORNO ALIMENTAR RELACIONADO AO SONO

Este quadro, considerado uma variante do sonambulismo, é caracterizado por episódios recorrentes de alimentação noturna após despertar, que ocorrem de forma involuntária, podendo ter características compulsivas. O indivíduo pode, inclusive, se alimentar de objetos não comestíveis e se prolongar na preparação de alimentos, o que o expõe a perigo. Geralmente ocorre amnésia do evento. Esse comportamento noturno traz consequências à saúde do indivíduo, sendo frequente o ganho de peso. Transtorno alimentar relacionado ao sono amnéstico, como o sonambulismo, está frequentemente relacionado ao uso de medicamentos sedativo-hipnóticos, mais comumente zolpidem. No **Quadro 9.3**, estão descritos os critérios diagnósticos que contemplam o transtorno alimentar relacionado ao sono.

FERRAMENTAS DIAGNÓSTICAS

QUESTIONÁRIOS

É possível, na avaliação, utilizar escalas como ferramentas diagnósticas. A Paris Arousals Disorders Severity Scale[8] é uma escala autoaplicável que apresenta alta sensibilidade (83,6%) e especificidade (87,8%) quando comparada a videopolissonografia (vPSG). Ela é composta por 22 itens e contempla comportamentos que ocorrem à noite, sua frequência e suas consequências.

Há recente descrição na literatura do Arousal Disorders Questionnaire (ADQ),[9] aplicado em 150 indivíduos, com sensibilidade de 72% (95% IC: 60-82) e especificidade de 96% (95% IC: 89-98). Nesse questionário, as perguntas são realizadas de forma di-

■ **Quadro 9.3**
Critérios diagnósticos do transtorno alimentar relacionado ao sono

1. Episódios recorrentes de alimentação noturna que ocorrem após o despertar do sono
2. Um dos seguintes:
   a. Consumo de formas / combinações peculiares de alimentos ou substâncias não comestíveis
   b. Comportamentos potencialmente prejudiciais relacionados ao sono realizados em busca de alimentos
   c. Consequências adversas para a saúde decorrentes de alimentação noturna recorrente
3. Perda parcial ou completa de consciência
4. Não explicado por outro transtorno do sono, transtorno mental ou médico, substância

Fonte: Irfan e colaboradores.[6]

recionada aos transtornos do despertar (despertar confusional, sonambulismo e terror noturno), com respostas de sim ou não a eventos sugestivos destes.

Os questionários e as escalas não são muito utilizados na prática clínica; em geral, seu uso limita-se a pesquisas.

POLISSONOGRAFIA

Segundo a ICSD-3,[4] a polissonografia (PSG) não é essencial para o diagnóstico de parassonia NREM, sendo importante, sobretudo, para auxílio no diagnóstico diferencial de transtornos do sono, como TCSREM, epilepsia noturna e outros que podem, inclusive, ser desencadeadores dos transtornos do despertar, como AOS e movimentos periódicos de membros. Apesar disso, há estudos que defendem sua ampla aplicabilidade como ferramenta diagnóstica.[10,11] Para fins de pesquisa, estudos realizados com o paciente em PS têm tido bons resultados na detecção dos comportamentos noturnos anormais.[12]

Nos casos em que a PSG for utilizada como suporte diagnóstico, a gravação da vPSG com tempo sincronizado se faz essencial. O fato de o indivíduo estar em outro ambiente, bem como exposto a outros horários de sono, pode reduzir a quantidade de N3 na noite avaliada, sendo raros os comportamentos anormais durante o sono no laboratório. Portanto, uma PSG sem registro de episódios de parassonia NREM não exclui esse diagnóstico. Entretanto, em raras ocasiões, podem ser observados no exame despertares abruptos do sono de ondas lentas, associados ou não a comportamento confusional.

Em relação aos achados polissonográficos, pode-se observar, além dos despertares do sono de ondas lentas, ondas δ-hipersíncronas de alta amplitude antes de um despertar confusional e sonambulismo.[2,4] Esses achados têm baixa especificidade, podendo ocorrer em pessoas assintomáticas.

É comum haver aumento de despertares, podendo ser relacionados a movimentos periódicos de membros, eventos respiratórios ou espontâneos.[4]

Na PSG, é possível observar o padrão alternante cíclico (CAP), um marcador de instabilidade NREM importante nas parassonias.

O CAP é uma oscilação que ocorre durante o sono NREM, apresentando períodos de excitação cortical e quiescência, geralmente a cada 20 a 40 segundos, e fornece a base para fenômenos normais do sono e fenômenos patológicos. Pacientes com transtornos do despertar podem ter uma taxa de CAP mais alta, evidenciando, assim, maior instabilidade de sono NREM.[6]

EXAMES DE IMAGEM

Exames de imagem não são utilizados na prática investigativa de parassonias NREM, a não ser que haja suspeita de epilepsia estrutural com apresentação noturna semelhante a episódios de parassonia. São raros os casos de despertares confusionais correlacionados a lesões cerebrais em áreas como hipotálamo posterior, área reticular do mesencéfalo e da substância cinzenta periventricular, que são úteis no despertar. Há estudos com tomografia computadorizada por emissão de fóton único (SPECT) que parecem confirmar certa dissociação funcional, mas ainda são escassos e de pouca robustez.[2]

TRATAMENTO

TRATAMENTO NÃO FARMACOLÓGICO

Estratégias preventivas, psicoeducação, psicoterapia e medidas de segurança são os pilares do tratamento das parassonias NREM.[13]

Explicar ao paciente e aos familiares a natureza benigna e a transitoriedade da condição (costuma desaparecer ou diminuir de frequência na vida adulta) traz conforto aos envolvidos.

Diagnosticar e tratar outros distúrbios que contribuem para a fragmentação do sono, como AOS e SPI, bem como evitar ou trocar medicamentos que induzem ou pioram o quadro, é de fundamental importância preventiva. Assim como evitar o consumo de álcool, a PS e manter boa higiene do sono, com atenção à regularidade de horários para dormir. O **Quadro 9.4** elenca os principais precipitadores e/ou potencializadores.

Quadro 9.4
Fatores precipitadores e/ou potencializadores de parassonias NREM

▪ Fármacos ▪ Agonistas GABA-A ▪ Antidepressivos ▪ Anticolinérgicos ▪ Lítio ▪ Antipsicóticos	▪ Privação de sono ▪ Má higiene do sono	▪ Distúrbios que fragmentam o sono: ▪ AOS ▪ SPI ▪ Dor crônica ▪ Narcolepsia	▪ Outros ▪ Febre ▪ Estressores emocionais

AOS: apneia obstrutiva do sono; SPI: síndrome das pernas inquietas.

As medidas de segurança, principalmente para casos de sonambulismo, incluem fechar portas e janelas, instalar alarmes de movimento, remover objetos pontiagudos e obstruções no caminho do paciente, fechar persianas e cortinas para impedir que a luz cause despertares, dormir sempre no chão e no andar mais baixo da residência, usar móveis estofados no quarto e mover o companheiro de quarto para outro cômodo até ter maior controle dos eventos.

Pais ou parceiros devem evitar acordar ou conter o sonâmbulo, sob risco de causar agitação. Devem falar calmamente, tranquilizar e sugerir que ele volte para a cama.

Para portadores de transtorno alimentar relacionado ao sono, alimentos muito procurados devem ser armazenados fora da cozinha, e fechaduras em geladeiras e armários devem ser consideradas.

Pacientes com parassonia sexual nunca devem dormir com um menor de idade ou dividir o quarto com outros que não o cônjuge.

Evidências em relatos de casos e estudos observacionais apontam que técnicas de relaxamento, hipnose, redução do estresse baseada na atenção plena (MBSR) e terapia cognitivo-comportamental (sobretudo a imaginação guiada) podem trazer benefícios para casos que respondam pouco às estratégias de prevenção e às medidas ambientais.[14]

O despertar programado, por meio do qual o paciente é acordado do sono pouco antes de ocorrerem os episódios, tem sido usado de forma eficaz em crianças para despertares confusionais, terrores noturnos e sonambulismo.[8]

TRATAMENTO FARMACOLÓGICO

O tratamento medicamentoso de todas as parassonias deve ser reservado aos casos de falência das medidas não farmacológicas, para casos com risco grave de lesão física ao paciente e a familiares, e para eventos que possam ter consequências criminais, como comportamentos violentos ou sexuais.[13]

Os benzodiazepínicos (BZDs), em especial os de meia-vida intermediária ou longa, são a classe de fármacos mais usada e estudada para tratamento das parassonias NREM, mesmo sem indicação em bula para esse uso.[14,15]

Os BZDs atuam por meio de receptores GABA-A hipotalâmicos (funcionam como moduladores alostéricos positivos), produzindo efeito hipnótico. O mecanismo de ação na supressão das parassonias ainda é desconhecido, mas supostamente está ligado a seu efeito sedativo (aumentando o limiar de despertares) e na redução do sono de ondas lentas (N3).

O clonazepam é a substância mais utilizada na prática clínica, com indicação de doses baixas, iniciando com 0,25 mg a 0,5 mg, e aumentando até 2 mg de acordo com a resposta, sempre antes de o paciente ir se deitar para dormir. Apesar da escassez de estudos robustos sobre o uso do clonazepam, Schenck e Mahowald[16] observaram eficácia de 83,6% no controle dos eventos em um estudo no qual 28 de 54 pacientes com diagnóstico de parassonia NREM usaram clonazepam como terapêutica. Scheck e colaboradores[17] conduziram, mais tarde, um estudo de *follow-up*, em que identificaram que pacientes usuários de clonazepam para controle de parassonias continuavam apresentando boa resposta após três anos e meio anos de tratamento, e que o risco de tolerância com aumento de dosagem foi muito baixo.

Em pacientes idosos, pelo risco de alterações cognitivas/risco de queda, e em pacientes portadores de AOS, pelo efeito miorrelaxante dos BZDs, o uso deve ser feito com cautela e na menor dosagem possível.

Outros BZDs foram testados em ensaios clínicos menores, como o diazepam em dosagens que variam entre 2 e 5 mg, que apresentou resposta semelhante à do placebo, mas com melhora autorreferida pelos pacientes.[18]

Alguns antidepressivos do grupo dos inibidores seletivos da recaptação de serotonina (ISRSs), como sertralina e paroxetina, e dos tricíclicos (ADTs), como clomipramina e imipramina, foram testados em casos isolados, com alguma resposta.[19,20] O mecanismo de ação também é desconhecido, uma vez que os mesmos antidepressivos podem servir de gatilho para a ocorrência dos episódios em outros pacientes.

A melatonina também mostrou potencial terapêutico em um estudo restrospectivo,[21] com baixa incidência de efeitos colaterais.

Em um estudo com 45 crianças, o uso do precursor da serotonina L-5-hidroxitriptofano promoveu melhora em 83% dos terrores noturnos, por possível estabilização da microestrutura do sono.[22]

No subtipo transtorno alimentar relacionado ao sono, o uso do anticonvulsivante topiramato parece ter boa resposta. Redução do número de episódios e do peso corporal foi observada por Winkelman,[23] com resposta positiva em 68% da amostra em estudo retrospectivo. A dosagem média foi de 135 mg logo antes do período principal de sono. Contudo, o índice de descontinuação foi elevado, em razão da incidência de efeitos colaterais como sonolência diurna, embotamento afetivo e alterações cognitivas.

DIAGNÓSTICOS DIFERENCIAIS

É importante a distinção adequada das parassonias NREM com investigação minuciosa sobre seus aspectos clínicos e comemorativos fisiopatológicos. Entre os principais diagnósticos diferenciais, inclui-se TCSREM, pesadelos, epilepsia relacionada ao sono, transtornos dissociativos relacionados ao sono, comportamentos relacionados a álcool e drogas, e AOS. O TCSREM normalmente se apresenta na segunda metade da noite, com comportamentos de encenação de sonhos em geral ocorrendo em indivíduos de faixa etária mais elevada.[4] A vPSG é ferramenta importante para essa diferenciação, pois mostra a ausência de atonia no sono REM confirmando TCSREM. É importante saber que as duas patologias podem se sobrepor, o que chamamos de parassonias *overlap* NREM e REM. A epilepsia relacionada ao sono é um importante diagnóstico diferencial, e dados clínicos e eletroencefalográficos são de grande auxílio. Não é possível que se faça o diagnóstico de parassonia NREM na vigência de intoxicação alcóolica, embora o comportamento possa ser semelhante ao apresentado no sonambulismo. Episódio dissociativo do sono e simulação também são importantes diagnósticos diferenciais.

CONSIDERAÇÕES FINAIS

As parassonias NREM compreendem importantes transtornos do sono, podendo ter sérias implicações psicossociais e consequências aos indivíduos e seus parceiros de cama. Uma investigação minuciosa contemplando o quadro clínico, os fatores desencadeadores e os possíveis diagnósticos diferenciais é de extrema importância. O tratamento engloba medidas comportamentais relacionadas ao ambiente e ao indivíduo a fim de identificar e, se possível, extinguir os fatores precipitadores, sendo que, em alguns casos, o recurso medicamentoso será necessário.

REFERÊNCIAS

1. Mahowald MW, Schenck CH. Non-rapid eye movement sleep parasomnias. Neurol Clin. 2005;23(4):1077-106, vii.
2. Castelnovo A, Lopez R, Proserpio P, Nobili L, Dauvilliers Y. NREM sleep parasomnias as disorders of sleep-state dissociation. Nat Rev Neurol. 2018;14(8):470-81.
3. Kryger MH, Roth T, Dement WC. Principles and practice of sleep medicine. 5th ed. London: Elsevier Health Sciences; 2010.
4. American Academy of Sleep Medicine. International classification of sleep disorders: ICSD-3. 3rd ed. Darien: AASM; 2014.
5. American Psychiatric Association. Manual diagnóstico e estatístico de transtornos mentais: DSM-5. 5. ed. Porto Alegre: Artmed; 2014.
6. Irfan M, Schenck CH, Howell MJ. NonREM disorders of arousal and related parasomnias: an updated review. Neurotherapeutics. 2021;18(1):124-39.
7. Toscanini AC, Marques JH, Hasan R, Schenck CH. Sexsomnia: case based classification and discussion of psychosocial implications. Sleep Sci. 2021;14(2):175-80.
8. Arnulf I, Zhang B, Uguccioni G, Flamand M, Noël de Fontréaux A, Leu-Semenescu S, et al. A scale for assessing the severity of arousal disorders. Sleep. 2014;37(1):127-36.
9. Loddo G, La Fauci G, Vignatelli L, Zenesini C, Cilea R, Mignani F, et al. The Arousal Disorders Questionnaire: a new and effective screening tool for confusional arousals, sleepwalking and sleep terrors in epilepsy and sleep disorders units. Sleep Med. 2021;80:279-85.
10. Fois C, Wright MA, Sechi G, Walker MC, Eriksson SH. The utility of polysomnography for the diagnosis of NREM parasomnias: an observational study over 4 years of clinical practice. J Neurol. 2015;262(2):385-93.
11. Drakatos P, Marples L, Muza R, Higgins S, Nesbitt A, Dongol EM, et al. Video polysomnographic findings in non-rapid eye movement parasomnia. J Sleep Res. 2019;28(2):e12772.
12. Pilon M, Montplaisir J, Zadra A. Precipitating factors of somnambulism: impact of sleep deprivation and forced arousals. Neurology. 2008;70(24):2284-90.
13. Wills L, Garcia J. Parasomnias: epidemiology and management. CNS Drugs. 2002;16(12):803-10.
14. Drakatos P, Marples L, Muza R, Higgins S, Gildeh N, Macavei R, et al. NREM parasomnias: a treatment approach based upon a retrospective case series of 512 patients. Sleep Med. 2019;53:181-8.
15. Tobin JD Jr. Treatment of somnambulism with anticipatory awakening. J Pediatr. 1993;122(3):426-7.
16. Schenck CH, Mahowald MW. Long-term, nightly benzodiazepine treatment of injurious parasomnias and other disorders of disrupted nocturnal sleep in 170 adults. Am J Med. 1996;100(3):333-7.
17. Schenck CH, Milner DM, Hurwitz TD, Bundlie SR, Mahowald MW. A polysomnographic and clinical report on sleep-related injury in 100 adult patients. Am J Psychiatry. 1989;146(9):1166-73.

18. Reid WH, Haffke EA, Chu CC. Diazepam in intractable sleepwalking: a pilot study. Hillside J Clin Psychiatry. 1984;6(1):49-55.
19. Attarian H, Zhu L. Treatment options for disorders of arousal: a case series. Int J Neurosci. 2013;123(9):623-5.
20. Wilson SJ, Lillywhite AR, Potokar JP, Bell CJ, Nutt DJ. Adult night terrors and paroxetine. Lancet. 1997;350(9072):185.
21. Xie Z, Chen F, Li WA, Geng X, Li C, Meng X, et al. A review of sleep disorders and melatonin. Neurol Res. 2017;39(6):559-65.
22. Bruni O, Ferri R, Miano S, Verrillo E. L -5-Hydroxytryptophan treatment of sleep terrors in children. Eur J Pediatr. 2004;163(7):402-7.
23. Winkelman JW. Efficacy and tolerability of open-label topiramate in the treatment of sleep-related eating disorder: a retrospective case series. J Clin Psychiatry. 2006;67(11):1729-34.

10 PARASSONIAS DO SONO REM

Alan L. Eckeli
Manoel Alves Sobreira Neto
Carlos Mauricio Oliveira de Almeida
Fernando Gustavo Stelzer

Parassonias são eventos físicos ou experiências indesejáveis que ocorrem durante o sono, na transição entre a vigília e o sono e ao despertar. Esses eventos podem ser descritos como comportamentos complexos, emoções, percepções, sonhos e a presença de ativações do sistema nervoso autônomo (SNA) nesses períodos.[1] Entendendo que a consciência humana se apresenta na forma de vigília, sono NREM (*non-rapid eye movement*) e sono REM (*rapid eye movement*), podemos inferir que as parassonias são resultado de estados dissociativos ou, também, momentos em que observamos a interseção entre esses estados. As parassonias são consideradas transtornos clínicos, pois podem causar consequências significativas, como fragmentação do sono, acidentes, lesões, comprometimentos psicossociais e outras repercussões, ao paciente e ao seu parceiro. Neste capítulo, abordaremos as parassonias que ocorrem durante o REM (transtorno comportamental do sono REM [TCSREM], transtorno de pesadelo [TP] e paralisia do sono recorrente [PSR]).

TRANSTORNO COMPORTAMENTAL DO SONO REM

O TCSREM é caracterizado por comportamentos anormais que surgem durante o sono REM, que podem causar lesões físicas e fragmentação do sono. Esses comportamentos são secundários à conjunção de, ao menos, dois fatores. O primeiro, perda do fenômeno da atonia durante o REM, é caracterizado pela presença de atividade muscular durante o sono REM; o segundo fator é o aumento da atividade onírica.

Historicamente, o entendimento da fisiologia do sono REM teve início com Michel Jouvet, em 1959. Ele utilizou um modelo lesional em gatos e demonstrou que lesões no tegmento pontino promoviam a perda da atonia durante o sono REM. Assim, esses animais apresentavam comportamentos semelhantes à vigília, mesmo estando em sono REM, como morder e rastejar. O experimento demonstrou uma dissociação entre a atividade onírica e a hipotonia do sono REM.[2] Posteriormente, em 1986, Carlos Schenck descreveu clínica e polissonograficamente esses fenômenos em um paciente que havia sonhado que era um jogador de futebol americano e havia pulado da cama, caracterizando clinicamente essa condição.[3] Desde então, o estudo do TCSREM se intensificou e se expandiu.

A prevalência dessa condição na população geral é estimada entre 0,5 e 1%; na população idosa, em 5%; e, em pacientes com doença de Parkinson (DP), em 50%.[4,5] Para melhor entendimento, podemos dividir essa condição em dois grupos. O primeiro acomete homens mais velhos, é frequentemente associado à evolução de uma doença neurodegenerativa, e é denominado TCSREM criptogênico. O segundo grupo, com acometimento de indivíduos mais jovens, de ambos os sexos, costuma estar associado a outras condições clínicas (narcolepsia, tumores e doenças genéticas) ou ao uso de medicações (antidepressivos), e é denominado TCSREM secundário (**Tab. 10.1**).

MANIFESTAÇÕES CLÍNICAS

Os fenômenos clínicos associados ao TCSREM estão associados à encenação dos sonhos durante o sono REM. Essas encenações compreendem vocalizações compreensíveis ou não, movimentos simples ou complexos, propositais ou não, de natureza violenta ou não. A diversidade das manifestações está associada diretamente à produção onírica. Habitualmente, os homens costumam apresentar fenômenos violentos e exuberantes, diferentemente das mulheres, que apresentam sonhos de conteúdo violento com menor frequência. Os comportamentos observados pelos acompanhantes e os relatados pelos pacientes são diversos, podendo ser observados

Tabela 10.1
Diferenças clínicas entre os transtornos comportamentais do sono REM criptogênico e secundário

Variáveis	Criptogênico	Secundário
Idade	> 50 anos	Mais jovens
Sexo	Homens > mulheres	Homens = mulheres
Associação com medicamentos antidepressivos	Fatores de piora	São fatores causadores
Evolução para doença neurodegenerativa	Presente	Ausente

gritos, socos, chutes e risos. Os eventos costumam ocorrer com maior frequência na segunda metade da noite, quando observamos maior proporção de sono REM. Diferentemente das parassonias do sono NREM, os pacientes costumam se recordar da maior parte dos eventos, descrevendo com detalhes o conteúdo onírico. Durante esses comportamentos, o paciente pode inadvertidamente colocar em risco seu/sua companheiro(a) e apresentar quedas da cama e outros traumas. Um fator importante que nos auxilia de maneira clínica na diferenciação de outras condições, como epilepsia e parassonia NREM, é a observação que os olhos permanecem fechados durante os episódios de TCSREM.

CRITÉRIOS DIAGNÓSTICOS

Para o diagnóstico definitivo dessa condição, são necessários o relato do paciente de encenação durante o sono e a documentação da perda da atonia durante o sono REM no exame de polissonografia (PSG) ou a presença de um evento durante esse monitoramento. No **Quadro 10.1**, temos os critérios diagnósticos de acordo com a terceira *Classificação internacional dos distúrbios do sono* (ICSD-3).[6]

DIAGNÓSTICO DIFERENCIAL

As condições que apresentam eventos motores durante o período do sono e fazem o diagnóstico diferencial com o TCSREM são apresentadas a seguir.

As parassonias do sono NREM (despertar confusional, terror noturno e sonambulismo) costumam ocorrer mais na primeira metade da noite, há interação do paciente com o ambiente, costuma-se observar o paciente com olhos abertos, há amnésia para os eventos e há presença frequente de um membro da família acometido pela mesma condição.[7]

Quadro 10.1
Critérios diagnósticos para o transtorno comportamental do sono REM

Todos os critérios devem ser preenchidos (A-D)
A. Episódios repetidos de vocalizações e/ou comportamentos motores complexos. B. Esses comportamentos são polissonograficamente documentados, ocorrendo durante o sono REM ou baseados em história clínica de encenação de sonhos, que, presumivelmente, ocorrem no sono REM. C. Presença de sono REM sem atonia durante a PSG. D. O transtorno do sono não pode ser mais bem explicado por outra doença do sono, condição clínica, neurológica ou mental, ou, ainda, por uso de medicação ou outra substância.

Fonte: American Academy of Sleep Medicine.[6]

Outro diagnóstico diferencial importante são as síndromes epiléticas com fenômenos motores durante o sono. O fenômeno epilético costuma ser estereotipado, apresenta uma frequência maior de eventos por noite, ocorre com maior frequência na primeira metade da noite, quase que exclusivamente no sono NREM.[8,9] Adicionalmente, nos pacientes com essas condições, é frequente observarmos alterações no exame de neuroimagem e no exame de eletroencefalografia (EEG).

Uma outra condição que faz o diagnóstico diferencial com o TCSREM é a apneia obstrutiva do sono (AOS). Há um fenótipo especial de pacientes com AOS que apresentam encenações durante o sono, que, clinicamente, são indistinguíveis do TCSREM. Esse fenótipo é caracterizado pelo predomínio de homens, com AOS grave, obesos e com importantes dessaturações.[10] Polissonograficamente, esses pacientes não apresentam sono REM sem atonia. Neles, o tratamento efetivo da AOS promove o controle clínico dos sintomas.

Para finalizar, outras condições que fazem diagnóstico diferencial com o TCSREM são refluxo gastroesofageano, síndrome do pânico, transtornos rítmicos do movimento relacionados ao sono, transtorno dos movimentos periódicos durante o sono, quadros de *delirium* e doenças raras, como a insônia familiar fatal e a coreia de Morvan.[11]

AVALIAÇÃO POLISSONOGRÁFICA

O exame de PSG é essencial para o diagnóstico dessa condição. Para sua realização, é necessária uma série de requisitos, como o monitoramento de áudio e vídeo sincronizados e avaliação de eletromiografia de superfície do mento, dos músculos tibiais anteriores e dos músculos flexores superficiais dos dedos.

O tônus muscular é avaliado durante todo o exame de PSG, e, na vigência do sono REM, nota-se sua redução em comparação aos valores observados na vigília e no sono NREM. No TCSREM, o paciente apresenta uma perda dessa hipotonia, sendo documentado um aumento mais prolongado do tônus muscular, denominado aumento do tônus de natureza tônica, e/ou um aumento do tônus muscular de duração mais breve, chamado de aumento do tônus de natureza fásica (**Fig. 10.1**). O *Manual de estadiamento* da AASM apresenta uma metodologia específica a ser empregada para avaliação do tônus muscular.[6]

FISIOPATOLOGIA

O controle motor durante o sono REM é mediado por dois sistemas diferentes. Um deles é responsável pelo "*drive*" locomotor, sendo formado por geradores de locomoção localizados no tronco encefálico, que recebe influências do telencéfalo e do diencéfalo. O outro sistema, responsável pela inibição do tônus muscular no corno anterior da medula, é constituído pelas células "REM *on*" e pela formação reticular magnocelular, localizada no bulbo. No TCSREM, observamos uma combinação do "*drive*" locomotor aumentado associado à lesão de núcleos responsáveis pela atonia no sono REM (formação reticular magnocelular e núcleo sublaterodorsal). Em conjunto, essas alterações resultam nos fenômenos clínicos durante o sono REM.[12]

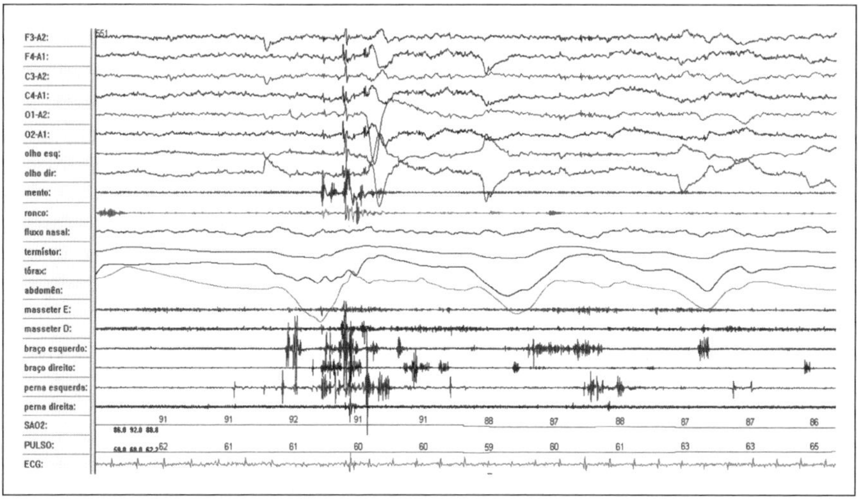

Figura 10.1
Exame de PSG demonstrando a presença de sono REM sem atonia, época de 30 segundos.
Legenda: canais de EEG (F3-A2, F4-A1, C3-A2, C4-A1, O1-A2, O2-A1); eletro-oculograma (olho esquerdo e olho direito); eletromiografia de superfície (mento, masseter E, masseter D, braço esquerdo, braço direito, perna esquerda, perna direita); sensores respiratórios (ronco, fluxo nasal, termístor, tórax, abdome); saturação periférica de oxigênio (SAO_2); frequência cardíaca (PULSO) e eletrocardiograma (ECG).

RELAÇÃO COM DOENÇAS NEURODEGENERATIVAS

Existe uma forte associação do TCSREM com doenças neurodegenerativas, em especial aquelas associadas ao depósito de α-sinucleína, como a DP, a atrofia de múltiplos sistemas (MSA) e a demência com corpos de Lewy (DCL). Com o uso de videopolissonografia (vPSG), descrevemos frequência próxima de 50% de TCSREM em pacientes com DP.[5] Em relação aos pacientes com TCSREM criptogênico, o seguimento deles demonstrou que mais de 80% desenvolveram, ao longo de 16 anos, alguma forma de demência e/ou parkinsonismo.[13]

Um estudo de pacientes com DCL demonstrou que 76% deles apresentavam TCSREM. Além disso, o diagnóstico deste é altamente sensível para o diagnóstico de DCL no estágio de declínio cognitivo leve (≥ 90% de probabilidade de sinucleinopatia). A associação entre TCSREM e DCL é tão relevante que, na última atualização do critério diagnóstico, o TCSREM foi incluído como critério maior.[14]

A teoria de deposição de α-sinucleína proposta por Braak e colaboradores propõe uma deposição ascendente dessa proteína no tronco cerebral, com acometimento inicial de ponte e bulbo, justificando a elevada ocorrência de sintomas de TCSREM antes do surgimento dos sintomas motores da DP ou dos sintomas cognitivos da DCL.[15]

TRATAMENTO

O tratamento do TCREM consiste em intervenções não farmacológicas e farmacológicas.

O tratamento não farmacológico é formado por um conjunto de ações que visam à redução da frequência e do impacto do TCSREM no paciente e no parceiro. Assim, iniciamos com uma revisão das medicações das quais o paciente esteja fazendo uso, identificando fármacos que possam precipitar essa condição, como os antidepressivos inibidores seletivos da recaptação de serotonina (ISRSs), antidepressivos tricíclicos (ADTs) e inibidores da monoaminoxidase (IMAOs). Adicionalmente, orientamos medidas de segurança, como a colocação de grades estofadas ao redor da cama ou, até mesmo, o deslocamento do colchão para o chão. Para pacientes muito sintomáticos e que durmam com o parceiro, orientamos que o casal durma em camas separadas ou durma em quartos separados até o controle adequado dos eventos. Devemos orientar a retirada de objetos do quarto que possam causar ferimentos, como objetos pontiagudos e de vidro, além da colocação de grades ou telas nas janelas do quarto.

O tratamento farmacológico do TCSREM carece de ensaios clínicos randomizados (ECRs) com bom tamanho amostral. As evidências da maior parte dos medicamentos utilizados para o tratamento dessa condição advêm de séries de casos em populações específicas, dificultando a generalização dos achados. Descreveremos, a seguir, as principais medicações empregadas no tratamento.

1. Clonazepam: é um benzodiazepínico (BZD) de meia-vida longa, que demonstrou sucesso no tratamento do TCSREM em até 90%, em uma série de pacientes.[16,17] É utilizado na dose de 0,25 a 2 mg ao deitar e apresenta como principais efeitos colaterais sedação, confusão mental, quedas, piora do desempenho cognitivo e da apneia do sono.[18]
2. Melatonina: é um neuro-hormônio relacionado à sinalização do ciclo claro e escuro, apresentando importante relação com os ritmos biológicos. É utilizada na dose de 3 a 15 mg à noite e apresenta como principais eventos adversos sonolência, tontura e cefaleia. Em um estudo, a melatonina reduziu a proporção de sono REM sem atonia e a latência para o início do sono.[19,20]
3. Canabidiol: em um estudo inicial na dose de 75 a 300 mg, apresentou melhora de até 80% na frequência de eventos noturnos.[21] Entretanto, um ensaio clínico recente não confirmou esse resultado.[22]
4. Outras medicações: anticolinesterásicos (rivastigmina e donepezila) apresentaram resultados positivos, porém são necessários mais estudos para validar esses achados.[23,24] Outros fármacos BZDs, como temazepam, alprazolam e triazolam, podem ser efetivos.[16,25] Contudo, também são necessários mais estudos para confirmar esses achados. Foram descritos relatos de casos com melhora dos sintomas com uso de carbamazepina, zopiclona, oxibato sódico, clozapina, paroxetina, levodopa e pramipexol.[16,25-27]

PARALISIA DO SONO RECORRENTE

Essa condição é caracterizada pela incapacidade do paciente em realizar movimentos voluntários no início do sono (hipnagógico) ou ao despertar (hipnopômpico), na ausência do diagnóstico de narcolepsia.[6] Durante o evento, observamos uma incapacidade de falar ou mover-se e a preservação da consciência. Os episódios têm duração de segundos a poucos minutos e costumam ser interrompidos por um estímulo sensitivo ou quando o paciente realiza um esforço intenso para se movimentar.

A AASM apresenta os critérios diagnósticos dessa condição na ICSD-3 (**Quadro 10.2**). O diagnóstico é baseado em critérios clínicos, não sendo necessários exames complementares.[6]

Essa condição tem uma prevalência estimada para a vida de 15%, não sendo observada uma predisposição em relação ao sexo.[28,29] A idade de início dos sintomas costuma ser a segunda década de vida. Clinicamente, até 75% dos pacientes apresentam experiências alucinatórias juntamente com a PSR. Esses fenômenos podem ser: auditivos, visuais e táteis, e a percepção de presenças no quarto. Na verdade, o termo mais correto é alucionose, tendo em vista que os pacientes percebem que esses fenômenos não são reais.

Os fatores predisponentes e precipitantes mais comumente associados à PSR são a privação de sono e a irregularidade do ciclo sono-vigília. O relato de estresse também tem sido citado por alguns estudos, assim como o transtorno bipolar (TB) e o uso de medicações ansiolíticas. Uma curiosidade sobre essa condição é a observação que os pacientes relatam, de maneira recorrente, de que a PSR ocorre quase que exclusivamente na posição de supino.

A PSR pode ser entendida como um estado dissociativo observado na interface entre o sono REM e a vigília. Durante esse fenômeno, temos uma ativação cortical do sistema nervoso central (SNC) semelhante à vigília, com a manutenção da hiperpolarização do primeiro neurônio motor, impedindo os movimentos voluntários e resultando na PSR. Algumas condições fazem diagnóstico diferencial com PSR, como cataplexia, crises atônicas, paralisias periódicas familiares e crises de pânico noturna.[30]

■ Quadro 10.2
Critérios diagnósticos para paralisia do sono recorrente

Todos os critérios devem ser preenchidos (A-D)
A. Incapacidade de movimentar o tronco e todos os membros no início do sono ou ao despertar. B. Os episódios têm duração de segundos a poucos minutos. C. Os episódios promovem consequências significativas clinicamente, como ansiedade no momento de adormecer ou medo do sono. D. Esse transtorno não é mais bem explicado por outra condição do sono (sobretudo, narcolepsia), condição médica, doença mental ou uso de substância.

Fonte: American Academy of Sleep Medicine.[6]

Em relação ao tratamento, o primeiro passo é a orientação ao paciente quanto à natureza benigna da condição, a explicação de sua fisiopatologia e reforçar que esse fenômeno não tem qualquer natureza metafísica. Um segundo passo é a orientação quanto à detecção de fatores desencadeantes e a orientação para uma rotina de sono regular e de qualidade. Nos pacientes em que essas medidas não forem suficientes, é possível o tratamento medicamentoso com L-triptofano, fluoxetina (20-60 mg), ADTs (clomipramina, 25-50 mg) e oxibato de sódio.[30,31]

TRANSTORNO DE PESADELO

O TP é caracterizado por episódios recorrentes de sonhos de conteúdo disfórico, muitas vezes perturbadores, que geralmente ocorrem no sono REM e costumam levar a um despertar. As emoções associadas aos pesadelos costumam trazer um conteúdo negativo, envolvendo percepções de ansiedade, medo, terror, raiva, constrangimento e nojo. Frequentemente, o sonho se concentra em perigos eminentes, seja para a própria pessoa ou para pessoas próximas.[6] A lembrança do pesadelo ocorre bastante.

Os pesadelos iniciam-se após os 2 anos de idade, quando a memória e o medo nas crianças começam a se consolidar. A prevalência de episódios ocasionais de pesadelos em crianças é próxima de 60%, porém o TP é estimado entre 1 e 5% nessa faixa etária. A prevalência de pesadelos recorrentes na população geral é estimada entre 2 e 22%.[32,33] Essa condição ocorre mais em populações com doenças mentais, como no transtorno de estresse pós-traumático (TEPT). Nesses indivíduos, a frequência de pesadelos no início do quadro clínico chega a 70%.[34]

No **Quadro 10.3**, temos os critérios diagnósticos propostos pela AASM. Ressaltamos que o diagnóstico é clínico, e não é necessário o uso de exames complementares.

Na avaliação dos fatores precipitantes, é importante realizar uma revisão das medicações em uso. A introdução ou a retirada de medicações que modulam os sistemas noradrenérgico, serotoninérgico, dopaminérgico, colinérgico, histaminérgico e GABAérgico pode estar associada com essa condição. O diagnóstico diferencial mais frequente do TP é realizado com as parassonias do sono NREM, em especial com o terror noturno. Mas, diferentemente do TP, no terror noturno não há lembrança dos eventos, e observamos uma intensa atividade autonômica. Outras condições que devem ser lembradas são as síndromes epiléticas, o TCSREM, o transtorno de pânico com eventos noturnos e os transtornos dissociativos.

Os tratamentos usados nessa condição são psicoterapia, técnicas de relaxamento e dessensibilização. O uso da técnica de ensaio imaginário, que instrui o paciente a alterar seus pesadelos ensaiando-os em novos cenários, reduziu tanto o impacto quanto a frequência dos pesadelos.[35] O tratamento farmacológico para pesadelos restringe-se, praticamente, ao uso de prazosina (1-13 mg).[36,37]

■ **Quadro 10.3**
Critérios diagnósticos para o transtorno de pesadelo

Todos os critérios devem ser preenchidos (A–C)
A. Ocorrência de sonhos de conteúdo disfórico, prolongados e bem descritos, que envolvem ameaças à vida, à segurança e à integridade física. B. Ao despertar do sonho de conteúdo disfórico, a pessoa rapidamente está orientada e alerta. C. A experiência do sonho, ou o distúrbio do sono produzido pelo despertar, causa um sofrimento clinicamente significativo, ou prejuízo na vida social, ocupacional ou em outras áreas importantes, como o comprometimento de ao menos um dos domínios a seguir: ▪ transtorno do humor (persistência do afeto do pesadelo, ansiedade e disforia); ▪ resistência para ir dormir (ansiedade para ir dormir, medo de novos pesadelos); ▪ queixas cognitivas (intrusão de imagens do pesadelo, piora da concentração ou memória); ▪ impacto negativo nos cuidados ou na família; ▪ problemas comportamentais; ▪ sonolência excessiva; ▪ fadiga ou baixa energia; ▪ prejuízo em atividades ocupacionais e escolares; ▪ prejuízo em atividades sociais. Esse transtorno não deve ser mais bem explicado por outra condição do sono (principalmente narcolepsia), condição médica, doença mental ou uso de substância.

Fonte: American Academy of Sleep Medicine.[6]

REFERÊNCIAS

1. Sateia MJ. International classification of sleep disorders-third edition: highlights and modifications. Chest. 2014;146(5):1387-94.
2. Jouvet M. Paradoxical sleep--a study of its nature and mechanisms. Prog Brain Res. 1965;18:20-62.
3. Schenck CH, Bundlie SR, Ettinger MG, Mahowald MW. Chronic behavioral disorders of human REM sleep: a new category of parasomnia. Sleep. 1986;9(2):293-308.
4. Frauscher B, Gschliesser V, Brandauer E, Marti I, Furtner MT, Ulmer H, et al. REM sleep behavior disorder in 703 sleep-disorder patients: the importance of eliciting a comprehensive sleep history. Sleep Med. 2010;11(2):167-71.
5. Sobreira-Neto MA, Pena-Pereira MA, Sobreira EST, Chagas MHN, Fernandes RMF, Tumas V, et al. High frequency of sleep disorders in parkinson's disease and its relationship with quality of life. Eur Neurol. 2017;78(5-6):330-7.
6. American Academy of Sleep Medicine. International classification of sleep disorders: ICSD-3. 3rd ed. Darien: AASM; 2014.
7. Kotagal S. Parasomnias in childhood. Sleep Med Rev. 2009;13(2):157-68.
8. Bisulli F, Vignatelli L, Provini F, Leta C, Lugaresi E, Tinuper P. Parasomnias and nocturnal frontal lobe epilepsy (NFLE): lights and shadows--controversial points in the differential diagnosis. Sleep Med. 2011;12 Suppl 2:S27-32.
9. Manni R, Terzaghi M. Comorbidity between epilepsy and sleep disorders. Epilepsy Res. 2010;90(3):171-7.

10. Iranzo A, Santamaría J. Severe obstructive sleep apnea/hypopnea mimicking REM sleep behavior disorder. Sleep. 2005;28(2):203-6.

11. Howell MJ. Rapid eye movement sleep behavior disorder and other rapid eye movement parasomnias. Continuum (Minneap Minn). 2020;26(4):929-45.

12. Arnulf I. REM sleep behavior disorder: motor manifestations and pathophysiology. Mov Disord. 2012;27(6):677-89.

13. Schenck CH, Mahowald MW. REM sleep behavior disorder: clinical, developmental, and neuroscience perspectives 16 years after its formal identification in SLEEP. Sleep. 2002;25(2):120-38.

14. Dijkstra F, Van den Bossche K, de Bruyn B, Reyn N, Viaene M, De Volder I, et al. REM sleep without atonia and the relation with Lewy body disease. Parkinsonism Relat Disord. 2019;67:90-8.

15. Braak H, Ghebremedhin E, Rüb U, Bratzke H, Del Tredici K. Stages in the development of Parkinson's disease-related pathology. Cell Tissue Res. 2004;318(1):121-34.

16. Olson EJ, Boeve BF, Silber MH. Rapid eye movement sleep behaviour disorder: demographic, clinical and laboratory findings in 93 cases. Brain. 2000;123 (Pt 2):331-9.

17. Schenck CH, Hurwitz TD, Mahowald MW. Symposium: normal and abnormal REM sleep regulation: REM sleep behaviour disorder: an update on a series of 96 patients and a review of the world literature. J Sleep Res. 1993;2(4):224-31.

18. Iranzo A, Santamaria J, Tolosa E. Idiopathic rapid eye movement sleep behaviour disorder: diagnosis, management, and the need for neuroprotective interventions. Lancet Neurol. 2016;15(4):405-19.

19. Kunz D, Bes F. Melatonin as a therapy in REM sleep behavior disorder patients: an open-labeled pilot study on the possible influence of melatonin on REM-sleep regulation. Mov Disord. 1999;14(3):507-11.

20. Kunz D, Mahlberg R. A two-part, double-blind, placebo-controlled trial of exogenous melatonin in REM sleep behaviour disorder. J Sleep Res. 2010;19(4):591-6.

21. Chagas MH, Eckeli AL, Zuardi AW, Pena-Pereira MA, Sobreira-Neto MA, Sobreira ET, et al. Cannabidiol can improve complex sleep-related behaviours associated with rapid eye movement sleep behaviour disorder in Parkinson's disease patients: a case series. J Clin Pharm Ther. 2014;39(5):564-6.

22. Almeida CMO, Brito MMC, Bosaipo NB, Pimentel AV, Tumas V, Zuardi AW, et al. Cannabidiol for rapid eye movement sleep behavior disorder. Mov Disord. 2021;36(7):1711-5.

23. Di Giacopo R, Fasano A, Quaranta D, Della Marca G, Bove F, Bentivoglio AR. Rivastigmine as alternative treatment for refractory REM behavior disorder in Parkinson's disease. Mov Disord. 2012;27(4):559-61.

24. Ringman JM, Simmons JH. Treatment of REM sleep behavior disorder with donepezil: a report of three cases. Neurology. 2000;55(6):870-1.

25. Anderson KN, Shneerson JM. Drug treatment of REM sleep behavior disorder: the use of drug therapies other than clonazepam. J Clin Sleep Med. 2009;5(3):235-9.

26. Schenck CH, Boyd JL, Mahowald MW. A parasomnia overlap disorder involving sleepwalking, sleep terrors, and REM sleep behavior disorder in 33 polysomnographically confirmed cases. Sleep. 1997;20(11):972-81.

27. Shneerson JM. Successful treatment of REM sleep behavior disorder with sodium oxybate. Clin Neuropharmacol. 2009;32(3):158-9.

28. Fukuda K, Miyasita A, Inugami M, Ishihara K. High prevalence of isolated sleep paralysis: kanashibari phenomenon in Japan. Sleep. 1987;10(3):279-86.

29. Wing YK, Chiu H, Leung T, Ng J. Sleep paralysis in the elderly. J Sleep Res. 1999;8(2):151-5.

30. Stefani A, Högl B. Nightmare disorder and isolated sleep paralysis. Neurotherapeutics. 2021;18(1):100-6.

31. Snyder S, Hams G. Serotoninergic agents in the treatment of isolated sleep paralysis. Am J Psychiatry. 1982;139(9):1202-3.

32. Bittencourt LR, Santos-Silva R, Taddei JA, Andersen ML, de Mello MT, Tufik S. Sleep complaints in the adult Brazilian population: a national survey based on screening questions. J Clin Sleep Med. 2009;5(5):459-63.

33. Janson C, Gislason T, De Backer W, Plaschke P, Björnsson E, Hetta J, et al. Prevalence of sleep disturbances among young adults in three European countries. Sleep. 1995;18(7):589-97.

34. Maher MJ, Rego SA, Asnis GM. Sleep disturbances in patients with post-traumatic stress disorder: epidemiology, impact and approaches to management. CNS Drugs. 2006;20(7):567-90.

35. Albanese M, Liotti M, Cornacchia L, Mancini F. Nightmare rescripting: using imagery techniques to treat sleep disturbances in post-traumatic stress disorder. Front Psychiatry. 2022;13:866144.

36. Brownlow JA, Harb GC, Ross RJ. Treatment of sleep disturbances in post-traumatic stress disorder: a review of the literature. Curr Psychiatry Rep. 2015;17(6):41.

37. Kung S, Espinel Z, Lapid MI. Treatment of nightmares with prazosin: a systematic review. Mayo Clin Proc. 2012;87(9):890-900.

11 FISIOPATOLOGIA DA APNEIA OBSTRUTIVA DO SONO

Gustavo Freitas Grad
Pedro R. Genta

A apneia obstrutiva do sono (AOS) é caracterizada pelo colapso intermitente da via aérea superior (VAS), parcial (hipopneia) ou completo (apneia), durante a noite de sono. Os eventos obstrutivos levam a aumento do esforço inspiratório e geram redução da pressão intratorácica, quedas cíclicas da saturação de oxigênio (hipóxia intermitente) e microdespertares. Uma consequência desses eventos é a fragmentação e superficialização do sono.[1] A hipóxia intermitente é um dos principais fatores que levam a repercussões cardiovasculares durante o sono, como o aumento no risco de hipertensão arterial sistêmica (HAS), acidente vascular cerebral (AVC) e infarto agudo do miocárdio (IAM).[2-5] Além disso, o estresse oxidativo e a fragmentação do sono levam a prejuízo cognitivo em funções executivas e em domínios de atenção e memória, com prejuízo laboral e aumento no risco de acidentes, inclusive, de trânsito.[6-10]

A AOS acomete cerca de 10% das mulheres e 25% dos homens na população adulta, quando considerado um índice de apneia e hipopneia (IAH) maior ou igual a 15 eventos por hora.[11] Os principais fatores anatômicos e funcionais que contribuem para a gênese da AOS serão abordados a seguir.

FISIOPATOLOGIA

FATORES ANATÔMICOS

A VAS pode ser dividida em nasofaringe, velofaringe, orofaringe e hipofaringe. As principais estruturas de tecido mole da VAS, de interesse para a AOS, são as tonsilas palatinas, o palato mole, a úvula, a língua e a parede lateral da faringe. As principais estruturas ósseas que ancoram os tecidos moles são a mandíbula e o osso hioide. A musculatura da VAS compreende quatro grupos principais, em acordo às estruturas de partes moles e óssea que interagem, a fim de manter a patência na VAS. São eles: palato mole (músculos tensor palatino e elevador do palato), língua (músculos genioglosso, gênio-hióideo, hipoglosso e estiloglosso), osso hioide (músculos hipoglosso, genioglosso, digástrico, gênio-hióideo e esterno-hióideo) e parede faríngea posterolateral (músculos palatoglosso e constritor da faringe) (**Fig. 11.1**).[12,13]

A estrutura óssea craniofacial e os tecidos moles da VAS determinam as dimensões dessa via. Alterações craniofaciais que restrinjam o volume (p. ex., retrognatia, atresia maxilar e micrognatia) e/ou aumento de partes moles da VAS (obesidade) levam à diminuição do lúmen dessa via (**Fig. 11.2**).[14,15]

Um estudo que analisou por ressonância magnética (RM) o volume de partes moles da VAS de indivíduos com AOS moderada a grave pareados em idade, sexo e raça com indivíduos sem AOS mostrou que os volumes da parede lateral da faringe, da língua e dos tecidos moles circunjacentes à VAS estavam significantemente aumentados. Os maiores volumes da parede lateral da faringe e da língua constituíram fatores de risco independentes para AOS.[16]

A cavidade oral pequena está associada ao estreitamento do lúmen da VAS, predispondo ao surgimento da AOS. Compreende dismorfismos craniofaciais por hipoplasia

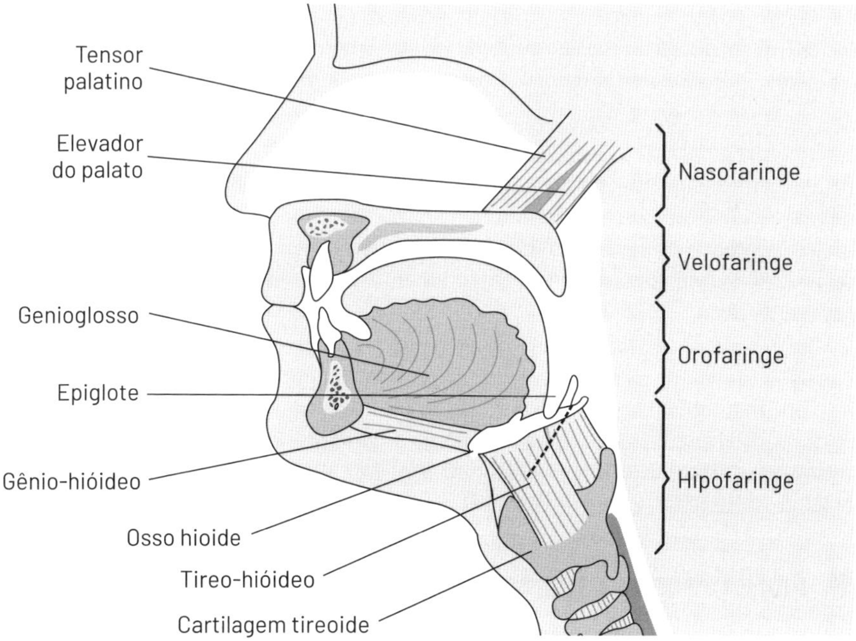

■ **Figura 11.1**
Anatomia da VAS. Nota-se a divisão da VAS em nasofaringe, velofaringe, orofaringe e hipofaringe.
Fonte: Elaborada com base Schwab e colaboradores.[11]

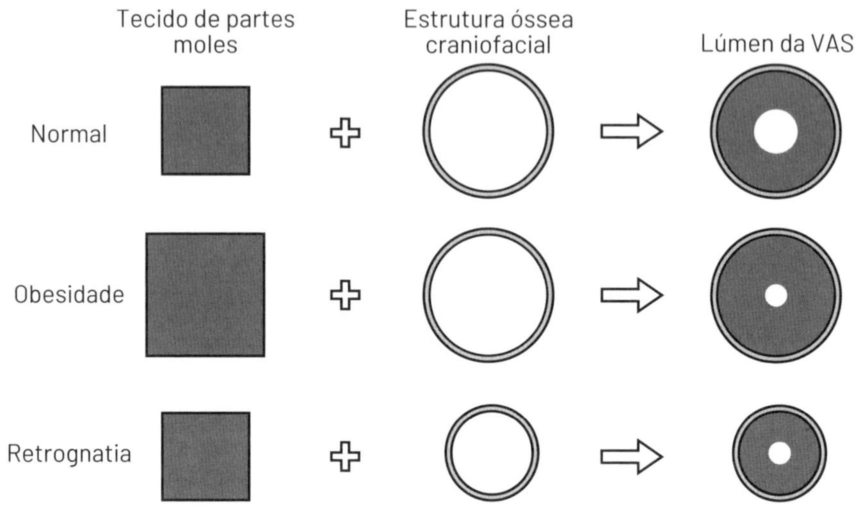

Figura 11.2
Influência do tecido de partes moles e da estrutura óssea no lúmen da VAS. O aumento do tecido de partes moles (p. ex., por depósito de gordura ou menor estrutura óssea, como retrognatia) resulta em menor calibre luminal na VAS.
Fonte: Elaborada com base em Watanabe e colaboradores.[14]

mandibular associada à posição posterior da base da língua (retrognatia), palato ogival pela expansão dos processos palatinos laterais sobre a língua retroposicionada antes da fusão da linha média e *overjet* (aumento na distância horizontal anteroposterior dos incisivos superiores para os inferiores). Essas alterações ocorrem independentemente do peso do paciente, auxiliando o entendimento da presença de AOS em pessoas sem excesso de peso.[17-19]

Outro aspecto anatômico importante é a posição do osso hioide. Nos indivíduos com AOS moderada a grave, o hioide encontra-se em posição mais caudal em relação ao plano mandibular. Acredita-se que essa posição seja devida, entre outros fatores, ao maior peso da língua consequente ao depósito de gordura. A posição rebaixada do hioide altera a conformação da língua e aumenta a medida entre a espinha nasal posterior e a epiglote, acrescendo a área faríngea colapsável e o risco para AOS.[20]

BIOMECÂNICA RESPIRATÓRIA NA AOS

O entendimento da dinâmica respiratória na VAS pode se tornar mais simples quando exemplificamos essa via aérea como se fosse um tubo colapsável (lei dinâmica do tubo). Nessa representação, considerando-se uma situação passiva, ou seja, na ausência de ação da musculatura dilatadora da faringe, a variação da área de secção transversal da VAS dependerá da pressão transmural. Esta, por sua vez, dá-se pela diferença entre a pressão luminal e a pressão tecidual. A inspiração leva a diminuição da pressão luminal. Já a obesidade leva a aumento de partes moles e eleva a pressão tecidual. O resultado é a redução da luz da faringe e maior propensão ao colapso (**Fig. 11.3**).[12,21-24]

A anatomia na VAS varia de maneira considerável nos indivíduos com AOS.[25,26] Portanto, não é razoável acreditar que os fatores anatômicos que resultam em menor calibre à passagem de ar na VAS sejam os únicos responsáveis pelos eventos obstrutivos. A manutenção do lúmen pérvio à passagem do fluxo de ar na VAS é realizada pelo equilíbrio na ação de músculos com função dilatadora da faringe, sincronizados às incursões respiratórias, exigindo uma complexa interação neuromuscular.[1,27]

De maneira mais complexa, podemos entender o dinamismo das pressões na VAS ciclo a ciclo, considerando-a como um tubo colapsável, semelhante ao modelo de Resistor de Starling. Nessa representação, um tubo colapsável (faringe) passa por dentro de uma caixa selada (tecidos da VAS, p. ex., partes moles). As extremidades rígidas da caixa selada representam as estruturas fixas proximais (nasais) e distais (traqueia). O fluxo dependerá das forças aplicadas dentro e fora do tubo colapsável. Essas forças compreendem as influências que a VAS sofre em cada ciclo respiratório. Assim, ocorrerá estreitamento, com o aumento da pressão negativa dentro do tubo (p. ex., pressão negativa intratorácica inspiratória) e com o aumento da pressão na caixa, pressão tecidual maior (p. ex., por aumento de partes moles). O modelo do Resistor de Starling prevê que o fluxo de ar persiste apenas se a pressão nasal for maior do que a pressão crítica de colapso da faringe, que equivale à pressão tecidual (**Fig. 11.4**).[12,24,28,29]

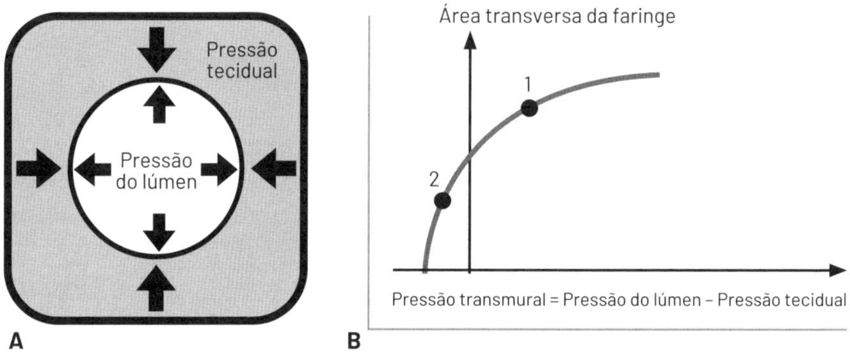

Figura 11.3
Lei do tubo. Nesta representação, o comportamento da VAS pode ser explicado pela relação entre a área transversa da faringe e a pressão transmural. A diminuição da pressão transmural resulta em menor área transversa da faringe (**B**, ponto 1 para 2), levando ao colapso da VAS. Essa redução deve-se à diminuição da pressão no lúmen da VAS ou ao aumento da pressão tecidual (**A**).
Fonte: Elaborada com base em Isono.[32]

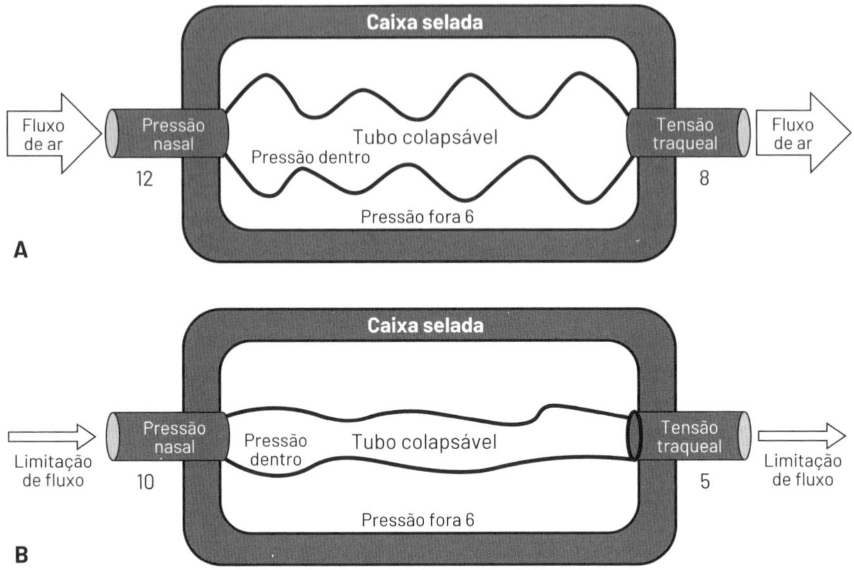

Figura 11.4
Modelo representativo da VAS baseado no Resistor de Starling. Em (**A**), quando as pressões nas extremidades fixas da caixa selada são maiores do que a pressão interna, há geração de fluxo de ar sem limitação de fluxo. Em (**B**), a hipopneia ocorre quando as pressões internas da caixa no tubo colapsável são maiores do que as pressões na extremidade traqueal e menores do que na extremidade nasal. A apneia ocorre quando a pressão nasal é menor ou igual à pressão da faringe.

Fonte: Elaborada com base em Gold e Schwartz.[28]

FATOR NEUROMUSCULAR

Indivíduos com AOS têm a VAS mais estreita.[30] Na vigília, o estreitamento na VAS é compensado pela ação da musculatura dilatadora da faringe, que apresenta atividade aumentada.[27,31] A ativação dos músculos genioglosso e tensor palatino diminui durante o sono, deixando a VAS vulnerável ao colapso (**Fig. 11.5**).[32,33] Fadiga muscular, miopatia e lesões neurais podem prejudicar a ação dilatadora da faringe e aumentar a predisposição à AOS.[34-36]

Apesar de o tônus da VAS reduzir durante o sono, a pressão negativa na faringe durante eventos respiratórios (por meio da ativação de proprioceptores na mucosa da faringe) ou a elevação dos níveis da pressão parcial de gás carbônico ($PaCO_2$) podem levar a ativação muscular reflexa. A capacidade de ativação da musculatura dilatadora da faringe pode atenuar a tendência ao colapso da faringe. Em um estudo, indivíduos com sobrepeso e sem AOS apresentaram ativação neuromuscular reflexa da musculatura dilatadora da faringe robusta, o que pode explicar a ausência de AOS nesses indivíduos.[37]

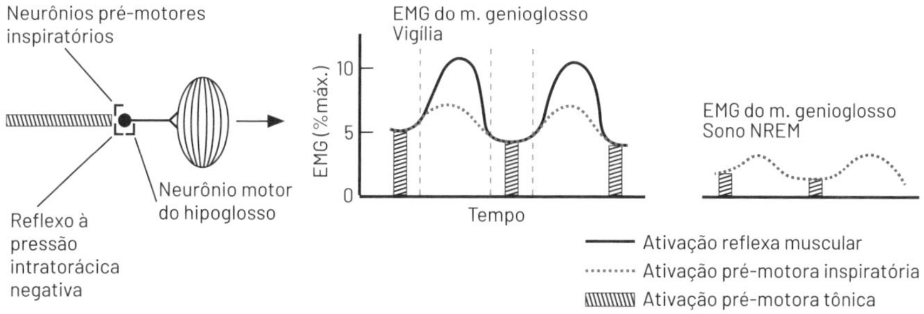

Figura 11.5
Ativação neuromuscular do músculo genioglosso na vigília e no sono em indivíduo com AOS. Durante o sono NREM, há uma redução na ativação pré-motora tônica (mecanismo compensatório) e perda na ativação reflexa da musculatura do genioglosso. EMG: eletroneuromiografia.
Fonte: Elaborada com base em Fogel e colaboradores.[33]

LIMIAR DE DESPERTAR

Como já discutido, o tônus da musculatura dilatadora da faringe pode aumentar por estímulos como acúmulo de CO_2 e redução da pressão intraluminal, secundários a eventos respiratórios durante o sono. A ativação muscular dilatadora tende a estabilizar a ventilação, porém requer tempo para se estabelecer. O despertar precoce durante um evento respiratório impede o adequado recrutamento da musculatura dilatadora e pode promover instabilidade ventilatória por aumento da ventilação. Cerca de um terço dos pacientes portadores de AOS despertam de forma precoce durante um evento respiratório (limiar de despertar baixo).[38] O limiar de despertar é definido pelo valor do pico negativo de pressão inspiratória faríngea da respiração que precede o despertar que ocorre ao final de um evento respiratório (**Fig. 11.6**).[39] O limiar de despertar pode ser aumentado pelo uso de sedativos. Já foi demonstrado que a eszopiclona é capaz de aumentar o limiar de despertar e reduzir a gravidade da AOS.[40] No entanto, ainda não há consenso para a utilização dessa abordagem no tratamento da AOS.

VOLUME PULMONAR E TENSÃO TRAQUEAL

A traqueia movimenta-se durante o ciclo respiratório, tracionando os tecidos mediastinais e a faringe durante a inspiração, que é reduzida durante a expiração.[41] Além disso, a capacidade residual funcional (CRF) dos pulmões diminui durante o sono.[42] A queda na CRF durante o sono pode contribuir para o colapso na VAS, já que diminuiria a tração traqueal.[43] A obesidade também leva à redução da CRF. A redução da tração traqueal pelo menor volume pulmonar deixa a faringe mais propensa ao colapso, em especial na posição supina.[44] A tração traqueal associa-se ao aumento da área de secção transversa e à diminuição da pressão crítica de fechamento da faringe (Pcrit).[45,46] A Pcrit é

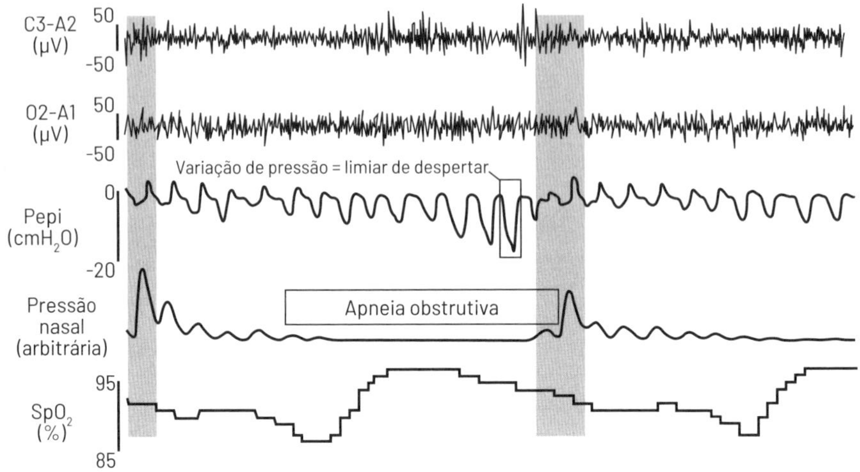

Figura 11.6
Exemplo de determinação do limiar de despertar. Durante a apneia obstrutiva, há variações progressivamente mais profundas da pressão intraluminal faríngea. A maior variação da pressão faríngea antes do despertar (faixa vertical cinza) caracteriza o limiar de despertar (nesse caso = -17 cmH_2O). C3-A2, O2-A1: eletroencefalografia; Pepi: pressão faríngea ao nível da epiglote; SpO_2: oximetria de pulso.
Fonte: Elaborada com base em Edwards e colaboradores.[39]

a pressão na faringe na qual ocorre o colapso e associa-se a características anatômicas, como o comprimento da faringe.[20]

INSTABILIDADE DO CONTROLE RESPIRATÓRIO

A ventilação pulmonar depende de um complexo controle voluntário e involuntário do sistema nervoso central (SNC). O controle respiratório voluntário está localizado no córtex cerebral. O controle involuntário está localizado no tronco cerebral e sofre influência de variações do pH sanguíneo. O aumento da $PaCO_2$ diminui o pH sanguíneo. Além disso, quimiorreceptores periféricos sensíveis à variação na pressão parcial de oxigênio (PaO_2) e ao pH sanguíneo também influenciam o centro respiratório. A diminuição na PaO_2 e no pH sanguíneo estimula o centro respiratório. Portanto, o controle ventilatório é regulado por um sistema de *feedback* às variações de PaO_2, $PaCO_2$ e do pH sanguíneo em estados fisiológicos como descanso, exercício e sono. Outrossim, reflexos mecânicos das vias aéreas e pulmonares influenciam na respiração. A homeostase depende, então, da integração química, metabólica e mecânica durante estados fisiológicos complexos, bem como do ajuste do centro respiratório no SNC para atender a essas demandas ventilatórias. No sono, a respiração depende apenas de fatores metabólicos, sobretudo da $PaCO_2$. Há diminuição na sensibilidade de quimiorreceptores centrais e periféricos, diminuição na atividade de neurônios do tronco cerebral e redução na atividade motora em geral.[47]

Durante o sono, há redução no *drive* ventilatório e aumento da $PaCO_2$ basal. O limiar de apneia pode ser definido pelo nível de $PaCO_2$ abaixo do qual há cessação temporária do estímulo ventilatório (apneia), até que a $PaCO_2$ se eleve acima do limiar. Apneias centrais na transição da vigília para o sono podem ocorrer em razão da elevação súbita do limiar de apneia, que se dá no início do sono.[48]

O padrão ventilatório muda conforme o estágio de sono. No sono REM (do inglês *rapid eye movement*), a respiração é irregular. Porém, é menos provável que ocorram eventos centrais, já que a quimiossensibilidade às variações de $PaCO_2$ e PaO_2 está suplantada pelo *drive* motor respiratório aumentado.[47] Também a atividade da musculatura dilatadora da faringe está diminuída no sono REM, favorecendo eventos obstrutivos. No sono NREM (do inglês *non-rapid eye movement*), o padrão ventilatório da respiração é mais regular e a suscetibilidade às variações metabólicas, sobretudo à $PaCO_2$, é maior.[49]

Interessante, também, é a constatação de que a atividade da musculatura dilatadora da faringe está diminuída quando há hipocapnia.[50] De modo inverso, o aumento da $PaCO_2$ ativa a musculatura dilatadora da faringe, diminuindo a colapsabilidade na VAS.[51] Assim, podemos observar que os mecanismos das apneias central e obstrutiva se misturam. Um despertar após um evento respiratório é seguido de ciclos respiratórios com volume corrente maior do que a respiração tranquila, levando a queda da $PaCO_2$ e possível evento central. A consequente hipotonia da musculatura dilatadora da faringe convida a um novo evento obstrutivo.[50]

O despertar, relacionado ou não a um evento respiratório, pode provocar redução da $PaCO_2$. A sensibilidade do controle da ventilação pode ser quantificada por meio do "*loop gain*". "*Loop gain*" é um termo emprestado da engenharia de controle de sistemas para conceituar o controle do sistema respiratório. O "*loop gain*" tem três componentes principais, "*plant gain*", "*controller gain*" e atraso circulatório. "*Plant gain*" se refere aos pulmões e tecidos em que há acúmulo de CO_2. "*Controller gain*" se refere à quimiossensibilidade ao CO_2 e ao O_2. Atraso circulatório se refere ao tempo que leva para uma variação do CO_2 atingir os quimiorreceptores. A forma como um indivíduo responde às flutuações da $PaCO_2$ tem implicações na gênese das apneias central e obstrutiva. Uma resposta ventilatória exagerada ao aumento da $PaCO_2$ imediatamente após uma apneia ("*loop gain*" elevado) pode provocar redução exagerada do nível de $PaCO_2$ e, consequentemente, uma apneia central. Uma resposta ventilatória adequada ("*loop gain*" baixo) evolui com a estabilidade da ventilação (**Fig. 11.7**).[52]

OUTROS FATORES

Há vários outros fatores que contribuem para a gênese da AOS. Com o envelhecimento, a VAS fica mais colapsável.[53,54] A menopausa relaciona-se com redistribuição de gordura corporal e, independentemente da idade e do índice de massa corporal (IMC), confi-

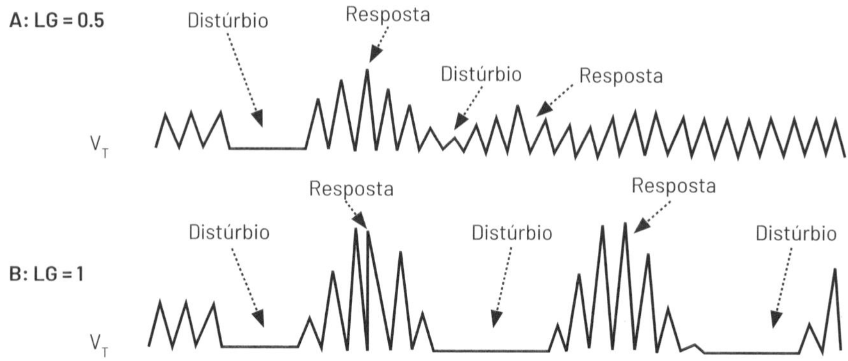

Figura 11.7
Exemplo esquemático do efeito do *"loop gain"* na instabilidade respiratória ante um distúrbio ventilatório (apneia ou hipopneia). No exemplo A, é descrita a resposta ventilatória de um paciente com *"loop gain"* baixo (~0.5). Observe que, após o distúrbio inicial (apneia), há resposta (hiperventilação) que gera um distúrbio secundário (hipopneia), mas que tende à rápida estabilização. O exemplo B caracteriza um indivíduo com *"loop gain"* elevado (~1). O distúrbio inicial (apneia) gera resposta exagerada (hiperventilação), que provoca uma apneia secundária e consequente hiperventilação, promovendo instabilidade ventilatória. V_T: volume corrente; LG: *"loop gain"*.
Fonte: Elaborada com base em White.[52]

gura um importante fator de risco para AOS.[55] Fatores genéticos, como origem étnica, que podem afetar a anatomia craniofacial e a obesidade, também podem influenciar o desenvolvimento da AOS.[56] Tabagismo, via inflamação de VAS, é outro fator ligado ao aparecimento ou à piora na gravidade da AOS.[57]

REFERÊNCIAS

1. Jordan AS, McSharry DG, Malhotra A. Adult obstructive sleep apnoea. Lancet. 2014;383(9918):736-47.
2. Badran M, Ayas N, Laher I. Cardiovascular complications of sleep apnea: role of oxidative stress. Oxid Med Cell Longev. 2014;2014:985258.
3. Gangwisch JE. A review of evidence for the link between sleep duration and hypertension. Am J Hypertens. 2014;27(10):1235-42.
4. Pan A, Silva DA, Yuan JM, Koh WP. Sleep duration and risk of stroke mortality among Chinese adults: Singapore Chinese health study. Stroke. 2014;45(6):1620-5.
5. Sabanayagam C, Shankar A. Sleep duration and cardiovascular disease: results from the National Health Interview Survey. Sleep. 2010;33(8):1037-42.
6. Décary A, Rouleau I, Montplaisir J. Cognitive deficits associated with sleep apnea syndrome: a proposed neuropsychological test battery. Sleep. 2000;23(3):369-81.
7. Devita M, Montemurro S, Ramponi S, Marvisi M, Villani D, Raimondi MC, et al. Obstructive sleep apnea and its controversial effects on cognition. J Clin Exp Neuropsychol. 2017;39(7):659-69.

8. Davies CR, Harrington JJ. Impact of obstructive sleep apnea on neurocognitive function and impact of continuous positive air pressure. Sleep Med Clin. 2016;11(3):287-98.

9. Garbarino S, Guglielmi O, Sanna A, Mancardi GL, Magnavita N. Risk of Occupational Accidents in Workers with Obstructive Sleep Apnea: Systematic Review and Meta-analysis. Sleep. 2016;39(6):1211-8.

10. Karimi M, Hedner J, Häbel H, Nerman O, Grote L. Sleep apnea-related risk of motor vehicle accidents is reduced by continuous positive airway pressure: Swedish traffic accident registry data. Sleep. 2015;38(3):341-9.

11. Tufik S, Santos-Silva R, Taddei JA, Bittencourt LR. Obstructive sleep apnea syndrome in the Sao Paulo Epidemiologic Sleep Study. Sleep Med. 2010;11(5):441-6.

12. Ayappa I, Rapoport DM. The upper airway in sleep: physiology of the pharynx. Sleep Med Rev. 2003;7(1):9-33.

13. Schwab RJ, Kuna ST, Remmers JE. Anatomy and physiology of upper airway obstruction. In: Kryger M, Dement WC, Roth T. Principles and practice of sleep medicine. Philadelphia: Elsevier; 2005. p. 983-1000.

14. Watanabe T, Isono S, Tanaka A, Tanzawa H, Nishino T. Contribution of body habitus and craniofacial characteristics to segmental closing pressures of the passive pharynx in patients with sleep-disordered breathing. Am J Respir Crit Care Med. 2002;165(2):260-5.

15. Kim AM, Keenan BT, Jackson N, Chan EL, Staley B, Poptani H, et al. Tongue fat and its relationship to obstructive sleep apnea. Sleep. 2014;37(10):1639-48.

16. Schwab RJ, Pasirstein M, Pierson R, Mackley A, Hachadoorian R, Arens R, et al. Identification of upper airway anatomic risk factors for obstructive sleep apnea with volumetric magnetic resonance imaging. Am J Respir Crit Care Med. 2003;168(5):522-30.

17. Jamieson A, Guilleminault C, Partinen M, Quera-Salva MA. Obstructive sleep apneic patients have craniomandibular abnormalities. Sleep. 1986;9(4):469-77.

18. Kushida CA, Efron B, Guilleminault C. A predictive morphometric model for the obstructive sleep apnea syndrome. Ann Intern Med. 1997;127(8 Pt 1):581-7.

19. Schwab RJ, Leinwand SE, Bearn CB, Maislin G, Rao RB, Nagaraja A, et al. Digital morphometrics: a new upper airway phenotyping paradigm in OSA. Chest. 2017;152(2):330-42.

20. Genta PR, Schorr F, Eckert DJ, Gebrim E, Kayamori F, Moriya HT, et al. Upper airway collapsibility is associated with obesity and hyoid position. Sleep. 2014;37(10):1673-8.

21. Isono S, Remmers JE, Tanaka A, Sho Y, Sato J, Nishino T. Anatomy of pharynx in patients with obstructive sleep apnea and in normal subjects. J Appl Physiol (1985). 1997;82(4):1319-26.

22. Remmers JE, Groot WJ, Sauerland EK, Anch AM. Pathogenesis of upper airway occlusion during sleep. J Appl Physiol Respir Environ Exerc Physiol. 1978;44(6):931-8.

23. Brouillette RT, Thach BT. A neuromuscular mechanism maintaining extrathoracic airway patency. J Appl Physiol Respir Environ Exerc Physiol. 1979;46(4):772-9.

24. Isono S. Obesity and obstructive sleep apnoea: mechanisms for increased collapsibility of the passive pharyngeal airway. Respirology. 2012;17(1):32-42.

25. Rivlin J, Hoffstein V, Kalbfleisch J, McNicholas W, Zamel N, Bryan AC. Upper airway morphology in patients with idiopathic obstructive sleep apnea. Am Rev Respir Dis. 1984;129(3):355-60.

26. Gleadhill IC, Schwartz AR, Schubert N, Wise RA, Permutt S, Smith PL. Upper airway collapsibility in snorers and in patients with obstructive hypopnea and apnea. Am Rev Respir Dis. 1991;143(6):1300-3.

27. Mezzanotte WS, Tangel DJ, White DP. Waking genioglossal electromyogram in sleep apnea patients versus normal controls (a neuromuscular compensatory mechanism). J Clin Invest. 1992;89(5):1571-9.

28. Gold AR, Schwartz AR. The pharyngeal critical pressure. The whys and hows of using nasal continuous positive airway pressure diagnostically. Chest. 1996;110(4):1077-88.

29. Genta PR, Edwards BA, Sands SA, Owens RL, Butler JP, Loring SH, et al. Tube Law of the Pharyngeal airway in sleeping patients with obstructive sleep apnea. Sleep. 2016;39(2):337-43.

30. Schwab RJ, Gefter WB, Hoffman EA, Gupta KB, Pack AI. Dynamic upper airway imaging during awake respiration in normal subjects and patients with sleep disordered breathing. Am Rev Respir Dis. 1993;148(5):1385-400.

31. Mezzanotte WS, Tangel DJ, White DP. Influence of sleep onset on upper-airway muscle activity in apnea patients versus normal controls. Am J Respir Crit Care Med. 1996;153(6 Pt 1):1880-7.

32. Eckert DJ, Malhotra A, Lo YL, White DP, Jordan AS. The influence of obstructive sleep apnea and gender on genioglossus activity during rapid eye movement sleep. Chest. 2009;135(4):957-964.

33. Fogel RB, Malhotra A, White DP. Sleep. 2: pathophysiology of obstructive sleep apnoea/hypopnoea syndrome. Thorax. 2004;59(2):159-63.

34. McSharry D, O'Connor C, McNicholas T, Langran S, O'Sullivan M, Lowery M, et al. Genioglossus fatigue in obstructive sleep apnea. Respir Physiol Neurobiol. 2012;183(2):59-66.

35. Eckert DJ, Lo YL, Saboisky JP, Jordan AS, White DP, Malhotra A. Sensorimotor function of the upper-airway muscles and respiratory sensory processing in untreated obstructive sleep apnea. J Appl Physiol (1985). 2011;111(6):1644-53.

36. Friberg D, Ansved T, Borg K, Carlsson-Nordlander B, Larsson H, Svanborg E. Histological indications of a progressive snorers disease in an upper airway muscle. Am J Respir Crit Care Med. 1998;157(2):586-93.

37. Sands SA, Eckert DJ, Jordan AS, Edwards BA, Owens RL, Butler JP, et al. Enhanced upper-airway muscle responsiveness is a distinct feature of overweight/obese individuals without sleep apnea. Am J Respir Crit Care Med. 2014;190(8):930-7.

38. Eckert DJ, White DP, Jordan AS, Malhotra A, Wellman A. Defining phenotypic causes of obstructive sleep apnea. Identification of novel therapeutic targets. Am J Respir Crit Care Med. 2013;188(8):996-1004.

39. Edwards BA, Eckert DJ, McSharry DG, Sands SA, Desai A, Kehlmann G, et al. Clinical predictors of the respiratory arousal threshold in patients with obstructive sleep apnea. Am J Respir Crit Care Med. 2014;190(11):1293-300.

40. Eckert DJ, Owens RL, Kehlmann GB, Wellman A, Rahangdale S, Yim-Yeh S, et al. Eszopiclone increases the respiratory arousal threshold and lowers the apnoea/hypopnoea index in obstructive sleep apnoea patients with a low arousal threshold. Clin Sci (Lond). 2011;120(12):505-14.

41. Van de Graaff WB. Thoracic influence on upper airway patency. J Appl Physiol (1985). 1988;65(5):2124-31.

42. Ballard RD, Irvin CG, Martin RJ, Pak J, Pandey R, White DP. Influence of sleep on lung volume in asthmatic patients and normal subjects. J Appl Physiol (1985). 1990;68(5):2034-41.

43. Stadler DL, McEvoy RD, Bradley J, Paul D, Catcheside PG. Changes in lung volume and diaphragm muscle activity at sleep onset in obese obstructive sleep apnea patients vs. healthy-weight controls. J Appl Physiol (1985). 2010;109(4):1027-36.

44. Malhotra A, Hillman D. Obesity and the lung: 3. Obesity, respiration and intensive care. Thorax. 2008;63(10):925-31.

45. Heinzer RC, Stanchina ML, Malhotra A, Fogel RB, Patel SR, Jordan AS, et al. Lung volume and continuous positive airway pressure requirements in obstructive sleep apnea. Am J Respir Crit Care Med. 2005;172(1):114-7.

46. Tagaito Y, Isono S, Remmers JE, Tanaka A, Nishino T. Lung volume and collapsibility of the passive pharynx in patients with sleep-disordered breathing. J Appl Physiol (1985). 2007;103(4):1379-85.

47. Chowdhuri S, Badr MS. Control of Ventilation in Health and Disease. Chest. 2017;151(4):917-29.

48. Skatrud JB, Dempsey JA. Interaction of sleep state and chemical stimuli in sustaining rhythmic ventilation. J Appl Physiol Respir Environ Exerc Physiol. 1983;55(3):813-22.

49. Henke KG, Badr MS, Skatrud JB, Dempsey JA. Load compensation and respiratory muscle function during sleep. J Appl Physiol (1985). 1992;72(4):1221-34.

50. Badr MS, Toiber F, Skatrud JB, Dempsey J. Pharyngeal narrowing/occlusion during central sleep apnea. J Appl Physiol (1985). 1995;78(5):1806-15.

51. Rowley JA, Williams BC, Smith PL, Schwartz AR. Neuromuscular activity and upper airway collapsibility. Mechanisms of action in the decerebrate cat. Am J Respir Crit Care Med. 1997;156(2 Pt 1):515-21.

52. White DP. Pathogenesis of obstructive and central sleep apnea. Am J Respir Crit Care Med. 2005;172(11):1363-70.

53. Malhotra A, Huang Y, Fogel R, Lazic S, Pillar G, Jakab M, et al. Aging influences on pharyngeal anatomy and physiology: the predisposition to pharyngeal collapse. Am J Med. 2006;119(1):72.e9-14.

54. Eikermann M, Jordan AS, Chamberlin NL, Gautam S, Wellman A, Lo YL, et al. The influence of aging on pharyngeal collapsibility during sleep. Chest. 2007;131(6):1702-9.

55. Young T, Finn L, Austin D, Peterson A. Menopausal status and sleep-disordered breathing in the Wisconsin Sleep Cohort Study. Am J Respir Crit Care Med. 2003;167(9):1181-5.

56. Cakirer B, Hans MG, Graham G, Aylor J, Tishler PV, Redline S. The relationship between craniofacial morphology and obstructive sleep apnea in whites and in African-Americans. Am J Respir Crit Care Med. 2001;163(4):947-50.

57. Varol Y, Anar C, Tuzel OE, Guclu SZ, Ucar ZZ. The impact of active and former smoking on the severity of obstructive sleep apnea. Sleep Breath. 2015;19(4):1279-84.

12 DIAGNÓSTICO DA APNEIA OBSTRUTIVA DO SONO

Edilson Zancanella
Bruno Bernardo Duarte
Carolina Ferraz de Paula Soares
Michel Burihan Cahali

A história clínica em medicina do sono, sobretudo na investigação de apneia obstrutiva do sono (AOS), é de fundamental importância. Ela é crucial para verificar se há necessidade de solicitação de um exame complementar, bem como para estabelecer qual o método complementar mais adequado para auxiliar na investigação de uma hipótese diagnóstica.

A anamnese em medicina do sono tem também sua utilidade na identificação de fatores de risco, na realização de pesquisas clínicas e no diagnóstico diferencial das doenças do sono. Sabe-se que, em adultos, o principal sintoma de doenças do sono é a sonolência excessiva diurna (SED). Ela tem múltiplas causas, não só de doenças do sono, mas também de doenças clínicas, psiquiátricas e medicamentosas.[1]

Outro fator muito importante é que não existe correlação entre os dados polissonográficos com a SED. Diversos estudos demonstraram que índice de apneia/hipopneia (IAH), nadir de oxi-hemoglobina, eficiência do sono, microdespertares eletroencefalográficos e outros parâmetros objetivos verificados na polissonografia (PSG) não se correlacionam com SED.[2]

A história clínica do sono tem sua complexidade porque várias doenças causam o mesmo sintoma, além de os sintomas noturnos serem presenciados pelo parceiro de quarto e estarem sujeitos a esse viés. Em função disso, foram desenvolvidas estratégias para avaliar a qualidade do sono e a qualidade de vida influenciada pelo sono, bem como instrumentos para avaliar a SED e a chance de um indivíduo ter AOS. São os chamados questionários do sono, os quais são fundamentais para a avaliação do sono.[3]

ANAMNESE

A anamnese do sono é imprescindível para o diagnóstico de um paciente, assim como em quaisquer outros tipos de patologias investigadas pelo profissional da saúde. A fim de se realizar uma história adequada em relação ao sono de um paciente, é fundamental ter o conhecimento da variabilidade do sono normal no ser humano. Se os profissionais da saúde que trabalham com sono não se atentarem a essa peculiaridade da fisiologia do sono, a história clínica ficará inadequada.

O sono considerado "normal" tem que ser interpretado por meio de variáveis que incluem a faixa etária, a cultura, a etnia, o gênero, a genética e a variabilidade individual.[4] *Grosso modo*, pode-se afirmar que o sono normal ocorre quando um indivíduo acorda com a sensação de sono restaurador, não apresentando SED no dia subsequente. No entanto, essa análise é bastante superficial a um profissional de saúde que se propõe a atender indivíduos com queixas de sono.

No que tange à faixa etária, já está estabelecido que o número de horas e os horários de sono variam de modo considerável durante cada idade, e esse conhecimento é fundamental para se tentar estabelecer o que pode ser esperado em determinada idade (**Fig. 12.1**).[5]

Da mesma forma, deve-se entender a variabilidade individual, de provável origem genética, para verificar se o número de horas que o indivíduo dorme é adequado para evitar a privação de sono. Algumas características individuais devem ser abordadas durante a anamnese de um paciente com queixas de sono. Existem muitos tipos de características individuais consideradas variações da normalidade, não podendo ser taxadas como alterações patológicas. Algumas delas são: dormidores longos, dormidores curtos, atraso ou avanço de fase do sono, sono bifásico e intermediários.[4]

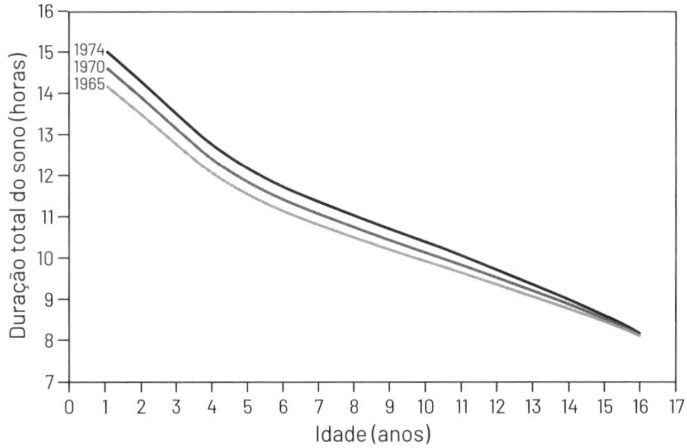

Figura 12.1
Tendência de tempo total de sono em três coortes de nascimento para os anos de 1974, 1979 e 1986.
Fonte: Lee e colaboradores.[6]

Portanto, na anamnese do sono, deve-se tentar definir qual a normalidade do sono do paciente e, a partir daí, buscar de maneira ativa as alterações patológicas do sono. Assim, deve-se questionar quantas horas o indivíduo necessita dormir para se sentir descansado no dia subsequente, como são seus hábitos de sono e de ciclo circadiano em dias sem pressões sociais de horário, como dias de folga e férias, além de perguntar sobre os horários de trabalho, a fim de verificar se o paciente pode ser classificado como um trabalhador de turno.

Sabe-se que existem diversos fatores de risco para o desenvolvimento dos roncos e da AOS, sendo assim, é crucial investigá-los na anamnese de um paciente com suspeita de distúrbios respiratórios obstrutivos do sono.[7] Os seguintes questionamentos devem sempre estar presentes em uma anamnese do sono para esses pacientes:

- Quando começaram os sintomas?
- Os sintomas correlacionam-se com ganho ponderal?
- Os sintomas iniciaram após novas medicações ou uso de álcool?
- Os sintomas diurnos e noturnos pioraram, com aumento da frequência e da intensidade dos roncos?
- Existe relação dos sintomas com a menopausa?
- Existe relação com sintomas de refluxo gastroesofágico (RGE) ou faringolaríngeo?
- Há história familiar de roncos noturnos ou de AOS?

Essas perguntas são importantes porque obesidade, ingesta de bebidas alcoólicas, menopausa, medicações que causam relaxamento muscular e refluxo faringolaríngeo são fatores de risco para os distúrbios respiratórios obstrutivos do sono.[7,8] Além disso, alguns estudos mostram a correlação entre AOS e doença do refluxo gastroesofágico (DRGE).[9]

Por fim, é válido salientar que a SED, além de causas clínicas, psiquiátricas e de poder ser consequência do uso de diversas medicações, frequentemente é causada pelas diversas doenças do sono. A *Classificação internacional dos distúrbios do sono*, em sua terceira edição (ICSD-3), distribui as doenças de acordo com sua causa, e o profissional do sono que se propõe a atender doentes com essa queixa deve ter essa noção, justamente para direcionar a história clínica (**Quadro 12.1**).[1]

■ Quadro 12.1
Doenças do sono, segundo a ICSD-3

- Insônia
- Distúrbios respiratórios do sono (DRSs)
- Hipersonias de origem central
- Transtorno do ritmo circadiano de sono-vigília
- Parassonias
- Transtorno do movimento relacionado ao sono
- Outros transtornos do sono

Fonte: American Academy of Sleep Medicine.[1]

A SED, como principal sintoma das doenças do sono nos adultos, pode ser avaliada de forma objetiva e de forma subjetiva. Os instrumentos objetivos para avaliar a SED são os testes de manutenção da vigília (TMV) e de latências múltiplas do sono (TLMS), os quais são exames de difícil logística e pouco usados na prática clínica.[1] Os instrumentos subjetivos para avaliação da SED são os questionários do sono. Além dos questionários para avaliar a SED, existem outros, específicos para cada doença do sono, bem como para avaliar a qualidade de vida dos pacientes com sintomas ou após tratamento. Esses questionários serão abordados a seguir.[3]

QUESTIONÁRIOS DO SONO NA ABORDAGEM DA APNEIA OBSTRUTIVA DO SONO

Os questionários do sono são muito importantes para a triagem de casos graves, para medir os impactos do sono na qualidade de vida, para a decisão do melhor método de exame complementar do sono a ser solicitado, para o monitoramento da resposta aos tratamentos propostos, para estudos epidemiológicos e para pesquisas clínicas.[10]

Por razões evidentes, um instrumento subjetivo tem suas limitações, uma vez que depende da resposta de um indivíduo. Mas, para além disso, existem limitações de idioma e tradução, validação, interpretação dos resultados, bem como relacionados a aspectos culturais. Felizmente, os questionários elaborados em outros países passam por uma criteriosa validação e tradução na língua de um país a fim de que seja possível a universalização de seus resultados.[7]

Os questionários do sono são diversos, e é preciso saber a utilidade de cada um deles a fim de aplicá-los na prática clínica (**Tab. 12.1**).

É importante salientar que um instrumento subjetivo de triagem deve conter poucos itens, ser de rápida aplicação e interpretação, sem envolver a necessidade de complexos cálculos para se verificar seus resultados.[3]

Tabela 12.1
Divisão didática de alguns dos diversos questionários para avaliação do sono

Avaliação geral	▪ Questionário de Pittsburgh ▪ FOSQ ▪ FOSQ-10 ▪ Diário de sono	▪ Escala de Sonolência de Epworth (ESE) ▪ Escala de Sonolência de Karolinska ▪ Escala de Sonolência de Stanford
Distúrbios respiratórios obstrutivos do sono	▪ STOP ▪ Questionário de Berlim	▪ Escala NAMES ▪ STOP-BANG

ESCALA DE SONOLÊNCIA DE EPWORTH

A ESE é, atualmente, o teste subjetivo para avaliação de sonolência mais utilizado na prática clínica. É relativamente simples, autoadministrado e quantifica o risco de o indivíduo adormecer em oito situações específicas do cotidiano. A maioria dos estudos considera um escore menor do que 10 pontos como ausência de SED, sendo o escore maior ou igual a 10 pontos classificado como SED (**Fig. 12.2**).[7]

É importante salientar que a ESE avalia SED, que é um sintoma com múltiplas causas. Mesmo com um valor acima de 10 pontos, não se pode afirmar que é consequência de AOS.

Apesar de ser muito utilizada, seu real valor para pacientes com AOS ainda não está totalmente estabelecido, já que, muitas vezes, mesmo um paciente com AOS severa pode não apresentar sintomas de SED.[6] Em um estudo para triagem de motoristas profissionais para o diagnóstico de AOS, verificou-se baixa sensibilidade (53,2%) e especificidade (58,8%) para diagnóstico de AOS moderada e severa.[3]

A ESE é reprodutível quando aplicada em momentos diferentes. Um estudo evidenciou ausência de modificações nos valores respondidos pelos voluntários após 71 dias da aplicação do teste.[8]

Quando se verifica a correlação entre os valores de ESE e PSG, um estudo demonstrou que, quanto mais alto o valor de IAH, mais alta foi a pontuação na ESE. Outro estudo verificou que os valores de ESE foram significativamente mais elevados em

Escala de sonolência de EPWORTH (ESS-BR)

Nome: ____________________

Data: __________ Idade (anos) __________

Qual a probabilidade de você cochilar ou dormir, e não apenas se sentir cansado, nas seguintes situações? Considere o modo de vida que você tem levado recentemente. Mesmo que você não tenha feito algumas destas coisas recentemente, tente imaginar como elas o afetariam. Escolha o número mais apropriado para responder cada questão.

0 = nunca cochilaria
1 = pequena probabilidade de cochilar
2 = probabilidade média de cochilar
3 = grande probabilidade de cochilar

Situação	Probabilidade de cochilar			
Sentado e lendo	0	1	2	3
Assistindo TV	0	1	2	3
Sentado, quieto, em um lugar público (por exemplo, em um teatro, reunião ou palestra)	0	1	2	3
Andando de carro por uma hora sem parar, como passageiro	0	1	2	3
Sentado quieto após o almoço sem bebida de álcool	0	1	2	3
Em um carro parado no trânsito por alguns minutos	0	1	2	3

Figura 12.2
Escala de Sonolência de Epworth.
Fonte: Bertolazi e colaboradores.[7]

portadores de AOS severa, quando comparados com apneicos leves e moderados ($p < 0{,}001$), embora não tivesse sido verificada diferença estatística nos valores de ESE entre as formas leve e moderada.

QUESTIONÁRIO DE BERLIM

O Questionário de Berlim é uma ferramenta utilizada para verificar a probabilidade de um indivíduo ser portador de AOS. Diferentemente das escalas de sonolência, como a ESE, a avaliação por esse questionário é diretamente relacionada com a entidade AOS.

Esse questionário utiliza dados de sintomas e de exame físico para atingir o escore final. É composto de 10 questões, divididas em três diferentes categorias: 1. severidade do ronco, incluindo uma questão sobre AOS (itens 1 a 5 do questionário); 2. SED e fadiga (itens 6 a 9); 3. presença de hipertensão arterial sistêmica (HAS) ou obesidade (item 10). Ademais, o questionário também inclui informações acerca de idade, gênero, altura e peso.[11]

Caso o indivíduo responda positivamente a pelo menos um item de duas das três categorias, é classificado como de alto risco para AOS (**Fig. 12.3**).

Quadro 1 Questionário de Berlim RV+1,44 - 1,49[20] (B)

Categoria 1

1. Você ronca?
( ) Sim
( ) Não
( ) Não sei

2. Seu ronco é:
Pouco mais alto que sua respiração?
Tão mais alto que sua respiração?
Mais alto do que falando?
Muito alto que pode ser ouvido nos quartos próximos?

3. Com que frequência você ronca?
Praticamente todos os dias
3-4 vezes por semana
1-2 vezes por semana
Nunca ou praticamente nunca

4. O seu ronco incomoda alguém?
( ) Sim
( ) Não

5. Alguém notou que você para de respirar enquanto dorme?
Praticamente todos os dias
3-4 vezes por semana
1-2 vezes por semana
Nunca ou praticamente nunca

Categoria 2

6. Quantas vezes você se sente cansado ou com fadiga depois de acordar?
Praticamente todos os dias
3-4 vezes por semana
1-2 vezes por semana
Nunca ou praticamente nunca

7. Quando vc está acordado você se sente cansado, fadigado ou não sente bem?
Praticamente todos os dias
3-4 vezes por semana
1-2 vezes por semana
Nunca ou praticamente nunca

8. Alguma vez você cochilou ou caiu no sono enquanto dirigia?
( ) Sim
( ) Não

Categoria 3

9. Você tem pressão alta?
( ) Sim
( ) Não
( ) Não sei
IMC=

Pontuação das perguntas: Qualquer resposta circulada é considerada positiva.
Pontuação das categorias: Categoria 1 é positiva com 2 ou mais respostas positivas para as questões 1-5; Categoria 2 é positiva com 2 ou mais respostas positivas para as questões 6-8; Categoria 3 é positiva se a resposta para a questão 9 é positiva ou o IMC > 30.
Resultado final: 2 ou mais categorias positivas indicam alto risco para AOS.

Figura 12.3
Questionário de Berlim.
Fonte: Andrechuk e colaboradores.[12]

O Questionário de Berlim tem sensibilidade entre 69 e 86%, e especificidade de 56 a 95%, com valor preditivo positivo variando entre 77 e 96% para o diagnóstico de AOS em pacientes com suspeita dessa doença.[7] Um estudo coreano demonstrou uma forte correlação entre resultados positivos do Questionário de Berlim e IAH.[11]

Na prática clínica, o Questionário de Berlim é recomendado para ser utilizado nas unidades básicas de saúde (UBSs), por médicos de família, para triagem de indivíduos que necessitem realizar exame de PSG. Outra utilidade prática é em consultas realizadas por anestesiologistas antes de procedimentos cirúrgicos. Sabendo-se do risco aumentado para complicações anestésicas e cirúrgicas em pacientes portadores de AOS, pode ser utilizado em consultas pré-anestésicas a fim de se estabelecer a necessidade de um exame de monitoramento do sono ou para prevenir possíveis complicações cirúrgicas e anestésicas em indivíduos com suspeita de AOS.

QUESTIONÁRIO STOP-BANG

O questionário STOP foi desenvolvido por Chung e colaboradores,[13] para ser aplicado por anestesiologistas em consultas pré-anestésicas a fim de avaliar suspeita de diagnóstico de AOS. Consiste em quatro questões do tipo SIM/NÃO sobre ronco, cansaço físico, pausas respiratórias do sono presenciadas e pressão arterial sistêmica (PAS), apresentando sensibilidade de 79,5% e especificidade de 48,6% para detectar indivíduos com IAH maior do que 30 eventos por hora.[14] STOP é uma regra mnemônica para os quatro termos em inglês: ***s**noring* (ronco), ***t**iredness* (cansaço), ***o**bserved apneas* (apneias observadas) e *blood **p**ressure* (pressão arterial).

Com a finalidade de aumentar a sensibilidade e a especificidade desse questionário, foi proposto o acréscimo de quatro fatores ao STOP: índice de massa corpórea (IMC), idade, circunferência cervical (CC) e gênero. Sendo assim, foi criado o questionário STOP-BANG, o qual elevou para quase 100% a sensibilidade, embora a especificidade tenha diminuído para 37%.[15] STOP-BANG obedece à regra mnemônica dos termos em inglês já mencionados mais: ***B**MI (índice de massa corpórea)*, ***a**ge* (idade), ***n**eck circunference* (circunferência cervical) e ***g**ender* *(gênero)* (BANG).

Esse questionário tem a vantagem de ser muito direto e de poder ser aplicado rapidamente (em geral demora cerca de 1 a 2 minutos). Uma pontuação de pelo menos três respostas afirmativas é utilizada como ponto de corte para separar indivíduos com baixo e alto risco de portar AOS (**Fig. 12.4**).[3]

Seu uso na prática clínica é praticamente restrito às consultas pré-anestésicas, como forma de triagem de indivíduos com suspeita de AOS. Sabe-se que o risco de complicações anestésicas e cirúrgicas nesse grupo de pacientes é mais alto do que na população geral, sendo, portanto, uma ferramenta rápida e importante para verificar a necessidade de se solicitar um exame de monitoramento do sono ou para deixar a equipe anestésica preparada para atender um paciente apneico na sala cirúrgica.

Peso: ______________ Kg Altura: ______________ m

Idade: ______________ anos Perímetro Cervical: ______________ cm

Sexo: Homem / Mulher

1. Ronco: Ressona alto (mais alto do que a conversar ou suficientemente alto para se ouvir através de portas fechadas)?
   Sim_____ Não_____
2. Cansado: Sente-se com frequência cansado, fadigado ou sonolento durante o dia?
   Sim_____ Não_____
3. Observado: Já alguém o viu a parar de respirar durante o sono?
   Sim_____ Não_____
4. Pressão arterial: Tem a tensão arterial alta ou faz tratamento para a hipertensão?
   Sim_____ Não_____
5. IMC: IMC superior a 35 kg/m^2?
   Sim_____ Não_____
6. Idade: Idade superior a 50 anos?
   Sim_____ Não_____
7. Perímetro cervical: Perímetro cervical superior a 40 cm?
   Sim_____ Não_____
8. Sexo: Homem?
   Sim_____ Não_____

Pontuação do questionário STOP-Bang:

Alto risco para SAOS – responde "sim" a 3 ou mais itens.

Figura 12.4
Questionário STOP-BANG.
Fonte: Rebelo-Marques e colaboradores.[14]

FOSQ-10 (FUNCTIONAL OUTCOMES OF SLEEP QUESTIONNAIRE)

Os problemas que acometem o sono, bem como as doenças do sono, podem resultar em SED. Esse sintoma pode ter impacto substancial na realização das atividades diurnas de um indivíduo, comprometendo sua qualidade de vida.[16]

O FOSQ é o questionário padrão-ouro para verificar o impacto da SED na habilidade do indivíduo de conduzir suas atividades diurnas. Sua versão original inclui 30 itens e já se mostrou válida e replicável em diversos estudos clínicos. No entanto, esse questionário é bastante longo e de difícil aplicação.

A partir daí, surgiu sua versão resumida, com apenas 10 dos 30 itens originais, denominada FOSQ-10. Portanto, quando se pretende avaliar o impacto de uma doença do sono na qualidade de vida de um indivíduo, o FOSQ-10 está bem indicado.

Um estudo avaliou indivíduos apneicos graves usuários de terapia de pressão positiva para via aérea (PAP) com a escala FOSQ. Eles foram divididos em um grupo aderente e outro não aderente ao tratamento proposto, sendo verificada uma diferença estatisticamente significativa, com piora da qualidade de vida avaliada pelo FOSQ, nos pacientes não aderentes ao tratamento.[16]

EXAME FÍSICO NO DIAGNÓSTICO DA AOS

O reconhecimento de características no exame físico que sejam associadas à presença e/ou severidade da AOS à suspeição clínica permite a intervenção de maneira precoce e individualizada ao paciente. Apesar de alvo de estudos há mais de 40 anos, não há, até o momento, um achado do exame físico de alta especificidade para o diagnóstico de apneia do sono.[17] A heterogeneidade de fenótipos fisiopatológicos e clínicos pode a ser razão da ausência de um sinal característico, porém diversos estudos populacionais e caso-controle evidenciam características antropomórficas associadas à prevalência e à severidade da AOS, bem como a taxas de sucesso terapêutico. Destaca-se maior prevalência da AOS em indivíduos na meia-idade e do sexo masculino.[18]

O IMC é reconhecido como uma medida de sobrepeso e obesidade, e está fortemente correlacionado ao diagnóstico da AOS.[10] IMC superior a 25 kg/m^2 aumenta o risco da presença de apneia em duas vezes, e IMC superior a 30 kg/m^2 eleva o risco em quatro vezes.[15] Outras medidas que também se relacionam a adiposidade corporal, como a CC e a razão entre cintura e quadril, se correlacionam a AOS moderada, porém, após correção com modelo incluindo IMC, CC e razão cintura-quadril, apenas o IMC e a CC são fatores de risco.[18] Diversos questionários de triagem diagnóstica incluindo idade, sexo, IMC e CC mostraram alto poder preditivo diagnóstico.

O exame físico específico das vias aéreas superiores (VAS) apresenta algumas relações com a terapia a ser indicada.[19] Alterações nasais nas quais desvio septal está associado a hipertrofia dos cornetos inferiores têm maior prevalência entre apneicos se comparados a indivíduos-controle,[7] sem estar associadas a gravidade da AOS.[13] Alterações de válvula nasal bilaterais mostraram associação com maior dessaturação da oxi-hemoglobina, mas não com severidade. É interessante lembrar que, mesmo na ausência de achados obstrutivos, pacientes apneicos queixam-se de redução do fluxo nasal, havendo, inclusive, correlação da disfunção sensorial com a severidade da AOS. Dificuldades de respiração nasal são associadas à má adaptação aos equipamentos de pressão positiva contínua nas VAS.[20]

O exame da orofaringe é padronizado subjetivamente pela posição das estruturas dentro da cavidade. Classificamos as tonsilas palatinas em cinco graus: 0 — tonsilas removidas; 1 — ocupa menos de 25% do espaço entre a parede lateral e a linha média; 2 — ocupa entre 25 e 50% do espaço entre a parede lateral e a linha média; 3 — ocupa mais de 50% e menos de 75% do espaço entre a parede lateral e a linha média; 4 — ocupa mais de 75 a 100% do espaço entre as paredes laterais e a linha média (**Fig. 12.5**). O volume real das tonsilas apresenta correlação com classificação subjetiva, havendo correlação da hipertrofia tonsilar com a presença da apneia do sono, porém não com a severidade.[21] A posição da língua relaxada dentro da boca em relação ao palato é classificada como Índice de Mallampati (**Fig. 12.6**).[22] Alterações da orofaringe (como palato

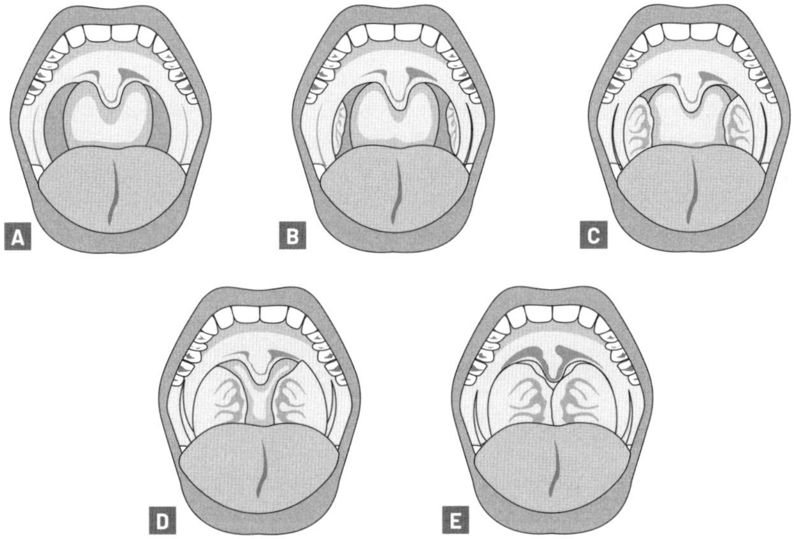

Figura 12.5
Classificação das tonsilas palatinas.
Fonte: Elaborada com base em Friedman e colaboradores.[22]

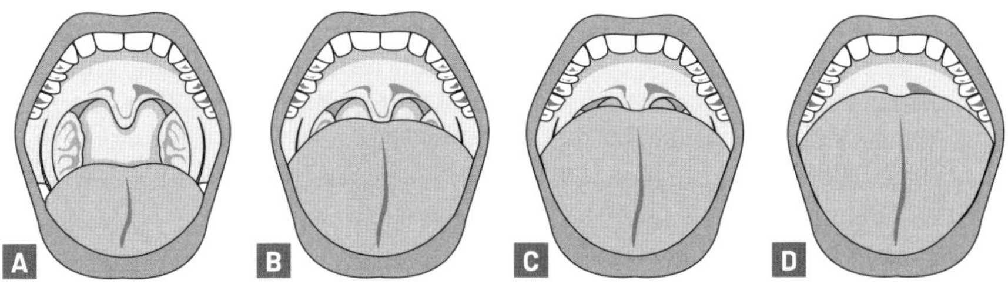

Figura 12.6
Índice de Mallampati.
A: Mallampati 1. **B:** Mallampati 2 . **C**: Mallampati 3. **D:** Mallampati 4.
Fonte: Elaborada com base em Friedman e colaboradores.[22]

retroposicionado, palato e úvula espessos, pilares tonsilares medianizados e hipertrofia tonsilas, grau 3 ou 4) são associadas à presença de AOS em um estudo transversal populacional e em outros estudos.[23,24] Na população infantil, os achados de hipertrofia tonsilar são correlacionados à presença de DRSs, e a cirurgia de adenotonsilectomia é a principal indicação terapêutica.[25] A associação de IMC, Índice de Mallampati e grau das tonsilas foi organizada em um modelo que prediz o risco de AOS, bem como o sucesso da cirurgia faríngea. No adulto, a cirurgia de uvulopalatofaringoplastia mostra uma boa taxa de sucesso quando a classificação de Friedman for grau 1 ou 2, o que corresponde ao sujeito não obeso, com baixo Mallampati e tonsilas hipertróficas.[21] O formato de palato ogival e Mallampati modificado 3 ou 4 mostraram associação ao índice de apneia/hipopneia (IAH).[22]

Alterações craniofaciais esqueléticas que podem ser avaliadas pelo exame físico e confirmadas por cefalometria, relacionadas ao diagnóstico de apneia do sono, são a hipoplasia maxilar e mandibular.[10] As cirurgias esqueléticas de expansão maxilar e o avanço maxilomandibular apresentam altas taxas de sucesso, principalmente em jovens, magros e com bom grau de avanço maxilar.[26] Estudos recentes buscaram, por meio de fotografias faciais padronizadas, identificar fenótipos faciais que se correlacionem a alterações craniofaciais esqueléticas e à presença de AOS.[27]

EXAMES SUBSIDIÁRIOS

POLISSONOGRAFIA

A PSG é o "padrão-ouro" para o diagnóstico dos DRSs, porém também pode diagnosticar outros distúrbios relacionados ao sono. Deverá ser realizada à noite, em laboratório do sono, por no mínimo seis horas, sob a supervisão de técnico treinado. A qualidade do exame é fundamental para o diagnóstico e o planejamento terapêutico, assim como o controle após o tratamento instituído.

As técnicas para monitoramento do sono vêm sendo sistematizadas ao longo dos anos, sempre atualizadas e revistas em função de novas pesquisas e da incorporação de novas tecnologias.[28] Desde a primeira padronização para interpretação do sono, em 1968,[29] passaram-se praticamente 30 anos para uma revisão significativa desses critérios.[30] A American Academy of Sleep Medicine (AASM) publicou, em 2007, e atualizou, em julho de 2020,[31] os critérios técnicos para monitoramento do sono, atualizando também as regras para análise do sono e os parâmetros respiratórios.

Os parâmetros mínimos a serem usados em uma PSG são:

- EEG — eletrodos F4–M1, C4– 1 e 02–M;
- EOG bilateral;
- EMG mentoniano e tibial anterior bilateral;
- fluxos aéreos nasal e oral registrados por sensores do tipo termístor ou termopar;
- registro de pressão nasal obtido por transdutor de pressão;

- registro dos movimentos torácico e abdominal;
- ECG;
- oximetria digital;
- registro de ronco;
- registro de posição corporal.

Os dados captados em uma noite de PSG devem ser interpretados por médico com especialização em medicina do sono, seguindo os critérios da AASM. O relatório final (laudo) deve trazer os seguintes dados:[31]

A Parâmetros utilizados para o monitoramento.
B Arquitetura do sono:
- tempo total de registro (TTR);
- tempo total de sono (TTS);
- eficiência: > 85% (TTS/TTR);
- latências NREM e REM;
- tempo total acordado após início do sono;
- tempo em cada estágio;
- porcentagem do TTS em cada estágio.

C Microdespertares:
- número total;
- índices.

(É importante diferenciar dos associados a eventos respiratórios e movimentos de membros: número total e índice.)

D Eventos cardíacos:
- frequências;
- arritmias.

E Movimentos de membros inferiores:
- movimentos periódicos dos membros;
- despertares associados aos movimentos.

F Eventos respiratórios:
- IAH;
- dessaturações de oxi-hemoglobina média e mínima;
- decúbito predominante durante o sono e na vigência dos eventos respiratórios;
- presença de ronco.

G Conclusão:
- descrição dos achados do exame;
- anormalidades no EEG;
- anormalidades no ECG;
- comportamentos observados durante o sono (sonilóquio, sonambulismo, etc.);
- hipnograma.

MONITORAMENTO PORTÁTIL DO SONO (OCST, DO INGLÊS OUT OF CENTER SLEEP TESTING)

Em 1994, foram publicados os Parâmetros Práticos da Associação Americana de Distúrbios do Sono,[32] atual AASM, para a avaliação da AOS com o monitoramento portátil, definindo os tipos de Estudo do Sono (**Tab. 12.2**) e discorrendo sobre os critérios técnicos e as limitações para sua aplicação.

Um protocolo racional para a indicação dos estudos domiciliares, detalhando suas indicações e limitações, vem sendo delineado ao longo dos anos. Quais as suspeitas diagnósticas, quais os grupos de pacientes, quais os critérios de utilização são os pontos elencados, e, sem dúvida, pacientes portadores de DRSs são os principais beneficiados. Collop e colaboradores[33] descrevem um fluxograma racionalizando a indicação do monitoramento domiciliar, concluindo que essa ferramenta deve ser integrada a um programa amplo de avaliação e seguimento do paciente e conduzida por médico especialista em sono.

As diferentes modalidades de monitoramento, que não levam apenas em conta o número de canais, mas também o emprego de diferentes tecnologias para obtenção dos registros, constituem outro importante fator de ponderação. Em 2011, foi proposta uma nova classificação para os equipamentos chamados "fora do centro", ou seja, os utilizados no monitoramento domiciliar. Essa classificação leva em consideração os parâmetros fisiológicos avaliados e como são avaliados: SCOPER (S: sono, C: cardiovascular, O: oximetria, P: posição, E: esforço e R: respiratório) (**Tab. 12.3**).[34]

Esses monitoramentos podem ser assistidos ou não por técnico de PSG, e permitem a captação do exame no domicílio do paciente. Têm como limitação a perda de canais de monitoramento pela falha ou soltura, que tem sido estimada entre 4 e 33%, e a grande variabilidade de equipamentos e tecnologias envolvidas. Estudos discutem a falha diagnóstica dos monitoramentos do sono, tanto no padrão-ouro como domiciliar, observando taxas de 20% de falha no IAH menor do que 15 eventos por hora e variações entre 15 e 25% em estudos de noites consecutivas descritos. Com intervalo de 30 dias, somente 45% dos casos apresentaram diferença noite a noite menor ou igual a 5 eventos por hora.

O monitoramento tipo II permite a identificação das diferentes fases do sono, com demonstração das estatísticas e dos cálculos de IAH por hora de sono. Tem a limitação do deslocamento do técnico até a residência do paciente, tanto para montagem como para retirada no dia seguinte. Não há recolocação de canais de registro caso desconecte durante a realização do exame.

O monitoramento tipo III não avalia as fases do sono e não diferencia se os eventos ocorrem na vigília ou durante o sono. Evidencia e diferencia somente os eventos respiratórios, não permitindo diagnóstico de outros eventos, como movimento de membros inferiores, por exemplo.

O monitoramento tipo IV capta de 1 a 2 canais, sendo um deles obrigatoriamente a oximetria. Não avalia as fases do sono e não diferencia os tipos de apneia, mas evidencia as dessaturações. Não permite avaliar qualquer dado relativo ao sono.

Tabela 12.2
Estudos para avaliação de AOS (seis horas mínimas de monitoramento)

	Tipo I PSG padrão	Tipo II PSG portátil	Tipo III Teste portátil modificado para apneia	Tipo IV Monitoramento contínuo – único ou duplo – de bioparâmetros
Parâmetros	Mínimo de sete, incluindo EEG (C4-A1 ou C3-A2), EOG, EMG de mento, ECG, fluxo aéreo, esforço respiratório e saturação da oxi-hemoglobina	Mínimo de sete, incluindo EEG (C4-A1 ou C3-A2), EOG, EMG de mento, ECG ou frequência cardíaca, fluxo aéreo, esforço respiratório e saturação da oxi-hemoglobina	Mínimo de quatro, incluindo ventilação (pelo menos dois canais de movimento respiratório ou movimento respiratório e fluxo), frequência cardíaca ou ECG e saturação da oxi-hemoglobina	No mínimo um
Posição corporal	Documentado ou objetivamente avaliado	Pode ser objetivamente avaliado	Pode ser objetivamente avaliado	Não avaliado
Movimento de pernas	EMG ou sensor de movimento opcional	EMG ou sensor de movimento opcional	Pode ser registrado	Não registrado
Técnico	Disponível	Não disponível	Não disponível	Não disponível
Intervenção	Possível	Não possível	Não possível	Não possível

EEG: eletroencefalograma; EOG: eletro-oculograma; EMG: eletromiograma; ECG: eletrocardiograma.
Fonte: Ferber e colaboradores.[32]

■ **Tabela 12.3**
SCOPER

Sono	Cardiovascular	Oximetria	Posição	Esforço	Respiratório
S_1 – sono por três canais de EEG,* com EOG e EMG de queixo	C_1 – mais de um eletrodo – pode avaliar outras derivações	O_1 – oximetria (dedo ou orelha) com amostragem-padrão	P_1 – vídeo ou medida visual de posicionamento	E_1 – duas cintas de esforço respiratório RIP	R_1 – pressão nasal e termístor
S_2 – sono por menos de três canais de EEG,* com ou sem EOG ou EMG de queixo	C_2 – tonometria arterial periférica	O_{1x} – oximetria (dedo ou orelha) sem amostragem-padrão (marcação manual) ou não descrita	P_2 – sem medida visual de posicionamento	E_2 – uma cinta de esforço respiratório RIP	R_2 – pressão nasal
S_3 – substituto do sono (p. ex., actigrafia)	C_3 – medida--padrão de ECG (um eletrodo)	O_2 – oximetria a partir de local alternativo (p. ex., fronte)		E_3 – esforço derivado (p. ex., fronte vs. pressão)	R_3 – termístor
S_4 – outra avaliação do sono	C_4 – frequência cardíaca derivada (geralmente da oximetria)	O_3 – outra oximetria		E4 – outra medida de esforço (incluindo cinta piezo)	R_4 – CO_2 exalado (*end-tidal*) $ETCO_2$
	C_5 – outro tipo de medida cardíaca				R_5 – outro tipo de monitoramento respiratório

A amostragem-padrão da oximetria é definida como média de 3 s com a taxa mínima de amostragem de 10 Hz (desejável 25 Hz).
* Três canais EEG definidos como frontal, central e occipital.
EEG: eletroencefalograma; EOG: eletro-oculograma; EMG: eletromiograma; ECG: eletrocardiograma; RIP: indutância respiratória pletismográfica.
Fonte: Collop e colaboradores.[34]

A tonometria arterial periférica (PAT) é um novo método proposto para o diagnóstico da AOS. Essa tecnologia usa um sensor (pletismografia digital modificada) que elimina o pulso venoso e mede continuamente as mudanças de volume arterial no dedo. Alterações do volume arterial são reguladas pela inervação α-adrenérgica e refletem a atividade simpática. Eventos de apneias ou hipopneias levam a despertares, e, por conseguinte, ao aumento da atividade simpática e da vasoconstrição periférica, o que resulta em atenuação do sinal da PAT. Watch-PAT® é um equipamento portátil que detecta eventos obstrutivos por meio da identificação de mudanças na atividade simpática, associadas ao término dos eventos. Esse equipamento propõe-se, também, a analisar, além do IAH e do IDR, o TTS e as fases do sono.[35]

FIBRONASOLARINGOSCOPIA

Não é um exame específico, porém é de extrema importância para se avaliar as VAS e tentar localizar possíveis sítios obstrutivos envolvidos na origem dos distúrbios respiratórios. Não podemos deixar de mencionar que qualquer achado deve ser somado com a modificação da condição patológica da pesquisa: os exames são durante a vigília e, geralmente, em pacientes sentados.

Avaliamos as fossas nasais de maneira detalhada, a região da nasofaringe, da orofaringe e a região de palato mole até a epiglote, evidenciando o quanto observamos da laringe. Observamos o tamanho das amígdalas, da úvula, das amígdalas linguais, a base da língua e da epiglote. A pesquisa de manobra de Muller — inspiração forçada — tenta simular a tendência de colapso das VAS, porém a subjetividade da pesquisa e da interpretação dificulta sua padronização. Aspectos sugestivos de refluxo laringofaríngeo devem ser pesquisados.

SONOENDOSCOPIA

É um exame de avaliação do lúmen das VAS sob sono induzido por substâncias anestésicas. É uma técnica recente que ainda não tem sua importância definida na avaliação de pacientes com AOS[8]. Essa ferramenta surgiu com o objetivo de melhor entender o mecanismo que leva ao colapso das VAS durante os episódios de apneia do sono. Na situação ideal, esse exame deveria ser realizado durante o sono fisiológico, o que não é viável. Dessa maneira, é realizado sob sedação, motivo de diversas discussões e controvérsias na literatura. Recentemente, em 2014, foi publicado o primeiro consenso europeu sobre o assunto, que estabeleceu as indicações, o local ideal de realização, a equipe e o protocolo de sedação, bem como o posicionamento do paciente e as manobras diagnósticas. Contudo, até o momento, não foi estabelecido um sistema de escore e classificação, o que limita a comparação de estudos entre os centros.[29]

EXAMES DE IMAGEM

A cefalometria está indicada na pesquisa de dismorfismo craniofacial. As medidas obtidas pela telerradiografia lateral evidenciam a mandíbula, a maxila, o osso hioide, o espaço posterior da faringe e o tamanho da úvula.

A tomografia computadorizada (TC) e a ressonância magnética (RM) não apresentam especificidade na pesquisa dos distúrbios respiratórios, porém podem contribuir como complementares em casos específicos.

O diagnóstico deve ser criterioso e levar em consideração os parâmetros clínicos, polissonográficos e da avaliação das VAS. A associação de comorbidades é, sem dúvida, um fator a ser enfocado, pois serve como medida do agravamento da síndrome.

CRITÉRIOS DE GRAVIDADE DA AOS

Os critérios de gravidade da AOS foram formalizados, empiricamente, em 1999, com uma publicação da AASM.[36] Essa publicação criou categorias de gravidade com base no IAH do exame polissonográfico. O racional para essa categorização derivou de dados da coorte de sono de Wisconsin,[37] um grande estudo transversal que correlacionou o IAH com a medida isolada da pressão arterial feita na noite do exame polissonográfico. Esse estudo concluiu que havia um aumento linear da pressão arterial com o aumento do IAH e que o risco de HAS se tornava substancial com um IAH em torno de 30 ou mais. Diante disso, a AASM criou as categorias de AOS leve, moderada e acentuada, ressalvando que não existiam dados para diferenciar de maneira adequada as categorias leve e moderada. Mesmo diante dessa reconhecida insuficiência de evidências,[38] essa classificação continua em vigor e é amplamente utilizada na pesquisa e na prática clínica.

De acordo com o IAH, a AOS em adultos é classificada em:[36]

- normal — IAH de 0 a 4,9/hora de sono;
- leve — IAH de 5 a 14,9/hora de sono;
- moderada — IAH de 15 a 30/hora de sono;
- acentuada — IAH acima de 30/hora de sono.

Note que, nessa classificação, a categoria moderada inclui os valores-limite do IAH de 15 e de 30.

Apesar da evolução dos sensores utilizados nas PSGs e de várias mudanças ocorridas na interpretação dos traçados desse exame, sobretudo na maneira de se marcar uma hipopneia,[39,40] essa classificação permanece inalterada. Além disso, essa mesma classificação é usada para todos os tipos de exame que registram eventos respiratórios durante o sono, isto é, PSGs (exame com quantificação objetiva do sono) e poligrafias (exame sem quantificação objetiva do sono). Alguns laboratórios de sono registram, além das apneias e hipopneias, um terceiro evento respiratório chamado despertar associado ao esforço respiratório (RERA, do inglês *respiratory effort related arousal*). O índice que soma apneias, hipopneias e RERAs é conhecido por índice de distúrbio respiratório (IDR). O critério numérico de gravidade usado para o IDR é o mesmo utilizado para o IAH.

Já para a população com menos de 18 anos, a classificação de gravidade da AOS mais utilizada envolve o IAH obstrutivo (IAHo). No IAHo, são somados os eventos de apneias obstrutivas e mistas e as hipopneias obstrutivas, sendo excluídas as apneias e hipopneias de natureza central. Ressalta-se que essa classificação de gravidade para crianças tem ainda menos evidências científicas que a usada em adultos e pouco reflete o bem-estar geral da criança. De acordo com o IAHo, a AOS em crianças é classificada em:

- normal — IAHo de 0 a 1/hora de sono;
- leve — IAHo de 1,1 a 5/hora de sono;
- moderada — IAHo de 5,1 a 10/hora de sono;
- acentuada — IAHo acima de 10/hora de sono.

Apesar de amplamente utilizado, um simples critério numérico não é suficiente para categorizar, e nem refletir as diversas apresentações clínicas de pacientes com AOS.[38] Os valores de oximetria, embora apontem para a intensidade da AOS, ainda não foram efetivamente incorporados em nenhuma classificação de gravidade dessa doença. Acredita-se que o espectro da AOS é mais bem compreendido ao se considerar, além da PSG, os aspectos sintomáticos (como sonolência diurna e qualidade do sono) e as comorbidades presentes em cada indivíduo. Entretanto, a incorporação dessas informações em uma nova classificação de gravidade da AOS ainda não ocorreu.

REFERÊNCIAS

1. American Academy of Sleep Medicine. The AASM Manual for the scoring of sleep and associated events: version 2.5. Darien: AASM; 2018.
2. Krystal AD, Edinger JD. Measuring sleep quality. Sleep Med. 2008;9 Suppl 1:S10-7.
3. Schiza SE, Bouloukaki I. Screening for obstructive sleep apnoea in professional drivers. Breathe (Sheff). 2020;16(1):29364.
4. Mander BA, Winer JR, Walker MP. Sleep and Human Aging. Neuron. 2017;94(1):19-36.
5. Iglowstein I, Jenni OG, Molinari L, Largo RH. Sleep duration from infancy to adolescence: reference values and generational trends. Pediatrics. 2003;111(2):302-7.
6. Lee W, Lee SA, Ryu HU, Chung YS, Kim WS. Quality of life in patients with obstructive sleep apnea: relationship with daytime sleepiness, sleep quality, depression, and apnea severity. Chron Respir Dis. 2016;13(1):33-9.
7. Bertolazi AN, Fagondes SC, Hoff LS, Pedro VD, Menna Barreto SS, Johns MW. Portuguese-language version of the Epworth sleepiness scale: validation for use in Brazil. J Bras Pneumol. 2009;35(9):877-83.
8. Nguyen AT, Baltzan MA, Small D, Wolkove N, Guillon S, Palayew M. Clinical reproducibility of the Epworth Sleepiness Scale. J Clin Sleep Med. 2006;2(2):170-4.
9. Eckert DJ, Malhotra A. Pathophysiology of adult obstructive sleep apnea. Proc Am Thorac Soc. 2008;5(2):144-53.
10. Zancanella E, Haddad FM, Oliveira LA, Nakasato A, Duarte BB, Soares CF, et al. Obstructive sleep apnea and primary snoring: diagnosis. Braz J Otorhinolaryngol. 2014;80(1 Suppl 1):S1-16. Erratum in: Braz J Otorhinolaryngol. 2014;80(5):457.

11. Kang K, Park KS, Kim JE, Kim SW, Kim YT, Kim JS, et al. Usefulness of the Berlin Questionnaire to identify patients at high risk for obstructive sleep apnea: a population-based door-to-door study. Sleep Breath. 2013;17(2):803-10.

12. Andrechuk CRS, Netzer N, Zancanella E, Almeida AR, Ceolim MF. Cultural adaptation and evaluation of the measurement properties of the Berlin Questionnaire for Brazil. Sleep Med. 2019;60:182-7.

13. Chung F, Yegneswaran B, Liao P, Chung SA, Vairavanathan S, Islam S, et al. STOP questionnaire: a tool to screen patients for obstructive sleep apnea. Anesthesiology. 2008;108(5):812-21.

14. Rebelo-Marques A, Vicente C, Valentim B, Agostinho M, Pereira R, Teixeira MF, et al. STOP-Bang questionnaire: the validation of a Portuguese version as a screening tool for obstructive sleep apnea (OSA) in primary care. Sleep Breath. 2018;22(3):757-65.

15. Peppard PE, Young T, Palta M, Dempsey J, Skatrud J. Longitudinal study of moderate weight change and sleep-disordered breathing. JAMA. 2000;284(23):3015-21.

16. Chasens ER, Ratcliffe SJ, Weaver TE. Development of the FOSQ-10: a short version of the Functional Outcomes of Sleep Questionnaire. Sleep. 2009;32(7):915-9.

17. Gottlieb DJ, Punjabi NM. Diagnosis and management of obstructive sleep apnea: a review. JAMA. 2020;323(14):1389-400.

18. Young T, Shahar E, Nieto FJ, Redline S, Newman AB, Gottlieb DJ, et al. Predictors of sleep-disordered breathing in community-dwelling adults: the Sleep Heart Health Study. Arch Intern Med. 2002;162(8):893-900.

19. Mandavia R, Mehta N, Veer V. Guidelines on the surgical management of sleep disorders: a systematic review. Laryngoscope. 2020;130(4):1070-84.

20. Wallace ES, Carberry JC, Toson B, Eckert DJ. A systematic review and meta-analysis of upper airway sensation in obstructive sleep apnea: implications for pathogenesis, treatment and future research directions. Sleep Med Rev. 2022;62:101589.

21. Cahali MB, Soares CF, Dantas DA, Formigoni GG. Tonsil volume, tonsil grade and obstructive sleep apnea: is there any meaningful correlation? Clinics (Sao Paulo). 2011;66(8):1347-52.

22. Friedman M, Tanyeri H, La Rosa M, Landsberg R, Vaidyanathan K, Pieri S, et al. Clinical predictors of obstructive sleep apnea. Laryngoscope. 1999;109(12):1901-7.

23. Oliveira MC, Tufik S, Haddad FL, Santos-Silva R, Gregório LC, Bittencourt L. Systematic evaluation of the upper airway in a sample population: factors associated with obstructive sleep apnea syndrome. Otolaryngol Head Neck Surg. 2015;153(4):663-70.

24. Friedman M, Wilson MN, Pulver T, Pandya H, Joseph NJ, Lin HC, et al. Screening for obstructive sleep apnea/hypopnea syndrome: subjective and objective factors. Otolaryngol Head Neck Surg. 2010;142(4):531-5.

25. Contencin P, Guilleminault C, Manach Y. Long-term follow-up and mechanisms of obstructive sleep apnea (OSA) and related syndromes through infancy and childhood. Int J Pediatr Otorhinolaryngol. 2003;67 Suppl 1:S119-23.

26. Liu SY, Riley RW, Yu MS. Surgical algorithm for obstructive sleep apnea: an update. Clin Exp Otorhinolaryngol. 2020;13(3):215-24.

27. Rizzatti FG, Mazzotti DR, Mindel J, Maislin G, Keenan BT, Bittencourt L, et al. Defining Extreme Phenotypes of OSA Across International Sleep Centers. Chest. 2020;158(3):1187-97.

28. Kushida CA, Littner MR, Morgenthaler T, Alessi CA, Bailey D, Coleman J Jr, et al. Practice parameters for the indications for polysomnography and related procedures: an update for 2005. Sleep. 2005;28(4):499-521.

29. Rechtschaffen A, Kales A, editors. A manual of standardized terminology, techniques and scoring system for sleep stages of human subjects. Los Angeles: Brain Research Institute; 1968.

30. Iber C A-IS, Chesson A, Quan SF. The AASM manual for the scoring of sleep and associated events: rules, terminology and technical specifications. Westchester: American Academy of Sleep Medicine; 2007.

31. Berry R, Quan S, Abreu A. The AASM manual of for the scoring of sleep and associate events: terminology and technical specifications. Darien: AASM; 2020.

32. Ferber R, Millman R, Coppola M, Fleetham J, Murray CF, Iber C, et al. Portable recording in the assessment of obstructive sleep apnea. ASDA standards of practice. Sleep. 1994;17(4):378-92.

33. Collop NA, Anderson WM, Boehlecke B, Claman D, Goldberg R, Gottlieb DJ, et al. Clinical guidelines for the use of unattended portable monitors in the diagnosis of obstructive sleep apnea in adult patients. Portable Monitoring Task Force of the American Academy of Sleep Medicine. J Clin Sleep Med. 2007;3(7):737-47.

34. Collop NA, Tracy SL, Kapur V, Mehra R, Kuhlmann D, Fleishman SA, et al. Obstructive sleep apnea devices for out-of-center (OOC) testing: technology evaluation. J Clin Sleep Med. 2011;7(5):531-48.

35. Bar A, Pillar G, Dvir I, Sheffy J, Schnall RP, Lavie P. Evaluation of a portable device based on peripheral arterial tone for unattended home sleep studies. Chest. 2003;123(3):695-703.

36. Sleep-related breathing disorders in adults: recommendations for syndrome definition and measurement techniques in clinical research. The Report of an American Academy of Sleep Medicine Task Force. Sleep. 1999;22(5):667-89.

37. Young T, Peppard P, Palta M, Hla KM, Finn L, Morgan B, et al. Population-based study of sleep-disordered breathing as a risk factor for hypertension. Arch Intern Med. 1997;157(15):1746-52.

38. Hudgel DW. Sleep apnea severity classification - revisited. Sleep. 2016;39(5):1165-6.

39. Ruehland WR, Rochford PD, O'Donoghue FJ, Pierce RJ, Singh P, Thornton AT. The new AASM criteria for scoring hypopneas: impact on the apnea hypopnea index. Sleep. 2009;32(2):150-7.

40. Ho V, Crainiceanu CM, Punjabi NM, Redline S, Gottlieb DJ. Calibration model for apnea-hypopnea indices: impact of alternative criteria for hypopneas. Sleep. 2015;38(12):1887-92.

13 MONITORAMENTO A DISTÂNCIA NOS DISTÚRBIOS RESPIRATÓRIOS OBSTRUTIVOS DO SONO

Danilo A. Sguillar

Os distúrbios respiratórios obstrutivos do sono (DROS) incluem o ronco primário (RP), a síndrome de resistência das vias aéreas superiores (SRVAS) e a apneia obstrutiva do sono (AOS), esta última com prevalência variável entre 2 e 40%, dependendo da população estudada, sendo que a obesidade, a faixa etária avançada, o sexo masculino e as alterações craniofaciais são os principais preditores para a doença.[1] A AOS, se não tratada, é considerada fator de risco para doenças cardiovasculares e metabólicas, podendo causar prejuízo também na função cognitiva, causando impacto negativo na qualidade de vida.[2]

Há diversas modalidades terapêuticas para o paciente com AOS, desde medidas comportamentais, como controle de peso ou fazê-lo dormir de lado (especificamente para os pacientes com apneia posicional), até cirurgias da VAS, cirurgias esqueléticas, cirurgia bariátrica, fonoterapia, utilização de aparelho intraoral (AIO) e pressão aérea positiva contínua (CPAP).

O resultado esperado para cada tratamento proposto depende da queixa que levou o paciente a procurar o médico especialista, bem como da redução do índice de apneia/hipopneia (IAH) na polissonografia (PSG). Basicamente, as principais queixas do paciente com DROS são ronco e sintomas diurnos como fadiga e/ou sonolência excessiva diurna (SED). O sucesso pós-tratamento almeja reduzir ou eliminar tais queixas. Quando o paciente é submetido à cirurgia, a maioria dos trabalhos consideram sucesso a redução de 50% do IAH basal e abaixo de 20 eventos por hora. Outras publicações pontuam que o IAH deve ficar abaixo de 10 eventos por hora, e alguns outros ainda atribuem resolução polissonográfica apenas quando o IAH se coloca abaixo de 5 eventos por hora.[3] Em caso de utilização do AIO, há trabalhos publicados que consideram sucesso quando o IAH se encontra abaixo de 5 eventos por hora, e outros utilizam o critério do IAH abaixo de 10 eventos por hora. Um trabalho publicado considerando o critério abaixo de 10 eventos por hora demonstrou que o sucesso depende da gravidade: 81% de sucesso em pacientes com AOS leve, 60% para AOS moderada e 25% para AOS grave.[4] Quando o paciente utiliza CPAP, espera-se que o IAH fique abaixo de 5 eventos por hora, além de redução dos roncos e da SED, por isso, ainda é considerado o padrão-ouro no tratamento da AOS.[5]

Caso o paciente não possa se deslocar até o consultório do profissional que o acompanha, é possível a realização de uma teleconsulta, aplicação de questionário a distância, avaliar a melhora dos roncos por meio de gravação pelo celular, com ou sem auxílio de aplicativos específicos, e acompanhar os resultados do relatório do CPAP.

TELEMEDICINA

A telemedicina busca a relação harmoniosa entre médico e paciente em meio à modernização. As plataformas digitais visam a estreitar esses relacionamentos e permitem ao médico e ao paciente a interação por meio de uma tela do mesmo modo como se estivem em um consultório. Como o novo Código de Ética Médica não veda as teleconsultas, e, no período pós-pandemia, o Conselho Federal de Medicina (CFM) avaliou uma perspectiva favorável à realização de consultas e monitoramento a distância, a telemedicina ganhou força e alcance exponencial nos últimos tempos.[6]

A telemedicina foi aprovada na Declaração de Tel-Aviv, em 1999, na 51ª Assembleia Geral da Associação Médica Mundial. No Brasil, somente em 2002 o CFM se manifestou a respeito, por meio da Resolução n° 1.643, em que se lê:[6]

> Art. 1º - Definir a Telemedicina como o exercício da Medicina através da utilização de metodologias interativas de comunicação audiovisual e de dados, com o objetivo de assistência, educação e pesquisa em Saúde.

Posteriormente, em 2018, o CFM publicou a Resolução n° 2.227, que "Define e disciplina a telemedicina como forma de prestação de serviços médicos mediados por tecnologias", no entanto, em meio a polêmicas, foi revogada pela Resolução CFM n° 2.228.[6]

Em razão da pandemia de covid-19, em 19 de março de 2020, o CFM enviou o Ofício n° 1.756 ao Ministério da Saúde (MS), informando que, para melhoria e aperfeiçoamento dos serviços médicos prestados, de forma excepcional, enquanto durar a pandemia, reconhece-se a necessidade da prática da telemedicina, além do disposto na Resolução CFM n° 1.643, de 2002, para aplicação da teleorientação, do telemonitoramento e da teleinterconsulta (médico generalista + médico especialista).[6]

Em concomitância, foi publicada a Portaria n° 467, de 20 de março de 2020, pelo MS, que

> Dispõe em caráter excepcional e temporário, sobre as ações de Telemedicina, com o objetivo de regulamentar e operacionalizar as medidas de enfrentamento da emergência de saúde pública de importância internacional previstas no art. 3º da lei 13.979, de 6 de fevereiro de 2020, decorrente da epidemia de COVID-19.[6]

Essa Portaria validou o atendimento pré-clínico, o suporte assistencial, a consulta, o monitoramento e os diagnósticos, com garantia da integridade, da segurança e do sigilo das informações, com a finalidade de reduzir a propagação de covid-19, protegendo os mais vulneráveis (p. ex., os portadores de doenças crônicas). Foi definido também que os médicos deveriam utilizar assinatura eletrônica digital para confeccionar receitas, atestados e pedidos de exames.[6]

Posteriormente, foi publicada a Lei n° 13.989, de 15 de abril de 2020, que autorizou o uso da telemedicina enquanto durasse a crise ocasionada pelo coronavírus (SARS-CoV-2), sendo que é dever do médico informar ao paciente sobre as limitações da telemedicina, devendo seguir os mesmos padrões normativos e éticos da medicina presencial.[6]

Em face das informações confidenciais e sigilosas na relação médico-paciente dentro da telemedicina, tornou-se necessária a proteção dos dados coletados em prontuários eletrônicos. A Lei Geral de Proteção de Dados (LGPD), n° 13.709, aprovada em agosto de 2018 e com vigência a partir de agosto de 2020, trouxe à tona a necessidade do cuidado preciso dos dados pessoais (coleta, produção, recepção, classificação, utilização, acesso, reprodução, transmissão, distribuição, processamento, arquivamento, armazenamento, eliminação, avaliação ou controle da informação, modificação, comunicação, transferência, difusão ou extração), evitando, desse modo, a exposição do paciente. Reforçou-se a necessidade de modificação da postura da empresa (serviço de saúde) no que diz respeito à coleta de dados de pacientes, desde a abertura de ficha para coleta inicial das informações até o registro da consulta e das condutas médicas adotadas, sendo que o não cumprimento rigoroso da LGPD poderia acarretar sanções que iriam desde a aplicação de multas até a publicização da empresa infratora. Recomenda-se o cuidado estrutural, a depender do controlador, que toma as decisões sobre o tratamento (p. ex., o hospital ou a operadora de saúde); o operador que realiza o tratamento, em nome do controlador (p. ex., prestador de serviço que fornece a plataforma de dados); e o encarregado, que interage com a Autoridade Nacional de Proteção de Dados (ANPD) (p. ex., o gestor de saúde que faz essa interface do controlador com a ANPD). Dessa forma, evita-se o erro estrutural, amplamente descrito, que explica possíveis falhas nos diversos seguimentos existentes e que prejudica, de alguma forma, o tratamento do paciente.[7]

TELEMONITORAMENTO NOS DISTÚRBIOS RESPIRATÓRIOS DO SONO

O telemonitoramento nos DROS é toda a forma de acompanhamento do tratamento instituído ao paciente, independentemente da modalidade proposta. Após uma cirurgia das VAS, por exemplo, o paciente passa por um período de cicatrização da ferida operatória, involução do edema local, redução da formação de crostas (principalmente na região do nariz), e essa melhora pode ser gradativamente acompanhada por meio da aplicação de questionários de qualidade de vida e de sonolência diurna, ou pela avaliação de melhora do ronco com a aplicação da escala visual analógica, ou, ainda, por meio de gráficos e escores fornecidos por aplicativos específicos (são gravadores de som que transformam os ruídos captados em gráficos) (**Fig. 13.1**). Salienta-se que é possível ouvir os roncos gravados durante toda a noite de registro.

O paciente que é submetido a outras cirurgias (esquelética ou bariátrica), que faz fonoterapia, uso de AIO, ou medidas comportamentais, como dormir de lado, por exemplo, também pode ser monitorado por aplicativos que gravam o ronco, e o profissional pode acompanhar a eficácia do seu tratamento por meio dos gráficos e da pontuação oferecida por esses aplicativos. Como não existe uma nomenclatura de normalidade, recomenda-se que o paciente grave seus roncos antes de iniciar a intervenção, durante e após o tratamento, no intuito de acompanhar a evolução clínica (melhora dos roncos). A vantagem desses aplicativos, em comparação a um exame de PSG, é a possibilidade de registros seriados noite a noite, uma vez que a PSG é um exame caro e normalmente com fila de espera (na saúde tanto pública como privada). Além do mais, o sensor de

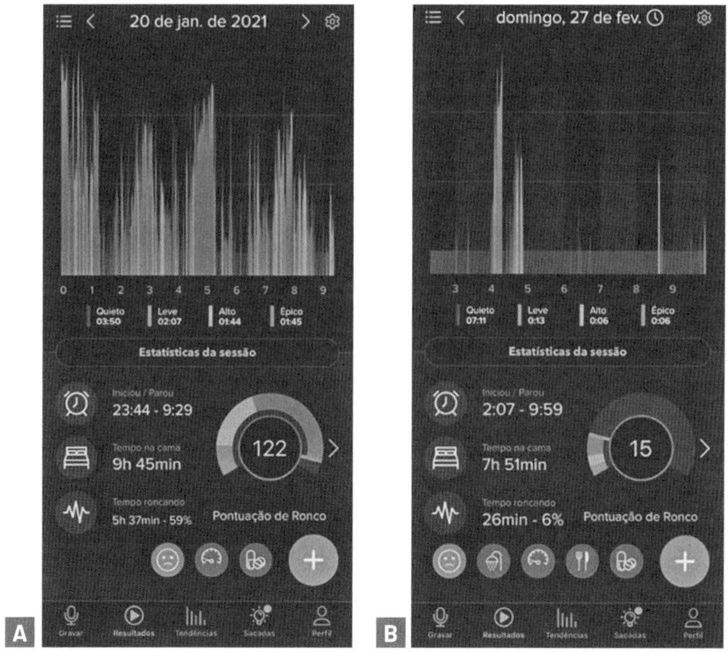

■ **Figura 13.1**
Representação do ronco noturno do paciente com DROS por meio de gráficos e escore fornecidos pelo aplicativo. O gráfico A representa o paciente em uma noite de sono antes do tratamento cirúrgico da VAS. O gráfico B é o mesmo paciente, pouco mais de um mês após o tratamento cirúrgico da VAS, apresentando melhora importante dos roncos (gráfico) e do escore.

roncos em uma PSG não é plenamente confiável, pois pode captar a vibração tecidual que não necessariamente reflete um ronco, ao passo que os aplicativos, pelo fato de serem gravadores de som, traduzem de forma mais fiel o ronco do paciente.

Em relação ao acompanhamento do AIO, há estudos que citam a utilização de um microssensor de temperatura acoplado ao AIO para avaliar a adesão ao tratamento. A medida objetiva determina se o paciente está de fato usando o equipamento e por quanto tempo, desde que a temperatura aferida esteja acima de 35°C.[8] Um ensaio clínico com seguimento de três meses avaliou a segurança e a viabilidade da utilização do microssensor em 51 pacientes e demonstrou utilização de 6,6 horas, ± 1,3 por noite, e uma adesão de 82% dos pacientes ao AIO durante esses 3 meses.[8] Outro estudo avaliou 51 pacientes durante um ano com AIO e microssensor, e comparou com o autorrelato de utilização do equipamento. Foi reportada alta concordância entre os dados objetivos e subjetivos, com superestimação subjetiva média de 30 minutos, ou seja, os pacientes relatavam que utilizavam mais do que o microssensor realmente demonstrava. A taxa de abandono do tratamento foi de 9,8%, e a taxa média de utilização foi de 6,4 horas, ± 1,7 por noite.[9]

TELEMONITORAMENTO DO CPAP

A terapia com CPAP é indicada, sobretudo, para os pacientes com AOS moderada a grave,[10] sendo que a adesão ao tratamento é bastante variável na literatura, de 29 a 83%.[11,12] Nariz seco, epistaxe e boca seca são alguns dos efeitos colaterais do CPAP que podem impactar na adesão ao tratamento, porém três ensaios clínicos randomizados (ECRs)[13-15] demonstraram redução clinicamente significativa de congestão nasal e boca seca com o uso de umidificador acoplado.

O relatório do CPAP é capaz de avaliar adesão ao tratamento (horas de utilização do equipamento por noite) – estudos demonstraram redução na pressão arterial sistêmica, menor recorrência de fibrilação atrial e menor risco de morte por causas cardiovasculares em pacientes que utilizaram o CPAP acima de 4 horas.[16-18] Além disso, o relatório avalia escape de ar pela máscara, a pressão no percentil 95, a mediana e a pressão máxima atingida (em caso de modalidade automática) e o IAH, podendo, ainda, diferenciar eventos obstrutivos dos centrais.

O telemonitoramento do CPAP ganhou bastante expressividade nos últimos tempos, em meio ao avanço da pandemia de covid-19. Em 2019, uma metanálise publicada[19] compilou cinco ECRs[20-24] que avaliaram o uso de monitoramento remoto do CPAP para definir intervenções precoces. Os parâmetros avaliados incluíram adesão à terapia de pressão aérea positiva (PAP), sonolência, qualidade de vida e efeitos colaterais associados ao PAP. No que diz respeito à adesão, essa metanálise demonstrou utilização do PAP uma hora a mais por noite no grupo que recebeu o telemonitoramento. A explicação para o aumento dessa adesão é a possibilidade de que intervenções precoces e em tempo real permitam resolver problemas relacionados aos PAPs imediatamente, de modo diferente do que acontece com o grupo que recebe o tratamento convencional, que precisa esperar passar em consulta para resolver o problema. Outra explicação é a de que o monitoramento diário motiva o paciente a ter maior senso de responsabilidade.

No que diz respeito à sonolência diurna, aos efeitos colaterais e à qualidade de vida, essa metanálise não demonstrou melhora estatisticamente significativa no grupo que recebeu o telemonitoramento, em comparação ao grupo que recebeu a intervenção convencional, e, no que diz respeito ao custo, esse estudo analisou que, apesar da necessidade de equipamentos mais modernos e mais caros, que permitem o telemonitoramento, a diminuição de visitas frequentes ao profissional da saúde e a redução do absenteísmo no trabalho faz dessa modalidade uma prática mais econômica na avaliação final. Outro estudo, publicado em 2019, corroborou com a hipótese de que o monitoramento virtual (diagnóstico e terapêutico) gera menor custo total quando comparado com a modalidade convencional. Esse estudo randomizou pacientes com AOS em dois grupos distintos: o primeiro grupo, da rotina tradicional (RT) e composto por 92 participantes, foi submetido à consulta clínica, realizou PSG em laboratório, realizou titulação de CPAP laboratorial (em caso de AOS moderada a grave) e acompanhamento em consultório; o segundo grupo, da Unidade do Sono Virtual (USV) e composto por 94 participantes, foi submetido a monitoramento portátil domiciliar, teleconsulta, titulação com CPAP automático (em caso de AOS moderada a grave) e acompanhamento remoto (**Tab. 13.1**). O estudo concluiu que a adesão ao CPAP foi semelhante em ambos os grupos, e que a USV proporcionou menor custo total quando comparada à RT e foi melhor em termos de custo-efetividade (avaliação de gastos e qualidade de vida) em um dos questionários de qualidade de vida aplicados.[25]

Uma outra metanálise, publicada em 2020 por um grupo chinês, incluiu 19 ECRs, envolvendo um total de 2.464 pacientes com AOS. A adesão ao CPAP foi significativamente maior no grupo de tratamento com telemonitoramento, com diferença média de 0,68 horas a mais de uso em comparação com o grupo do tratamento convencional. Em relação à SED, avaliada pela Escala de Sonolência de Epworth, a metanálise incluiu seis estudos, com um total de 726 pacientes, e os resultados não mostraram diferença estatisticamente significativa entre o grupo de telemonitoramento e o grupo do tratamento convencional. Para avaliar a qualidade de sono, foram incluídos três estudos, que utilizaram o Functional Outcomes Sleep Questionnaire (FOSQ). Não houve mudança significativa no FOSQ em relação aos dois grupos estudados (telemonitoramento vs. tratamento convencional).[26]

■ Tabela 13.1
Comparação entre RT e USV

Rotina Tradicional	Unidade de Sono Virtual
PSG em laboratório	Monitoramento portátil domiciliar
Titulação do CPAP laboratorial	Titulação com CPAP automático
Acompanhamento em consultório	Telemonitoramento do CPAP

Em 2021, um estudo de *Big Data* do uso de PAP envolveu mais de 4 milhões de pacientes de três países: Brasil, México e Estados Unidos. Os pacientes que tiveram acesso a programas de educação (teleorientação) apresentaram maiores taxas de adesão à terapia PAP (utilização acima de 4 horas na primeira semana). Mais de 80% dos pacientes que aderiram ao programa de educação estavam usando o CPAP de forma efetiva dentro de 3 meses, e acima de 75% dos pacientes que aderiram ao programa de educação estavam engajados no tratamento dentro de um ano de acompanhamento.[27]

Também em 2021, foi publicada uma proposta de gestão para o uso de telemonitoramento dos equipamentos de PAP da Associação Brasileira de Medicina do Sono, que estabeleceu critérios para o acompanhamento mais rigoroso desses pacientes.[28] Esse estudo recomendou o telemonitoramento com necessidade de avaliação do relatório remoto semanalmente, no primeiro mês de uso do PAP, trimestralmente, no primeiro ano de uso, e anualmente, a partir de então. Foram recomendadas avaliações médicas presenciais com 15 dias de uso do PAP, posteriormente, com 30 dias, com 3 meses de uso, 6 meses de uso e um ano de uso. Também foi estabelecido que o contato precoce poderia ser antecipado, desde que as horas de utilização estivessem insuficientes, ocorressem fragmentações dos períodos de sono, o IAH estivesse acima de 10 eventos por hora, fossem detectados escape/vazamento de ar excessivo ou houvesse apneia central ou respiração de Cheyne-Stokes (**Fig. 13.2**).

As intervenções precoces são fundamentais para a manutenção do uso da terapia PAP, já detalhadas por outros estudos descritos anteriormente e por um estudo publicado em 2022, envolvendo 212 pacientes. O trabalho concluiu que a modificação da pressão instituída dentro de 6 meses foi a única intervenção capaz de aumentar as horas de utilização do CPAP durante a noite.[29]

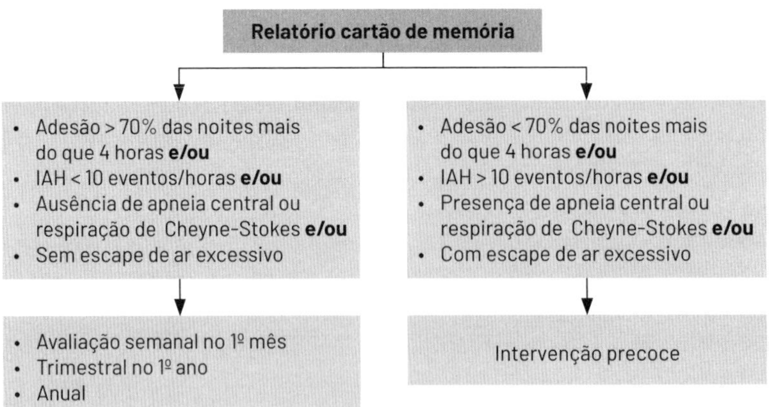

Figura 13.2
Esquema de condução de telemonitoramento do CPAP.
Fonte: Elaborada com base em Vidigal e colaboradores.[28]

CONSIDERAÇÕES FINAIS

O telemonitoramento nos DROS é toda a forma de acompanhamento do tratamento instituído ao paciente para sua melhora. Podem ser utilizados aplicativos de celulares para monitoramento do ronco, microssensor no AIO para avaliar adesão ao tratamento e análise do relatório do CPAP para monitoramento não só da adesão, mas também de fuga/escape de ar pela máscara, IAH, bem como a possibilidade de aparecimento/manutenção dos eventos respiratórios centrais. Nesse acompanhamento de uso do CPAP, tanto os programas de educação quanto o telemonitoramento têm se mostrado bastante efetivos para a maior adesão do paciente ao tratamento, bem como para a intervenção precoce e ajustes imediatos, sem pausas ou interrupções na utilização do CPAP.

REFERÊNCIAS

1. Tufik S, Santos-Silva R, Taddei JA, Bittencourt LR. Obstructive sleep apnea syndrome in the Sao Paulo Epidemiologic Sleep Study. Sleep Med. 2010;11(5):441-6.
2. Park JG, Ramar K, Olson EJ. Updates on definition, consequences, and management of obstructive sleep apnea. MayoClin Proc. 2011;86(6):549-54; quiz 54-5.
3. Sher AE, Schechtman KB, Piccirillo JF. The efficacy of surgical modifications of the upper airway in adults with obstructive sleep apnea syndrome. Sleep. 1996;19(2):156-77.
4. Marklund M, Franklin KA, Sahlin C, Lundgren R. The effect of a mandibular advancement device on apneas and sleep in patients with obstructive sleep apnea. Chest. 1998;113(3):707-13.
5. Sawyer AM, Gooneratne NS, Marcus CL, Ofer D, Richards KC, Weaver TE. A systematic review of CPAP adherence across age groups: clinical and empiric insights for developing CPAP adherence interventions. Sleep Med Rev. 2011;15(6):343-56.
6. Gusmão AKO. Telemedicina: a nova lei decorrente da crise da covid-19 [Internet]. São Paulo: Migalhas na Rede; 2020 [capturado em 4 jun. 2022]. Disponível em: https://www.migalhas.com.br/depeso/330324/telemedicina---a-nova-lei-decorrente-da-crise-da-covid-19
7. Brasil. Ministério da Economia. Guias e modelos: quais guias, modelos e ferramentas podem ser usados para a privacidade, a segurança da informação e a proteção de dados? [Internet]. Brasília: ME; 2021 [capturado em 4 jun. 2022]. Disponível em: https://www.gov.br/governodigital/pt-br/seguranca-e-protecao-de-dados/guias-operacionais-para-adequacao-a-lei-geral-de-protecao-de-dados-pessoais-lgpd.
8. Vanderveken OM, Dieltjens M, Wouters K, De Backer WA, Van de Heyning PH, Braem MJ. Objective measurement of compliance during oral appliance therapy for sleep-disordered breathing. Thorax. 2013;68(1):91-6.
9. Dieltjens M, Braem MJ, Vroegop AVMT, Wouters K, Verbraecken JA, Backer WA, et al. Objectively measured vs self-reported compliance during oral appliance therapy for sleep-disordered breathing. Chest. 2013;144(5):1495-502.
10. Bittencourt LRA, editor. Diagnóstico e tratamento da síndrome da apneia obstrutiva do sono (SAOS): guia prático. São Paulo: Livraria Médica Paulista; 2008.
11. Gallego CW, Dibur E, Salomone C, Di Bartolo CG. Adherencia al tratamiento con presión positiva continua nasal en pacientes con sindrome de apnea/hipopnea del sueño [Compliance with continuous positive airway pressure therapy in patients with sleep apnea/hypopnea syndrome]. Medicina (B Aires). 2004;64(5):395-9.
12. Bakker JP, Weaver TE, Parthasarathy S, Aloia MS. Adherence to CPAP: What should we be aiming for, and how can we get there? Chest. 2019;155(6):1272-87.
13. Neill AM, Wai HS, Bannan SP, Beasley CR, Weatherall M, Campbell AJ. Humidified nasal continuous positive airway pressure in obstructive sleep apnoea. Eur Respir J. 2003;22(2):258-62.

14. Salgado SM, Boléo-Tomé JP, Canhão CM, Dias AR, Teixeira JI, Pinto PM, et al. Impact of heated humidification with automatic positive airway pressure in obstructive sleep apnea therapy. J Bras Pneumol. 2008;34(9):690-4.

15. Sommer JU, Kraus M, Birk R, Schultz JD, Hörmann K, Stuck BA. Functional short- and long-term effects of nasal CPAP with and without humidification on the ciliary function of the nasal respiratory epithelium. Sleep Breath. 2014;18(1):85-93.

16. Martínez-García MA, Campos-Rodríguez F, Catalán-Serra P, Soler-Cataluña JJ, Almeida-Gonzalez C, De la Cruz Morón I, et al. Cardiovascular mortality in obstructive sleep apnea in the elderly: role of long-term continuous positive airway pressure treatment: a prospective observational study. Am J Respir Crit Care Med. 2012;186(9):909-16.

17. Sawyer AM, Gooneratne NS, Marcus CL, Ofer D, Richards KC, Weaver TE. A systematic review of CPAP adherence across age groups: clinical and empiric insights for developing CPAP adherence interventions. Sleep Med Rev. 2011;15(6):343-56.

18. Javaheri S, Barbe F, Campos-Rodriguez F, Dempsey JA, Khayat R, Javaheri S, et al. Sleep apnea: types, mechanisms, and clinical cardiovascular consequences. J Am Coll Cardiol. 2017;69(7):841-58.

19. Patil SP, Ayappa IA, Caples SM, Kimoff RJ, Patel SR, Harrod CG. Treatment of adult obstructive sleep apnea with positive airway pressure: an American Academy of Sleep Medicine systematic review, meta-analysis, and GRADE assessment. J Clin Sleep Med. 2019;15(2):301-34.

20. Fox N, Hirsch-Allen AJ, Goodfellow E, Wenner J, Fleetham J, Ryan CF, et al. The impact of a telemedicine monitoring system on positive airway pressure adherence in patients with obstructive sleep apnea: a randomized controlled trial. Sleep. 2012;35(4):477-81.

21. Stepnowsky CJ, Palau JJ, Marler MR, Gifford AL. Pilot randomized trial of the effect of wireless telemonitoring on compliance and treatment efficacy in obstructive sleep apnea. J Med Internet Res. 2007;9(2):e14.

22. Hoet F, Libert W, Sanida C, Van den Broecke S, Bruyneel AV, Bruyneel M. Telemonitoring in continuous positive airway pressure-treated patients improves delay to first intervention and early compliance: a randomized trial. Sleep Med. 2017;39:77-83.

23. Hwang D, Chang JW, Benjafield AV, Crocker ME, Kelly C, Becker KA, et al. Effect of telemedicine education and telemonitoring on continuous positive airway pressure adherence. The Tele-OSA randomized trial. Am J Respir Crit Care Med. 2018;197(1):117-26.

24. Turino C, de Batlle J, Woehrle H, Mayoral A, Castro-Grattoni AL, Gómez S, et al. Management of continuous positive airway pressure treatment compliance using telemonitoring in obstructive sleep apnoea. Eur Respir J. 2017;49(2):1601128.

25. Lugo VM, Garmendia O, Suarez-Girón M, Torres M, Vázquez-Polo FJ, Negrín MA, et al. Comprehensive management of obstructive sleep apnea by telemedicine: Clinical improvement and cost-effectiveness of a Virtual Sleep Unit. A randomized controlled trial. PLoS One. 2019;14(10):e0224069.

26. Chen C, Wang J, Pang L, Wang Y, Ma G, Liao W. Telemonitor care helps CPAP compliance in patients with obstructive sleep apnea: a systemic review and meta-analysis of randomized controlled trials. Ther Adv Chronic Dis. 2020;11:2040622320901625.

27. Drager LF, Malhotra A, Yan Y, Pépin JL, Armitstead JP, Woehrle H, et al. Adherence with positive airway pressure therapy for obstructive sleep apnea in developing vs. developed countries: a big data study. J Clin Sleep Med. 2021;17(4):703-9.

28. Vidigal TA, Brasil EL, Ferreira MN, Mello-Fujita LL, Moreira GA, Drager LF, et al. Proposed management model for the use of telemonitoring of adherence to positive airway pressure equipment - position paper of the Brazilian Association of Sleep Medicine - ABMS. Sleep Sci. 2021;14(Spec 1):31-40.

29. Carlier S, Bruyneel AV, Bruyneel M. Pressure adjustment is the most useful intervention for improving compliance in telemonitored patients treated with CPAP in the first 6 months of treatment. Sleep Breath. 2022;26(1):125-32.

14

OPÇÕES TERAPÊUTICAS NA APNEIA OBSTRUTIVA DO SONO E SEGUIMENTO

TRATAMENTO CLÍNICO, APARELHO INTRAORAL, CPAP E CIRURGIAS

Flávia Baggio Nerbass
Melania Marques
Geraldo Lorenzi Filho

Este capítulo aborda as principais formas de tratamento para apneia obstrutiva do sono (AOS) na atualidade. Não serão abordados tratamentos ainda considerados alternativos e não utilizados no Brasil, como estímulo elétrico do nervo hipoglosso, uso de resistência nasal expiratória e uso de medicações.[1]

MEDIDAS COMPORTAMENTAIS

A AOS é uma doença extremamente comum na população geral, e, à medida que existe maior consciência da doença, assim como uma simplificação dos métodos diagnósticos, há uma tendência a encontrar mais pacientes com formas leves, que, não necessariamente, vão se beneficiar dos tratamentos clássicos que serão abordados nas seções subsequentes.

Muitos pacientes com AOS dormem mal e desenvolvem hábitos errados, que se manifestam como má higiene do sono, incluindo horários irregulares, dormir pouco ou dormir várias horas fora da cama (p. ex., no sofá). É importante investigar e orientar o paciente quanto a medidas comportamentais simples, como horário regular para dormir e acordar, evitar alimentação excessiva antes de dormir e evitar álcool e sedativos à noite. Em um estudo epidemiológico de uma população de servidores públicos, portanto, não referenciados ao laboratório do sono (estudo ELSA-Brasil), foi demonstrado que a curta duração de sono estava associada à sonolência excessiva diurna (SED), enquanto a AOS não estava associada à sonolência.[2] Logo, na prática clínica, é importante investigar e orientar medidas comportamentais simples, como respeitar um horário de sono regular, antes de atribuir todos os problemas de sono à AOS. Outro aspecto que se sobrepõe à questão da higiene do sono é a constatação de que vários pacientes com AOS apresentam associação com insônia. Nesses casos, as duas patologias devem ser consideradas no momento da orientação e do planejamento terapêutico.[3]

PERDA DE PESO

A obesidade é um grande fator de risco para AOS, e a perda de peso é, certamente, um tratamento adequado para os pacientes com essa condição que apresentem sobrepeso ou obesidade. Uma regra geral prevê que, para cada 10% de perda de peso, existe uma melhora de 30% na gravidade da AOS. Apesar de ser aparentemente um número atraente, perder 10% do peso não é uma tarefa trivial, e a melhora (em média) de 30% da gravidade da AOS não vai, necessariamente, resolver o problema do paciente. Nesse contexto, os melhores resultados são advindos do tratamento da obesidade mórbida com cirurgia bariátrica. Nessa população em específico, existe, na maior parte dos casos, uma redução significativa da gravidade da AOS, muitas vezes com normalização do índice de apneia e hipopneia (IAH). Mesmo nos pacientes que permanecem com AOS leve a moderada após a perda de peso, muitos têm melhora no nível de saturação da oxi-hemoglobina noturna e apresentam melhora dos sintomas associados à AOS. Essa visão não é, no entanto, universalmente aceita. Alguns autores apontam o fato de muitos pacientes permanecerem com AOS residual significativa mesmo após perda de peso expressiva. Isso levanta a questão de que o paciente deve ser acompanhado e avaliado de forma cuidadosa quanto à AOS mesmo após perda de peso, pois os resultados são variáveis.[4]

Outro aspecto importante que pode ser associado à perda de peso é o exercício físico. O exercício físico aeróbico está associado a melhora da gravidade da AOS acima do que seria esperado pela perda de peso. Um dos mecanismos prováveis é a substituição de massa gorda por massa magra. O exercício físico também ajuda a estabilizar a perda de peso a médio e longo prazos.[5]

TERAPIA POSICIONAL

Mais de 50% dos pacientes têm um agravamento da AOS na posição supina, pois existe maior pressão para a base da língua se deslocar posteriormente, obstruindo a faringe na região retrolingual. A AOS posicional é, em geral, definida quando a gravidade do IAH é duas vezes maior na posição supina do que na lateral.[6] Portanto, estimular o paciente a dormir em posição lateral é sempre uma medida simples que pode ajudar. Existem alguns pacientes que têm AOS quase que exclusivamente na posição supina, podendo, nesses casos, a orientação da posição ser um tratamento adequado. Esses fatos apontam que, ao interpretar um exame de polissonografia (PSG) noturna completa ou de poligrafia, é muito importante perguntar se aquele exame é representativo de uma noite de sono. Muitos pacientes, com medo de se desconectar dos fios, acabam dormindo de forma não habitual em posição supina, com agravamento artificial da AOS. A questão central é escolher bem o paciente que possa se beneficiar da terapia posicional. Apesar de não existir um consenso, para indicar a terapia posicional, o ideal é que o IAH em posição lateral seja menor do que 15 eventos por hora ou, idealmente, menor ou próximo a 5 eventos/hora. Apesar de haver no mercado internacional vários equipamentos que auxiliam na implementação da terapia posicional, com dispositivos que vibram quando o paciente está em posição supina, no Brasil são utilizadas, em geral, medidas mais simples, como travesseiros que encaixam no braço do paciente, estabilizando-o na posição lateral. Classicamente, o paciente é orientado a costurar duas ou três bolas de tênis nas costas do pijama. Outra medida que pode ajudar é orientar o paciente a colocar um travesseiro entre os joelhos, facilitando a estabilização na posição lateral. A terapia posicional é menos eficaz do que o aparelho de pressão positiva contínua nas vias aéreas (CPAP, do inglês *continuous positive airway pressure*), mas existem evidências subjetivas que sugerem que possa estar associada a maior adesão. A terapia posicional pode ser também uma terapia coadjuvante para pacientes em uso de aparelho intraoral que seguem tendo AOS restrita à posição supina. Uma outra terapia simples, que pode ajudar os pacientes com ronco primário e AOS leve, é a elevação da cabeceira da cama, que pode ser obtida com os travesseiros antirrefluxo.[7]

EXERCÍCIOS OROFARÍNGEOS

Exercícios orofaríngeos, ou terapia miofuncional (TM), são uma série de exercícios desenvolvidos pela fonoaudiologia que visam a melhorar o posicionamento e a função da musculatura da via aérea superior (VAS) com o objetivo de tratar a AOS. Uma metanálise recente identificou 15 estudos que avaliaram 237 pacientes com AOS tratados com TM. O IAH médico reduziu de 28±16 para 19±13 eventos por hora, com uma melhora significativa da saturação mínima de oxi-hemoglobina e da SED. Os resultados indicam, portanto, que existe uma melhora, porém com grande variabilidade, e, frequentemente, o IAH não cai para níveis considerados normais. A TM é uma medida terapêutica promissora, sobretudo para pacientes com ronco primário ou AOS leve a moderada. A terapia deve ser orientada e acompanhada por fonoaudiólogo especializado, e o paciente deve se dispor a fazer exercícios duas a três vezes por dia, o que pode ser também um fator limitante.[8-10]

CPAP

O CPAP é um gerador de fluxo de ar que provoca uma pressão positiva aplicada de maneira contínua ao indivíduo por meio de máscara nasal.[11] Quando utilizado em pacientes com AOS, atua como uma prótese pneumática que mantém as VAS abertas em todo o ciclo respiratório, impedindo seu colapso (**Fig. 14.1**).[12] Assim, promove a remissão dos eventos obstrutivos e suas consequências, incluindo a hipóxia intermitente, os despertares e as variações de pressão intratorácica causadas pelo esforço respiratório excessivo, que ocorre quando as VAS estão colapsadas. O CPAP é capaz de eliminar a AOS e reverter toda a cascata de consequências deletérias dessa condição, incluindo hiperatividade simpática, inflamação e geração de radicais livres. O CPAP é capaz de melhorar a SED, a sensação de cansaço, a qualidade de vida. Quando usado de forma crônica, pode estabilizar as complicações sistêmicas,[13] impactando positivamente na saúde, na qualidade de vida e no aumento da sobrevida.[14]

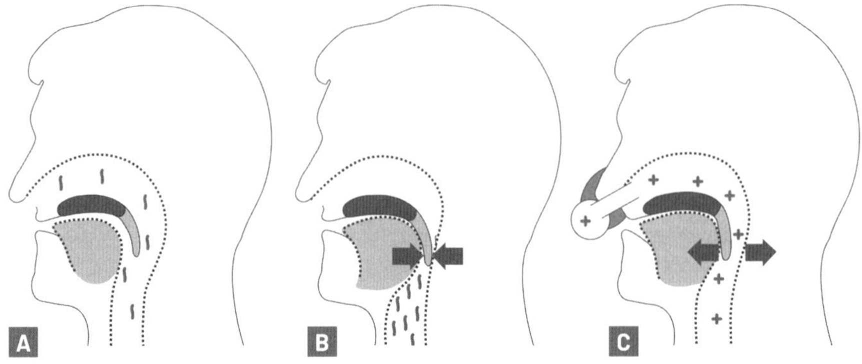

■ **Figura 14.1**
Em **A**, observamos o trajeto do ar por rota nasal, quando realizada uma respiração normal, gerando deslocamento de ar por meio de pressão negativa. Em **B**, observamos que a pressão negativa leva a um colapso da VAS durante a inspiração (evento obstrutivo), e, em **C**, a aplicação de uma pressão positiva por meio de CPAP, promovendo reabertura da VAS e estabilização da sua patência.
Fonte: Elaborada com base em Sullivan e colaboradores.[11]

Com todas essas comprovações, o CPAP tornou-se o tratamento de escolha para a maioria dos indivíduos com AOS moderada e grave, mas também pode ser indicado em alguns casos de AOS leve e síndrome de resistência de VAS que apresentem sintomas, comorbidades ou baixa resposta a outros tipos de tratamento.[15]

O CPAP tradicional, desenvolvido por Sullivan e colaboradores em 1981, utilizava uma pressão fixa. Posteriormente, foram desenvolvidos equipamentos de pressão variável, destinados a alterar o nível pressórico do tratamento em resposta às variações na patência da VAS, chamados de automáticos (**Fig. 14.2**). Esses dispositivos visam a alcançar pressões médias mais baixas e à realização de uma titulação domiciliar não supervisionada.[16]

■ CPAP FIXO *VERSUS* CPAP AUTOMÁTICO

A pressão de CPAP foi, por muitos anos, titulada em uma noite de PSG. Segundo esse protocolo, o paciente com diagnóstico de AOS volta ao laboratório para passar uma noite, em que o técnico de PSG titula a pressão do CPAP a fim de atingir o nível ideal de pressão que elimina os eventos respiratórios. Inicialmente, a American Academy of Sleep Medicine (AASM) recomendava que a titulação de pressão de CPAP fosse realizada de modo manual, em laboratório do sono. No entanto, com o reconhecimento de que a AOS é uma doença extremamente comum, houve um grande movimento para simplificar tanto o diagnóstico como o manejo do paciente, incluindo, nesse caso, a titulação da pressão de CPAP. Em 2008, a AASM considerava a titulação domiciliar em CPAP automático, porém objetivando a escolha da pressão terapêutica fixa que seria

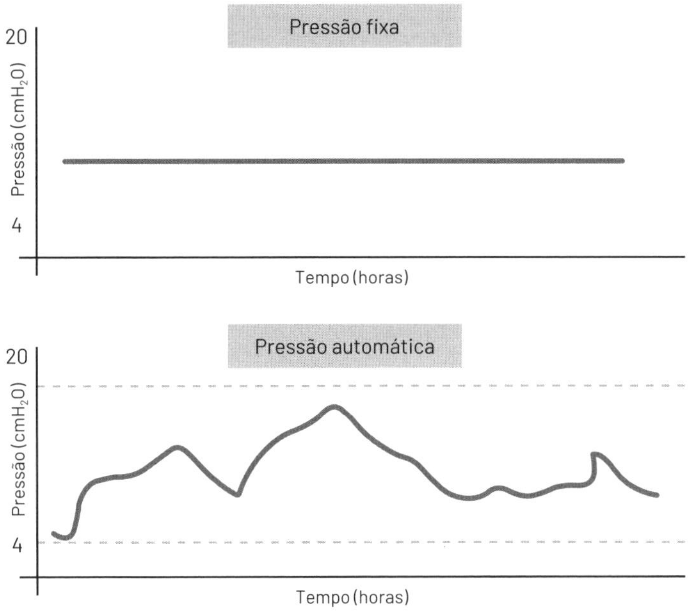

Figura 14.2
A imagem superior mostra um gráfico de pressão (eixo Y) *versus* tempo (eixo X), com pressão fixa estável. Já na imagem inferior, as linhas pontilhadas indicam os limites de pressão superior e inferior programados no equipamento, e a linha contínua mostra as oscilações dessa pressão, que variam de forma automática, conforme o algoritmo interno do equipamento foi configurado.

usada. A AASM, ainda, recomendava a titulação de CPAP em laboratório nos pacientes com algumas comorbidades, como insuficiência cardíaca, doença pulmonar obstrutiva crônica (DPOC), síndromes de apneia central do sono ou hipoventilação.[17] No entanto, os aparelhos automáticos foram popularizados, abrindo a possibilidade do tratamento em casa com aparelhos automáticos, tornando a titulação de CPAP no laboratório apenas para casos mais específicos. Na força-tarefa de 2019, concluiu-se que ambos, CPAP fixo e o CPAP automático, podem ser usados para tratamento da AOS, desde que bem tolerados pelo paciente e com resposta aos sintomas.[18]

Os primeiros estudos realizados para titulação de pressão com CPAP automático mostravam equivalência em relação ao CPAP fixo para correção de IAH e melhora nas queixas de sonolência diurna, com menor custo, quando comparado à PSG de titulação de CPAP no laboratório. Uma metanálise publicada em 2012 mostrou que o CPAP automático reduziu o IAH e a sonolência de forma semelhante, no entanto, com uma pressão de CPAP média mais baixa (-1,4 cmH_2O), resultando em maior tempo de uso (+0,23 horas por noite) em comparação ao CPAP com pressão fixa.[19] Um outro estudo randomizado, multicêntrico e de equivalência, realizado em 2018, em pacientes com IAH médio de 48,4 eventos por hora e Epwoth de 13, acompanhou pacientes em uso de CPAP por dois anos. Um grupo usava CPAP automático com pressões de 5 a 15 cmH_2O, e outro grupo usava CPAP de pressão fixa (titulada em modo automático por duas a quatro semanas, e, depois, fixada no percentual de 95%). Nos desfechos, não houve diferença em relação a sonolência, IAH, saturação de O_2, pressão arterial (PA) nas 24 horas e adesão ao tratamento, sendo considerados pelos autores como tratamentos equivalentes e de custos similares.[20]

No entanto, a interpretação dos CPAPs automáticos deve ser feita com cuidado. É importante a compreensão de que cada fabricante apresenta um algoritmo específico para detecção, reconhecimento e interpretação dos eventos respiratórios. Isso determinará a forma de resposta aos eventos, com modificações nas pressões. Essa resposta, por sua vez, impacta de maneira direta na qualidade do tratamento e nos resultados obtidos.

DETECÇÃO DE EVENTOS

Os equipamentos de CPAP atuais têm um sistema sensível a variações de pressão captadas por um sensor de fluxo interno. Dependendo do algoritmo de cada fabricante, a resposta será com ajustes pressóricos no CPAP para corrigir eventuais alterações indicativas de instabilidade da VAS.

RECONHECIMENTO DE EVENTOS

Mudanças de formato e amplitude da curva de fluxo respiratório podem indicar ronco, eventos de apneia central ou obstrutiva, hipopneia, RERA (despertar decorrente de esforço respiratório) e, até mesmo, de respiração periódica. Alguns equipamentos estão desenhados para detectar apneia central, evitando, portanto, a subida de pressão do CPAP nesses casos. Durante a AOS, o algoritmo do CPAP pode enviar algum sinal, seja uma vibração na VAS ou um pulso de pressão, e, dependendo da resposta, prever se a VAS está aberta ou fechada durante o evento de apneia. Alguns fabricantes também usam a avaliação das curvas anteriores (limitação ao fluxo ou hiperventilação) e posteriores aos eventos (início gradual sem limitação ao fluxo ou respiração com amplitude exagerada) para identificar se os eventos que ocorrem durante o uso de CPAP são de natureza central ou obstrutiva. É importante destacar que nenhum equipamento disponível no mercado, até a presente data, reconhece eventos respiratórios mistos (i. e., eventos que se iniciam como centrais e que se tornam obstrutivos na segunda metade). Mais importante é o conhecimento de que muitos CPAPs automáticos não têm mecanismo de detecção de eventos centrais.

RESPOSTA AOS EVENTOS

A magnitude e o espaço de tempo entre os aumentos e as reduções das pressões em resposta aos eventos variam para cada fabricante. Mas é importante ressaltar que nem todos os dispositivos automáticos trabalham da mesma forma. Um estudo realizado em simulador testou o padrão de resposta de 11 CPAPs automáticos ante simulações de eventos de ronco, eventos obstrutivos, hipopneias e centrais. Os autores demonstraram um padrão de resposta muito variável entre eles. Alguns equipamentos aumentaram a pressão demasiadamente para corrigir estímulo de ronco, enquanto outros não alteraram (ou alteraram muito pouco) o nível pressórico. Quando simulada uma respiração periódica (períodos de hiperventilação intercalados por apneias centrais), alguns dispositivos (os que tinham mecanismo de detecção de eventos centrais) não responderam com aumentos de pressão. No entanto, vários CPAPs automáticos interpretaram os eventos centrais como obstrutivos e, portanto, subiram a pressão, chegando aos níveis máximos estabelecidos no simulador. Dessa forma, essa é uma resposta indesejada, pois os eventos centrais não são corrigidos com o aumento da pressão de CPAP.[21]

Na mesma linha, outro estudo de bancada testou oito aparelhos automáticos na configuração de fábrica (4 a 20 cmH_2O). O simulador foi configurado para reproduzir os eventos respiratórios em função da pressão aplicada, com resolução dos eventos obstrutivos com CPAP de 12 cmH_2O. Cada teste começou com 15 minutos de respiração normal, para simular o tempo antes do início do sono, seguido por duas horas de eventos obstrutivos simulados. Na **Figura 14.3**, a seguir, são apresentados exemplos da primeira resposta de 30 minutos de dois dispositivos automáticos de CPAP: um alcançando a normalização da respiração e outro sendo incapaz de eliminar eventos obstrutivos por não atingir a pressão necessária (12 cmH_2O — linha pontilhada). Esse comportamento variável foi observado nos seis demais aparelhos. Apenas três deles conseguiram controlar o IAH.[22]

Os autores deste estudo sugerem que seria muito importante um equilíbrio entre a detecção do evento e a resposta do CPAP, sendo rápida o suficiente para corrigir um evento respiratório e suave, evitando despertares. Para minimizar esse efeito, um ajuste pressórico com estreitamento da janela de pressão pode trazer mais efetividade e melhor adesão à terapia, conforme comprovado no estudo de Bastos e colaboradores.[23]

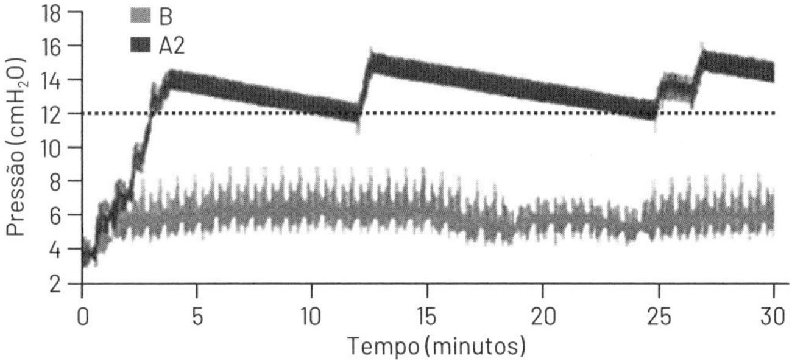

Figura 14.3
Ilustração do desempenho de dois CPAPs em modo automático. O dispositivo B (cinza-claro), em 30 minutos, não foi capaz de chegar à pressão de tratamento de 12 cmH_2O (linha pontilhada). Já o A2 (cinza-escuro), em vários momentos, ultrapassou a pressão terapêutica, mas foi mais efetivo em relação a B.
Fonte: Elaborada com base em Isetta e colaboradores.[22]

Portanto, o CPAP automático pode sim ser utilizado, mas deve ser considerado com critério e mediante conhecimento do profissional sobre a resposta do equipamento e sobre a fisiologia respiratória do sono. Destacamos que o CPAP automático não é necessariamente uma vantagem, sendo que alguns pacientes apresentam fragmentação do sono mediante elevações e reduções nas pressões do CPAP,[24] outros podem hiperventilar em decorrência do excesso de pressão ou de vazamento associado, tornando o centro respiratório mais propenso a eventos centrais.

COMPENSAÇÃO DE VAZAMENTO

Os equipamentos de pressão positiva têm mecanismo de compensação de vazamento, que varia a cada fabricante e conforme o tipo de máscara. Existe o vazamento intencional, proveniente do porto expiratório das máscaras, e o não intencional, causado por deslocamento da máscara e abertura de boca. Quando o vazamento ultrapassa o limite de compensação, a capacidade do equipamento de manter a terapia efetiva se torna mais limitada.

TECNOLOGIAS DE CONFORTO

Com o intuito de facilitar a adesão e melhorar a qualidade do tratamento, foram desenvolvidas tecnologias que têm como objetivo melhorar o conforto do paciente.

RAMPA PRESSÓRICA

Esse é um recurso existente em quase todos os aparelhos de CPAP. Proporciona um aumento gradual da pressão em um intervalo de tempo predeterminado (minutos), podendo auxiliar o início do sono com a pressão em níveis mais baixos. Na maioria dos equipamentos, tempos de rampa podem ser ajustados de 0 a 45 minutos, e a pressão inicial pode ser escolhida a partir de uma pressão inicial mínima de 4 cmH_2O.[25] A rampa automática "*AutoRamp*", da Resmed®, permanece na pressão inicial até que o início do sono seja identificado, quando há estabilização do padrão respiratório ou aumento da PAP conforme a identificação de eventos obstrutivos. Permite que o dispositivo aumente a pressão mais rapidamente se eventos ou limitação de fluxo forem identificados. Se o paciente não adormecer, a pressão de terapia será alcançada em 30 minutos.

ALÍVIO DE PRESSÃO EXPIRATÓRIO

Recurso que proporciona redução da pressão de ar na transição da inspiração para a expiração e pode ser graduado. Geralmente é definido entre 0 e 3, e não se correlaciona necessariamente com cmH_2O. Cada fabricante nomeia esse recurso de maneira própria, e os algoritmos são variáveis de fabricante para fabricante. Com a ativação do alívio em nível 3 (máximo), como há redução significativa da pressão terapêutica, existe a possibilidade de instabilidade da VAS e não manutenção adequada da sua patência, como demonstrado no estudo de bancada de Zhu e colaboradores.[26] Nenhum estudo, até o momento, comprova o efeito da ativação do alívio na melhora da adesão ao tratamento. Na prática clínica, o ideal é utilizar o alívio expiratório somente na rampa, pois os algoritmos são variáveis e não está comprovado que melhoram a adesão ao CPAP.

ALÍVIO DE PRESSÃO DURANTE A VIGÍLIA

É uma tecnologia exclusiva da Fisher&Paykel®, *Sense Awake*, que identifica quando o indivíduo está acordado pela análise da curva de fluxo respiratório e reduz o nível pressórico para o mínimo programado no dispositivo. Se, durante a redução, ocorrer detecção de evento respiratório ou restrição do fluxo, imediatamente o dispositivo retoma a subida pressórica.[27] O raciocínio é de que o paciente, quando acordado, se incomoda mais com a pressão de CPAP alta em um momento que ele não precisa. No entanto, não há evidências de que esse recurso aumente a adesão.[27]

UMIDIFICADOR AQUECIDO

É uma câmara de água com uma placa de metal que aquece e umidifica o ar inspirado, contribuindo para o não ressecamento das vias aéreas. O aumento dessa umidade ajuda a reduzir a irritação e a congestão nasal.[25] Também existe a traqueia aquecida (circuito), que oferece níveis de umidade mais altos, que são mantidos durante a noite, independentemente das alterações de temperatura ambiente. Não há estudos, no entanto, que comprovem melhora na adesão com o uso desses recursos.

INTERFACES

A máscara nasal foi a primeira interface desenvolvida pelo Dr. Sullivan. Com o passar do tempo, máscaras oronasais passaram a ser utilizadas por pacientes que não toleravam as máscaras nasais, com bons resultados para correção do IAH.[28] Contudo, estudos posteriores contestaram a efetividade dessas interfaces oronasais, que requeriam maiores níveis de pressão para corrigir o IAH, além de estarem associadas a maiores níveis de vazamentos e pior adaptação dos pacientes, levando a menor tempo de adesão quando comparadas à máscara nasal.[29]

Posteriormente, outros estudos sobre a dinâmica da VAS mostraram que a rota do ar por interface oronasal provoca deslocamento da língua contra a parede posterior da orofaringe, aumentando a resistência à passagem de ar e provocando o colapso dessa VAS (**Fig. 14.4**), contribuindo para mais eventos obstrutivos.[30] Hoje, a recomendação é de que a interface de primeira escolha para tratamento dos distúrbios respiratórios de sono seja por rota nasal.[30]

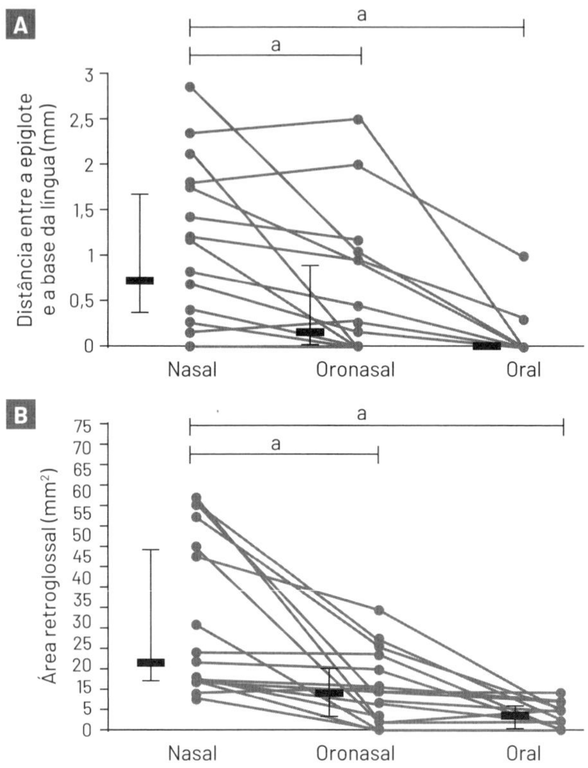

■ **Figura 14.4**

Em **A**, observamos, no eixo X, o tipo de interface testada, no eixo Y, as medidas das distâncias entre epiglote e base da língua. Observe que, quando colocada em rota oronasal, essas distâncias reduziram significativamente em relação à nasal, e, quando apenas em rota oral, houve o fechamento da via aérea. Comportamento semelhante ao observado em **B**, para medidas de área retroglossal. Quando se associava rota oronasal ou oral, a área reduzia de forma substancial.

Fonte: Elaborada com base em Andrade e colaboradores.[30]

ADESÃO À TERAPIA PRESSÓRICA E TELEMONITORAMENTO

A adesão à terapia PAP sempre foi um grande desafio (uso do dispositivo por, pelo menos, 4 horas/noite, em 70% das noites, nos primeiros 90 dias), e a literatura apontava uma baixa adesão, variando entre 17 e 81%, dependendo do estudo. Artigos sugerem que o padrão de adesão é estabelecido precocemente, e o primeiro mês determina a adesão em longo prazo. O acompanhamento profissional para solução de eventuais dificuldades e queixas do paciente é fundamental e indispensável para que uma melhor adesão seja possibilitada. Além dos recursos mencionados, para dar mais conforto ao paciente, uma tecnologia que surgiu e facilitou a condução do tratamento foi o acompanhamento a distância por telemonitoramento (transmissão de dados extraídos do CPAP remotamente para uma nuvem — cada fabricante usa tecnologia e forma próprias). Essa ferramenta permite ao profissional de saúde acessar de maneira rápida detalhes do tratamento (transmitidos noite a noite), como dias e tempo de uso, nível de vazamento, presença de eventos residuais e tipos de eventos, desconexão da máscara com o rosto, etc. Outra ferramenta disponível que ajuda muito no engajamento do paciente são os aplicativos de celulares conectados ao CPAP próprio, que permitem receber notificações diárias sobre seu desempenho no tratamento. Um estudo recente, que incluiu 4.181.490 pacientes do Brasil, México e Estados Unidos, mostrou que a adesão à terapia de PAP no Brasil foi de 71,7%. O tempo de uso diário médio e os dias de uso com mais de 4 horas/noite na primeira semana foram os preditores mais fortes de adesão ao longo do tempo. Em todos os países, mais de 80% dos pacientes que foram considerados aderentes em três meses ainda estavam usando terapia em um ano, com taxas de adesão superiores a 75%. Os pacientes que se registraram para usar uma ferramenta de engajamento consistentemente tiveram melhor adesão do que aqueles que não o fizeram.[31]

Portanto, a escolha da interface correta, do modo ventilatório adequado, dos recursos de conforto, o uso do telemonitoramento e automonitoramento e o acompanhamento profissional especializado são o conjunto fundamental de itens que garantem boa adesão à terapia pressórica e resultados efetivos de tratamento para controle da AOS.

APARELHO INTRAORAL

Os aparelhos intraorais (AIOs) têm sido amplamente indicados como opção de tratamento não invasivo aos pacientes diagnosticados com AOS. Os AIOs têm o objetivo de melhorar a configuração da VAS e evitar a obstrução por meio da protrusão da mandíbula e mudanças na posição da língua.[32]

TIPOS DE APARELHOS INTRAORAIS

Os dispositivos intraorais enquadram-se em duas modalidades principais: de avanço mandibular (**Fig. 14.5**) e de retenção lingual. Os dispositivos de retenção lingual são menos utilizados e, por serem também menos estudados, não fazem parte do conjunto de evidências sobre o qual as recomendações para os AIOs se baseiam. Os AIOs de avanço mandibular são os mais estudados e empregados na prática clínica, e os modelos podem ser pré-fabricados, personalizáveis, ajustáveis ou não. Dados da literatura indicam que os modelos personalizados e ajustáveis são os mais efetivos. Esses aparelhos são confeccionados mediante moldagem e registro da posição mandibular mais adequada, e requerem avaliação e acompanhamento odontológico especializado.

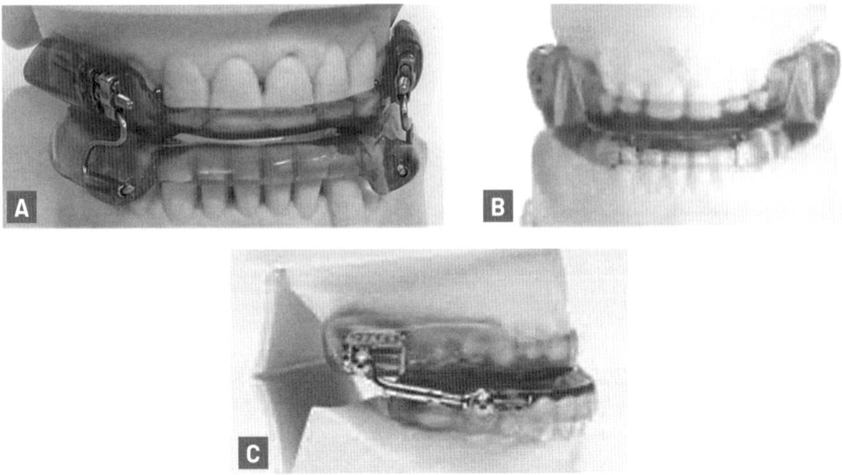

■ **Figura 14.5**
Diferentes modelos de AIOs para tratamento da AOS que promovem protrusão mandibular.
A: PM Positioner II; **B**: SomnoDent Classic; **C**: SomnoDent Herbst.

MECANISMO DE AÇÃO

Em relação ao mecanismo de ação, estudos de imagem da VAS mostram que o reposicionamento mandibular com os AIOs aumenta o calibre da faringe, predominantemente nas dimensões laterais da região da velofaringe, que é a região mais frequentemente envolvida na obstrução do fluxo aéreo nos pacientes com AOS. Os mecanismos precisos para esse efeito na velofaringe não são totalmente conhecidos, possivelmente se devem a conexões de tecidos moles existentes entre a mandíbula, a língua, as paredes laterais da faringe e do palato mole, que são mobilizadas pelo avanço mandibular.[33] Além disso, essas mudanças estruturais estão associadas com uma redução da colapsabilidade da VAS, demonstrada por uma redução nas medidas da pressão crítica de fechamento da faringe (P_{crit}) com o uso dos AIOs.[34]

RECOMENDAÇÕES PARA O USO DOS AIOs

Os AIOs são indicados para pacientes com AOS leve a moderada, pela AASM e pela American Academy of Dental Sleep Medicine (AADSM). Porém, em reconhecimento às crescentes evidências sobre o uso dos AIOs, a AASM e a AADSM incluíram, nas suas últimas diretrizes, a indicação de AIOs para pacientes intolerantes ao CPAP ou que prefiram tratamento alternativo, independentemente do IAH.[35] Essa recomendação é suportada por metanálise de ensaios clínicos randomizados (ECRs) e controlados, confirmando a eficácia dos AIOs na melhora de índices polissonográficos, com redução do IAH abaixo de 5 eventos por hora em, aproximadamente, 35 a 40% dos pacientes, além de melhora na saturação da oxi-hemoglobina e no índice de despertares.

RESULTADOS DO TRATAMENTO DA AOS COM OS AIOs

Os objetivos do tratamento com AIOs para os pacientes com AOS não se limitam somente à eliminação dos eventos respiratórios, mas incluem a melhora de sintomas clínicos, como os roncos e a sonolência diurna; e a redução dos riscos cardiometabólicos e cognitivos associados à doença. Os estudos descrevem diminuição tanto subjetiva quanto objetiva na frequência e intensidade dos roncos com o uso de AIOs, em comparação com dispositivos dentais inativos.[36] Melhora da SED e da qualidade de vida, avaliada por questionários validados, é observada nos pacientes em tratamento com AIOs.[37] A literatura também relata um benefício discreto dos AIOs no controle da PA (2 a 4 mmHg), enquanto seu impacto em outros desfechos cardiovasculares ainda é objeto de estudos.[38] Em comparação ao CPAP, os AIOs são menos eficazes na redução do IAH e da dessaturação da oxi-hemoglobina, entretanto, os estudos especulam que a efetividade dos AIOs na prática clínica pode não ser inferior ao CPAP devido ao perfil de adesão dos pacientes a essa modalidade terapêutica.

ADESÃO AO TRATAMENTO

Dados objetivos de medidas do uso dos AIOs são escassos na literatura (**Quadro 14.1**). Por intermédio de um dispositivo termossensível acoplado ao AIO, foi demonstrada uma média de uso de 6,4 a 6,8 horas por noite, similar aos relatos subjetivos encontrados em outros estudos.[39] Entretanto, na prática clínica, a avaliação da adesão permanece imprecisa.

SELEÇÃO DOS PACIENTES

Como um percentual variável dos pacientes não alcança resultados satisfatórios com o tratamento, sugere-se que a seleção dos melhores candidatos ao uso do AIOs é im-

Quadro 14.1
Características preditoras de boa resposta ao uso do AIOs

Clínicas	Anatômico-radiológicas
▪ Idade mais jovem ▪ IMC mais baixo ▪ Menor circunferência cervical ▪ AOS posicional ▪ Maior grau de protrusão mandibular	▪ Orofaringe estreita ▪ Menor *overjet* ▪ Comprimento mandibular normal ▪ Menor distância entre o plano mandibular e o osso hioide ▪ Menor comprimento do palato mole ▪ Terço inferior facial normal ou reduzido ▪ Língua e palato mole menos volumosos

IMC: índice de massa corpórea; AOS: apneia obstrutiva do sono.
Fonte: Elaborada com base em Kryger e colaboradores.[40]

portante nas taxas de sucesso da terapia. Diferentes preditores de boa resposta são descritos na literatura, como pacientes mulheres, mais jovens, com IMC mais baixo, menor circunferência cervical e fatores fisiopatológicos como VAS menos colapsável e sistema de controle ventilatório mais estável.

EFEITOS ADVERSOS

Efeitos adversos leves e temporários são frequentemente relatados no início do tratamento com os AIOs. Pode ocorrer salivação excessiva, ressecamento oral, dor nos dentes, irritação nas gengivas e desconforto na articulação temporomandibular. A frequência de ocorrência desses efeitos é variável, estando provavelmente, relacionada aos diferentes modelos de aparelhos, ao grau de protrusão mandibular e ao acompanhamento odontológico. Em geral, a ocorrência de efeitos adversos graves o suficiente para levar à descontinuidade do tratamento não é muito comum.

Alterações dentárias e esqueléticas podem acontecer com o uso dos aparelhos a longo prazo, como demonstrado em estudos longitudinais. Em cinco anos de tratamento, 14% dos pacientes apresentaram alterações dentárias em avaliações radiográficas. Mudanças na inclinação dos dentes incisivos, aumento do grau de abertura bucal e comprimento facial são relatados na literatura.[41] Entretanto, uma pequena proporção de pacientes desenvolve alterações dentárias clinicamente relevantes que requerem a substituição por outra modalidade de tratamento para a AOS.

INTERVENÇÕES CIRÚRGICAS NO TRATAMENTO DA AOS

As cirurgias faríngeas foram a primeira modalidade de tratamento utilizada para os pacientes com AOS. Ao longo dos últimos anos, diferentes técnicas cirúrgicas foram desenvolvidas e aperfeiçoadas, com o objetivo de expandir e estabilizar a VAS por meio de remoção tecidual e/ou reposicionamento de estruturas anatômicas.

RECOMENDAÇÕES PARA AS INDICAÇÕES CIRÚRGICAS

As diretrizes mais recentes da AASM recomendam que os pacientes com AOS e IMC < 40 kg/m^2 que não toleram ou não aceitam o tratamento com CPAP podem ser encaminhados para avaliação cirúrgica, seguindo discussão com estes sobre as opções de tratamento alternativas.[43] É sugerido que o CPAP seja recomendado como terapia inicial mesmo para os pacientes com alterações anatômicas importantes previamente a serem referenciados para avaliação cirúrgica. As cirurgias também podem ser consideradas tratamento adjuvante nos casos de adesão inadequada ao CPAP, devido a efeitos colaterais relacionados aos níveis pressóricos utilizados (**Quadro 14.2**). Esta última recomendação baseia-se em dados indicando efeito moderado que os procedimentos cirúrgicos apresentam na redução do nível pressórico necessário para o controle dos eventos respiratórios.

Quadro 14.2
Procedimentos cirúrgicos mais comumente realizados para AOS

Nasais	Orofaríngeos	Hipofaríngeos
▪ Septoplastia ▪ Turbinectomia ▪ Válvula nasal	▪ Amigdalectomia ▪ Adenoidectomia ▪ Uvulopalatofaringoplastia ▪ Faringoplastia lateral ▪ Faringoplastia expansora	▪ Tonsilectomia lingual ▪ Glossectomia mediana ▪ Avanço de genioglosso ▪ Avanço maxilomandibular ▪ Estimulação do nervo hipoglosso

Fonte: Elaborada com base em Epstein e colaboradores.[42]

AVALIAÇÃO CIRÚRGICA

Exame clínico geral e otorrinolaringológico, avaliação nasal e da faringe por meio de endoscópio flexível em vigília ou sono induzido (sonoendoscopia) e exames de imagem como tomografia e cefalometria são fundamentais para o reconhecimento de alterações e padrões anatômicos típicos relacionados a obstrução da via aérea superior.

O sistema de estagiamento de Friedman avalia a relação entre o volume da língua, o tamanho das tonsilas e o IMC do paciente e se correlaciona com as taxas de sucesso cirúrgico (**Tab. 14.1**).

Os pacientes com maior hipertrofia das tonsilas palatinas e menor volume de língua são os melhores candidatos aos procedimentos palatais, e aqueles pacientes com IMC > 40 kg/m^2 ou anomalias craniofaciais significativas não são bons candidatos às cirurgias faríngeas.

CIRURGIAS OROFARÍNGEAS

A uvulopalatofaringoplastia é o procedimento cirúrgico mais realizado para o tratamento da AOS e consiste na ressecção da borda livre da úvula e do palato mole, geralmente em

Tabela 14.1
Classificação de estagiamento de Friedman

Estágios	Mallampati modificado	Tonsilas palatinas	IMC
Estágio I	1,2	3,4	< 40
Estágio II	1,2 3 ou 4	0,1 ou 2 3 ou 4	< 40 < 40
Estágio III	3 ou 4	0,1 ou 2	< 40
Estágio IV	1, 2, 3, 4	0, 1, 2, 3, 4	> 40

Fonte: Elaborada com base em Vito e colaboradores.[44]

associação à tonsilectomia. Entretanto, esse procedimento foi associado a resultados pós-operatórios desfavoráveis e morbidades como disfagia e incompetência velofaríngea. Considerando uma redução do IAH de 50% e IAH pós-operatório abaixo de 20 eventos por hora, as taxas de sucesso dessa técnica são variáveis, entre 35 e 92%, conforme metanálise com 48 estudos.[45]

Ao longo dos anos, a técnica cirúrgica foi sofrendo modificações com a maior preservação dos tecidos da linha média e melhores resultados.

Mais recentemente, novos procedimentos foram introduzidos, como a faringoplastia lateral, descrita por Cahali,[46] e a faringoplastia expansora, descrita por Pang e colaboradores,[47] com foco no remodelamento das paredes laterais da faringe e expansão do calibre da região velofaríngea. Para este último procedimento, é relatada uma redução do IAH médio pré-operatório de 40 ± 12,6 para 8,3 ± 5,2 eventos por hora.

CIRURGIAS HIPOFARÍNGEAS

Os procedimentos que abordam a base da língua incluem os de ressecção, como a glossectomia mediana e a tonsilectomia lingual, e aqueles que promovem avanço e estabilização, como o avanço de genioglosso e a suspensão do osso hioide e da língua. Um dos avanços mais recentes nos procedimentos de redução da base da língua é a cirurgia robótica transoral, que, apesar dos altos custos, permite ao cirurgião melhor visualização do sítio operatório e ressecção mais precisa e consistente dos tecidos.

A cirurgia esquelética de avanço maxilomandibular é considerada o procedimento com os melhores resultados para o tratamento da AOS, com taxa de sucesso de 86%, descrita em estudos de metanálise.[48] Ocorre uma expansão significativa da região superior da faringe, bem como uma redução da flacidez das paredes laterais da faringe.

CIRURGIAS NASAIS

A obstrução nasal tem um importante papel para os pacientes que roncam e/ou apresentam AOS. As cirurgias nasais melhoram o ronco e a qualidade do sono, mas não são consideradas curativas para a AOS. Em contrapartida, a correção da obstrução nasal é adjuvante e pode contribuir na adaptação do CPAP e dos AIOs. No caso do CPAP, foi observada uma redução significativa nos níveis pressóricos terapêuticos após a realização das cirurgias de septoplastia e turbinectomia.[49]

REFERÊNCIAS

1. Lorenzi-Filho G, Almeida FR, Strollo PJ. Treating OSA: Current and emerging therapies beyond CPAP. Respirology. 2017;22(8):1500-7.
2. Drager LF, Santos RB, Silva WA, Parise BK, Giatti S, Aielo AN, et al. OSA, short sleep duration, and their interactions with sleepiness and cardiometabolic risk factors in adults: the ELSA-Brasil study. Chest. 2019;155(6):1190-8.

3. Sweetman A, Lack L, McEvoy RD, Smith S, Eckert DJ, Osman A, et al. Bi-directional relationships between co-morbid insomnia and sleep apnea (COMISA). Sleep Med Rev. 2021;60:101519.
4. Tham KW, Lee PC, Lim CH. Weight management in obstructive sleep apnea: medical and surgical options. Sleep Med Clin. 2019;14(1):143-53.
5. Aiello KD, Caughey WG, Nelluri B, Sharma A, Mookadam F, Mookadam M. Effect of exercise training on sleep apnea: A systematic review and meta-analysis. Respir Med. 2016;116:85-92.
6. Omobomi O, Quan SF. Positional therapy in the management of positional obstructive sleep apnea-a review of the current literature. Sleep Breath. 2018;22(2):297-304.
7. Souza FJFB, Genta PR, Souza Filho AJ, Wellman A, Lorenzi-Filho G. The influence of head-of-bed elevation in patients with obstructive sleep apnea. Sleep Breath. 2017;21(4):815-20.
8. Meghpara S, Chohan M, Bandyopadhyay A, Kozlowski C, Casinas J, Kushida C, et al. Myofunctional therapy for OSA: a meta-analysis. Expert Rev Respir Med. 2022;16(3):285-91.
9. Guimarães KC, Drager LF, Genta PR, Marcondes BF, Lorenzi-Filho G. Effects of oropharyngeal exercises on patients with moderate obstructive sleep apnea syndrome. Am J Respir Crit Care Med. 2009;179(10):962-6.
10. Ieto V, Kayamori F, Montes MI, Hirata RP, Gregório MG, Alencar AM, et al. Effects of oropharyngeal exercises on snoring: a randomized trial. Chest. 2015;148(3):683-91.
11. Sullivan CE, Issa FG, Berthon-Jones M, Eves L. Reversal of obstructive sleep apnoea by continuous positive airway pressure applied through the nares. Lancet. 1981;1(8225):862-5.
12. Basner RC. Continuous positive airway pressure for obstructive sleep apnea. N Engl J Med. 2007;356(17):1751-8.
13. Drager LF, Pedrosa RP, Diniz PM, Diegues-Silva L, Marcondes B, Couto RB, et al. The effects of continuous positive airway pressure on prehypertension and masked hypertension in men with severe obstructive sleep apnea. Hypertension. 2011;57(3):549-55.
14. McDaid C, Durée KH, Griffin SC, Weatherly HL, Stradling JR, Davies RJ, et al. A systematic review of continuous positive airway pressure for obstructive sleep apnoea-hypopnoea syndrome. Sleep Med Rev. 2009;13(6):427-36.
15. Gay P, Weaver T, Loube D, Iber C; Positive Airway Pressure Task Force; Standards of Practice Committee, et al. Evaluation of positive airway pressure treatment for sleep related breathing disorders in adults. Sleep. 2006;29(3):381-401.
16. Brown LK. Autotitrating CPAP: how shall we judge safety and efficacy of a "black box"? Chest. 2006;130(2):312-4.
17. Morgenthaler TI, Aurora RN, Brown T, Zak R, Alessi C, Boehlecke B, et al. Practice parameters for the use of autotitrating continuous positive airway pressure devices for titrating pressures and treating adult patients with obstructive sleep apnea syndrome: an update for 2007. An American Academy of Sleep Medicine report. Sleep. 2008;31(1):141-7.
18. Patil SP, Ayappa IA, Caples SM, Kimoff RJ, Patel SR, Harrod CG. Treatment of adult obstructive sleep apnea with positive airway pressure: an American Academy of Sleep Medicine Clinical Practice Guideline. J Clin Sleep Med. 2019;15(2):335-43.
19. Xu T, Li T, Wei D, Feng Y, Xian L, Wu H, et al. Effect of automatic versus fixed continuous positive airway pressure for the treatment of obstructive sleep apnea: an up-to-date meta-analysis. Sleep Breath. 2012;16(4):1017-26.
20. Bloch KE, Huber F, Furian M, Latshang TD, Lo Cascio CM, Nussbaumer-Ochsner Y, et al. Autoadjusted versus fixed CPAP for obstructive sleep apnoea: a multicentre, randomised equivalence trial. Thorax. 2018;73(2):174-84.
21. Zhu K, Roisman G, Aouf S, Escourrou P. All APAPs are not equivalent for the treatment of sleep disordered breathing: a bench evaluation of eleven commercially available devices. J Clin Sleep Med. 2015;11(7):725-34.
22. Isetta V, Navajas D, Montserrat JM, Farré R. Comparative assessment of several automatic CPAP devices' responses: a bench test study. ERJ Open Res. 2015;1(1):00031-2015.
23. Bastos HN, Cardoso AV, Castro AS, Gomes R, Pinto T, Marinho A, et al. Randomised short-term trial of high-span versus low-span APAP for treating sleep apnoea. Sleep Breath. 2016;20(1):183-90; discussion 190.
24. Marrone O, Insalaco G, Bonsignore MR, Romano S, Salvaggio A, Bonsignore G. Sleep structure correlates of continuous positive airway pressure variations during application of an autotitrating continuous positive airway pressure machine in patients with obstructive sleep apnea syndrome. Chest. 2002;121(3):759-67.

25. Johnson KG, Johnson DC. Treatment of sleep-disordered breathing with positive airway pressure devices: technology update. Med Devices (Auckl). 2015;8:425-37.

26. Zhu K, Aouf S, Roisman G, Escourrou P. Pressure-relief features of fixed and autotitrating continuous positive airway pressure may impair their efficacy: evaluation with a respiratory bench model. J Clin Sleep Med. 2016;12(3):385-92.

27. Bogan RK, Wells C. A randomized crossover trial of a pressure relief technology (SensAwake™) in continuous positive airway pressure to treat obstructive sleep apnea. Sleep Disord. 2017;2017:3978073.

28. Sanders MH, Kern NB, Stiller RA, Strollo PJ Jr, Martin TJ, Atwood CW Jr. CPAP therapy via oronasal mask for obstructive sleep apnea. Chest. 1994;106(3):774-9.

29. Borel JC, Tamisier R, Dias-Domingos S, Sapene M, Martin F, Stach B, et al. Type of mask may impact on continuous positive airway pressure adherence in apneic patients. PLoS One. 2013;8(5):e64382.

30. Andrade RG, Piccin VS, Nascimento JA, Viana FM, Genta PR, Lorenzi-Filho G. Impact of the type of mask on the effectiveness of and adherence to continuous positive airway pressure treatment for obstructive sleep apnea. J Bras Pneumol. 2014;40(6):658-68.

31. Drager LF, Malhotra A, Yan Y, Pépin JL, Armitstead JP, Woehrle H, et al. Adherence with positive airway pressure therapy for obstructive sleep apnea in developing vs. developed countries: a big data study. J Clin Sleep Med. 2021;17(4):703-9.

32. Sutherland K, Vanderveken OM, Tsuda H, Marklund M, Gagnadoux F, Kushida CA, et al. Oral appliance treatment for obstructive sleep apnea: an update. J Clin Sleep Med. 2014;10(2):215-27.

33. Brown EC, Cheng S, McKenzie DK, Butler JE, Gandevia SC, Bilston LE. Tongue and lateral upper airway movement with mandibular advancement. Sleep. 2013;36(3):397-404.

34. Marques M, Genta PR, Azarbarzin A, Taranto-Montemurro L, Messineo L, Hess LB, et al. Structure and severity of pharyngeal obstruction determine oral appliance efficacy in sleep apnoea. J Physiol. 2019;597(22):5399-410.

35. Ramar K, Dort LC, Katz SG, Lettieri CJ, Harrod CG, Thomas SM, et al. Clinical Practice guideline for the treatment of obstructive sleep apnea and snoring with oral appliance therapy: an update for 2015. J Clin Sleep Med. 2015;11(7):773-827.

36. Johnston CD, Gleadhill IC, Cinnamond MJ, Gabbey J, Burden DJ. Mandibular advancement appliances and obstructive sleep apnoea: a randomized clinical trial. Eur J Orthod. 2002;24(3):251-62.

37. Gotsopoulos H, Chen C, Qian J, Cistulli PA. Oral appliance therapy improves symptoms in obstructive sleep apnea: a randomized, controlled trial. Am J Respir Crit Care Med. 2002;166(5):743-8.

38. Vries GE, Wijkstra PJ, Houwerzijl EJ, Kerstjens HAM, Hoekema A. Cardiovascular effects of oral appliance therapy in obstructive sleep apnea: a systematic review and meta-analysis. Sleep Med Rev. 2018;40:55-68.

39. Dieltjens M, Braem MJ, Vroegop AVMT, Wouters K, Verbraecken JA, Backer WA, et al. Objectively measured vs self-reported compliance during oral appliance therapy for sleep-disordered breathing. Chest. 2013;144(5):1495-502.

40. Kryger M, Dement WC, Roth T, editors. Principles and practice of sleep medicine. 6th ed. Philadelphia: Elsevier; 2017.

41. Hamoda MM, Almeida FR, Pliska BT. Long-term side effects of sleep apnea treatment with oral appliances: nature, magnitude and predictors of long-term changes. Sleep Med. 2019;56:184-91.

42. Epstein LJ, Kristo D, Strollo PJ Jr, Friedman N, Malhotra A, Patil SP, et al. Clinical guideline for the evaluation, management and long-term care of obstructive sleep apnea in adults. J Clin Sleep Med. 2009;5(3):263-76.

43. Kent D, Stanley J, Aurora RN, Levine C, Gottlieb DJ, Spann MD, et al. Referral of adults with obstructive sleep apnea for surgical consultation: an American Academy of Sleep Medicine clinical practice guideline. J Clin Sleep Med. 2021;17(12):2499-505.

44. Vito A, Woodson BT, Koka V, Cammaroto G, Iannella G, Bosi M, et al. OSA Upper Airways Surgery: A Targeted Approach. Medicina (Kaunas). 2021;57(7):690.

45. Stuck BA, Ravesloot MJL, Eschenhagen T, Vet HCW, Sommer JU. Uvulopalatopharyngoplasty with or without tonsillectomy in the treatment of adult obstructive sleep apnea: a systematic review. Sleep Med. 2018;50:152-65.

46. Cahali MB. Lateral pharyngoplasty: a new treatment for obstructive sleep apnea hypopnea syndrome. Laryngoscope. 2003;113(11):1961-8.

47. Pang KP, Pang EB, Win MT, Pang KA, Woodson BT. Expansion sphincter pharyngoplasty for the treatment of OSA: a systemic review and meta-analysis. Eur Arch Otorhinolaryngol. 2016;273(9):2329-33.

48. Liu SY, Huon LK, Iwasaki T, Yoon A, Riley R, Powell N, et al. Efficacy of maxillomandibular advancement examined with drug-induced sleep endoscopy and computational fluid dynamics airflow modeling. Otolaryngol Head Neck Surg. 2016;154(1):189-95.

49. Camacho M, Riaz M, Capasso R, Ruoff CM, Guilleminault C, Kushida CA, Certal V. The effect of nasal surgery on continuous positive airway pressure device use and therapeutic treatment pressures: a systematic review and meta-analysis. Sleep. 2015 Feb 1;38(2):279-86.

15 HIPOVENTILAÇÃO RELACIONADA AO SONO

Cristiane Oliveira
Sonia Maria G. P. Togeiro

A hipoventilação relacionada ao sono tem etiologias diversas, podendo ter causa central, genética ou estar associada a doenças pulmonares crônicas, obesidade ou uso de medicamentos. Seu diagnóstico implica a monitoração do gás carbônico (CO_2) durante o sono. Salienta-se que nem sempre a hipoventilação ocorre na vigília. A redução da ventilação, que é fisiológica durante o sono, na vigência ou não da hipoventilação da vigília e nas condições acima citadas, poderá redundar em significativa e grave hipoventilação, com aumento do risco de morte. A causa mais prevalente é a síndrome da obesidade e hipoventilação (SOH), ante o crescente aumento da obesidade populacional. O conhecimento dos fenótipos fisiopatogênicos e clínicos da hipoventilação durante o sono possibilita o tratamento adequado, em que a ventilação não invasiva (VNI) surge como recurso importante, promovendo a redução das morbidades e a melhora da sobrevida desses pacientes.

A hipoventilação é um distúrbio ventilatório, resultando em um aumento da pressão arterial do dióxido de carbono ($PaCO_2$) acima do limite de normalidade. Consequentemente, valores de $PaCO_2$ acima de 45 mmHg durante a vigília já definem a presença de hipoventilação. Nos quadros de hipoventilação relacionada ao sono, a $PaCO_2$ estará elevada durante o sono, podendo estar associada ou não à hipoventilação diurna. A hipercapnia diurna é mandatória para o diagnóstico da SOH. Sempre que existe hipoventilação diurna, ela é agravada durante o sono.

A monitoração da $PaCO_2$ durante o sono é difícil de ser realizada, sendo, então, aceitável o uso de substitutos, como a medida do CO_2 no final da expiração ($EtCO_2$) ou da pressão do CO_2 transcutâneo ($TcCO_2$).

O manual de estagiamento mais recente da American Academy of Sleep Medicine (AASM) recomenda a monitoração da $PaCO_2$ ou dos seus substitutos para o diagnóstico de hipoventilação associada ao sono.[1] É necessário um aumento da $PaCO_2$ (ou substitutos) para valores acima de 55 mmHg por 10 minutos ou um aumento de 10 mmHg na $PaCO_2$ (ou substitutos) durante o sono em relação aos valores da vigília, excedendo 50 mmHg por 10 minutos (**Quadro 15.1**). Episódios de dessaturação da oxi-hemoglobina estão frequentemente presentes, mas não são necessários para o diagnóstico.

Como a monitoração da $PaCO_2$ na polissonografia (PSG) em adultos não faz parte da rotina desse exame, em geral ocorre um subdiagnóstico da hipoventilação durante o sono, entretanto, quando da sua suspeita clínica, a monitoração do CO_2 deve ser realizada (**Fig. 15.1**).

A fisiologia pulmonar básica ensina que a $PaCO_2$ depende, sobretudo, da ventilação alveolar, que é produto do volume corrente, ou tidal (Vt), da frequência respiratória (FR) e da relação espaço morto e volume tidal (Vd/Vt). Assim, a hipoventilação poderá ocorrer sempre que houver diminuição do volume corrente ou da FR, ou aumento do espaço morto. Essa redução da ventilação pode ser atribuída a uma diminuição do comando ventilatório ou a alterações da mecânica respiratória, com comprometimento das trocas gasosas pulmonares.

Várias doenças respiratórias cursam com hipoventilação. O **Quadro 15.2** mostra a classificação dos distúrbios de hipoventilação relacionada ao sono, segundo a *Classificação internacional dos distúrbios do sono* (ICSD-3).[3]

Neste capítulo, abordaremos essas doenças, com maior ênfase na SOH.

SÍNDROME DA OBESIDADE E HIPOVENTILAÇÃO

A SOH é a distúrbio de hipoventilação relacionada ao sono de maior relevância, visto sua alta morbimortalidade e o aumento de sua prevalência com o crescimento mundial da obesidade. Historicamente, foi denominada síndrome de Pickwickian, em referência a um personagem obeso dos contos *The posthumous papers of the Pickwick Club*, do escritor inglês Charles Dickens, publicados em 1867.[4]

Em geral, os pacientes são diagnosticados de maneira tardia, durante uma internação, quando há exacerbação da insuficiência respiratória crônica ou quando referidos para os especialistas em razão de suspeita de apneia obstrutiva do sono (AOS).

A SOH resulta em maior uso de recursos médicos e menor expectativa de vida nos casos sem tratamento, comparados aos casos de obesos sem essa condição.[5] É passível de tratamentos que reduzam suas complicações e os custos ao sistema de saúde, com melhora da sobrevida e da qualidade de vida dos pacientes.[6]

■ Quadro 15.1
Critérios de hipoventilação durante o sono

- Aumento da $PaCO_2$ (ou substitutos) para valores acima de 55 mmHg por 10 minutos

ou

- Aumento de 10 mmHg na $PaCO_2$ (ou substitutos) no sono, em relação aos valores da vigília, excedendo 50 mmHg por 10 minutos

Fonte: Berry e colaboradores.[2]

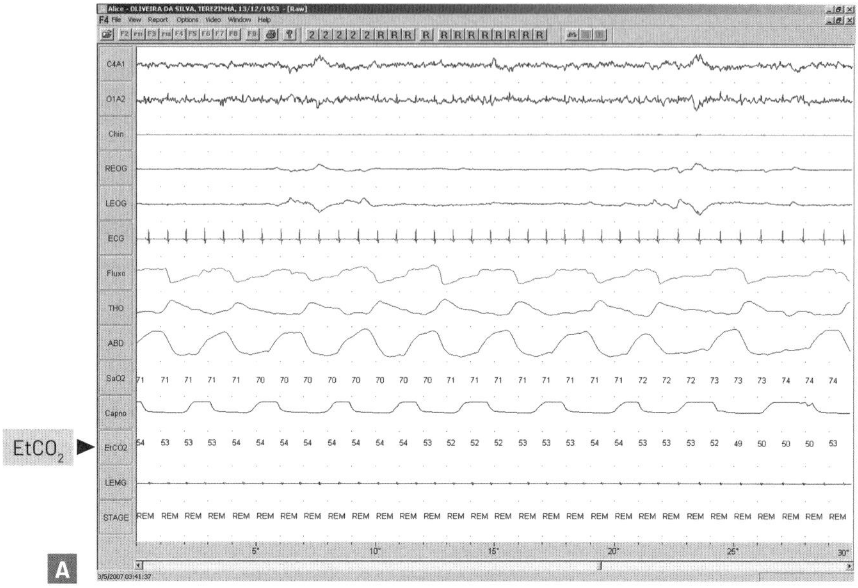

A

$EtCO_2$	% do tempo
> 70	0,00
61-70	0,72
51-60	45,24
46-50	15,136
41-45	5,87
36-40	1,49
30-35	1,05
20-29	0,37
10-19	0,13
< 10	0,00

B

Figura 15.1
(**A**) Traçado polissonográfico (30 seg) revelando aumento de CO_2 obtido pela capnografia ($EtCO_2$). (**B**) Resultados dos valores do $EtCO_2$ obtidos na PSG de noite inteira.

EPIDEMIOLOGIA

Estima-se que, nos Estados Unidos, a SOH seja encontrada em 0,3 a 0,6% da população adulta, sendo diretamente relacionada ao grau de obesidade. Sua prevalência em pacientes com AOS varia de 20 a 30%, sendo de 8 a 11% para índice de massa corporal (IMC) entre 30 a 35 kg/m^2, e de 18 a 31% para IMC a partir de 40 kg/m^2.[3-7] Em estudo realizado com pacientes obesos hospitalizados por diferentes causas nas clínicas de

Quadro 15.2
Classificação dos distúrbios de hipoventilação relacionada ao sono

Distúrbios de hipoventilação relacionada ao sono
▪ Síndrome de obesidade e hipoventilação ▪ Síndrome de hipoventilação alveolar central congênita ▪ Disfunção hipotalâmica com hipoventilação central de início tardio ▪ Hipoventilação alveolar central idiopática ▪ Hipoventilação relacionada ao sono devido ao uso de medicações ou substâncias ilícitas ▪ Hipoventilação relacionada ao sono devido a distúrbios médicos

Fonte: American Academy of Sleep Medicine.[1]

medicina interna, 14 (48%) pacientes com IMC > 50 kg/m² sofriam de SOH. Nesse mesmo estudo, 31% dos 150 pacientes obesos internados apresentavam critério para SOH, embora sem diagnóstico prévio.[8] Há demora para se definir a condição, que é mais comumente diagnosticada entre a quinta e a sexta décadas de vida.[9]

QUADRO CLÍNICO E DIAGNÓSTICO

Em virtude da associação frequente de SOH com AOS, há sobreposição dos sintomas, dificultando diferenciar clinicamente esses dois distúrbios. Assim, a maioria dos pacientes com SOH tem sintomas de AOS, incluindo roncos, engasgos noturnos, apneias testemunhadas por terceiros, sono não reparador, sonolência excessiva e fadiga. Em torno de 90% dos pacientes com SOH têm AOS, entretanto, 10% não apresentam hipoventilação, sobretudo a relacionada ao sono REM (do inglês *rapid eye movement*).

Comparados com pacientes portadores de AOS isolada e IMC similar, pacientes com SOH podem apresentar dispneia e manifestações de *cor pulmonale*, uma vez que têm nove vezes mais chance de apresentar insuficiência cardíaca (IC) e *cor pulmonale*.[5] Os achados de 15 estudos da literatura, totalizando 757 pacientes, mostraram um espectro na apresentação do fenótipo variando de obesidade grau II até grau IV; volume expiratório forçado no primeiro segundo (VEF1) e capacidade vital forçada (CVF) normais ou reduzidos; dispneia, hipoxemia e hipercapnia de grau leve a acentuado, apneias e hipopneias do sono (em geral do tipo obstrutivo) em grau moderado a acentuado, bem como sonolência leve a moderada. A hipertensão pulmonar esteve presente em 50% dos pacientes.[10]

Doenças metabólicas e cardiovasculares são as comorbidades mais prevalentes, sendo, em geral, diagnosticadas antes do reconhecimento da SOH. A hipertensão arterial sistêmica (HAS), nessa síndrome, pode chegar a 88%. Esses pacientes têm elevada mortalidade. Estudos observacionais registraram 24% de todas as causas de mortalidade em um ano e meio a dois anos nos casos sem tratamento.[8,11]

Uma força-tarefa da European Respiratory Society sugeriu a inclusão de comorbidades cardiometabólicas para os estágios mais graves da doença, já que essas impactam diretamente os recursos de saúde e agravam os desfechos.[12]

Os critérios diagnósticos constam na ICSD-3:[3]

a Comprovação de hipoventilação na vigília ($PaCO_2$ > 45 mmHg) respirando ar ambiente pela gasometria arterial, medida do CO_2 no final da expiração (capnografia) ou transcutâneo. O método mais utilizado é a gasometria arterial.
b Presença de obesidade (IMC > 30 kg/m^2) ou acima do percentil 95 para idade e sexo, em crianças.
c A hipoventilação não ser decorrente de outras causas (**Quadro 15.3**).

Por se tratar de um diagnóstico de exclusão, é preciso investigar outras causas de hipoventilação, como uso de drogas ou medicações depressoras respiratórias, doenças pulmonares obstrutivas ou pneumopatias intersticiais em fases avançadas, alterações da caixa torácica, doenças neuromusculares, causas centrais (como cerebrovasculares e hipotireoidismo grave), síndrome de hipoventilação alveolar congênita ou síndrome de hipoventilação alveolar primária.

Concluindo, a SOH é diagnosticada por uma tríade: obesidade, anormalidade das trocas gasosas (hipercapnia) e exclusão de outras causas de hipoventilação. Cabe lembrar que nem sempre a gasometria arterial está disponível. A última diretriz da American Thoracic Society (ATS),[6] publicada em 2019, sugere a realização do bicarbonato sérico como triagem diagnóstica em pacientes com baixa probabilidade de SOH. Valores < 27 mEq/L têm valor preditivo negativo de 97% para excluir um diagnóstico de SOH, e valores ≥ 27 mEq/L têm sensibilidade de 90% e especificidade de 50%, sugerindo-se, então, a realização dos gases arteriais (**Fig. 15.2**). Para pacientes com alta probabilidade de SOH, tal diretriz sugere a realização da gasometria sem triagem prévia do bicarbonato.

Pacientes com SOH raramente têm PaO_2 > 70 mmHg, e, portanto, valores de SpO_2 < 93% podem ser sugestivos, mas não são obrigatórios, justificando a não inclusão da hipoxemia como critério diagnóstico. Os clínicos devem ter em mente que os grandes obesos podem ser hipoxêmicos associados a microatelectasias e aumento do *shunt* direito-esquerdo. Tais mecanismos não se associam à hipercapnia.

Quadro 15.3
Critérios diagnósticos da SOH

- Hipoventilação na vigília ($PaCO_2$ > 45 mmHg)
- Obesidade (IMC > 30 kg/m^2) ou acima do percentil 95 para idade e sexo, em crianças
- Hipoventilação não ser decorrente de outras causas: doenças pulmonares obstrutivas ou pneumopatias intersticiais em fases avançadas, doenças da caixa torácica, doenças neuromusculares, doenças cerebrovasculares, hipotireoidismo grave, síndrome de hipoventilação alveolar congênita, síndrome de hipoventilação alveolar primária, substâncias ou medicamentos depressores respiratórios.

Fonte: American Academy of Sleep Medicine.[1]

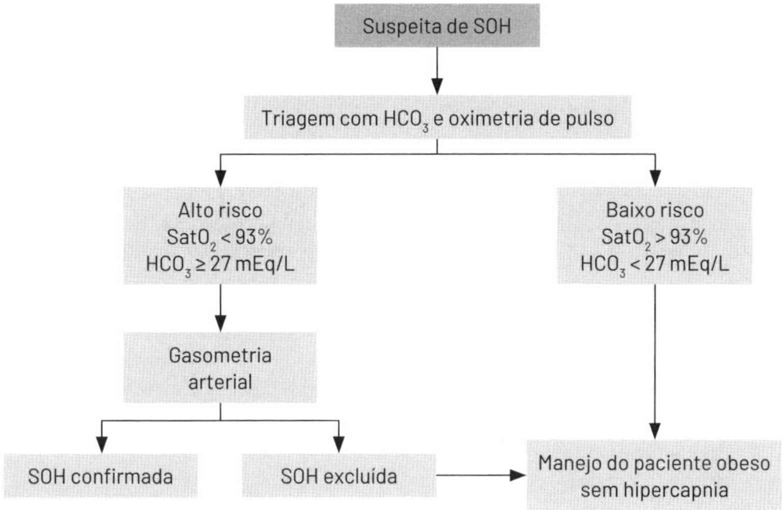

Figura 15.2
Algoritmo diagnóstico da SOH.
Fonte: Elaborada com base em Mokhlesi e colaboradores.[6]

Para a exclusão de outras causas de hipoventilação, impõem-se a avaliação da função pulmonar, da força muscular respiratória (Pimax e Pemax), do raio X de tórax, da função tireoidiana e exclusão de uso de medicamentos e substâncias (sedativos, hipnóticos, opioides e abuso de álcool). A PSG ou a poligrafia respiratória não são necessárias para o diagnóstico da SOH, no entanto, justifica-se sua indicação para a avaliação das apneias/hipopneias, dessaturação durante o sono (sobretudo nos períodos de sono REM) e hipoventilação, e, com isso, individualizar a terapia com PAP. A medida do CO_2 durante a PSG é desejável, entretanto, pela sua complexidade, nem sempre é realizada. A hipercapnia de dia sempre é precedida de hipoventilação durante o sono; considera-se, então, que a hipercapnia diurna é um agravamento do quadro de hipoventilação. Assim, uma força-tarefa da European Respiratory Society sugeriu uma classificação dos estágios de hipoventilação em pacientes obesos (**Quadro 15.4**).[12]

A gravidade da hipoventilação também pode ser determinada em função do nível de $PaCO_2$, ou seja, leve (46-50 mmHg), moderado (51-55 mmHg) e grave (≥ 56 mmHg). Quanto maior a gravidade, maiores são os valores de IMC, $PaCO_2$, bicarbonato sérico e menor PaO_2.

TRATAMENTO

A meta da terapêutica da SOH é reverter as anormalidades da doença, como a melhora das trocas gasosas diurna e noturna, da hipertensão pulmonar, do *cor pulmonale*, da poliglobulia, da sonolência diurna, da qualidade do sono e de vida, reduzindo a morbimortalidade.

■ **Quadro 15.4**
Gravidade da SOH

I	Hipoventilação do sono	Hipercapnia intermitente durante o sono, normalização completa Bicarbonato sérico < 27 mmHg na vigília
II	Hipoventilação do sono	Hipercapnia intermitente durante o sono (PCO_2 matinal > vespertino) Bicarbonato sérico ≥ 27 mmHg na vigília
III	Hipoventilação da obesidade	Hipercapnia diurna (PCO_2 ≥ 45 mmHg)
IV	Síndrome de hipoventilação da obesidade	Hipercapnia diurna (PCO_2 ≥ 45 mmHg) Comorbidades cardiometabólicas

Fonte: Randerath e colaboradores.[12]

PRESSÃO AÉREA POSITIVA

É o principal tratamento para SOH. É importante saber escolher qual modalidade de PAP será mais indicada para cada paciente. A escolha está entre pressão aérea positiva contínua (CPAP) ou VNI com dois níveis de pressão, fornecendo um suporte ventilatório.

A titulação da PAP durante o período de sono é fundamental para o adequado tratamento. Existem algoritmos sugeridos para titulação de PAP em SOH para os laboratórios de sono.[13,14] Inicia-se com o CPAP, e a mudança para VNI ocorre na presença de dessaturação persistente abaixo de 88-90%, na ausência de apneias,[15] ou, idealmente, persistência de hipoventilação, se o CO_2 estiver sendo monitorado durante o sono. Na diretriz da ATS de 2019,[6] foi avaliado se pacientes com SOH estáveis e ambulatoriais deveriam ser tratados com CPAP ou VNI. Com base em estudos observacionais e randomizados, notou-se melhora similar em insuficiência respiratória, sintomas e qualidade de vida em ambas as modalidades terapêuticas. Embora o CPAP não aumente a ventilação alveolar, ele pode melhorar a hipercapnia diurna, por reduzir o CO_2 acumulado devido à reversão da obstrução parcial ou total (apneias/hipopneias) das vias aéreas superiores (VAS) durante o sono. Considerando que 70% dos pacientes têm AOS de grau acentuado, o CPAP pode ser efetivo nesse subgrupo de pacientes (**Fig. 15.3**). Um período de 30 dias em uso de PAP é suficiente para se atingir o benefício máximo em relação às mudanças nos gases arteriais.[16] Portanto, após esse período, se o objetivo não foi atingido, deve-se rever o tipo de PAP.

Em longo prazo (três anos), no estudo randomizado espanhol Pickwick, incluindo pacientes com SOH e AOS acentuada, não houve diferença significativa entre CPAP e VNI nos desfechos como número e dias de hospitalização, visitas a pronto-socorro, eventos cardiovasculares incidentais e sobrevida, também não houve diferença significativa na adesão terapêutica, *dropouts* e efeitos adversos.[17]

Concluindo, a ATS recomenda que o CPAP, mais do que a VNI, seja oferecido como primeira linha de tratamento para pacientes ambulatoriais com SOH e AOS acentuada.

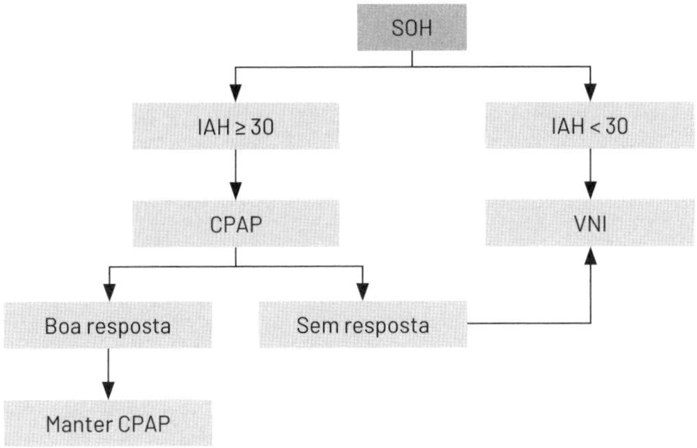

■ **Figura 15.3**
Algoritmo de tratamento da SOH em pacientes estáveis.
SOH: síndrome de hipoventilação e obesidade; IAH: índice de apneia/hipopneia; VNI: ventilação não invasiva; CPAP: pressão positiva contínua das vias aéreas.
Fonte: Elaborada com base em Mokhlesi e colaboradores.[6]

Adicionalmente, na publicação recente do grupo espanhol, foi mantida a mesma recomendação, entretanto, para pacientes com SOH e AOS leve, o tratamento de escolha é a VNI.[18]

Já para pacientes com insuficiência respiratória e hospitalizados com suspeita de SOH, a diretriz da ATS[6] recomenda a alta com VNI até serem realizados o diagnóstico e a titulação de PAP no laboratório, idealmente em dois a três meses e seguindo os protocolos de titulação bem estabelecidos.[13,14]

Seguimento

A avaliação do benefício terapêutico deve ser feita nos primeiros dois a três meses após o início do tratamento com PAP. Em caso de falha terapêutica, arbitrariamente definida como resposta clínica inadequada ou melhora insuficiente das trocas gasosas na vigília e no sono, ou readmissões hospitalares por agudizações da insuficiência respiratória, deveria ser prudente considerar a mudança para VNI. Entretanto, antes de rotular esses pacientes como falha terapêutica ao CPAP, deve-se verificar se a adesão terapêutica ao CPAP em casa está adequada.

PAP NO PERIOPERATÓRIO

O risco de complicações perioperatórias em pacientes com SOH não tratados é alto,[19,20] entretanto, se tratados adequadamente com PAP, esses riscos são mitigados.[20] O manejo perioperatório da AOS acentuada foi estabelecido pela diretriz da Academia Americana de Anestesiologia[21] e pode ser extrapolado para a SOH.

A terapia com PAP reduz os mecanismos associados à AOS, como aumento da atividade do SNA e dos marcadores de estresse oxidativo e inflamatórios que levam às complicações da AOS. O tempo necessário de tratamento com PAP no período pré--operatório para melhora dos desfechos clínicos como HAS, arritmias e sangramento é variável na literatura, sendo um período aceitável de quatro a seis semanas.

Quanto às complicações no período pós-operatório, na SOH, podemos citar a insuficiência respiratória (OR: 10,9; 95% CI, 3,7-32,3; P < 0,0001), insuficiência cardíaca (OR: 5,4; 95% IC, 1,9-15,7; P = 0,002), intubação prolongada (OR: 3,1; 95% CI, 0,6-15,3; P = 0,2), transferência para unidade de terapia intensiva (UTI) (OR: 10,9; 95% CI, 3,7-32,3; P < 0,0001), permanência prolongada em UTI e no hospital comparados com obesos com AOS e sem hipercapnia.[19] Assim, a Academia Americana de Anestesiologia[21] estabelece o protocolo de investigação de AOS no pré-operatório, bem como o manejo terapêutico, incluindo o uso da terapia com PAP, estratégias para redução de opioides e monitoração cardiorrespiratória no pós-operatório de pacientes com AOS acentuada, o que pode ser extrapolado para pacientes com SOH.

a **Oxigênio:** Monoterapia com oxigênio reduz a ventilação pulmonar e aumenta a hipercapnia, sendo assim, o oxigênio só deveria ser utilizado associado à VNI.[18]

b **Perda de peso:** Estratégias de controle de peso devem fazer parte do tratamento da SOH. A cirurgia bariátrica é um recurso utilizado no tratamento de obesidade grau 3 associada a comorbidades.[18] A recomendação da ATS é de que, para pacientes com SOH, a intervenção deva produzir sustentada perda ponderal de 25 a 30% do peso corporal para a resolução ou redução significativa da hipoventilação. Tal magnitude em geral só é obtida com as cirurgias bariátricas, mas não com a banda gástrica. Quanto à AOS, ainda que com significativa melhora, essa ainda pode persistir. Intervenções como mudanças de estilo de vida, ainda que intensivas, produzem redução discreta de perda ponderal que são improváveis de impactar a SOH.

c **Estimulantes respiratórios:** Poucos estudos randomizados avaliaram o papel dos estimulantes respiratórios como medroxiprogesterona e acetazolamida na SOH, e poderiam ser considerados nos intolerantes ao PAP.[22] Faltam dados robustos para indicar tais medicamentos na SOH, associado ao fato de que podem aumentar a pressão intratorácica com agravamento da AOS e outros desfechos desfavoráveis em longo prazo. Assim, recomenda-se que pacientes sob efeito desses estimulantes sejam monitorados por especialistas da área.

SÍNDROME DE HIPOVENTILAÇÃO ALVEOLAR CENTRAL CONGÊNITA

É uma síndrome genética rara (cerca de 1 a cada 200 mil nascidos vivos), em que ocorre disfunção autonômica devido à mutação do gene PHOX2B, causando uma falha do controle respiratório central automático. É caracterizada por um quadro de hipoventilação, geralmente desde o nascimento, que piora durante o sono e não pode ser explicada por doenças pulmonares, neurológicas ou metabólicas primárias. Durante a vigília, muitos pacientes podem ter ventilação normal. Antigamente, era chamada de doença de Ondine, termo não mais utilizado por sua conotação pejorativa.

O diagnóstico deve ser considerado se episódios de cianose ou apneias são observados na infância, especialmente em associação ao sono. Os casos mais severos ocorrem em pacientes que não respiram de maneira adequada durante a vigília e logo após o nascimento, necessitando de suporte ventilatório imediato. Em outros, as anormalidades são percebidas apenas durante o sono da criança. Casos leves podem ser diagnosticados mais tardiamente, com sinais de *cor pulmonale* ou já com dano neurológico por hipoxemia crônica. Poucos não se manifestam até o final da infância, e raros se apresentam na vida adulta.[23] Outras formas de desregulação autonômica, como doença de Hirschsprung (cerca de 20% dos casos) e tumores neurais (ganglioneuromas ou ganglioneuroblastomas), podem também estar presentes nesses pacientes. Essas alterações estão ligadas às mutações, que podem ser do tipo PARM (do inglês *polyalanine repeat mutations*) e NPARM (do inglês *non polyalanine repeat mutations*), sendo as formas mais graves as do tipo PARM (**Fig. 15.4**).[23]

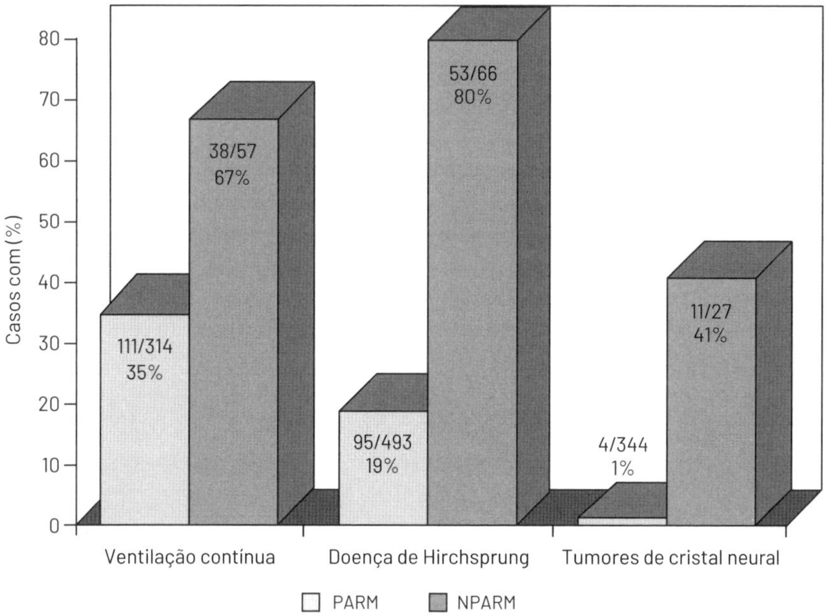

■ **Figura 15.4**
Alterações associadas às mutações do PHOX2B (PARM e NPARM).
Fonte: Elaborada com base em Weese-Mayer e colaboradores.[13]

DIAGNÓSTICO

Depende da exclusão de outras causas de hipoventilação. PSG com monitoração do $PetCO_2$ revela a hipoventilação pela elevação do CO_2. A confirmação é feita pelo teste genético, identificando-se a presença da mutação PARM ou NPARM do gene PHOX2B.[23]

TRATAMENTO

Inclui suporte ventilatório vitalício durante o sono, sendo que alguns pacientes requerem ventilação diurna associada. Em casos graves, pode ser necessário um ventilador ciclado a volume via traqueostomia, mas, em casos mais leves, a VNI pode ser suficiente. Marcapasso diafragmático pode ser utilizado durante o dia, mas, durante a noite, há necessidade de traqueostomia, devido ao risco da ocorrência de apneias obstrutivas pela ausência de contração da musculatura da VAS em sincronismo com o diafragma.

HIPOVENTILAÇÃO CENTRAL DE INÍCIO TARDIO COM DISFUNÇÃO HIPOTALÂMICA

A hipoventilação central de início tardio com disfunção hipotalâmica é um distúrbio do controle central da ventilação que se manifesta no início da infância.[3] Crianças por volta dos 2 a 3 anos de idade começam a desenvolver hiperfagia, obesidade acentuada, seguida de hipoventilação central, que persiste mesmo com a perda de peso. Pacientes, muitas vezes, desenvolvem disfunção endócrina hipotalâmica, caracterizada por alterações dos níveis hormonais com diabetes insípido, secreção inapropriada de hormônio antidiurético, puberdade precoce, hipogonadismo, hiperprolactinemia, hipotireoidismo e diminuição da secreção de hormônio do crescimento (GH, do inglês *growth hormone*). Alterações do humor e do comportamento estão frequentemente presentes. Tumores de origem neural, como ganglioneuroma, podem ocorrer.

Os critérios diagnósticos estão descritos no **Quadro 15.5**.

Hipoxemia e hipercapnia estão presentes durante a PSG. Apneias centrais podem estar presentes, mas a hipoventilação associada com redução do volume corrente e da FR são o mais comum. Exames de sangue evidenciam policitemia e alterações endócrinas, sendo frequente a hipernatremia secundária ao diabetes insípido. Tomografia e ressonância cerebral são normais.

Insuficiência respiratória geralmente surge anos após o início da obesidade, requerendo suporte ventilatório não invasivo durante o sono. A maioria dos pacientes respira adequadamente durante a vigília, mas alguns podem precisar de suporte ventilatório também durante esta.

■ Quadro 15.5
Critérios diagnósticos da hipoventilação central de início tardio com disfunção hipotalâmica (critérios A-E devem ser preenchidos)

A. Hipoventilação relacionada ao sono presente.
B. Sintomas ausentes nos primeiros anos de vida.
C. Pacientes devem apresentar pelo menos dois dos seguintes:
  1. obesidade;
  2. alterações endócrinas de origem hipotalâmica;
  3. distúrbios emocionais ou comportamentais severos;
  4. tumor de origem neural.
D. Ausência de mutação do gene PHOX2B.
E. O quadro não pode ser explicado por outros distúrbios do sono, neurológicos ou médicos, ou por uso de medicações ou substâncias ilícitas.

Fonte: American Academy of Sleep Medicine.[1]

HIPOVENTILAÇÃO ALVEOLAR CENTRAL IDIOPÁTICA

É definida pela redução da ventilação alveolar, resultando em hipercapnia e hipoxemia relacionadas ao sono em indivíduos com propriedades mecânicas pulmonares normais. Assim, a hipoventilação ocorre sem qualquer dano respiratório identificável, acontecendo, provavelmente, devido a um problema da quimiorresponsividade central ao CO_2 e O_2. Sua etiologia não é bem definida, podendo, muitas vezes, representar pacientes com condições resultantes de investigação diagnóstica incompleta, sendo erroneamente classificada como idiopática.[3]

Pacientes podem se queixar de cefaleia matinal, fadiga, declínio cognitivo e distúrbios do sono, ou podem ser completamente assintomáticos. O início dos sintomas é variável, sendo mais frequente na adolescência e no início da vida adulta, apresentando, geralmente, uma evolução lenta progressiva. Quadros com hipoxemia e hipercapnia severas desenvolvem hipertensão pulmonar, *cor pulmonale*, arritmias cardíacas e disfunção neurocognitiva.

O diagnóstico é feito na presença de hipoventilação relacionada ao sono, com a exclusão de outras etiologias, como doenças do parênquima pulmonar ou das vias aéreas, patologias pulmonares vasculares, distúrbios da parede torácica, uso de medicações ou substâncias, doenças neurológicas, fraqueza muscular respiratória ou síndromes de hipoventilação congênita ou de obesidade.

HIPOVENTILAÇÃO RELACIONADA AO SONO DEVIDO AO USO DE MEDICAÇÕES OU SUBSTÂNCIAS QUÍMICAS

A hipoventilação relacionada ao sono pode ser induzida pelo uso de medicações e substâncias químicas. O emprego dos opioides vem se tornando cada vez mais comum nos tratamentos para dor crônica, sendo que os narcóticos potentes como morfina, fentanil e metadona, em altas doses, levam à depressão do comando respiratório central. Esses pacientes também podem apresentar apneias obstrutivas, em geral de longa duração, respiração atáxica, baixa FR, apneias centrais intermitentes com ou sem respiração periódica, com consequentes hipercapnias durante o sono.[24] Estudos mostram que distúrbios respiratórios do sono podem ocorrer em 14 a 60% dos casos em uso de metadona.

O tratamento é baseado na redução da dose do narcótico, o que raramente é aceito pelo paciente. Especialmente em casos de apneia obstrutiva associada, existe um benefício do uso de CPAP. Contudo, as apneias centrais podem persistir ou emergir com a sua utilização. Estudos mais recentes sugerem que servoventilação e BiPAP são superiores ao CPAP, sobretudo nos casos de apneias emergentes.[12]

HIPOVENTILAÇÃO RELACIONADA AO SONO DEVIDO A DISTÚRBIOS MÉDICOS

São várias doenças clínicas que podem cursar com hipoventilação alveolar, especialmente as doenças das vias aéreas e do parênquima pulmonar, patologias vasculares pulmonares, distúrbios da parede torácica e doenças neurológicas e neuromusculares.[25]

Durante a progressão da doença, a hipoventilação alveolar é desenvolvida em várias doenças neuromusculares, sendo frequente na esclerose lateral amiotrófica, na distrofia muscular de Duchenne, na distrofia miotônica e na deficiência da maltase ácida. Enquanto a patogênese, o tratamento e o curso de cada uma dessas condições diferem entre si, a via final comum em relação à função pulmonar é a fraqueza da musculatura respiratória, resultando em hipoventilação. Distúrbios neurológicos também podem causar hipoventilação de origem central por perda do controle automático da ventilação, ocorrendo, em casos raros, esclerose múltipla, casos complicados de acidente vascular cerebral, malformações cerebrais congênitas, como malformação de Arnold-Chiari, encefalites de várias etiologias, etc.

Pacientes com distúrbios da parede torácica que comprometem a capacidade de expansão do tórax, como cifoescoliose, *status* pós-toracoplastia, espondilite anquilosante ou condições pleurais causadoras de fibrotórax, podem desenvolver hipoventilação.

A hipertensão pulmonar primária, a doença pulmonar tromboembólica crônica e outros casos de hipertensão pulmonar secundária são doenças pulmonares vasculares que podem cursar com hipoventilação. Entre as doenças do parênquima pulmonar, podemos citar as doenças restritivas com sarcoidose, as doenças intersticiais (primária ou associada às doenças do colágeno) e a fibrose cística.

Nas doenças de vias aéreas, a hipoventilação pode acontecer, sobretudo, na doença pulmonar obstrutiva crônica (DPOC) em casos avançados, devido às alterações fisiológicas respiratórias durante o sono aliadas aos distúrbios fisiopatológicos da própria doença. Essa hipoventilação geralmente é mais grave durante o sono REM, em razão da hipotonia dos músculos posturais que ocorre nesse estágio, incluindo os músculos intercostais e acessórios da respiração, diminuindo a contribuição da caixa torácica para a ventilação. Essa diminuição, nesses pacientes que apresentam hiperinsuflação pulmonar e um diafragma retificado, com mobilidade reduzida, resulta em uma ventilação extremamente ineficiente, agravando a hipoventilação. Ocorre, ainda, uma diminuição do estímulo central respiratório e uma diminuição marcante da resposta ventilatória a hipóxia e hipercapnia.

Uma grande variedade de mecanismos pode levar à hipoventilação relacionada ao sono, devido a distúrbios médicos que incluem alterações no controle ventilatório central, alterações mecânicas respiratórias, alterações da troca gasosa que levam ao aumento da ventilação de espaço morto e fraqueza da musculatura respiratória.

O tratamento de todas essas condições envolve um manejo coordenado da doença primária, quando possível, e o uso de VNI.

CONSIDERAÇÕES FINAIS

A última ICSD, realizada pela AASM, definiu os critérios de hipoventilação durante o sono. Ainda subdiagnosticada, os profissionais que atuam em medicina do sono devem estar atentos a tal condição, um desafio diagnóstico e terapêutico devido à sua complexidade. A terapêutica deve ser individualizada para cada caso, considerando-se que, com os novos métodos de suporte ventilatório, se observa uma mudança de paradigma, que impactou na redução da morbimortalidade desses pacientes.

REFERÊNCIAS

1. American Academy of Sleep Medicine. The AASM Manual for the scoring of sleep and associated events: version 2.5. Darien: AASM; 2018.
2. Berry RB, Budhiraja R, Gottlieb DJ, Gozal D, Iber C, Kapur VK, et al. Rules for scoring respiratory events in sleep: update of the 2007 AASM Manual for the Scoring of Sleep and Associated Events. Deliberations of the Sleep Apnea Definitions Task Force of the American Academy of Sleep Medicine. J Clin Sleep Med. 2012;8(5):597-619.
3. American Academy of Sleep Medicine. International classification of sleep disorders: ICSD. 3rd ed. Darien: AASM; 2014.
4. Dickens C. The posthumous papers of the pickwick club. Boston: Riverside; 1867.
5. Berg G, Delaive K, Manfreda J, Walld R, Kryger MH. The use of health-care resources in obesity-hypoventilation syndrome. Chest. 2001;120(2):377-83.
6. Mokhlesi B, Masa JF, Brozek JL, Gurubhagavatula I, Murphy PB, Piper AJ, et al. Evaluation and management of obesity hypoventilation syndrome. An official American Thoracic Society clinical practice guideline. Am J Respir Crit Care Med. 2019;200(3):e6-e24. Erratum in: Am J Respir Crit Care Med. 2019;200(10):1326.
7. Mokhlesi B. Obesity hypoventilation syndrome: a state-of-the-art review. Respir Care. 2010;55(10):1347-62; discussion 1363-5.
8. Nowbar S, Burkart KM, Gonzales R, Fedorowicz A, Gozansky WS, Gaudio JC, et al. Obesity-associated hypoventilation in hospitalized patients: prevalence, effects, and outcome. Am J Med. 2004;116(1):1-7.

9. Balachandran JS, Masa JF, Mokhlesi B. Obesity hypoventilation syndrome epidemiology and diagnosis. Sleep Med Clin. 2014;9(3):341-7.

10. Kessler R, Chaouat A, Schinkewitch P, Faller M, Casel S, Krieger J, et al. The obesity-hypoventilation syndrome revisited: a prospective study of 34 consecutive cases. Chest. 2001;120(2):369-76.

11. Jennum P, Kjellberg J. Health, social and economical consequences of sleep-disordered breathing: a controlled national study. Thorax. 2011;66(7):560-6.

12. Randerath W, Verbraecken J, Andreas S, Arzt M, Bloch KE, Brack T, et al. Definition, discrimination, diagnosis and treatment of central breathing disturbances during sleep. Eur Respir J. 2017;49(1):1600959.

13. Weese-Mayer DE, Berry-Kravis EM, Ceccherini I, Keens TG, Loghmanee DA, Trang H, et al. An official ATS clinical policy statement: congenital central hypoventilation syndrome: genetic basis, diagnosis, and management. Am J Respir Crit Care Med. 2010;181(6):626-44.

14. Kushida CA, Chediak A, Berry RB, Brown LK, Gozal D, Iber C, et al. Clinical guidelines for the manual titration of positive airway pressure in patients with obstructive sleep apnea. J Clin Sleep Med. 2008;4(2):157-71.

15. Davidson AC, Banham S, Elliott M, Kennedy D, Gelder C, Glossop A, et al. BTS/ICS guideline for the ventilatory management of acute hypercapnic respiratory failure in adults. Thorax. 2016;71 Suppl 2:ii1-35. Erratum in: Thorax. 2017;72 (6):588.

16. Piper AJ, Wang D, Yee BJ, Barnes DJ, Grunstein RR. Randomised trial of CPAP vs bilevel support in the treatment of obesity hypoventilation syndrome without severe nocturnal desaturation. Thorax. 2008;63(5):395-401.

17. Mokhlesi B, Tulaimat A, Evans AT, Wang Y, Itani AA, Hassaballa HA, et al. Impact of adherence with positive airway pressure therapy on hypercapnia in obstructive sleep apnea. J Clin Sleep Med. 2006;2(1):57-62.

18. Masa JF, Corral J, Alonso ML, Ordax E, Troncoso MF, Gonzalez M, et al. Efficacy of different treatment alternatives for obesity hypoventilation syndrome. Pickwick study. Am J Respir Crit Care Med. 2015;192(1):86-95.

19. Masa JF, Pépin JL, Borel JC, Mokhlesi B, Murphy PB, Sánchez-Quiroga MÁ. Obesity hypoventilation syndrome. Eur Respir Rev. 2019;28(151):180097.

20. Kaw R, Bhateja P, Paz Y Mar H, Hernandez AV, Ramaswamy A, et al. Postoperative complications in patients with unrecognized obesity hypoventilation syndrome undergoing elective noncardiac surgery. Chest. 2016;149(1):84-91.

21. Mokhlesi B, Hovda MD, Vekhter B, Arora VM, Chung F, Meltzer DO. Sleep-disordered breathing and postoperative outcomes after elective surgery: analysis of the nationwide inpatient sample. Chest. 2013;144(3):903-14.

22. American Society of Anesthesiologists Task Force on Perioperative Management of patients with obstructive sleep apnea. Practice guidelines for the perioperative management of patients with obstructive sleep apnea: an updated report by the American Society of Anesthesiologists Task Force on Perioperative Management of patients with obstructive sleep apnea. Anesthesiology. 2014;120(2):268-86.

23. Raurich JM, Rialp G, Ibáñez J, Llompart-Pou JA, Ayestarán I. Hypercapnic respiratory failure in obesity-hypoventilation syndrome: CO_2 response and acetazolamide treatment effects. Respir Care. 2010;55(11):1442-8.

24. Berry RB. Central sleep apnea and hypoventilation syndromes. In: Fundamentals of sleep medicine. Philadelphia: Elsevier; 2012. p. 375-405.

25. Brown LK. Hypoventilation syndromes. Clin Chest Med. 2010;31(2):249-70.

16 DISTÚRBIOS RESPIRATÓRIOS DO SONO DE ORIGEM CENTRAL E SEU TRATAMENTO

Gustavo Antonio Moreira

A apneia central do sono (ACS) é caracterizada por interrupção repetitiva intermitente e/ou diminuição da respiração sem esforço muscular durante o sono. Ela contrasta com a apneia obstrutiva do sono (AOS), quando há ausência do fluxo respiratório na presença de esforço muscular. A ACS é considerada um distúrbio quando associada a dessaturação da oxi-hemoglobina, despertares noturnos frequentes, fragmentação do sono e sintomas diurnos.[1]

Na população pediátrica, a American Academy of Sleep Medicine (AASM) define ACS como a ausência de movimento torácico e abdominal associada a uma interrupção do fluxo aéreo por mais de 20 segundos ou com duração superior a dois ciclos respiratórios se estiver associada a despertar e/ou dessaturação da oxi-hemoglobina de pelo menos 3%. Em adultos, a ACS é considerada significativa quando o número de apneias centrais dividido pelo tempo de sono (índice de apneia central) é maior ou igual a cinco eventos por hora, considerando anormal uma apneia de duração superior a 10 segundos.[2] A AASM considera optativo classificar hipopneias em centrais e obstrutivas, e, se isso for feito, o valor utilizado para avaliação é o índice de apneia-hipopneia (IAH) central. No momento, ainda não há estudos que avaliem os valores de normalidade dessa métrica. A classificação dos eventos respiratórios entre centrais e obstrutivos é fundamental. A predominância de eventos centrais ou obstrutivos definirá o diagnóstico de ACS ou AOS.

A ACS pode ocorrer na presença de hipoventilação, definida, em crianças, como valores de gás carbônico (CO_2) superiores a 50 mmHg por mais de 25% do tempo total de sono. Em adultos, porém, é considerada hipoventilação quando a medida não invasiva do CO_2 (capnografia ou transcutâneo) for superior a 55 mmHg por 10 minutos de sono.[2]

A *Classificação internacional de distúrbios do sono* (ICSD-3) reconhece oito formas diferentes de ACS, incluindo ACS primária, ACS com ou sem respiração de Cheyne-Stokes (RCS), ACS devido ao uso de drogas ou substâncias, ACS e respiração periódica de alta altitude, ACS primária da infância, ACS primária da prematuridade e apneia central emergente ao tratamento. Na população pediátrica, a ACS ocorre mais comumente em associação com condições médicas.[3] Essas condições incluem anormalidades anatômicas do cérebro e do tronco cerebral (malformação de Arnold-Chiari, cranioestenose, estenose do forame magno, anormalidades da coluna cervical, síndrome de Joubert), pré ou pós-cirurgia de exérese de tumor cerebral, síndrome de Prader-Willi, anormalidades das vias aéreas superiores (VAS), como laringomalácia, prematuridade, epilepsia, acondroplasia, doenças neuromusculares, refluxo gastroesofágico, obesidade e hipotireoidismo.[1,4-6] A ACS também pode ocorrer no contexto de outros distúrbios respiratórios do sono, ou seja, concomitante à AOS, ou surgir com o tratamento desta (apneia central emergente ao tratamento), ou distúrbios de hipoventilação (síndrome de hipoventilação central congênita).[7,8]

Os mecanismos precipitantes da ACS podem variar, mas, em última análise, estão fundamentados em estímulos ventilatórios anormais. Embora a ACS seja menos prevalente do que a AOS, é um problema frequentemente encontrado na medicina do sono, representando cerca de 5 a 10% dos adultos atendidos em ambulatório. A melhor forma de se compreender os mecanismos fisiopatológicos e os possíveis tratamentos da ACS é classificá-la como associada à hipercapnia ou hipocapnia. A maioria dos adultos com ACS apresenta um quadro de hiperventilação, ou seja, a presença de hipocapnia arterial. As principais etiologias são insuficiência cardíaca (IC), falência renal, respiração periódica de alta altitude e apneia central induzida pela terapia da AOS.[9-11] O padrão de hipoventilação (hipercapnia) está presente na ACS relacionada a substâncias psicoativas (opioides), doenças do sistema nervoso central (SNC), doenças neuromusculares e anormalidades graves na mecânica pulmonar, como a cifoescoliose.[12]

O controle da respiração durante a vigília, na transição do sono e no sono estável, é um processo altamente integrado. Esse processo pode ser simplificado pela teoria do controlador (**Fig. 16.1**).[13] Como em qualquer planta (usina), existe uma referência (termostato) que determina o ponto de ajuste ideal do sistema (p. ex., a pressão parcial de gás carbônico arterial [$PaCO_2$]), o sensor e o controlador central que atuam por meio dos efetores do sistema (p. ex., músculos respiratórios), em que a informação é executada. Durante a vigília, a $PaCO_2$ é controlada de maneira rígida por várias entradas de receptores neurais e químicos para manter os níveis de $PaCO_2$ próximos a 40 mmHg. Os quimiorreceptores fornecem estímulo tônico para respirar, a fim de minimizar a flutuação da $PaCO_2$. Os quimiorreceptores centrais desempenham um papel importante no ajuste da ventilação em resposta às mudanças do equilíbrio acidobásico do líquido cerebrospinal (LCS). Um dos principais sensores químicos do CO_2 está no núcleo retrotrapezoide parafacial, em que o gene 2B *homeobox* pareado (PHOX2B) é fortemente expresso por neurônios glutamatérgicos. Esse gene tem uma forte implicação na patogênese de algumas condições com ACS, como a síndrome de hipoventilação central congênita (SHCC).[1,14]

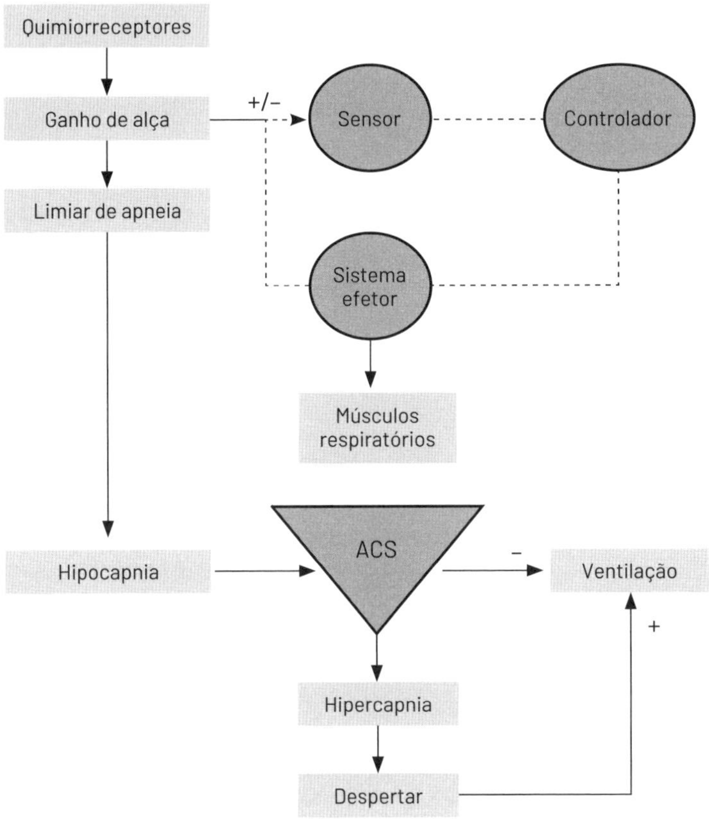

■ **Figura 16.1**
Teoria do controlador.

Os quimiorreceptores periféricos, corpos carotídeos e corpos aórticos são os principais sensores para alterações na pressão parcial de oxigênio arterial (PaO_2), na $PaCO_2$ e na concentração hidrogeniônica arterial (pH). Os sinais desses quimiorreceptores são transferidos rapidamente para o controlador (ponte) por meio do nervo glossofaríngeo, resultando em uma mudança na ventilação/minuto.[15]

Os estímulos para respirar durante a vigília funcionam, principalmente, por meio de seu estímulo envolvendo os sistemas suprapontinos (córtex). Esses estímulos podem influenciar os padrões respiratórios de vigília, independentemente dos valores de $PaCO_2$. No entanto, durante a transição do sono, a diferença no controle da respiração durante a vigília e o sono pode resultar em instabilidade ventilatória. Com o início do sono, há uma perda nos estímulos comportamentais e de vigília, bem como da regulação metabólica. À medida que o sono se aprofunda e entra no sono REM (do inglês *rapid eye movement*), há atonia muscular generalizada e uma redução no tônus muscular dilatador das VAS, levando à instabilidade do controle ventilatório, com redução adicional da resposta ventilatória à hipóxia e hipercapnia. Isso causará um aumento gradual da $PaCO_2$ (3-8 mmHg acima do nível eucápnico da vigília), estabelecendo um novo ponto de ajuste de $PaCO_2$ específico para o sono (~45 mmHg). As apneias centrais ocorrerão se a $PaCO_2$ cair 2-6 mmHg abaixo do nível eucápnico do sono (limiar de apneia). Com o despertar, o ponto de ajuste da $PaCO_2$ do sono (~45 mmHg) muda rapidamente para o nível de vigília (~40 mmHg), criando um estado de hipercapnia relativa, e o impulso de vigília para respirar é reintroduzido, levando à hiperventilação. Os níveis de $PaCO_2$ estarão relativamente baixos na retomada do sono, de modo que a ACS pode ocorrer se a hipocapnia cruzar o limiar de apneia.[16]

Ganho de alça (*loop gain*) é um conceito de engenharia[17] adotado para descrever um sistema de *feedback* por meio de três ganhos: o ganho da planta (alterações de $PaCO_2$ em resposta à ventilação), o ganho do controlador (resposta ventilatória à $PaCO_2$) e o ganho de mistura (atrasos impostos pela ligação da oxi-hemoglobina e pela circulação sanguínea lenta). Qualquer um desses vários ganhos pode servir para elevar o ganho de alça geral e criar uma propensão à instabilidade respiratória. Indivíduos com ganho de alça elevado são mais propensos à instabilidade ventilatória, daí a respiração periódica. Para explicar melhor o modelo de ganho de alça, utilizou-se a analogia do termostato. Em uma sala com um termostato excessivamente sensível, haverá uma flutuação significativa na temperatura ambiente, com uma mudança mínima no ponto de ajuste. Assim como em humanos, a sensibilidade química é variável entre os indivíduos, e pode levar a irregularidades respiratórias durante o sono.[12]

Um fenômeno semelhante pode ocorrer no sistema ventilatório em indivíduos com sensibilidade química intensa (ou seja, aqueles que respiram em excesso em resposta à elevação mínima do CO_2). Tais indivíduos são propensos à instabilidade respiratória, ou RCS. Da mesma forma, um aquecedor de ambientes excessivamente potente tenderia a levar a flutuações acentuadas de temperatura. Por exemplo, se ocorrer uma queda espontânea na temperatura ambiente para 19,5 °C, um aquecedor que sopra calor até uma temperatura ambiente de 50 °C tenderia a levar a mais instabilidade do que um aquecedor que sopra a 30 °C. Por analogia, aqueles indivíduos com alto ganho de planta (excreção de CO_2 muito eficiente) seriam mais propensos a desenvolver flutuações marcadas de CO_2 (e, portanto, respiração periódica) do que um indivíduo com excreção de CO_2 menos eficiente.[12]

Uma outra situação que levará a temperatura ambiente mais instável seria o termostato e o aquecedor distantes um do outro. Por analogia, o sistema de controle ventilatório não estaria propenso à instabilidade se os quimiorreceptores estivessem presentes nos pulmões, em oposição aos corpos carotídeos e ao tronco cerebral. Em situações de circulação sanguínea lentificada, como na insuficiência cardíaca congestiva (ICC), a distância pode provocar um atraso da aferência dos sinais químicos. Alguns estudos em paciente com ICC comprovaram a melhora de ACS e AOS com terapia de ressincronização cardíaca. Esses dados sugerem que o atraso circulatório (ganho de mistura) pode ser importante na patogênese da ACS.[18]

CLASSIFICAÇÃO DA APNEIA CENTRAL DO SONO EM PEDIATRIA

A ACS pediátrica pode ser dividida em fisiológica, idiopática e ACS com condições médicas específicas (**Quadro 16.1**). A ACS fisiológica é considerada um fenômeno normal do sono. Essa categoria inclui ACS que ocorrem no início do sono, pós-despertar, pós-suspiro, sono REM fásico e movimento corporal. A maioria das ACS, em crianças saudáveis, ocorre após um movimento ou suspiro, e não serão pontuadas na PSG.[1] A ACS idiopática ocorre quando há sintomas de distúrbios respiratórios do sono, como sono agitado, sonolência diurna, despertares noturnos frequentes e sonolência diurna e características polissonográficas de ACS sem RCS, e hipoventilação ou condição médica subjacente. As ACS ocorrem como parte de uma síndrome de hipoventilação central, que pode ser herdada como na hipoventilação central congênita de início tardio, ou pode ser adquirida, como na malformação de Arnold-Chiari ou tumor cerebral.[6] A ACS pode ocorrer concomitantemente com outros distúrbios do sono, sobretudo AOS em crianças saudáveis e crianças com outras condições subjacentes.

QUADRO CLÍNICO

A apresentação clínica da ACS pode variar desde um achado incidental em uma criança assintomática até uma criança com sonolência excessiva. Muitas crianças com diagnóstico de ACS na PSG são assintomáticas, como na doença renal crônica, nas malformações de Arnold-Chiari, na acondroplasia e na síndrome de Down. Em contrapartida, uma criança pode apresentar sintomas de um distúrbio respiratório do sono que não é amparado pelos achados objetivos da PSG. Isso foi ilustrado em crianças com cardiomiopatia dilatada que roncavam significativamente mais do que os controles, mas não apresentavam IAH centrais ou IAH obstrutivos aumentados.[19]

Quadro 16.1
Apneia central do sono em crianças

ACS fisiológica	ACS com hipoventilação	ACS em condições médicas
▪ Início do sono ▪ Pós-despertar ▪ Pós-suspiro ▪ Sono REM fásico ▪ Movimento corporal ▪ Transição sono-vigília	▪ Malformação de Arnold-Chiari ▪ Tumor de SNC ▪ Doenças neuromusculares ▪ Cifoescoliose ▪ SHCC ▪ Síndrome de Prader-Willi ▪ Obesidade	▪ Prematuridade ▪ Síndrome de Joubert ▪ Epilepsia ▪ Hipotireoidismo ▪ Laringomalácia ▪ Atresia de Coanas ▪ Displasia broncopulmonar

SHCC: síndrome da hipoventilação central congênita.
Fonte: Elaborado com base em Randerath e colaboradores.[9]

Em crianças com ACS idiopática, as queixas de sono são comuns e incluem ronco, pausas respiratórias, respiração ofegante, sono agitado, despertares noturnos frequentes e sonolência diurna. Sintomas semelhantes foram relatados em pacientes com malformações de Chiari, algumas vezes no contexto de um exame neurológico normal.[20] Em pacientes com SHCC, a apresentação é geralmente no recém-nascido (RN) ou no lactente exibindo respiração superficial, cianose e apneias centrais e hipoxemia. Os distúrbios respiratórios do sono na SHCC podem variar em gravidade. Na apresentação mais leve, os pacientes têm hipoventilação durante o sono com ventilação adequada durante a vigília. Anormalidades ventilatórias mais graves são ACS durante o sono e hipoventilação grave durante o sono-vigília. Os pacientes podem apresentar na infância, na adolescência ou na idade adulta convulsões inexplicáveis durante o sono, depressão respiratória e hipoxemia em infecções ou após anestesia.[21]

As ACS são comuns nos RNs pré-termo, a termo e na infância. Todos os prematuros nascidos com menos de 29 semanas de gestação apresentam apneia da prematuridade, e até 25% desses eventos são de origem central. Em crianças saudáveis, as ACS de curta duração (< 20 segundos) são consideradas fisiológicas, sobretudo no contexto de um suspiro, movimento e/ou sono REM. A frequência das ACS diminui com a idade, o que provavelmente está associado ao amadurecimento do SNC. Os registros polissonográficos em bebês a termo saudáveis estimam que a mediana do índice de apneia central varia entre 5,5 e 8,8 eventos por hora, com duração entre 3 e 20 segundos. Já em lactentes menores de 6 meses que residem em grandes altitudes, a prevalência de apneias é maior, com a mediana dos índices variando entre 5,5 e 30,5 eventos por hora, associadas a episódios frequentes de dessaturação da oxi-hemoglobina, ocorrendo tanto com eventos respiratórios obstrutivos como com os centrais.[22]

Em crianças saudáveis entre 1 e 14 anos, a prevalência de ACS maiores de 10 segundos foi de 30% em um estudo, mas raras se a duração for de 20 segundos.[23,24] Dados normativos da América do Norte e na Europa mostram que, em crianças saudáveis, as ACS não estão associadas a dessaturação significativa da oxi-hemoglobina,[16-19] e os despertares causados por ACS são raros. Com base nesses achados, a maioria dos autores recomenda que um índice de apneia central maior do que 5 eventos por hora, com as apneias centrais ocorrendo em sono NREM (do inglês *non-rapid eye movement*), associado a dessaturações significativas de oxigênio e com duração superior a 10 segundos requerem investigação adicional.

APNEIA CENTRAL NO ADULTO

Indivíduos adultos que apresentam algumas condições médicas tendem a desenvolver instabilidade respiratória central durante o sono. Fibrilação atrial (FA), ICC com fração de ejeção (FE) preservada ou reduzida, acidente vascular cerebral isquêmico (AVC), lesão medular, insuficiência renal e uso crônico de opioides predispõem os pacientes a adquirir ACS por diminuição transitória do débito ventilatório. A ACS ocorre de maneira predominante na maioria das condições cardiovasculares (AVC e ICC) e é um fator de risco independente associado a desfechos negativos (**Quadro 16.2**).[9]

■ Quadro 16.2
Apneia central do sono em adultos

ACS por hipocapnia	ACS por hipercapnia
▪ Falência cardíaca ▪ Insuficiência renal crônica ▪ Alta altitude ▪ Acidente vascular cerebral ▪ Emergente ao tratamento de apneia obstrutiva do sono	▪ Síndrome de obesidade e hipoventilação ▪ Malformação de Arnold-Chiari ▪ Drogas psicoativas (opiáceos) ▪ Doenças neuromusculares

Fonte: Elaborada com base em Malhotra e Owens.[12]

A ICC com fração de ejeção do ventrículo esquerdo (FEVE) reduzida (ICFEr) ou preservada (ICFEp) é um problema de saúde pública relevante. Sua prevalência é estimada em 1 a 2% da população adulta, aumentando com a idade. Estudos demonstraram consistentemente que mais de 50% dos pacientes com ICC apresentam AOS e/ou ACS, incluindo seu subtipo denominado respiração periódica, ou RCS. Estudos clínicos demostram uma prevalência de 25 a 40% de RCS em pacientes com ICFEr. Idade acima de 60 anos, sexo masculino, fibrilação atrial, FEVE reduzida e $PaCO_2$ menor de 38 mmHg durante a vigília foram os fatores de risco mais importantes para ACS/respiração periódica em comparação com AOS. A ACS está associada de modo independente a piores desfechos em pacientes com ICFEr. Acredita-se que a maior taxa de mortalidade na ICC com respiração periódica pode estar relacionada a hipóxia intermitente, despertares, aumento da atividade simpática e impacto mecânico no coração das oscilações da pressão intratorácica.[9]

A maioria dos pacientes com ACS apresenta hiperventilação crônica, caracterizada por normocapnia ou hipocapnia. A congestão pulmonar na ICC ativa os receptores J vagais do parênquima pulmonar, que, por sua vez, estimulam a atividade do tronco cerebral e geram hiperventilação.[25] As respostas ventilatórias hipercápnicas, ou seja, mudanças na ventilação/minuto às variações de CO_2 arterial, são elevadas. Um aumento da sensibilidade química desencadeia instabilidade ventilatória com hiperventilação exagerada em resposta a aumentos leves de CO_2 e hipoventilação ou ACS em resposta à hipercapnia. Esses mecanismos são representados pelo padrão polissonográfico típico de exagero na redução e no aumento da ventilação, as variações crescendo-decrescendo do volume corrente e do esforço respiratório. A instabilidade e o aumento da reatividade do controle da ventilação perpetuam um círculo vicioso: a hiperventilação reduz a $PaCO_2$ abaixo do limiar apneico, que amortece o impulso neural e induz apneias centrais. As ACS estão associadas ao aumento da $PaCO_2$ e à diminuição da PaO_2, estimulando a ventilação e criando o próximo incremento exagerado da ventilação.[25,26]

Nos estágios finais da ICC, a respiração periódica não se limita ao sono, também podendo aparecer em repouso ou durante o exercício. Recentemente, tem-se discutido que a RCS pode representar um mecanismo compensatório para limitar os efeitos deletérios da IC. Grandes oscilações periódicas da pressão intratorácica relacionadas a respiração, elevações do volume pulmonar expiratório final e aumento do tônus vagal, melhora da relação ventilação/perfusão e diminuição do trabalho respiratório podem melhorar a mecânica cardíaca e estabilizar a função do ventrículo esquerdo.

TRATAMENTO DA ACS ASSOCIADA A INSUFICIÊNCIA CARDÍACA

A contribuição potencial da ACS/RCS no declínio da função cardíaca motivou os médicos e pesquisadores a delinear estratégias de tratamento ideais. Os objetivos terapêuticos incluem melhora da função cardíaca, redução de hospitalizações e da morbimortalidade e, se esta última não for possível, melhoria da qualidade de vida. As várias opções de tratamento incluem otimizar a terapia médica da IC com diuréticos a fim de reduzir a congestão pulmonar e as pressões de enchimento cardíaco, com inibidores da enzima conversora de angiotensina (IECAs) para reduzir a pós-carga ventricular e com β-bloqueadores para diminuir a ativação simpática excessiva.[27] Atividade física, meias de compressão, restrição de sal e diálise também podem reduzir a sobrecarga e o acúmulo de líquidos nos membros inferiores. Além disso, o tratamento cardíaco ideal inclui terapias intervencionistas ou cirúrgicas em vasos ou válvulas cardíacas. A terapia de ressincronização demonstrou diminuir os distúrbios respiratórios do sono, melhorar a função cardíaca, a qualidade de vida e diminuir a mortalidade na IC avançada.

A oxigenoterapia noturna melhora a ACS em pacientes com IC, essencialmente por reduzir o estímulo ventilatório hipóxico e a ativação simpática (**Tab. 16.1**). O índice de apneia-hipopneia (IAH) é reduzido em 50%, sem alteração significativa no componente obstrutivo. O oxigênio pode melhorar a atividade física e a qualidade de vida. Estudos investigaram o efeito da adição de espaço morto e aplicação externa de CO_2 para aumen-

Tabela 16.1
Mecanismo de ação da terapia da ACS

CPAP	↑ Volume pulmonar e ↑ débito cardíaco
Oxigênio	↓ Sensibilidade O_2 do corpo carotídeo
Estimulantes respiratórios	CO_2, acetazolamida, teofilina (amortece mudanças CO_2 inspiratório/alveolar)
Posicional	↑ Volume pulmonar e evita SAOS
BIPAP + FR Marcapasso nervo frênico	↓ *Loop gain* (amortece mudanças de CO_2 inspiratório/alveolar e previne hipopneias)
Intervenção dinâmica (ASV, CO_2 inspiratório, espaço morto)	Assegura ventilação e variações de CO_2

tar a $PaCO_2$ acima do limiar de apneia e, assim, estabilizar a ventilação. Embora essa abordagem seja altamente eficaz em ambientes experimentais, o tratamento não pode ser recomendado atualmente em razão da falta de segurança e de dados de longo prazo.[28]

A teofilina mostrou eficácia modesta na melhora da respiração periódica, IAH e hipóxia intermitente. Ainda, os efeitos benéficos na função cardíaca ou na arquitetura do sono foram limitados.

A estimulação unilateral do nervo frênico foi introduzida recentemente no tratamento da ACS. Comparável a oxigênio e CPAP, pode reduzir o IAH central em 50%, mas faltam dados de longo prazo e de estudos em grande escala.[29]

O CPAP reabre e estabiliza as VAS, mas também pode influenciar a pós-carga ventricular esquerda e o enchimento do ventrículo direito, melhorar a relação ventilação/perfusão e elevar a $PaCO_2$. Estudos de coorte randomizados e controlados sugeriram que CPAP melhora a oxigenação e a fração de ejeção do ventrículo esquerdo. A redução dos distúrbios respiratórios centrais com o CPAP foi em uma média de 50%. No entanto, o estudo CANPAP falhou em mostrar um benefício de sobrevida em pacientes com ACS e ICFEr.[30] A pressão positiva nas vias aéreas de dois níveis (BPAP) com respirações mandatórias de *backup* pode abolir tanto as apneias obstrutivas quanto as centrais. Esse princípio beneficia os sujeitos com ACS com hipercapnia, como foi observado em portadores de doenças neuromusculares.[31] No entanto, os dados sobre o uso clínico do BPAP em pacientes com ICC e ACS/RCS são escassos. Efeitos benéficos de curto prazo do BPAP foram perdidos ao longo do tempo na ICC.[32] Além disso, o BPAP pode até agravar eventos centrais ao induzir hipocapnia e facilitar o fechamento da glote.

A servoventilação adaptável (ASV) ajusta o nível de suporte de pressão respiração a respiração a fim de contrabalançar exagero na redução e no aumento da ventilação presentes na ACS. Os dispositivos ASV aumentam o suporte pressórico durante os períodos de apneias ou hipopneias centrais e o reduzem durante a hiperventilação. Além disso, os dispositivos ASV fornecem pressão expiratória fixa ou variável para suprimir eventos obstrutivos e aplicar respirações mandatórias para evitar ACS. Portanto, o ASV normaliza o distúrbio respiratório do sono obstrutivo e central, e é superior a CPAP, oxigênio ou outras abordagens terapêuticas para suprimir os distúrbios respiratórios do sono. Porém, o estudo SERVE-HF, que comparou o tratamento médico ideal para IC de maneira isolada (grupo-controle) ou em combinação com SVA em ICC grave com FEVE reduzida (< 45%) e ACS não demonstrou benefício. O desfecho primário foi neutro, e a análise de desfechos secundários mostrou aumento da mortalidade por todas as causas e por causas cardiovasculares.[33] Até o momento, esse é de longe o maior ensaio clínico randomizado e controlado nesse campo. Os resultados levaram a contraindicação de ASV em IC com fração de ejeção abaixo de 45%. As contraindicações da ASV, porém, não devem ser estendidas para a população com ICC com fração de ejeção preservada e/ou para ICFEr > 45%.

Embora estudos não controlados mais recentes tenham mostrado efeitos benéficos de ASV,[34] os resultados de outro grande estudo multicêntrico e multinacional (ADVENT-HF) são necessários para avaliar verdadeiramente a eficácia, os benefícios e os potenciais danos do tratamento com ASV na ICFEr. Semelhante ao SERVE-HF, o ADVENT-HF inclui pacientes com ICC com FEVE < 45% sob terapia médica ideal e com IAH ≥ 15 eventos por hora. No entanto, o ADVENT-HF inclui pacientes com AOS e usa um dispositivo ASV que permite reduzir a pressão de suporte a zero e, potencialmente, é mais benéfico.[9]

OUTRAS ETIOLOGIAS DE ACS EM ADULTOS

Indivíduos com doença renal crônica têm maior frequência de AOS e ACS do que a população saudável. A prevalência de ACS na doença renal crônica é estimada em 9,6%, embora o intervalo estimado seja altamente variável. Evidências limitadas sugerem que, mesmo após ajuste para comorbidades cardiovasculares, a doença renal crônica está associada à ACS de modo independente. Existem múltiplos mecanismos bioquímicos em jogo, que promovem sensibilidade exagerada dos quimiorreceptores, levando a uma instabilidade do controle ventilatório durante o sono. Na doença renal terminal, muitas vezes há sobrecarga de líquidos nos pulmões, levando a edema pulmonar. Isso ocasiona a ativação de mecanorreceptores pulmonares, controle ventilatório instável e aumento do ganho de alça. A acidose metabólica associada à doença renal crônica pode mediar o desvio à esquerda da curva de resposta ventilatória a hipercapnia. Ainda, a ativação exagerada do sistema nervoso simpático (SNP) devido à diminuição da depuração de toxinas urêmicas, como β-2 microglobulina e opiáceos endógenos, pode provocar exagero da sensibilidade dos quimiorreceptores.[35] O aumento da intensidade da diálise por meio de terapia de substituição com hemodiálise noturna reduziu a intensidade dos distúrbios respiratórios centrais e obstrutivos do sono em indivíduos com doença renal crônica avançada.[36]

Além de ser um fator de risco, os distúrbios respiratórios do sono são muito prevalentes no AVC. Aproximadamente 70% dos sobreviventes de AVC têm IAH maior do que 5 eventos por hora, e um terço teve IAH superior a 30 eventos por hora.[37] A AOS é o tipo mais comum dos distúrbios respiratórios do sono após o AVC. Já a CSA ocorre em menos de 10% dos adultos. Diversos estudos não conseguiram encontrar qualquer relação entre topografia, tipo, gravidade ou etiologia do AVC e presença de distúrbios respiratórios do sono após AVC. No entanto, há evidências de que a prevalência de ACS após AVC está associada a idade avançada, gravidade/extensão do AVC e disfunção ventricular esquerda. Um estudo transversal de base populacional relatou que os AVCs de tronco encefálico foram associados a três vezes mais chances de distúrbio respiratório do sono quando comparados aos AVCs supratentoriais. A falta de uma associação do tipo e localização do AVC e DRS suporta a probabilidade de que muitos dos pacientes diagnosticados com distúrbios respiratórios do sono após AVC provavelmente tinham distúrbios respiratórios do sono antes do AVC.[38]

Muitos mecanismos têm sido postulados para explicar o desenvolvimento de distúrbios respiratórios do sono após AVC. A lesão vascular direta na medula pode interromper a eferência motora da respiração e a função quimiorreceptora central, precipitando, assim, eventos centrais e obstrutivos. Além disso, certos tipos de AVC, como hematoma intracerebral ou infarto grande, podem aumentar a pressão intracraniana, resultando em redução do volume sanguíneo cerebral, precipitando, dessa forma, a hiperventilação com hipocapnia, que desestabiliza a respiração durante o sono. Outros fatores associados às complicações do AVC também podem desempenhar um papel, como hipoxemia por aspiração ou infecções pulmonares, hipercapnia decorrente da redução do movimento torácico devido à hemiplegia e incapacidade física levando à posição corporal supina prolongada, aumentando a probabilidade de colapso das VAS. Tomados em conjunto, esses mecanismos sugeridos podem explicar como o AVC envolvendo áreas infratentoriais ou supratentoriais do cérebro pode causar ou exacerbar distúrbios respiratórios do sono. Evidências sugerem que o tratamento com CPAP de sobreviventes de AVC com AOS pode melhorar a recuperação neurológica, a sonolência e os sintomas depressivos. No entanto, mais estudos de terapia da ACS em sobreviventes de AVC são necessários.[39]

A ACS emergente de tratamento (ACSET) é um fenômeno que ocorre em pacientes com AOS sob aplicação de CPAP/BPAP.[40] A prevalência estimada da ACSET associada ao CPAP é de 6,5%. Uma revisão da literatura confirmou esses dados, com uma prevalência agregada de 8%, mas também mostrou que a prevalência pode variar de 1,6 a 20,3%, dependendo dos critérios de inclusão aplicados para comorbidades, protocolos de titulação e configurações geográficas. Normalmente, a ACSET é caracterizada pela persistência ou surgimento de ACS na exposição a dispositivos PAP sem a adição de frequência cardíaca, enquanto os eventos respiratórios obstrutivos do sono foram parcialmente resolvidos. Além disso, a ACS não deve ser mais bem explicada por outro distúrbio causador da ACS.

ACSET foi descrita em outras terapias para AOS, como aparelho de avanço mandibular, estimulador do nervo hipoglosso, dispositivo estabilizador de língua, PAP nasal expiratório (nEPAP), traqueostomia, cirurgia maxilofacial e cirurgia oronasal.[11] Dada a probabilidade de uma resolução espontânea da ACSET, parece razoável permitir algum tempo entre o início do tratamento e um estudo de acompanhamento do sono. Mesmo que a ACSET possa se resolver espontaneamente, a decisão de esperar pode ser difícil em alguns pacientes. Isso é particularmente verdadeiro para aqueles que continuam sintomáticos, os que trabalham como motoristas profissionais ou aqueles que apresentam dessaturações prolongadas ou muito profundas. Assim, a combinação do tratamento atual com outras modalidades, como terapia posicional (evitar posição supina), CPAP ou servoventilação adaptativa, pode ser considerada. A adição de acetazolamida ou medicação estabilizadora do sono, como trazodona, por exemplo, pode ser considerada, mas, atualmente, não há estudos para apoiar a eficácia dessas intervenções em ACSET não relacionado a PAP.

REFERÊNCIAS

1. McLaren AT, Bin-Hasan S, Narang I. Diagnosis, management and pathophysiology of central sleep apnea in children. Paediatr Respir Rev. 2019;30:49-57.

2. Berry RB, Budhiraja R, Gottlieb DJ, Gozal D, Iber C, Kapur VK, et al. Rules for scoring respiratory events in sleep: update of the 2007 AASM Manual for the scoring of sleep and associated events. Deliberations of the sleep apnea definitions task force of the American Academy of Sleep Medicine. J Clin Sleep Med. 2012;8(5):597-619.

3. American Academy of Sleep Medicine. International classification of sleep disorders: ICSD. 3rd ed. Darien: AASM; 2014.
4. Ghirardo S, Amaddeo A, Griffon L, Khirani S, Fauroux B. Central apnea and periodic breathing in children with underlying conditions. J Sleep Res. 2021;30(6):e13388.
5. Avelino MA, Liriano RY, Fujita R, Pignatari S, Weckx LL. O tratamento da laringomalácia: experiência em 22 casos [Treatment laryngomalacia: experience with 22 cases]. Braz J Otorhinolaryngol. 2005;71(3):330-4.
6. Felix O, Amaddeo A, Olmo Arroyo J, Zerah M, Puget S, Cormier-Daire V, et al. Central sleep apnea in children: experience at a single center. Sleep Med. 2016;25:24-8.
7. Bardanzellu F, Pintus MC, Masile V, Fanos V, Marcialis MA. Focus on neonatal and infantile onset of nephrogenic syndrome of inappropriate antidiuresis: 12 years later. Pediatr Nephrol. 2019 May;34(5):763-75.
8. Berger KI, Ayappa I, Chatr-Amontri B, Marfatia A, Sorkin IB, Rapoport DM, et al. Obesity hypoventilation syndrome as a spectrum of respiratory disturbances during sleep. Chest. 2001;120(4):1231-8.
9. Randerath W, Deleanu O, Schiza S, Pepin JL. Central sleep apnoea and periodic breathing in heart failure: prognostic significance and treatment options. Eur Respir Rev. 2019;28(153):190084.
10. Lin CH, Lurie RC, Lyons OD. Sleep apnea and chronic kidney disease: a state-of-the-art review. Chest. 2020;157(3):673-85.
11. Berger M, Solelhac G, Horvath C, Heinzer R, Brill AK. Treatment-emergent central sleep apnea associated with non-positive airway pressure therapies in obstructive sleep apnea patients: a systematic review. Sleep Med Rev. 2021;58:101513.
12. Malhotra A, Owens RL. What is central sleep apnea? Respir Care. 2010;55(9):1168-78.
13. Batzel JJ, Tran HT. Stability of the human respiratory control system. II. Analysis of a three-dimensional delay state-space model. J Math Biol. 2000;41(1):80-102.
14. Weese-Mayer DE, Berry-Kravis EM, Ceccherini I, Keens TG, Loghmanee DA, Trang H, et al. An official ATS clinical policy statement: Congenital central hypoventilation syndrome: genetic basis, diagnosis, and management. Am J Respir Crit Care Med. 2010;181(6):626-44.
15. Dempsey JA, Smith CA, Blain GM, Xie A, Gong Y, Teodorescu M. Role of central/peripheral chemoreceptors and their interdependence in the pathophysiology of sleep apnea. Adv Exp Med Biol. 2012;758:343-9.
16. Dempsey JA. Crossing the apnoeic threshold: causes and consequences. Exp Physiol. 2005;90(1):13-24.
17. Khoo MC, Kronauer RE, Strohl KP, Slutsky AS. Factors inducing periodic breathing in humans: a general model. J Appl Physiol Respir Environ Exerc Physiol. 1982;53(3):644-59.
18. Kara T, Novak M, Nykodym J, Bybee KA, Meluzin J, Orban M, et al. Short-term effects of cardiac resynchronization therapy on sleep-disordered breathing in patients with systolic heart failure. Chest. 2008;134(1):87-93.
19. Al-Saleh S, Kantor PF, Chadha NK, Tirado Y, James AL, Narang I. Sleep-disordered breathing in children with cardiomyopathy. Ann Am Thorac Soc. 2014;11(5):770-6.
20. Losurdo A, Dittoni S, Testani E, Di Blasi C, Scarano E, Mariotti P, et al. Sleep disordered breathing in children and adolescents with Chiari malformation type I. J Clin Sleep Med. 2013;9(4):371-7.
21. Weese-Mayer DE, Berry-Kravis EM, Ceccherini I, Keens TG, Loghmanee DA, Trang H, et al. Édition française de la Déclaration officielle de politique clinique de l'American Thoracic Society (ATS) sur le syndrome d'hypoventilation alvéolaire centrale congénitale. Bases génétiques, diagnostic et prise en charge [ATS clinical policy statement: congenital central hypoventilation syndrome. Genetic basis, diagnosis and management]. Rev Mal Respir. 2013;30(8):706-33.
22. Ucros S, Granados C, Hill C, Castro-Rodriguez JA, Ospina JC. Normal values for respiratory sleep polygraphy in children aged 4 to 9 years at 2,560 m above sea level. J Sleep Res. 2021;30(5):e13341.
23. Marcus CL, Omlin KJ, Basinki DJ, Bailey SL, Rachal AB, Von Pechmann WS, et al. Normal polysomnographic values for children and adolescents. Am Rev Respir Dis. 1992;146(5 Pt 1):1235-9.
24. Scholle S, Beyer U, Bernhard M, Eichholz S, Erler T, Graness P, et al. Normative values of polysomnographic parameters in childhood and adolescence: quantitative sleep parameters. Sleep Med. 2011;12(6):542-9.
25. Eckert DJ, Jordan AS, Merchia P, Malhotra A. Central sleep apnea: pathophysiology and treatment. Chest. 2007;131(2):595-607.

26. Javaheri S, Brown LK, Khayat RN. Update on apneas of heart failure with reduced ejection fraction: emphasis on the physiology of treatment: part 2: Central sleep apnea. Chest. 2020;157(6):1637-46.

27. Heidenreich PA, Bozkurt B, Aguilar D, Allen LA, Byun JJ, Colvin MM, et al. 2022 AHA/ACC/HFSA Guideline for the management of heart failure: executive summary: a report of the American College of Cardiology/American Heart Association Joint Committee on Clinical Practice Guidelines. J Am Coll Cardiol. 2022;79(17):1757-80.

28. Zeineddine S, Rowley JA, Chowdhuri S. Oxygen therapy in sleep-disordered breathing. Chest. 2021;160(2):701-17.

29. Schwartz AR, Sgambati FP, James KJ, Goblish TP, Germany RE, Jackson SE, et al. Novel phrenic nerve stimulator treats Cheyne-Stokes respiration: polysomnographic insights. J Clin Sleep Med. 2020;16(5):817-20.

30. Bradley TD, Logan AG, Kimoff RJ, Sériès F, Morrison D, Ferguson K, et al. Continuous positive airway pressure for central sleep apnea and heart failure. N Engl J Med. 2005;353(19):2025-33.

31. Akamine RT, Grossklauss LF, Moreira GA, Pradella-Hallinan M, Chiéia MA, Mesquita D, et al. Treatment of sleep central apnea with non-invasive mechanical ventilation with 2 levels of positive pressure (bilevel) in a patient with myotonic dystrophy type 1. Sleep Sci. 2014;7(2):117-21.

32. Dellweg D, Kerl J, Hoehn E, Wenzel M, Koehler D. Randomized controlled trial of noninvasive positive pressure ventilation (NPPV) versus servoventilation in patients with CPAP-induced central sleep apnea (complex sleep apnea). Sleep. 2013;36(8):1163-71.

33. Cowie MR, Woehrle H, Wegscheider K, Angermann C, d'Ortho MP, Erdmann E, et al. Adaptive servo-ventilation for central sleep apnea in systolic heart failure. N Engl J Med. 2015;373(12):1095-105.

34. Perger E, Lyons OD, Inami T, Smith S, Floras JS, Logan AG, et al. Predictors of 1-year compliance with adaptive servoventilation in patients with heart failure and sleep disordered breathing: preliminary data from the ADVENT-HF trial. Eur Respir J. 2019;53(2):1801626.

35. Nigam G, Pathak C, Riaz M. A systematic review of central sleep apnea in adult patients with chronic kidney disease. Sleep Breath. 2016;20(3):957-64.

36. Hanly PJ, Pierratos A. Improvement of sleep apnea in patients with chronic renal failure who undergo nocturnal hemodialysis. N Engl J Med. 2001;344(2):102-7.

37. Johnson KG, Johnson DC. Frequency of sleep apnea in stroke and TIA patients: a meta-analysis. J Clin Sleep Med. 2010;6(2):131-7.

38. Tanayapong P, Kuna ST. Sleep disordered breathing as a cause and consequence of stroke: a review of pathophysiological and clinical relationships. Sleep Med Rev. 2021;59:101499.

39. Duss SB, Brill AK, Baillieul S, Horvath T, Zubler F, Flügel D, et al. Effect of early sleep apnoea treatment with adaptive servo-ventilation in acute stroke patients on cerebral lesion evolution and neurological outcomes: study protocol for a multicentre, randomized controlled, rater-blinded, clinical trial (eSATIS: early Sleep Apnoea Treatment in Stroke). Trials. 2021;22(1):83.

40. Zeineddine S, Badr MS. Treatment-emergent central apnea: physiologic mechanisms informing clinical practice. Chest. 2021;159(6):2449-57.

17 CONSEQUÊNCIAS CARDIOVASCULARES E METABÓLICAS DA APNEIA DO SONO

Ana Vitoria Vitoreti Martins
Luciano F. Drager

Os distúrbios respiratórios do sono (DRS) são muito comuns na população geral e pouco reconhecidos, apesar de poderem causar muitos sintomas, incluindo sono de má qualidade, sonolência excessiva diurna, cansaço e baixa qualidade de vida. De forma importante, os DRS estão estreitamente relacionados com várias doenças cardiovasculares.

Um dos principais DRS é a apneia obstrutiva do sono (AOS), caracterizada por obstruções parciais ou completas das vias aéreas superiores (VAS), promovendo redução da pressão intratorácica, fragmentação do sono e hipoxemia intermitente. Evidências crescentes apontam que a AOS pode contribuir para o surgimento e/ou para a piora do prognóstico de diversas doenças cardiometabólicas, incluindo hipertensão arterial sistêmica (HAS), fibrilação atrial, infarto agudo do miocárdio (IAM) e acidente vascular cerebral (AVC).

Neste capítulo, discutiremos de forma objetiva as consequências cardiovasculares e metabólicas e a AOS.

APNEIA OBSTRUTIVA DO SONO

A AOS é uma condição clínica caracterizada por obstruções intermitentes das VAS durante o sono, acarretando obstruções totais (apneias) e parciais (hipopneias).[1] As pausas na respiração acarretam elevação do esforço respiratório e causam diminuição da pressão intratorácica, que aumenta a pressão transmural do ventrículo esquerdo, as quedas cíclicas da saturação de oxigênio (chamadas de hipóxia intermitente), a hipercapnia (normalmente discreta) e a fragmentação do sono.[2] A hipóxia intermitente é considerada, entre os fatores citados, uma das principais razões que geram efeitos cardiovasculares adversos durante o sono.[2] Os possíveis mecanismos associados a essa relação são ativação do sistema nervoso simpático (SNS), inflamação sistêmica, aumento na produção de espécies reativas de oxigênio, disfunção endotelial, resistência à insulina, entre outras (**Fig. 17.1**).[2-4]

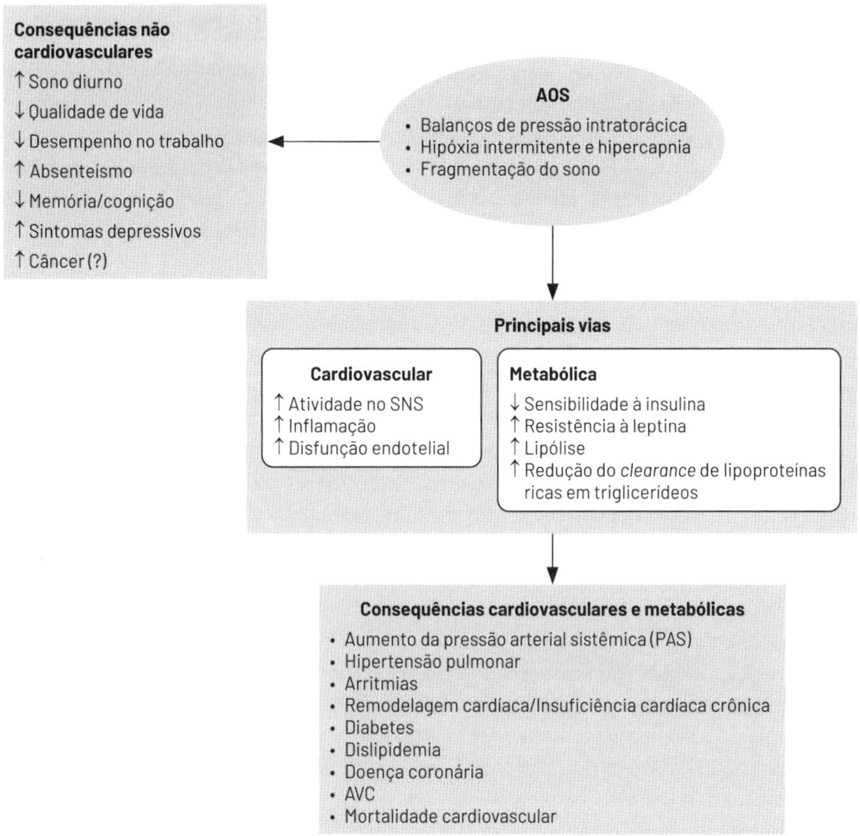

Figura 17.1
Mecanismos propostos que conectam a AOS ao aumento da ocorrência de doenças cardiovasculares.
Fonte: Elaborada com base em Drager e colaboradores.[4]

A AOS é muito prevalente na população geral, e essa prevalência varia conforme os critérios diagnósticos utilizados. Nos pacientes adultos, a ocorrência estimada é de 9,6% das mulheres e 24,8% dos homens.[5] Por compartilhar fatores de risco comuns, a AOS é ainda mais comum em pacientes com alguma doença cardiovascular.

O tratamento considerado padrão-ouro para casos de AOS moderada a grave é o aparelho de pressão aérea positiva contínua (CPAP, do inglês *continuous positive airway pressure*), que é capaz de gerar pressão positiva contínua nas VAS. Ao exercer pressão positiva, há manutenção da patência da VAS no sono, gerando aumento da saturação de oxi-hemoglobina noturna e redução dos despertares associados aos ventos respiratórios.[1]

APNEIA OBSTRUTIVA DO SONO E ALTERAÇÕES METABÓLICAS

A AOS tem maior prevalência em pacientes com síndrome metabólica e nos obesos, sobretudo nos obesos grau 3 e nos diabéticos.[2] Um mecanismo importante para disfunção metabólica na AOS é a hipóxia intermitente, que leva a inflamação crônica, redução do *clearance* de lipoproteínas ricas em triglicerídeos, infiltração de macrófagos, redução dos níveis de adiponectina, elevação nos níveis de grelina, aceleração de apoptose do adipócito e disfunção mitocondrial.[6-8] essas condições contribuem para a aterosclerose e o aumento do risco cardiovascular.[2]

Nos tecidos periféricos e no pâncreas, a hipóxia intermitente leva à redução da secreção e da ação da insulina por meio do aumento do estresse oxidativo no pâncreas, da indução da apoptose das células-β e do aumento de glicogênio hepático.[9] Dessa forma, a AOS parece contribuir para a resistência à insulina e para o desenvolvimento de diabetes.[10-12]

Outras correlações da AOS com sistema endócrino são a ativação do eixo hipotálamo-hipófise-adrenal (HHA) com hipercortisolismo[13] e redução da secreção do hormônio do crescimento (GH) e dos níveis do fator de crescimento semelhante à insulina tipo 1 (IGF-1). Acredita-se que o GH liberado durante o sono de ondas lentas poderá estar reduzido quando ocorre diminuição desse estágio do sono, como vemos em pacientes com AOS de grau significativo devido à fragmentação do sono. A redução do GH e do IGF-1, por sua vez, está associada à resistência insulínica.[14]

Em relação à dislipidemia, estudos prévios já demonstraram que a hipóxia intermitente se associa com a redução do *clearance* de lipoproteínas ricas em triglicerídeos, inativando a lipase lipoproteína no tecido adiposo.[15] Atualmente não se sabe se a AOS é realmente fator de risco para dislipidemia, pois ainda faltam dados clínicos consistentes.

No contexto da síndrome metabólica, um recente estudo randomizado do nosso grupo[16] mostrou que o tratamento da AOS com o CPAP durante seis meses promoveu maior redução da taxa de síndrome metabólica em comparação a pacientes com AOS randomizados para o grupo-controle. Essa resposta foi, em geral, modesta, uma vez que a maioria dos pacientes tratados permaneceu com o diagnóstico de síndrome metabólica. Parte dessa resposta pode ser explicada pela ausência de impacto do tratamento da AOS em marcadores de adiposidade, incluindo índice de massa corpórea (IMC), gordura visceral e esteatose hepática.

APNEIA OBSTRUTIVA DO SONO E HIPERTENSÃO ARTERIAL SISTÊMICA

As elevações cíclicas da pressão arterial (PA) ocorrem no contexto de episódios de hipopneia e apneia, e podem contribuir para a redução ou a ausência de descenso noturno da PA durante o monitoramento ambulatorial da PA (MAPA). Alterações do padrão de descenso noturno, especialmente o padrão reverso do descenso noturno (média da PA mais alta no sono do que na vigília), aumentam a chance para a presença da AOS em cerca de três a quatro vezes.[17]

Para dimensionar sua importância, a prevalência de AOS em pacientes hipertensos, se avaliarmos o subgrupo dos pacientes com hipertensão resistente, gira em torno de 56 a 64%.[18] Sabe-se que a AOS aumenta o risco de desenvolvimento da HAS, sendo, provavelmente, a causa mais comum de HAS secundária.[19] Além disso, há associação entre AOS e lesões em órgãos-alvo no contexto da HAS.[20] Um estudo de coorte espanhol com seguimento médio de 12,2 anos mostrou uma associação independente entre as formas mais graves da AOS e a incidência de HAS.[21]

Em relação aos resultados do tratamento da AOS sobre o controle pressórico, os resultados são, em geral, modestos (reduções aproximadas de 3 mmHg da PAS). Maior impacto do tratamento da AOS no controle pressórico é visto naqueles com hipertensão resistente (em torno de 5 mmHg, em média).[22-24]

APNEIA OBSTRUTIVA DO SONO E ARRITMIAS

Nos últimos anos, há um número crescente de estudos evidenciando a relação da AOS com diversos tipos de arritmias.[25] A relação ocorre de forma variada, tanto com taquiarritmias quanto com bradiarritmias.

Inicialmente, falaremos da FA, que é a arritmia mais frequente e se associa à AOS tanto em suas formas paroxísticas quanto nas formas crônicas e persistentes.[25] Em pacientes consecutivos com FA aguda que reverteram com sucesso a arritmia, a presença de AOS não tratada foi um preditor de maior recorrência da FA em comparação ao grupo-controle (sem AOS) e a um grupo de pacientes com AOS que realizaram o tratamento com o CPAP.[26] Uma metanálise com aproximadamente 4 mil pacientes mostrou que os pacientes com diagnóstico de AOS tinham cerca de 40% mais risco de recorrência de FA após a ablação por cateter do que aqueles sem AOS.[27] Em relação ao impacto do tratamento da AOS na recorrência de FA, duas metanálises avaliaram o efeito global do tratamento da AOS com CPAP, mostrando uma redução de 40% no risco de recorrência.[28,29]

As arritmias ventriculares são mais prevalentes em indivíduos com AOS quando comparadas a indivíduos sem AOS. O IAH e o grau de dessaturação noturna parecem estar associados com a densidade de arritmias.[30] Mehra e colaboradores encontraram um aumento de prevalência de taquicardia ventricular não sustentada e extrassistolia ventricular complexa em indivíduos com AOS, quando comparados aos indivíduos sem AOS. Além disso, os indivíduos com AOS apresentavam uma chance três vezes maior de apresentar taquicardia ventricular não sustentada e quase duas vezes de apresentar extrassistolia ventricular complexa.[30] Dois estudos avaliaram pacientes com AOS, insuficiência cardíaca e arritmia ventricular, e demonstraram que o tratamento da AOS com CPAP permitiu a redução da densidade de arritmias ventriculares.[31,32]

Em relação ao outro polo, redução da frequência cardíaca, sabemos que episódios de apneia e hipopneia causam hiperativação do sistema nervoso parassimpático (SNP), o que leva a episódios de bradicardia. Ao ocorrer o retorno da ventilação, o estiramento dos receptores pulmonares leva a inibição do estímulo vagal, o que resulta em taquicardia mediada pela descarga simpática cardíaca não antagonizada.[32]

A depender da gravidade da AOS e dos fatores predisponentes, a prevalência de bradiarritmias em pacientes com AOS pode variar.[33] Um estudo prévio demonstrou que bloqueio atrioventricular de segundo ou terceiro grau e/ou parada sinusal superior a 2 segundos em 7% dos pacientes com AOS e a ocorrência de bradiarritmias se associaram aos graus de obesidade e gravidade da AOS.[33]

Nos pacientes com bradiarritmias, o tratamento da AOS com CPAP pode trazer benefício na redução das bradiarritmias. Em pacientes com AOS e monitorados *loop recorder* implantável, foi vista diminuição do número de bradiarritmias nas primeiras oito semanas de terapia com CPAP, com progressão do benefício nos seis meses seguintes.[34] Em um estudo com pacientes com AOS e bradicardia noturna (incluindo episódios de pausas superiores a 2 segundos e bloqueio atrioventriculares de segundo ou terceiro grau), ocorreu redução significativa do número de episódios após tratamento com CPAP, evitando-se o implante de marcapasso.[35] Os estudos citados exemplificam a importância de avaliar a presença de AOS nos pacientes com bradiarritmia.

APNEIA OBSTRUTIVA DO SONO E MORTE CARDÍACA SÚBITA

Pacientes com AOS apresentaram maior risco (2,6 vezes) de morte cardíaca súbita durante a noite, diferentemente da população geral sem AOS, que apresenta maior taxa de eventos fatais durante o dia.[36]

APNEIA OBSTRUTIVA DO SONO E EVENTOS CEREBROVASCULARES

O AVC é uma causa de morte cardiovascular com alta frequência e envolve grande morbimortalidade. Estudos prévios mostram que a AOS pode contribuir para a ocorrência de AVC.[37] A associação entre AOS e AVC foi confirmada em uma metanálise com 25.760 indivíduos que mostrou um risco de ocorrência de AVC 2,15 vezes maior naqueles com AOS acentuada.[38]

Há poucos estudos sobre os efeitos do CPAP em pacientes com AOS e AVC, e não está claro se o tratamento de pacientes do AOS com CPAP pode diminuir o risco de AVC naqueles sem eventos cerebrovasculares prévios.[3] Os resultados são conflituosos em relação àqueles pacientes com história de eventos coronarianos ou cerebrovasculares prévios. O estudo SAVE avaliou 2.717 pacientes com idades entre 45 e 75 anos, com história pregressa de doença coronariana ou cerebrovascular e AOS. Eles foram alocados em dois grupos: uso de CPAP ou cuidados habituais por uma média de 3,7 anos. Os resultados não mostraram que o CPAP preveniu nova recorrência de AVC em relação ao grupo com o tratamento de rotina.[39]

Uma metanálise de 2018, incluindo o estudo SAVE e outros estudos menores, sugere que o tratamento da AOS com o CPAP pode melhorar parâmetros neurofuncionais pós-AVC e potencialmente reduzir novos eventos cerebrovasculares.[40]

APNEIA OBSTRUTIVA DO SONO E DOENÇA CORONARIANA

A AOS associou-se à doença coronariana de modo independente, com maior risco de IAM e mortalidade cardiovascular, conforme visto em estudos observacionais prévios.[40-42] Em uma grande coorte com pacientes com doença coronariana com história de implante de *stent* (80% deles com *stents* farmacológicos), a presença da AOS foi associada com maior taxa de eventos combinados quando comparados aos pacientes sem AOS.[43] Uma metanálise desses estudos encontrou uma *hazard ratio* de 2,21 para mortalidade cardiovascular (IC 95%, 1,61-3,04). O aumento da mortalidade cardiovascular foi especialmente significativo para os pacientes com AOS grave (*hazard ratio* 2,65; IC 95%, 1,82-3,85).[44]

APNEIA OBSTRUTIVA DO SONO E MORTALIDADE CARDIOVASCULAR

Nos pacientes sem história de eventos cardiovasculares prévios, dados de estudos observacionais mostraram que o uso do CPAP (atuando como uma prevenção primária) promoveu redução do risco de eventos cardiovasculares fatais e não fatais, tanto em homens jovens[41] quanto em idosos[42] e em mulheres[45] com AOS.

No cenário da prevenção secundária, no entanto, esse dado não foi consistente. No mencionado estudo SAVE,[39] não foi observada redução na mortalidade cardiovascular com o tratamento da AOS pelo CPAP. Outro estudo, publicado em 2017, demonstrou a complexidade da AOS e reforçou a necessidade de uma boa adesão ao tratamento para que se possa entender de forma definitiva o real impacto do tratamento da AOS com CPAP em desfechos cardiovasculares.[4] Esses estudos iniciais documentam a necessidade de se identificar subgrupos de maior risco cardiovascular e de aprimoramento no desenho dos futuros estudos randomizados na área.[46]

Em relação ao risco cardiovascular, podemos falar dos pacientes com "fenótipos" de maior risco cardiovascular na AOS. Evidências recentes sugerem que tanto a carga de hipoxemia (independentemente do número de eventos respiratórios)[50] quanto a presença de sintomas de sonolência[51] mostraram-se marcadores associados com pior prognóstico na AOS.

CONSIDERAÇÕES FINAIS

As repercussões da AOS são diversas e incluem predisposição ao surgimento de HAS, contribuição para distúrbios metabólicos, arritmias e o surgimento de doença cardiovascular em pacientes sem eventos cardiovasculares prévios. Dessa forma, cada vez mais se discute e se avalia o impacto do sono e da AOS nas doenças cardiovasculares.[47]

Além do reconhecimento das diferentes facetas e implicações da AOS nos aspectos metabólicos e nas patologias cardiovasculares dos pacientes, o manejo desses indivíduos deverá ser realizado de forma integrada e multidisciplinar, possibilitando a melhor condução dos casos.

REFERÊNCIAS

1. Gottlieb DJ, Punjabi NM. Diagnosis and management of obstructive sleep apnea: a review. JAMA. 2020;323(14):1389-1400.
2. Drager LF, Togeiro SM, Polotsky VY, Lorenzi-Filho G. Obstructive sleep apnea: a cardiometabolic risk in obesity and the metabolic syndrome. J Am Coll Cardiol. 2013;62(7):569-76.
3. Yeghiazarians Y, Jneid H, Tietjens JR, Redline S, Brown DL, El-Sherif N, et al. Obstructive sleep apnea and cardiovascular disease: a scientific statement from the American Heart Association. Circulation. 2021;144(3):e56-e67.
4. Drager LF, McEvoy RD, Barbe F, Lorenzi-Filho G, Redline S; INCOSACT Initiative (International Collaboration of Sleep Apnea Cardiovascular Trialists). Sleep apnea and cardiovascular disease: lessons from recent trials and need for team science. Circulation. 2017;136(19):1840-50.
5. Tufik S, Santos-Silva R, Taddei JA, Bittencourt LR. Obstructive sleep apnea syndrome in the Sao Paulo Epidemiologic Sleep Study. Sleep Med. 2010;11(5):441-6.
6. Drager LF, Li J, Reinke C, Bevans-Fonti S, Jun JC, Polotsky VY. Intermittent hypoxia exacerbates metabolic effects of diet-induced obesity. Obesity (Silver Spring). 2011;19(11):2167-74.
7. Drager LF, Yao Q, Hernandez KL, Shin MK, Bevans-Fonti S, Gay J, et al. Chronic intermittent hypoxia induces atherosclerosis via activation of adipose angiopoietin-like 4. Am J Respir Crit Care Med. 2013;188(2):240-8.
8. Carneiro G, Togeiro SM, Ribeiro-Filho FF, Truksinas E, Ribeiro AB, Zanella MT, et al. Continuous positive airway pressure therapy improves hypoadiponectinemia in severe obese men with obstructive sleep apnea without changes in insulin resistance. Metab Syndr Relat Disord. 2009;7(6):537-42.
9. Polak J, Shimoda LA, Drager LF, Undem C, McHugh H, Polotsky VY, et al. Intermittent hypoxia impairs glucose homeostasis in C57BL6/J mice: partial improvement with cessation of the exposure. Sleep. 2013;36(10):1483-90; 1490A-1490B.
10. Muraki I, Tanigawa T, Yamagishi K, Sakurai S, Ohira T, Imano H, et al. Nocturnal intermittent hypoxia and the development of type 2 diabetes: the Circulatory Risk in Communities Study (CIRCS). Diabetologia. 2010;53(3):481-8.
11. Botros N, Concato J, Mohsenin V, Selim B, Doctor K, Yaggi HK. Obstructive sleep apnea as a risk factor for type 2 diabetes. Am J Med. 2009;122(12):1122-7.
12. Kendzerska T, Gershon AS, Hawker G, Tomlinson G, Leung RS. Obstructive sleep apnea and incident diabetes. A historical cohort study. Am J Respir Crit Care Med. 2014;190(2):218-25.
13. Carneiro G, Togeiro SM, Hayashi LF, Ribeiro-Filho FF, Ribeiro AB, Tufik S, et al. Effect of continuous positive airway pressure therapy on hypothalamic-pituitary-adrenal axis function and 24-h blood pressure profile in obese men with obstructive sleep apnea syndrome. Am J Physiol Endocrinol Metab. 2008;295(2):E380-4.
14. Izumi S, Ribeiro-Filho FF, Carneiro G, Togeiro SM, Tufik S, Zanella MT. IGF-1 Levels are inversely associated with metabolic syndrome in obstructive sleep apnea. J Clin Sleep Med. 2016;12(4):487-93.
15. Drager LF, Li J, Shin MK, Reinke C, Aggarwal NR, Jun JC, et al. Intermittent hypoxia inhibits clearance of triglyceride-rich lipoproteins and inactivates adipose lipoprotein lipase in a mouse model of sleep apnoea. Eur Heart J. 2012;33(6):783-90.
16. Giampá SQC, Furlan SF, Freitas LS, Macedo TA, Lebkuchen A, Cardozo KHM, et al. Effects of CPAP on metabolic syndrome in patients with OSA: a randomized trial. Chest. 2022;161(5):1370-81.
17. Genta-Pereira DC, Furlan SF, Omote DQ, Giorgi DMA, Bortolotto LA, Lorenzi-Filho G, et al. Nondipping blood pressure patterns predict obstructive sleep apnea in patients undergoing ambulatory blood pressure monitoring. Hypertension. 2018;72(4):979-85.
18. Drager LF, Genta PR, Pedrosa RP, Nerbass FB, Gonzaga CC, Krieger EM, et al. Characteristics and predictors of obstructive sleep apnea in patients with systemic hypertension. Am J Cardiol. 2010;105(8):1135-9.
19. Pedrosa RP, Drager LF, Gonzaga CC, Sousa MG, de Paula LK, Amaro AC, et al. Obstructive sleep apnea: the most common secondary cause of hypertension associated with resistant hypertension. Hypertension. 2011;58(5):811-7.

20. Drager LF, Bortolotto LA, Figueiredo AC, Silva BC, Krieger EM, Lorenzi-Filho G. Obstructive sleep apnea, hypertension, and their interaction on arterial stiffness and heart remodeling. Chest. 2007;131(5):1379-86.

21. Marin JM, Agusti A, Villar I, Forner M, Nieto D, Carrizo SJ, et al. Association between treated and untreated obstructive sleep apnea and risk of hypertension. JAMA. 2012;307(20):2169-76.

22. Fatureto-Borges F, Lorenzi-Filho G, Drager LF. Effectiveness of continuous positive airway pressure in lowering blood pressure in patients with obstructive sleep apnea: a critical review of the literature. Integr Blood Press Control. 2016;9:43-7.

23. Pedrosa RP, Drager LF, de Paula LKG, Amaro ACS, Bortolotto LA, Lorenzi-Filho G. Effects of OSA treatment on BP in patients with resistant hypertension: a randomized trial. Chest. 2013;144(5):1487-94.

24. Martínez-García MA, Capote F, Campos-Rodríguez F, Lloberes P, Díaz de Atauri MJ, Somoza M, et al. Effect of CPAP on blood pressure in patients with obstructive sleep apnea and resistant hypertension: the HIPARCO randomized clinical trial. JAMA. 2013;310(22):2407-15.

25. Linz D, McEvoy RD, Cowie MR, Somers VK, Nattel S, Lévy P, et al. Associations of obstructive sleep apnea with atrial fibrillation and continuous positive airway pressure treatment: a review. JAMA Cardiol. 2018;3(6):532-40.

26. Kanagala R, Murali NS, Friedman PA, Ammash NM, Gersh BJ, Ballman KV, et al. Obstructive sleep apnea and the recurrence of atrial fibrillation. Circulation. 2003;107(20):2589-94.

27. Ng CY, Liu T, Shehata M, Stevens S, Chugh SS, Wang X. Meta-analysis of obstructive sleep apnea as predictor of atrial fibrillation recurrence after catheter ablation. Am J Cardiol. 2011;108(1):47-51.

28. Shukla A, Aizer A, Holmes D, Fowler S, Park DS, Bernstein S, et al. Effect of obstructive sleep apnea treatment on atrial fibrillation recurrence: a meta-analysis. JACC Clin Electrophysiol. 2015;1(1-2):41-51.

29. Qureshi WT, Nasir UB, Alqalyoobi S, O'Neal WT, Mawri S, Sabbagh S, et al. Meta-analysis of continuous positive airway pressure as a therapy of atrial fibrillation in obstructive sleep apnea. Am J Cardiol. 2015;116(11):1767-73.

30. Mehra R, Benjamin EJ, Shahar E, Gottlieb DJ, Nawabit R, Kirchner HL, et al. Association of nocturnal arrhythmias with sleep-disordered breathing: The Sleep Heart Health Study. Am J Respir Crit Care Med. 2006;173(8):910-6.

31. Javaheri S. Effects of continuous positive airway pressure on sleep apnea and ventricular irritability in patients with heart failure. Circulation. 2000;101(4):392-7.

32. Ryan CM, Usui K, Floras JS, Bradley TD. Effect of continuous positive airway pressure on ventricular ectopy in heart failure patients with obstructive sleep apnoea. Thorax. 2005;60(9):781-5.

33. Koehler U, Becker HF, Grimm W, Heitmann J, Peter JH, Schäfer H. Relations among hypoxemia, sleep stage, and bradyarrhythmia during obstructive sleep apnea. Am Heart J. 2000;139(1 Pt 1):142-8.

34. Simantirakis EN, Schiza SI, Marketou ME, Chrysostomakis SI, Chlouverakis GI, Klapsinos NC, et al. Severe bradyarrhythmias in patients with sleep apnoea: the effect of continuous positive airway pressure treatment: a long-term evaluation using an insertable loop recorder. Eur Heart J. 2004;25(12):1070-6.

35. Stegman SS, Burroughs JM, Henthorn RW. Asymptomatic bradyarrhythmias as a marker for sleep apnea: appropriate recognition and treatment may reduce the need for pacemaker therapy. Pacing Clin Electrophysiol. 1996;19(6):899-904.

36. Gami AS, Howard DE, Olson EJ, Somers VK. Day-night pattern of sudden death in obstructive sleep apnea. N Engl J Med. 2005;352(12):1206-14.

37. Lu X, Liu W, Wang H. Investigating the association between wake-up stroke and obstructive sleep apnea: a meta-analysis. Eur Neurol. 2022;85(1):14-23.

38. Wang X, Ouyang Y, Wang Z, Zhao G, Liu L, Bi Y. Obstructive sleep apnea and risk of cardiovascular disease and all-cause mortality: a meta-analysis of prospective cohort studies. Int J Cardiol. 2013;169(3):207-14.

39. McEvoy RD, Antic NA, Heeley E, Luo Y, Ou Q, Zhang X, et al. CPAP for Prevention of cardiovascular events in obstructive sleep apnea. N Engl J Med. 2016;375(10):919-31.

40. Brill AK, Horvath T, Seiler A, Camilo M, Haynes AG, Ott SR, et al. CPAP as treatment of sleep apnea after stroke: a meta-analysis of randomized trials. Neurology. 2018;90(14):e1222-e30.

41. Marin JM, Carrizo SJ, Vicente E, Agusti AG. Long-term cardiovascular outcomes in men with obstructive sleep apnoea-hypopnoea with or without treatment with continuous positive airway pressure: an observational study. Lancet. 2005;365(9464):1046-53.

42. Campos-Rodriguez F, Martinez-Garcia MA, de la Cruz-Moron I, Almeida-Gonzalez C, Catalan-Serra P, Montserrat JM. Cardiovascular mortality in women with obstructive sleep apnea with or without continuous positive airway pressure treatment: a cohort study. Ann Intern Med. 2012;156(2):115-22.

43. Lee CH, Sethi R, Li R, Ho HH, Hein T, Jim MH, et al. Obstructive sleep apnea and cardiovascular events after percutaneous coronary intervention. Circulation. 2016;133(21):2008-17.

44. Ge X, Han F, Huang Y, Zhang Y, Yang T, Bai C, et al. Is obstructive sleep apnea associated with cardiovascular and all-cause mortality? PLoS One. 2013;8(7):e69432.

45. Martínez-García MA, Campos-Rodríguez F, Catalán-Serra P, Soler-Cataluña JJ, Almeida-Gonzalez C, De la Cruz Morón I, et al. Cardiovascular mortality in obstructive sleep apnea in the elderly: role of long-term continuous positive airway pressure treatment: a prospective observational study. Am J Respir Crit Care Med. 2012;186(9):909-16.

46. Javaheri S, Martinez-Garcia MA, Campos-Rodriguez F. CPAP Treatment and cardiovascular prevention: we need to change the design and implementation of our trials. Chest. 2019;156(3):431-7.

47. Drager LF, Lorenzi-Filho G, Cintra FD, Pedrosa RP, Bittencourt LRA, Poyares D, et al. 1º Posicionamento Brasileiro sobre o Impacto dos Distúrbios de Sono nas Doenças Cardiovasculares da Sociedade Brasileira de Cardiologia. Arq Bras Cardiol. 2018;111(2):290-340.

18 ASPECTOS MOLECULARES E FISIOLÓGICOS DOS RITMOS CIRCADIANOS

Pablo Torterolo
Vânia D'Almeida

CRONOBIOLOGIA E RITMOS BIOLÓGICOS

Ritmos circadianos são eventos que se repetem, em média, a cada 24 horas (*circa* + *diem*, isto é, "cerca de um dia"), podendo variar entre 20 e 28 horas. Quando consideramos variáveis biológicas, estamos nos referindo aos eventos que ocorrem de modo repetido em horários específicos do dia, sobretudo se o organismo estiver sincronizado com ciclos geofísicos, que, no caso de ritmos circadianos, correspondem ao dia e à noite. Como exemplos, podemos citar a variação da temperatura corporal em humanos, a secreção de cortisol e um dos ciclos mais marcantes na espécie humana, o de vigília-sono.

A cronobiologia, por sua vez, é a ciência que estuda a organização temporal dos organismos vivos, ou seja, os ritmos biológicos. Ela não se refere apenas aos ritmos circadianos, mas a qualquer ritmo biológico que tenha períodos específicos, sejam estes maiores ou menores do que 24 horas (**Fig. 18.1**).

Ritmos ultradianos, portanto, são aqueles que ocorrem muitas vezes nas 24 horas do dia, como batimentos cardíacos, transmissão neuronal, episódios de sono REM (do inglês *rapid eye movement*), etc. Por fim, os ritmos infradianos têm duração maior do que 24 horas, como é o caso do ciclo menstrual em mulheres.

Para coordenar esses diferentes ritmos biológicos, que estão presentes em todas as espécies, desde organismos unicelulares até mamíferos, contamos com a participação de um sistema temporizador central, bem como temporizadores locais ou periféricos,[1] que serão comentados ao longo deste capítulo.

MECANISMOS MOLECULARES DA RITMICIDADE CIRCADIANA

Em 2017, o Prêmio Nobel em Fisiologia e Medicina foi outorgado aos pesquisadores Jeffrey Hall, Michael Rosbash e Michael Young. Esses autores realizaram um longo trabalho, que permitiu desvendar os processos moleculares relacionados aos ritmos circadianos.[2] Esse prêmio representou um marco na cronobiologia, que impulsionou sua divulgação no meio

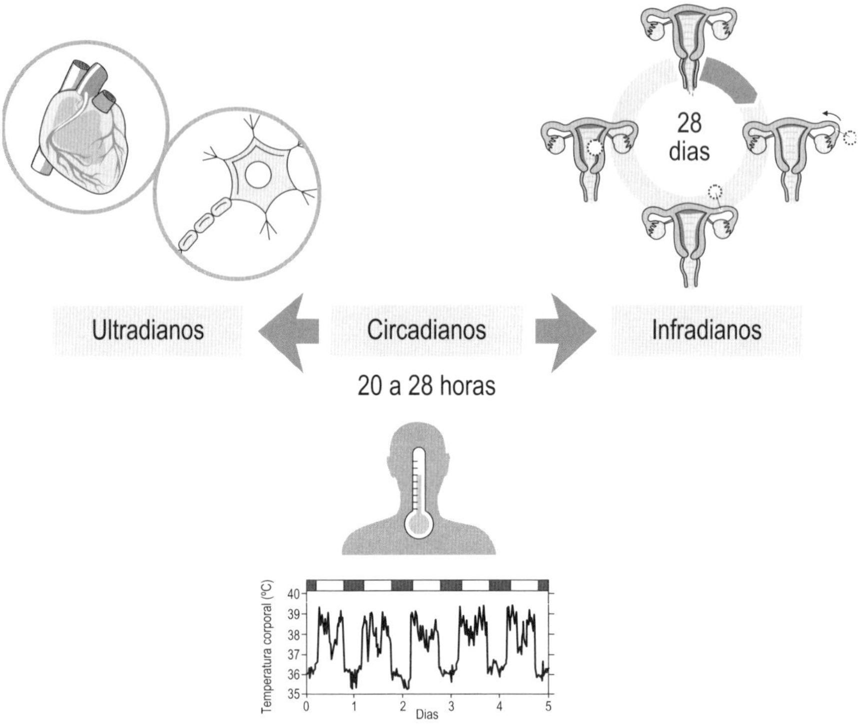

Figura 18.1
Esquema representando a classificação dos ritmos biológicos de acordo com seus períodos.

científico, bem como para a população em geral. Os autores contribuíram na elucidação do mecanismo molecular do chamado "relógio circadiano" estudando drosófilas e, com isso, permitiram maior entendimento de como os ritmos coordenam a maioria dos parâmetros biológicos e comportamentais. Atualmente, diversos estudos vêm demonstrando como os ritmos circadianos são orquestrados por várias vias genéticas, comprovando a existência de bases genéticas e moleculares no controle desses ritmos.

No entanto, em 1971, Benzer e Konopka já haviam demonstrado que drosófilas, que apresentam um controle robusto dos fenótipos circadianos sincronizados pela presença ou ausência de luz, seguem livre curso em condições ambientais constantes. Esses autores realizaram experimentos de mutagênese e descreveram, pela primeira vez, um gene capaz de regular fenótipos circadianos que denominaram *period* (*per*), mapeado no cromossomo X.[3]

Vários outros estudos foram desenvolvidos após essa descoberta, permitindo a identificação de uma série de genes que compõem a maquinaria molecular do ritmo circadiano. Esses genes receberam a denominação "genes-relógio" (*clock genes*) e compõem uma maquinaria que apresenta um mecanismo de regulação transcricional e traducional, com *loops* de retroalimentação (*feedback*) negativa. Esse sistema forma alças, determinando um caráter rítmico na expressão desses genes e de seus respectivos produtos proteicos que, inclusive, atuam inibindo a expressão de alguns desses genes, constituindo, portanto, elementos ativadores (como *CLOCK* e *BMAL1*, em humanos) e repressores (*PER* e *CRY*).[4,5]

Além dos genes-relógio propriamente ditos, existem os genes controlados pelo relógio (CCGs, do inglês *clock-controlled genes*), cuja transcrição em todo o organismo é conduzida pelos próprios genes-relógio. O controle temporal da transcrição desses genes pode ser útil não só para regular a abundância de suas próprias transcrições, mas também para coordenar de modo eficiente a transcrição de toda a maquinaria molecular do sistema de temporização nos diferentes órgãos e tecidos.[5,6] Trabalhos publicados nas duas últimas décadas revelaram que famílias de genes que vão desde os relacionados ao ciclo celular, como função imunológica e metabolismo de glicose, a ácidos graxos parecem estar intrinsecamente vinculados ao funcionamento do sistema de temporização. Uma análise recente dos transcriptomas de 12 órgãos de camundongos, usando sequenciamento de RNA e matrizes de DNA, revelou que 43% de todos os transcritos de genes codificadores de proteínas no genoma desses animais oscilam ao longo das 24 horas (mostrando ritmicidade circadiana) em pelo menos um órgão.[6]

Essa maquinaria molecular participa da regulação de diferentes parâmetros bioquímicos, fisiológicos e comportamentais, como controle do ciclo vigília-sono, oscilações hormonais, temperatura corporal e metabolismo (**Fig. 18.2**), e está presente em todas as células nucleadas centrais ou periféricas do organismo, mas, em mamíferos, um oscilador central é o principal responsável pela sincronização dos osciladores periféricos. Esse oscilador central (*master clock*) está localizado no núcleo supraquiasmático (NSQ) e será discutido mais adiante neste capítulo.

PREFERÊNCIAS INDIVIDUAIS E MUDANÇAS ONTOGENÉTICAS NOS RITMOS BIOLÓGICOS

Dependendo da forma como um indivíduo se adapta a pistas ambientais e de seu *background* genético, são manifestados distintos perfis circadianos, também chamados de cronotipos. O cronotipo, caracterizado por diferenças na preferência pelos horários de atividade e repouso, representa a manifestação comportamental do sistema de temporização interno. Utilizando diferentes instrumentos (p. ex., o Questionário de Matutinidade e Vespertinidade [MEQ], elaborado por Horne e Ostberg),[7] três tipos básicos de cronotipo são considerados: matutinos, vespertinos e intermediários, havendo também os extremos nessas categorias (matutinos extremos e vespertinos extremos ou, ainda, distúrbios de ritmos, como a síndrome da fase atrasada do sono e a síndrome da fase adiantada do sono — para mais detalhes, ver o Capítulo 19 deste livro, sobre distúrbios do ritmo circadiano). Como os nomes sugerem, matutinos são indivíduos cujas preferências circadianas estão associadas aos horários mais preco-

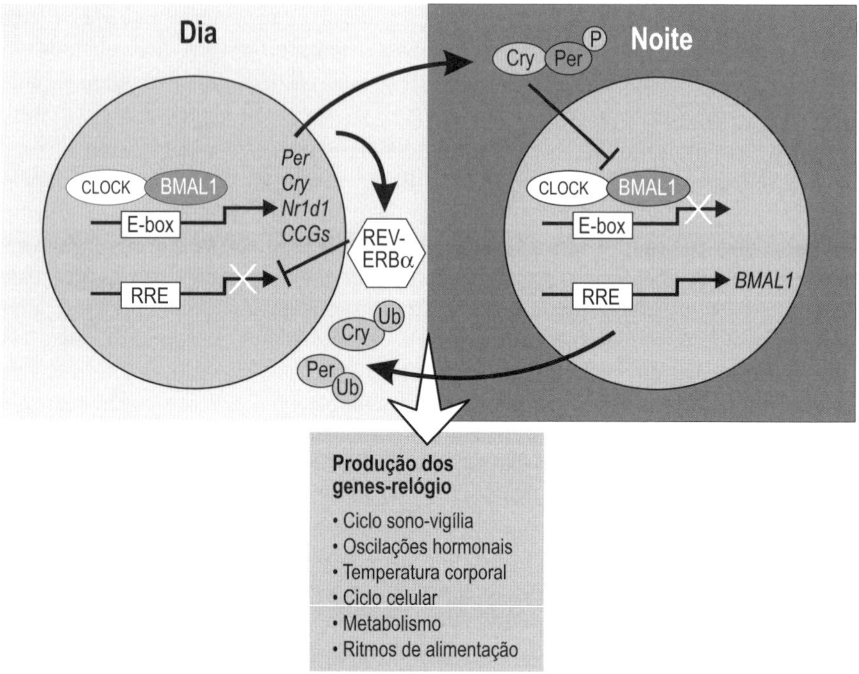

■ **Figura 18.2**
Geração de ritmo circadiano no nível celular. Os ritmos circadianos são gerados por *loops* de *feedback* transcricional-traducional (TTFLs) dos genes circadianos centrais. *CLOCK* e *BMAL1* aumentam a transcrição de *PER*, *CRY* e outros CCGs durante o dia. Na visão clássica, os níveis de proteínas Per e Cry aumentam durante a noite; após, formam dímeros e translocam para o núcleo, para reprimir sua transcrição mediada por *CLOCK-BMAL1*. As proteínas Per e Cry são, então, ubiquitiladas e degradadas para iniciar um novo ciclo circadiano. Por sua vez, os níveis de proteína REV-ERB (codificada por Nr1d1) são altos durante o dia e inibem a transcrição de *BMAL1* neste momento. À noite, os níveis de proteína REV-ERB são baixos, permitindo a transcrição de *BMAL1*.
P: fosforilação; Resposta RRE: elementos REV-ERB/ROR; Ub: ubiquitilação.
Fonte: Elaborada com base em Ball e colaboradores.[5]

ces, acordam espontaneamente muito cedo e já estão aptos a realizar suas atividades, além de apresentarem necessidade de dormir mais cedo. Os vespertinos, ao contrário, preferem acordar e dormir tarde, exercendo suas atividades com melhor desempenho durante a tarde ou à noite. Os intermediários adaptam-se bem aos diferentes horários, sem preferências pelo dia ou pela noite. Esses cronotipos diferem não apenas nas preferências de horários de dormir e acordar, mas também na secreção de sinalizadores temporais, como a melatonina, por exemplo.[8]

Já se sabe que existe uma importante contribuição genética na determinação dos cronotipos, demonstrada por Hur e colaboradores em um estudo com gêmeos (herdabilidade de cerca de 54%).[9] Recentemente, com o avanço das técnicas moleculares e a possibilidade de realizar análises de associação do tipo GWAS, Jones e colaboradores avaliaram o cronotipo em mais de 600 mil indivíduos e encontraram 351 *loci* associados com matutinidade.[10] Utilizando análises de bioinformática, a matutinidade foi associada com melhor saúde mental, mas não mostrou associação com outros parâmetros avaliados no estudo, como o índice de massa corpórea (IMC) e o risco para diabetes melito tipo 2. Essas análises nos permitem verificar o impacto da ritmicidade circadiana no desenvolvimento de processos patológicos em humanos. Apontam também para a importância do conhecimento sobre o tema para prevenção de doenças e promoção da saúde.[10]

É importante ressaltar que o cronotipo pode ser influenciado por diversos fatores, como a idade, sendo que adolescentes são conhecidos por terem um perfil mais vespertino, enquanto idosos apresentam tendência à matutinidade. Assim, podemos dizer que a ritmicidade circadiana está sujeita a modificações ao longo da vida. De forma geral, flutuações nos níveis hormonais, por exemplo, ocorrem de maneira mais precoce na infância e na adolescência, em comparação aos adultos.[11] Estudos têm demonstrado que a fase circadiana e a opção pelos horários de sono atrasam durante a adolescência, devido ao desenvolvimento de mecanismos de regulação do sono que também sofrem influência de fatores psicossociais. Se o aumento da idade os direciona à vespertinidade, uma preocupação surge com estudantes que são submetidos a horários de início das aulas precoces, o que pode impactar seu sono, bem como seu rendimento e sua aprendizagem.[12]

Considerando a importância dessa mudança no bem-estar e na saúde dos adolescentes, vários estudos que analisaram o impacto das mudanças de horários escolares nessa população têm surgido. A avaliação dos resultados de uma flexibilização nos horários escolares (início das aulas à tarde) mostrou que os estudantes responderam de maneira positiva a essa flexibilização, apresentando melhora cognitiva e no sono.[13]

Ademais, é importante destacar que o sistema de temporização é afetado pelo envelhecimento, o que se traduz em alterações em sua amplitude e dificulta a adaptação do organismo a mudanças temporais, levando o idoso a uma tendência à matutinidade. Opacificação do cristalino com a idade, produção prejudicada de neuropeptídeos e de hormônios (como cortisol e melatonina) e alterações na expressão de genes-relógio podem explicar essas diferenças de preferências circadianas que ocorrem com o avanço da idade.[14]

BASES NEURAIS DO SISTEMA CIRCADIANO

A descoberta, na década de 1970, de que as lesões do NSQ causam perda dos ritmos circadianos de locomoção, secreção de corticosteroides, além de outras atividades fisiológicas e comportamentais, sugeriu que esse núcleo é fundamental na geração desses ritmos.[15,16] Embora os mesmos genes-relógio que geram oscilações circadianas no NSQ estejam presentes na maioria das células do corpo, acredita-se que o NSQ seja o principal marcapasso para esses ritmos e que coordene a maior parte dos marcapassos periféricos.[17]

O NSQ é um núcleo bilateral na região anterior e basal do hipotálamo que contém cerca de 100 mil neurônios na espécie humana. Esses neurônios usam GABA como neurotransmissor e neuropeptídeos moduladores, como peptídeo intestinal vasoativo (PIV) e arginina-vasopressina (AVP).[17] Sua atividade neural (frequência de potenciais de ação), metabólica (cálcio intracelular) e expressão gênica exibem um ritmo circadiano tanto *in vivo* quanto *in vitro*.[18] Essas oscilações, por sua vez, dependem do TTFL (ver **Fig. 18.2**). Os ritmos circadianos do NSQ são robustos o suficiente para que possam ser mantidos *ex vivo* por semanas. Essa robustez é gerada pela importante sincronização entre os neurônios do NSQ associados a fatores parácrinos que, por sua vez, potencializam esse acoplamento.[19]

A luz é o principal regulador da atividade circadiana do NSQ ou seu principal *Zeitgeber* (do alemão, "doador de tempo", ou "chave temporal"). O estímulo luminoso exerce seu efeito não por bastonetes e cones da retina, mas por uma "terceira" classe de fotorreceptores. Estes consistem em um pequeno número de neurônios fotossensíveis do gânglio da retina que contêm o fotopigmento melanopsina. De fato, as respostas circadianas à luz estão intactas em camundongos que não têm bastonetes e cones, mas são prejudicadas após a ablação do gene da melanopsina (*Opn4*). Um subconjunto desses neurônios ganglionares projeta-se de forma monossináptica para o NSQ, formando o trato retino-hipotalâmico. Esses neurônios usam o glutamato como neurotransmissor e o peptídeo ativador da adenilato ciclase pituitária como neuromodulador. Esses neurônios são os principais responsáveis por sincronizar a atividade neuronal no NSQ com o dia e a noite.[20]

Os astrócitos do NSQ também exibem um forte ciclo circadiano de cálcio intracelular, com pico à noite, em contrafase à atividade neuronal. Por sua vez, a expressão da proteína glial fibrilar ácida (GFAP), que faz parte do citoesqueleto astrocítico, também apresenta variação circadiana no NSQ. Isso pode estar relacionado aos movimentos dos astrócitos que delineiam as sinapses do trato retino-hipotalâmico. Considera-se que essas células também participam da geração das propriedades circadianas do NSQ.[21]

Vale ressaltar que outros ciclos ambientais também representam papel importante na geração de ritmos biológicos. Fases da lua, marés ou estações do ano (ritmos circalunares, circamarés ou circanuais), pistas sociais e disponibilidade de alimentos também representam importantes *Zeitgebers* nas diferentes espécies, bem como podem atuar sincronizando os relógios periféricos.[1]

No entanto, o NSQ tem papel importante na sincronização de relógios periféricos. Nos genes dessas células osciladoras, existem elementos de resposta nos promotores *PER1* e *PER2*; a modulação destes por vários sinais determina o ajuste de fase do relógio. A informação circadiana do NSQ chega aos osciladores periféricos de várias maneiras, dentre as quais se destacam as seguintes.

1. O NSQ regula a atividade do sistema nervoso simpático (SNS), determinando que a liberação de adrenalina e noradrenalina tenha um ritmo circadiano, impactando os osciladores periféricos.
2. A secreção de glicocorticoides (GC) apresenta um ritmo circadiano imposto pelo NSQ. Nota-se que os receptores de GC são encontrados na maioria dos tecidos

periféricos (mas não no NSQ), e que os genes-relógio periféricos têm elementos responsivos a GC em suas regiões regulatórias. Outros hormônios, como a melatonina, que é secretada na fase de escuro (na ausência da luz), também auxiliam na sincronização periférica.

3 O NSQ também gera um ritmo circadiano na temperatura corporal; as mudanças térmicas também participariam da sincronização dos relógios periféricos. Um mecanismo seria a ativação do "*heat shock factor 1*", que se liga a sequências reguladoras do promotor *PER2*.

4 Ao regular os estados comportamentais, como o ciclo sono-vigília, o NSQ também regula os relógios periféricos. É importante ressaltar, ainda, que as mudanças circadianas no SNP, secreção hormonal e temperatura estão intimamente relacionadas com os estados comportamentais.[19]

Para regular as vias efetoras mencionadas anteriormente, o NSQ se projeta para outros núcleos hipotalâmicos. A saída principal é para a região subparaventricular (SPV) do hipotálamo. Os neurônios SPV que se projetam para o núcleo dorsomedial do hipotálamo são fundamentais para a regulação circadiana do ciclo sono-vigília e da atividade motora.[22] Neurônios glutamatérgicos nesse núcleo projetam e ativam regiões promotoras de vigília (sistemas ativadores, veja a seguir), enquanto neurônios GABAérgicos projetam e inibem neurônios promotores de sono na área pré-óptica.[23] Outra possível via pela qual o NSQ promove a vigília seria pelo núcleo paraventricular (PVN) do hipotálamo, cujos neurônios ativam os neurônios hipocretinérgicos (também denominados orexinérgicos) do hipotálamo lateral que fazem parte dos sistemas geradores de vigília.[24]

Os neurônios do PVN também transferem a atividade circadiana para os neurônios pré-ganglionares simpáticos e para os neurônios que fazem parte do eixo hipotálamo-hipófise-adrenal (HHA). Por sua vez, o SNP inerva a glândula pineal, determinando que o hormônio melatonina seja sintetizado e secretado à noite, tanto nas espécies diurnas quanto nas noturnas. Em animais diurnos, como os humanos, a melatonina também pode ser considerada um fraco promotor do sono.[25] De outro ponto de vista, a melatonina é um marcador bioquímico da noite; quanto mais longa a noite, mais duradoura é sua secreção. Esse padrão de secreção serve como um sinal temporal para ritmos sazonais. Estudos em que o NSQ de um doador foi transplantado em receptores de animais com NSQ danificado mostraram que eles recuperaram parcialmente o ritmo circadiano da atividade locomotora. Esse fenômeno ocorre mesmo que o transplante do NSQ seja encapsulado, para evitar que as conexões sinápticas sejam restabelecidas. Isso sugere que um sinal parácrino colabora na transmissão de informações circadianas a partir do NSQ.[22]

PROCESSOS CIRCADIANOS E HOMEOSTÁTICOS

O ciclo sono-vigília é o ritmo circadiano mais evidente nos mamíferos. Nestes, três estados comportamentais são reconhecidos: vigília, sono de ondas lentas, ou não REM (NREM, do inglês *non-rapid eye movement*), e sono de movimento rápido dos olhos REM.

Esses estados são reconhecidos pela polissonografia (PSG), que consiste no registro simultâneo do eletroencefalograma (EEG), do eletromiograma (EMG) e dos movimentos oculares ou eletro-oculograma (EOG).[26]

O EEG, durante a vigília, é caracterizado pela presença de frequência relativamente alta e por baixa amplitude (ativação ou dessincronização cortical). No que diz respeito ao sono NREM, distinguem-se, atualmente, três fases ou estágios com profundidade crescente em humanos, denominados N1, N2 e N3. Enquanto N1 é um estágio de transição, N2 é caracterizado pela presença de fusos do sono e complexos K no EEG, enquanto a presença de ondas de baixa frequência (0,5 a 4 Hz, ou ritmo δ) e alta voltagem (> 75 μV) no EEG caracteriza o estágio N3. Nos estágios mais profundos do sono NREM, a atividade cognitiva (i. e., sonhos ou atividade onírica) é mínima.[27] O sono REM (ou fase R) é sempre precedido pelo sono NREM. O EEG é semelhante ao da vigília, por isso, esse estado também é chamado de "sono paradoxal", caracterizado por movimentos oculares rápidos e atonia muscular. Os sonhos (atividade onírica) ocorrem principalmente durante esse estado. O sono noturno é caracterizado pela presença de quatro a cinco ciclos de sono (NREM-REM) de aproximadamente 90 minutos de duração.

Os sistemas neurais críticos para a geração e manutenção da vigília são conhecidos como sistemas de ativação.[23] Estes são compostos por grupos neuronais que utilizam diferentes neurotransmissores (acetilcolina e várias monoaminas) e neuromoduladores (hipocretinas ou orexinas). Seus corpos celulares estão localizados na formação reticulada mesopontina, hipotálamo posterolateral e prosencéfalo basal. Estas se projetam para o tálamo e/ou córtex cerebral, produzindo ativação cortical. A atividade de todos os neurônios ativadores e a liberação de seus neurotransmissores na fenda sináptica é máxima durante a vigília e diminui durante o sono NREM.

Neurônios na área pré-óptica do hipotálamo, principalmente em sua região ventrolateral (VLPO), são críticos na geração e manutenção do sono NREM.[23] Grande parte desses neurônios VLPO são GABAérgicos e projetam-se pela via monossináptica aos sistemas ativadores, diminuindo sua atividade. Por sua vez, os neurônios dos sistemas ativadores inibem os neurônios promotores do sono da VLPO. Essa inibição recíproca entre os sistemas promotores da vigília e do sono é chamada de "*flip-flop*".

As redes neurais necessárias e suficientes para a geração e manutenção do sono REM encontram-se na formação reticulada mesopontina e são as mesmas que mantêm a vigília. No entanto, enquanto alguns deles (neurônios colinérgicos) promovem o sono REM (neurônios REM "*on*"), os neurônios monoaminérgicos reduzem sua atividade durante esse estado (neurônios REM "*off*").[23]

A influência circadiana no sono foi demonstrada em experimentos mostrando que o ciclo sono-vigília persiste em condições de livre curso (sem pistas ambientais ou *Zeitgebers*).[28] Em 1982, Borbely propôs o "modelo de dois processos" como marco conceitual para entender a estrutura e a regulação do ciclo sono-vigília.[29] Esse modelo descreve um processo homeostático, ou processo S, no qual a necessidade de sono se acumula à medida que a vigília aumenta e se dissipa durante o sono. A pressão homeostática do sono se reflete na desaceleração do EEG durante a privação do sono (PS). Após a PS, há um aumento do tempo de sono (rebote do sono), associado a um aumento acentuado da atividade lenta (frequência δ, < 4 Hz) do EEG.[25] O mecanismo subjacente ao processo S é que, durante a vigília, a concentração sináptica de substâncias promotoras do sono aumenta. Uma delas é a adenosina, que promove o sono ao inibir os sistemas de ativação e estimular os neurônios da VLPO que promovem o sono NREM. A cafeína, por sua vez, é conhecida por promover a vigília, bloqueando os receptores de adenosina.

O outro processo, chamado de processo circadiano, ou C, determina fases de alta e baixa propensão ao sono, ao longo das 24 horas do dia.[29] O NSQ, regulado pela entrada de luz, é o principal gerador do processo C. Em humanos, a consolidação da vigília em um único episódio é resultado da relação entre esses dois processos. O modelo de "processos oponentes" sustenta que o impulso circadiano promotor da vigília que ocorre durante o dia se opõe ao aumento da propensão homeostática ao sono.[30] Modelos matemáticos que incluem esses dois processos reproduzem a tendência do indivíduo ao sono.

Embora originalmente os processos C e S tenham sido descritos como independentes, hoje se sabe que há interação entre eles. A PS, que aumenta o processo S, altera o funcionamento do relógio circadiano (que determina o processo C). Por sua vez, observou-se que mutações nos genes-relógio (processo C) afetam o processo homeostático (S), resultando na alteração da arquitetura do sono.[25,31]

EFEITOS AMBIENTAIS SOBRE RITMICIDADE CIRCADIANA

Além dos processos descritos, há outros fatores que influenciam os ritmos circadianos. Alguns deles podem regular o relógio, enquanto outros afetam a expressão de um ritmo sem atuar no relógio subjacente, o que é conhecido como mascaramento.

Se tomarmos como exemplo o ciclo sono-vigília, aspectos ambientais, como a temperatura, são importantes na sua regulação. Antes de dormir, os animais procuram posturas e locais que garantam proteção térmica (p. ex., grutas e ninhos). Em temperaturas ambientes ideais (19-21°C), seres humanos estabelecem microclimas de pele entre 31 e 35°C, e desvios desse intervalo prejudicam o sono.

Por sua vez, em condições de escassez de alimentos, existem espécies de mamíferos que sacrificam o sono para adotar estratégias de conservação de energia baseadas na hipotermia, como o torpor diário ("*daily torpor*") ou a hibernação.[32]

O estado nutricional é um poderoso regulador dos ritmos circadianos em geral, como também, particularmente, do ciclo sono-vigília. A vigília é aumentada durante o jejum, provavelmente para promover o comportamento de busca de alimentos, enquanto o sono é facilitado após a ingestão de alimentos. De fato, sinais metabólicos afetam o sono; a glicose ativa os neurônios promotores do sono NREM da VLPO e diminui a atividade dos neurônios hipocretinérgicos/orexérgicos que fazem parte dos sistemas ativadores.[33]

Os resultados de experimentos sobre acesso restrito a alimentos ("*food entrainment*") durante uma janela de tempo (1-2 horas) são interessantes. Sob essas condições, os animais aumentam a vigília um pouco antes e durante o horário em que a disponibilização de alimentos está prevista.[25]

A motivação modula poderosamente a propensão à vigília. Os seres humanos, muitas vezes, ficam acordados participando de várias atividades, frequentemente ignorando os impulsos circadianos e homeostáticos para dormir. Isso também é verdade para a maioria dos animais, nos quais a vigília e o sono são modulados por oportunidades de forrageamento e acasalamento, bem como por interação social ou presença de predadores.[34] Além disso, experimentos em humanos mostraram que, ao dormir em um ambiente desconhecido e potencialmente perigoso, um hemisfério cerebral fica parcialmente mais alerta, desempenhando o papel de vigia noturno.[35] Por sua vez, certas espécies de aves reduzem o sono diário durante seus longos voos migratórios.

Por fim, podemos ressaltar que existem muitos outros fatores que influenciam os ritmos circadianos. Estudos recentes mostraram que o estado da microbiota intestinal afeta os ritmos circadianos, em geral, e o ciclo sono-vigília, em particular.[36]

CRONOFARMACOLOGIA, PSICOFÁRMACOS E RITMOS CIRCADIANOS

Durante séculos, a medicina tradicional chinesa incluiu o conceito de "tempo de tratamento" em uma ampla variedade de práticas de cura. Em contrapartida, é relativamente novo na prática médica ocidental considerar os ritmos circadianos como uma variável importante no sucesso terapêutico, sendo que a cronofarmacologia surgiu como disciplina apenas em meados do século XX. A cronofarmacologia pode ser definida como o estudo da influência dos ritmos biológicos na resposta do organismo às drogas. A cronoterapia, por sua vez, refere-se à interação dos ritmos biológicos com o tratamento, a fim de aumentar sua eficácia e reduzir seus efeitos adversos.[37,38]

Para entender a cronofarmacologia, é necessário saber que tanto a farmacodinâmica (a ação do fármaco no organismo) quanto a farmacocinética (ações que nosso corpo exerce sobre o fármaco, como absorção, distribuição e eliminação do fármaco) possuem um ritmo circadiano. Por exemplo, vários receptores para diferentes substâncias têm oscilações ao longo do dia, de modo que sua resposta de ligação com a droga mudará ao longo do dia. Por sua vez, o grau de absorção oral de um fármaco depende da fisiologia gastrintestinal, pois, entre outros processos, a secreção e o esvaziamento gástrico, bem como o fluxo sanguíneo para o estômago, apresentam variações diárias marcantes. Casos-modelo referem-se à indometacina e ao cetoprofeno; esses analgésicos atingem concentrações mais altas quando administrados entre 7 e 11 horas da manhã do que quando administrados em outros horários do dia.[39] Um detalhe importante é que, na cronoterapia, o efeito máximo pode ser às 6h da manhã, para pacientes com cronotipo matutino, e às 9h, para os vespertinos. Em contrapartida, os efeitos tóxicos das drogas também apresentam uma ritmicidade circadiana; a cronotoxicologia refere-se a eventos desfavoráveis causados por dosagens e horários de administração inadequados.

A cronoterapia também leva em consideração as oscilações clínicas que muitas doenças apresentam ao longo do dia. Por exemplo, os riscos de ataque cardíaco e distúrbios cardiovasculares geralmente são maiores pela manhã, quando a pressão arterial começa a aumentar.

Uma substância capaz de alterar a fase do ritmo circadiano é chamada de cronobiótico. Um excelente exemplo é a melatonina, que sincroniza o ciclo sono-vigília em pessoas cegas e ajusta o ciclo em pacientes que sofrem da síndrome da fase atrasada do sono. Por sua vez, as empresas farmacêuticas estão desenvolvendo uma série de produtos com mecanismos de liberação programada para uma determinada hora do dia ("*Chrono-drug Delivery System*"). O medicamento anti-hipertensivo cloridrato de verapamil (COER-24) foi o primeiro agente desse tipo aprovado pela Food and Drug Administration (FDA). Ele é administrado durante a noite, mas atrasa a liberação em 4 a 6 horas, o que proporciona maiores concentrações da substância no plasma nas primeiras horas da manhã, quando os níveis de pressão arterial são mais altos.[40]

RITMOS BIOLÓGICOS E DOENÇAS NEUROPSIQUIÁTRICAS

Há uma estreita relação entre os ritmos circadianos e sazonais com doenças neuropsiquiátricas.[37] Inicialmente, o cronotipo da pessoa parece desempenhar um papel, uma vez que tanto a prevalência quanto a gravidade dos transtornos do humor são mais pronunciadas em pessoas com cronotipo vespertino. Por sua vez, muitas das doenças neuropsiquiátricas apresentam ritmos circadiano ou sazonal evidentes em seus sintomas, bem como nos benefícios do tratamento. Um exemplo claro é o transtorno afetivo sazonal (TAS). Esse é um transtorno depressivo com padrão sazonal que, geralmente, começa no outono e continua nos meses de inverno; um subtipo de TAS é comumente conhecido como "tristeza de inverno". Os pacientes com TAS, em geral, têm uma superprodução de melatonina, e, à medida que os dias de inverno ficam mais longos, a produção de melatonina aumenta, o que, por sua vez, está associado à sonolência e à letargia. Como a diminuição sazonal da luz parece desencadear o TAS, a luz artificial brilhante ou a fototerapia é uma estratégia terapêutica possível.

Além disso, um grande número de estudos relatou modificações em genes-relógio em pacientes com transtornos psiquiátricos. Estudos que utilizam a metodologia de associações de todo o genoma (GWAS, do inglês *genome wide association studies*) vêm mostrando que os genes *CLOCK, BMAL1, PER3* e *REV-ERB* estão associados com transtorno bipolar (TB), transtorno depressivo maior (TDM) e TAS.

O ritmo circadiano da melatonina na saliva ou no plasma, ou do metabólito da melatonina 6-sulfatoximelatonina na urina, é um marcador confiável do marcapasso circadiano, tanto com respeito à fase quanto à amplitude. O momento do início da secreção de melatonina em condições de pouca luz (DLMO, do inglês *dim light melatonin onset*) é o indicador mais preciso para avaliar a fase. Na depressão, são observadas alterações no DLMO, despertares matinais e diminuição da latência para o sono REM.[41] Por sua vez, foi descrito que pacientes deprimidos apresentam um ritmo circadiano menos robusto.

Foram propostos quatro tipos de cronoterapias que mostram eficácia no tratamento de TDM, TB e TAS: terapia com luz brilhante, agomelatina (agonista dos receptores melatoninérgicos MT1 e MT2 e antagonista 5-HT_{2C}), PS e avanço da fase de ritmos circadianos. A combinação de três ciclos de PS, fototerapia e lítio também foi proposta como eficaz no tratamento do TB.[38]

O horário ideal para administração de antidepressivos também foi explorado em estudos com pacientes. A lofepramina tem um efeito antidepressivo maior quando administrada à meia-noite do que entre 6 e 8 horas da manhã. Da mesma forma, os efeitos antidepressivos da clomipramina são mais eficazes ao meio-dia do que quando administrados pela manhã ou à noite.[38]

Pacientes com doença de Alzheimer mostram ciclo circadiano sono-vigília prejudicado em comparação com controles pareados por idade. É comum que esses pacientes sintam inquietação à noite e sonolência durante o dia. Em relação a isso, vários estudos mostram que os níveis de melatonina são menores nesses pacientes. De fato, o uso da melatonina demonstrou ser eficaz no controle desses sintomas.[42]

CONSIDERAÇÕES FINAIS

O ritmo circadiano é um componente da homeostase preditiva, que permite antecipar eventos cotidianos recorrentes e sincronizar processos fisiológicos com o ambiente. A fisiologia desse sistema inclui os chamados "genes-relógio", uma rede neural complexa no centro da qual está o NSQ, ou marcapasso principal (*master clock*), bem como os osciladores periféricos. Esse sistema é fortemente regulado pela luz ambiente. Hoje, sabe-se que o sistema circadiano está envolvido em muitas doenças, inclusive neuropsiquiátricas. Portanto, considerar o papel dos ritmos biológicos é uma estratégia fundamental para o entendimento de processos patológicos, para o sucesso terapêutico na farmacologia moderna, bem como para a prevenção de doenças e a promoção da saúde física e mental.

REFERÊNCIAS

1. Golombek DA, Rosenstein RE. Physiology of circadian entrainment. Physiol Rev. 2010;90(3):1063-102.
2. Ibanez C. The 2017 Nobel prize in physiology or medicine advanced information: discoveries of molecular mechanisms controlling the circadian rhythm. Stockholm: Nobelprize; 2017.
3. Konopka RJ, Benzer S. Clock mutants of drosophila melanogaster. Proc Natl Acad Sci U S A. 1971;68(9):2112-6.
4. Ko CH, Takahashi JS. Molecular components of the mammalian circadian clock. Hum Mol Genet. 2006;15 Spec No 2:R271-7.
5. Ball LJ, Palesh O, Kriegsfeld LJ. The pathophysiologic role of disrupted circadian and neuroendocrine rhythms in breast carcinogenesis. Endocr Rev. 2016;37(5):450-66.
6. Yi JS, Díaz NM, D'Souza S, Buhr ED. The molecular clockwork of mammalian cells. Semin Cell Dev Biol. 2021;30:S1084-9521(21)00044-6.

7. Horne JA, Ostberg O. A self-assessment questionnaire to determine morningness-eveningness in human circadian rhythms. Int J Chronobiol. 1976;4(2):97-110.

8. Nováková M, Sládek M, Sumová A. Human chronotype is determined in bodily cells under real-life conditions. Chronobiol Int. 2013;30(4):607-17.

9. Hur YM, Bouchard TJ Jr, Eckert E. Genetic and environmental influences on self-reported diet: a reared-apart twin study. Physiol Behav. 1998;64(5):629-36.

10. Jones SE, Lane JM, Wood AR, van Hees VT, Tyrrell J, Beaumont RN, et al. Genome-wide association analyses of chronotype in 697,828 individuals provides insights into circadian rhythms. Nat Commun. 2019;10(1):343.

11. Logan RW, McClung CA. Rhythms of life: circadian disruption and brain disorders across the lifespan. Nat Rev Neurosci. 2019;20(1):49-65.

12. Brandalize M, Pereira RF, Leite N, Filho GL, Louzada FM. Effect of morning school schedule on sleep and anthropometric variables in adolescents: a follow-up study. Chronobiol Int. 2011;28(9):779-85.

13. Winnebeck EC, Vuori-Brodowski MT, Biller AM, Molenda C, Fischer D, Zerbini G, et al. Later school start times in a flexible system improve teenage sleep. Sleep. 2020;43(6):zsz307.

14. Chen CY, Logan RW, Ma T, Lewis DA, Tseng GC, Sibille E, et al. Effects of aging on circadian patterns of gene expression in the human prefrontal cortex. Proc Natl Acad Sci U S A. 2016;113(1):206-11.

15. Moore RY, Eichler VB. Loss of a circadian adrenal corticosterone rhythm following suprachiasmatic lesions in the rat. Brain Res. 1972;42(1):201-6.

16. Stephan FK, Zucker I. Circadian rhythms in drinking behavior and locomotor activity of rats are eliminated by hypothalamic lesions. Proc Natl Acad Sci U S A. 1972;69(6):1583-6.

17. Lee Y, Wisor JP. Multi-Modal regulation of circadian physiology by interactive features of biological clocks. Biology (Basel). 2021;11(1):21.

18. Welsh DK, Takahashi JS, Kay SA. Suprachiasmatic nucleus: cell autonomy and network properties. Annu Rev Physiol. 2010;72:551-77.

19. Healy KL, Morris AR, Liu AC. Circadian synchrony: sleep, nutrition, and physical activity. Front Netw Physiol. 2021;1:732243.

20. Ashton A, Foster RG, Jagannath A. Photic entrainment of the circadian system. Int J Mol Sci. 2022;23(2):729.

21. Hastings MH, Maywood ES, Brancaccio M. The mammalian circadian timing system and the suprachiasmatic nucleus as its pacemaker. Biology (Basel). 2019;8(1):13.

22. Saper CB. The central circadian timing system. Curr Opin Neurobiol. 2013;23(5):747-51.

23. Vanini G, Torterolo P. Sleep-wake neurobiology. Adv Exp Med Biol. 2021;1297:65-82.

24. Ono D, Mukai Y, Hung CJ, Chowdhury S, Sugiyama T, Yamanaka A. The mammalian circadian pacemaker regulates wakefulness via CRF neurons in the paraventricular nucleus of the hypothalamus. Sci Adv. 2020;6(45):eabd0384.

25. Deboer T. Circadian regulation of sleep in mammals. Curr Opin Physiol. 2020;15:89-95.

26. Torterolo P, Gonzalez J, Castro-Zaballa S, Cavelli M, Mondino A, Pascovich C, et al. Polysomnography in humans and animal models: basic procedures and analysis. In: Murillo-Rodriguez E, editor. Methodological approaches for sleep and vigilance research. Amsterdam: Elsevier; 2022. p. 17-32.

27. Pace-Schott E. The neurobiology of dreaming. In: Kryger MH, Roth T, Dement WC. Principles and practices of sleep medicine. 5th ed. Philadelphia: Elsevier-Saunders; 2011. p. 563-75.

28. Czeisler CA, Weitzman Ed, Moore-Ede MC, Zimmerman JC, Knauer RS. Human sleep: its duration and organization depend on its circadian phase. Science. 1980;210(4475):1264-7.

29. Borbély AA. A two process model of sleep regulation. Hum Neurobiol. 1982;1(3):195-204.

30. Edgar DM, Dement WC, Fuller CA. Effect of SCN lesions on sleep in squirrel monkeys: evidence for opponent processes in sleep-wake regulation. J Neurosci. 1993;13(3):1065-79.

31. Pandi-Perumal SR, Cardinali DP, Zaki NFW, Karthikeyan R, Spence DW, Reiter RJ, et al. Timing is everything: circadian rhythms and their role in the control of sleep. Front Neuroendocrinol. 2022;66:100978.

32. Ruf T, Geiser F. Daily torpor and hibernation in birds and mammals. Biol Rev Camb Philos Soc. 2015;90(3):891-926.

33. Burdakov D, Gerasimenko O, Verkhratsky A. Physiological changes in glucose differentially modulate the excitability of hypothalamic melanin-concentrating hormone and orexin neurons in situ. J Neurosci. 2005;25(9):2429-33.

34. Eban-Rothschild A, Giardino WJ, de Lecea L. To sleep or not to sleep: neuronal and ecological insights. Curr Opin Neurobiol. 2017;44:132-8.

35. Tamaki M, Bang JW, Watanabe T, Sasaki Y. Night Watch in one brain hemisphere during sleep associated with the first-night effect in humans. Curr Biol. 2016;26(9):1190-4.

36. Matenchuk BA, Mandhane PJ, Kozyrskyj AL. Sleep, circadian rhythm, and gut microbiota. Sleep Med Rev. 2020;53:101340.

37. Datta K. Biological rhythm and neuropsychiatric disorders. In: Gupta R, Neubauer DN, Pandi-Perumal SR, editors. Sleep and neuropsychiatric disorders. Singapore: Springer Nature; 2022.

38. Zaki NFW, Yousif M, BaHammam AS, Spence DW, Bharti VK, Subramanian P, et al. Chronotherapeutics: recognizing the importance of timing factors in the treatment of disease and sleep disorders. Clin Neuropharmacol. 2019;42(3):80-7.

39. Tinny T, Chacko AJ, Jose S. Formulation development and statistical optimization of chronotherapeutic tablets of indometacin. Drug Dev Ind Pharm. 2013;39(9):1357-63.

40. Tamosiunas G, Toledo M. La cronofarmacología: un nuevo aspecto a considerar en la variabilidad de la respuesta terapéutica. Arch Intern Med. 2010;32(4):65-9.

41. Palagini L, Baglioni C, Ciapparelli A, Gemignani A, Riemann D. REM sleep dysregulation in depression: state of the art. Sleep Med Rev. 2013;17(5):377-90.

42. Pandi-Perumal SR, Subramanian P, Trakht I, Cardinali DP. Chronopharmacology: principles and applications in sleep medicine. In: Sleep disorders: diagnosis and therapeutics. Boca Ratón: CRC; 2008 p. 153-62.

19 DISTÚRBIOS RELACIONADOS AO RITMO CIRCADIANO

Claudia Roberta de Castro Moreno

O estudo dos ritmos biológicos tem avançado muito nas últimas décadas, inclusive tendo sido objeto do Prêmio Nobel de Fisiologia/Medicina em 2017. O prêmio foi outorgado a três pesquisadores, por descobertas relativas aos mecanismos moleculares do sistema temporal dos organismos. Os mecanismos demonstrados por Jeffrey Hall, Michael Rosbash e Michael Young regulavam genes em drosófilas.[1] Esses genes são conhecidos como "genes-relógio" e estão envolvidos em um processo endógeno dos organismos que permite que se ajustem às variações temporais do ambiente. Ao longo da evolução, os seres vivos se adaptaram não apenas a nichos ambientais, mas também a nichos temporais. Um nicho temporal poderia ser definido como o conjunto de eventos ambientais recorrentes e periódicos, originados de movimentos terrestres, como a alternância do dia e da noite ou as variações sazonais do ambiente. Graças à capacidade de antecipar a ocorrência desses eventos ambientais periódicos, a espécie humana apresenta um padrão de atividade e repouso diurno, isto é, estamos em estado de vigília durante o dia e de sono à noite.

As bases moleculares do processo que permite a ocorrência da sincronização do organismo com o ambiente foram descritas não apenas por estudos dos laureados com o prêmio Nobel, mas também por dezenas de outros subsequentes. O processo de sincronização entre os meios interno e externo é possível devido a um sistema de temporização circadiano que coordena o arrastamento das fases internas dos ritmos, de forma a ajustá-las ao sincronizador externo. A espécie humana apresenta um padrão diurno, no qual seu período endógeno, de aproximadamente 24 horas, divide-se em uma fase de atividade e outra de repouso. O sono ocorre na fase de repouso, a qual coincide com a fase noturna das 24 horas, ao passo que a fase clara do dia coincide com a fase de vigília. As funções do organismo humano seguem uma ordem temporal interna, de forma que há uma sequência de eventos, como a ocorrência da elevação do cortisol pela manhã seguir a queda da temperatura corporal noturna. As funções do organismo humano (ou ritmos biológicos) variam, portanto, de forma rítmica, sequencial e sincronizada às 24 horas do ambiente.

Os ritmos biológicos são classificados, segundo sua frequência, em infradianos, circadianos e ultradianos. Os ritmos circadianos são os mais estudados e ocorrem uma vez a cada 24 horas, isto é, apresentam um período de 24 horas ou cerca de um dia (de 20 a 28 horas). Ritmos mais frequentes são chamados de ultradianos (p. ex., frequência cardíaca [FC]), e os menos frequentes, de infradianos, os quais têm período maior do que 28 horas, como os ritmos sazonais, por exemplo. O ciclo atividade-repouso é um exemplo de ritmo circadiano, no qual há a alternância da vigília e do sono. Assim, o sono não é visto como um comportamento isolado, mas parte de um ciclo complementado pela vigília.

A 11ª revisão da *Classificação internacional de doenças* (CID-11)[2] dedica um capítulo para os distúrbios do ciclo vigília-sono, os quais são caracterizados pela dificuldade em iniciar ou manter o sono (distúrbios de insônia), sonolência excessiva, distúrbios respiratórios durante o sono, distúrbios relacionados ao horário do ciclo vigília-sono (distúrbios do sono relacionados ao ritmo circadiano), movimentos anormais durante o sono ou eventos comportamentais ou fisiológicos problemáticos que ocorrem ao adormecer, durante o sono ou ao despertar do sono (parassonias).

Este capítulo tem o objetivo de apresentar as características dos distúrbios do sono relacionados ao ritmo circadiano, incluindo os avanços recentes em relação ao conhecimento de sua fisiopatologia, seu diagnóstico e seu tratamento.

DISTÚRBIOS RELACIONADOS AO RITMO CIRCADIANO

A CID-11[2] inclui os distúrbios do ciclo vigília-sono, já apresentados na *Classificação dos distúrbios de sono* (ICSD-2), lançada pela American Academy of Sleep Medicine (AASM), em 2005, os quais foram mantidos na revisão da classificação realizada em 2014.[3] Os distúrbios relacionados ao ritmo circadiano descritos na CID-11 são sete, a saber: distúrbio da fase vigília-sono atrasada (7A60); distúrbio da fase vigília-sono avançada (7A61); distúrbio irregular do ritmo vigília-sono (7A62); distúrbio do ritmo vigília-sono não 24 horas (7A63); distúrbio vigília-sono do ritmo circadiano, tipo trabalho em turnos (7A64); distúrbio vigília-sono do ritmo circadiano, tipo *jet lag* (7A65); distúrbios do ritmo circadiano de vigília-sono, não especificado (7A6Z). A tradução para a língua portuguesa da denominação dos distúrbios pode variar com a fonte procurada, uma vez que não há uma tradução oficial, mas os distúrbios são facilmente identificados por seus respectivos códigos na CID-11.[2]

Para identificar distúrbios relacionados ao ritmo circadiano, é importante observar um padrão regular de ciclo vigília-sono, o que possibilita o reconhecimento de alterações no ciclo. Em um padrão diurno e regular, a atividade que ocorre durante a vigília está concentrada na fase clara do dia, e o sono, na fase escura. Entretanto, a iluminação elétrica permitiu que a vigília se estendesse por muitas horas após o pôr do sol. Há, portanto, parte da vigília que ocorre na parte escura do dia, o que é comum em centros urbanos e nas localidades com iluminação artificial disponível. A possibilidade de alteração das fases claras e escuras do dia não impede que as pessoas tenham padrões regulares de sono, embora permitam que esses padrões sejam bastante distintos. Em outras palavras, a variabilidade individual aumentou com o advento da luz elétrica, e as pessoas passaram a expressar essa variabilidade também em seus horários de dormir e acordar. As figuras a seguir representam duas pessoas que apresentam ciclos vigília-sono distintos. Uma delas (**Fig. 19.1A**) apresenta um padrão vespertino, com o início do sono no meio da madrugada e o despertar entre 9h e 11h30min. Já a segunda (**Fig. 19.1B**) mostra um padrão matutino, que dorme entre 20h e 21h30min e acorda muito cedo, inclusive antes das 4h da manhã em alguns dias.

A representação de padrões extremos revela as diferenças com um padrão diurno e regular de uma pessoa classificada como tipo intermediário em relação à fase circadiana (cronotipo intermediário), como pode ser observado na **Figura 19.2**, a seguir.

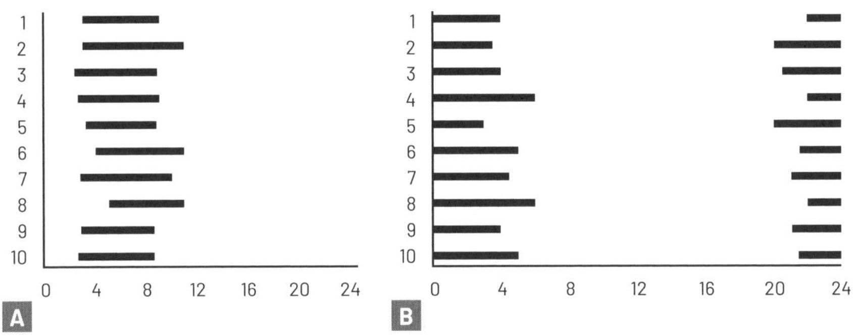

Figura 19.1
Simulação de actogramas de um padrão vespertino extremo (**A**) e um matutino extremo (**B**). Cada linha refere-se a um dia de registro (24 horas). Barras pretas correspondem aos episódios de sono, e a cor branca representa a vigília.

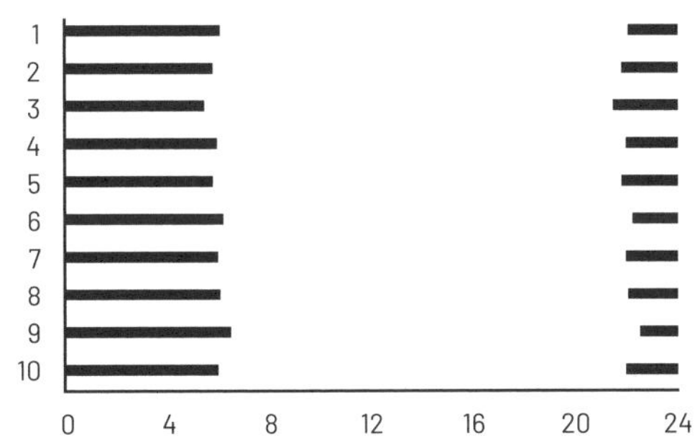

Figura 19.2
Actograma de um padrão regular (cronotipo intermediário) de ciclo vigília-sono. Cada linha refere-se a um dia de registro (24 horas). Barras pretas correspondem aos episódios de sono, e a cor branca representa a vigília.

Ainda que os tipos extremos sejam matutinos ou vespertinos, apresentem a fase circadiana avançada ou atrasada, respectivamente, nem sempre esses padrões constituem um distúrbio relacionado ao ritmo circadiano que demande tratamento. Para o diagnóstico desses distúrbios, uma análise da história clínica deve ser realizada, com acompanhamento longitudinal e investigação da presença de sinais e sintomas de comprometimento da qualidade do sono.[4] A ICSD recomenda o uso dos seguintes critérios para o diagnóstico dos distúrbios relacionados ao ritmo circadiano:[3]

- **a** Padrão crônico ou recorrente de perturbação do ciclo vigília-sono, devido, primariamente, a alterações do sistema de temporização circadiana ou a um desalinhamento entre o ritmo circadiano endógeno e o ciclo vigília-sono desejado ou necessário em razão das demandas de horários de trabalho ou sociais ou do ambiente em que vive o indivíduo.
- **b** A ruptura circadiana leva à insônia, à sonolência diurna excessiva ou a ambas.
- **c** As perturbações do ciclo vigília-sono causam prejuízo clínico significativo na saúde mental e física, nas áreas ocupacional e educacional ou outras áreas funcionais importantes.
- **d** Diários de sono e registro de actimetria coletados por sete dias (o ideal é uma coleta de 14 dias) que demonstrem ruptura circadiana.

Para complementar a história clínica, é importante caracterizar a fase circadiana do indivíduo, assim como suas preferências para a realização de atividades/repouso, as quais podem ser avaliadas por questionários, como o Horne-Östberg[5] ou o questionário de Munique.[6] Além disso, medidas fisiológicas de fase do ritmo circadiano, como os níveis de melatonina salivar ou plasmática, podem contribuir como elementos complementares para o diagnóstico. A seguir, serão apresentadas características e seu respectivo tratamento, recomendado pela ICSD.[3]

DISTÚRBIO DO ATRASO DO CICLO VIGÍLIA-SONO

O distúrbio conhecido como síndrome ou transtorno do atraso da fase de sono é caracterizado pelo atraso do início e do fim do sono, de 3 a 6 horas mais tarde do que o horário desejado ou necessário para que o indivíduo atenda a suas demandas sociais. Quando é possível, os indivíduos com esse distúrbio estendem seus episódios de sono e apresentam despertar tardio. Associado à dificuldade para iniciar o sono, há um relato de incapacidade de dormir antes das 2h às 6h e de acordar antes das 10h às 13h (**Fig. 19.3**), porém o transcorrer do sono é normal. Quando a escola ou o trabalho exigem um despertar cedo pela manhã, esses indivíduos apresentam dificuldade em manter-se alertas durante o dia, sobretudo nas primeiras horas da manhã. É comum os indivíduos queixarem-se de insônia, sonolência diurna e comprometimento cognitivo.

Fatores ligados ao neurodesenvolvimento podem estar relacionados ao desalinhamento circadiano observado no distúrbio de atraso de fase vigília-sono, comum em adolescentes.[7] Os horários escolares são, em sua maioria, incompatíveis com o atraso de fase do ciclo vigília-sono de adolescentes, comprometendo seu desempenho escolar. Nesses casos, recomenda-se a mudança do turno escolar, para reduzir o prejuízo

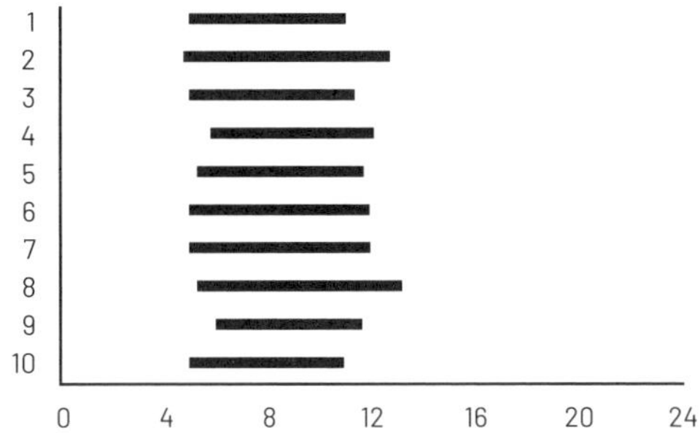

Figura 19.3
Simulação de actograma de um indivíduo com distúrbio do atraso do ciclo vigília-sono. Cada linha refere-se a um dia de registro (24 horas). Barras pretas correspondem aos episódios de sono, e a cor branca representa a vigília.

relacionado à aprendizagem dos adolescentes. Organizações civis nacionais e internacionais têm se mobilizado para evitar o início das aulas muito cedo, e, em alguns casos, influenciado políticas públicas relacionadas à educação.

Nos casos em que é necessário um tratamento para mudar a fase circadiana dos indivíduos com atraso de fase do ciclo vigília-sono, há algumas possibilidades recomendadas, como o uso de melatonina exógena, exposição à luz intensa e cronoterapia. Doses entre 5 e 10 mg de melatonina têm sido utilizadas cerca de cinco horas antes do início do sono para regularizar o ciclo vigília-sono. A exposição à luz solar ou à luz elétrica de 2.000 a 10.000 lux por cerca de duas horas, de manhã, é a principal recomendação para adolescentes, mas também deve ser adotada por adultos. Por fim, recomenda-se um avanço progressivo do início do sono e do acordar, até que a fase do ciclo vigília-sono esteja coincidindo com a fase desejada. Os critérios para diagnosticar o distúrbio do atraso do ciclo vigília-sono são os seguintes.

- **a** Atraso de fase do início do sono e do horário de acordar em relação ao horário desejado ou aceito socialmente.
- **b** Duração e qualidade de sono normais para a faixa etária, com atraso de fase, mas estabilidade no arrastamento do padrão de sono-vigília de 24 horas.
- **c** Diários de sono e actigrafia por sete dias ou mais demonstram um atraso estável no ciclo vigília-sono habitual.
- **d** O distúrbio não é mais bem explicado por nenhum outro distúrbio de sono, neurológico ou mental, uso de medicamento ou abuso de substância.

DISTÚRBIO DO AVANÇO DO CICLO VIGÍLIA-SONO (DISTÚRBIO DO CICLO VIGÍLIA-SONO AVANÇADO)

Esse distúrbio é caracterizado por um avanço no início e no fim do sono, com os indivíduos dormindo por volta das 18h e acordando em horário próximo às 2h (**Fig. 19.4**).

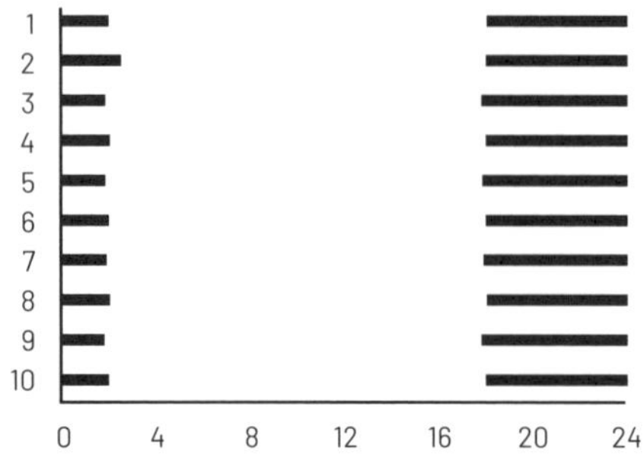

Figura 19.4
Simulação de actograma de um indivíduo com distúrbio do avanço do ciclo vigília-sono. Cada linha refere-se a um dia de registro (24 horas). Barras pretas correspondem aos episódios de sono, e a cor branca representa a vigília.

Diferentemente do atraso de fase, esse distúrbio é mais comum em idosos, e está associado ao envelhecimento.

No distúrbio do ciclo vigília-sono avançado, ocorre a incapacidade de se manter acordado e de manter o sono até os respectivos horários desejados, por três meses ou mais. Assim, o sono é iniciado antes do horário desejado, e o despertar espontâneo também ocorre antes do horário desejado. O tratamento do distúrbio do avanço do ciclo vigília-sono inclui o uso de hipnóticos, exposição à luz e cronoterapia. A exposição à luz deve ser realizada a partir do entardecer, e o hipnótico usado na madrugada, para prolongar o episódio de sono, tornando-o mais tardio.

DISTÚRBIO DO CICLO VIGÍLIA-SONO IRREGULAR

O distúrbio do ciclo vigília-sono irregular é caracterizado pela ausência de um padrão circadiano do ciclo sono-vigília. Em vez disso, há um padrão de sono fragmentado. Assim, o padrão de sono é polifásico, com a ocorrência de queixas de insônia e/ou sonolência excessiva (**Fig. 19.5**).

Esse distúrbio pode estar relacionado a demência e outras lesões encefálicas. O tratamento para essa condição é um conjunto de estratégias comportamentais, como um horário de atividade regular, aumento da exposição à luz e de atividade física durante o dia. Especialmente para crianças com deficiência intelectual (DI) e pacientes com demência, o uso de melatonina tem se mostrado bastante eficaz.

DISTÚRBIO DO CICLO VIGÍLIA-SONO NÃO 24 HORAS (OU DIFERENTE DE 24 HORAS)

O distúrbio do ciclo vigília-sono não 24 horas (também chamado de distúrbio do sono em livre-curso ou de não arrastamento do sono) é caracterizado por um ciclo sono-vigília que sofre um arrastamento ao longo do tempo, de forma a se apresentar com um

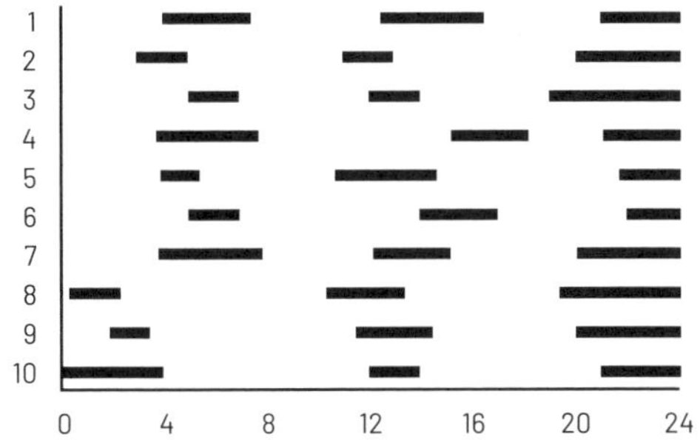

Figura 19.5
Simulação de actograma de um indivíduo com distúrbio do ciclo vigília-sono irregular. Cada linha refere-se a um dia de registro (24 horas). Barras pretas correspondem aos episódios de sono, e a cor branca representa a vigília.

período de cerca de 1 a 2 horas maior do que 24 horas. Em outras palavras, ocorre um atraso dia após dia no início e no fim do sono (**Fig. 19.6**).

Sintomas de insônia, despertar precoce ou tardio e sonolência excessiva diurna surgem quando o indivíduo tenta se ajustar ao padrão de 24 horas do ciclo vigília-sono. Esse distúrbio pode ocorrer em indivíduos cegos ou que sofreram lesões occipitais, o que os leva à perda da capacidade do sistema de temporização circadiano de se ajustar às 24 horas.[7] Além do uso do diário de sono e do acompanhamento pela actimetria, já mencionados anteriormente para o diagnóstico dos distúrbios relacionados ao ritmo circadiano, a polissonografia (PSG) também é recomendada em casos em que há ocorrência de sonolência excessiva diurna.[8] Melatonina em doses de 0,5 mg cerca de uma hora antes do início do sono é recomendada para ajustar a fase circadiana em indivíduos cegos. É sempre importante recomendar a medida da fase circadiana de cada indivíduo para que o ajuste da dose e o horário de administração sejam mais eficazes.

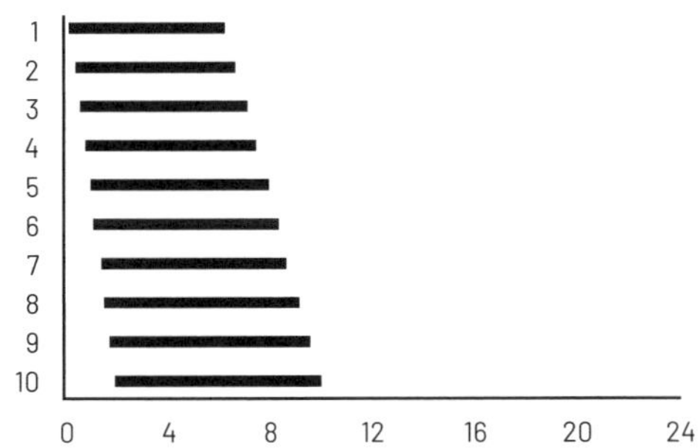

Figura 19.6
Simulação de actograma de um indivíduo com distúrbio do ciclo vigília-sono não 24 horas. Cada linha refere-se a um dia de registro (24 horas). Barras pretas correspondem aos episódios de sono, e a cor branca representa a vigília.

DISTÚRBIO DO CICLO VIGÍLIA-SONO RELACIONADO AO TRABALHO EM TURNOS

O trabalho em turnos caracteriza-se pela atividade realizada para que não haja interrupção da produção de bens e serviços nas 24 horas, sete dias por semana. Turmas de trabalhadores se revezam para manter a atividade ininterrupta nesse tipo de turno. Há também o trabalho noturno fixo, no qual não há revezamento, mas o trabalhador exerce sua atividade em um período que inclui toda ou parte da noite. Em ambos os modelos de esquemas de trabalho descritos, há a necessidade de dormir durante o dia, isto é, inverter plena ou parcialmente o ciclo vigília-sono. Horários de trabalho irregulares, como é o caso de motoristas de caminhão, por dependerem da demanda de carga, e de aeronautas em algumas situações, também levam trabalhadores à inversão do ciclo vigília-sono.

De modo geral, o trabalho noturno, seja fixo ou incluso em outro modelo de trabalho, leva à exposição à luz durante a madrugada e à necessidade do sono diurno, o qual é, em geral, mais curto em relação ao sono noturno.[9] A interrupção da produção da melatonina noturna associada à inversão do ciclo circadiano aumenta o risco de ocorrência de diversos sintomas e patologias. Esse distúrbio está incluído no *Manual de procedimentos de doenças relacionadas ao trabalho*[10] em duas condições: transtorno do ciclo vigília-sono devido a fatores não orgânicos e distúrbios do ciclo vigília-sono (F51.2 e G47.2 da CID-10, respectivamente). Porém, nem todo trabalhador em turnos apresenta dificuldade para dormir durante o dia ou outras consequências negativas ao sono ou à saúde devido ao horário de trabalho. Por essa razão, o distúrbio do ciclo vigília-sono relacionado ao trabalho em turnos não é diagnosticado em todos os trabalhadores noturnos ou em turnos. Dados da literatura sugerem que cerca de 30% da população que trabalha em turnos apresentam o distúrbio.[11]

O diagnóstico segue o padrão recomendado para outros distúrbios relacionados ao ritmo circadiano, ou seja, deve-se usar o diário de sono e a actimetria para acompanhar o sono e a vigília. Além disso, recomenda-se realizar anamnese detalhada para possibilitar a diferenciação do distúrbio da narcolepsia e da apneia obstrutiva do sono (AOS). Em caso de suspeita de AOS ou narcolepsia, recomenda-se a realização de PSG, e, em alguns casos, o Teste de Latências Múltiplas de Sono.[8]

A principal recomendação a indivíduos que apresentam o distúrbio é a mudança de turno de trabalho (para o turno diurno), entretanto, quando isso não é viável, as possibilidades vão desde a higiene do sono ao uso de hipnóticos ou melatonina e terapia de luz. Conforme já comentado em outras condições, a determinação da fase circadiana do trabalhador é importante para o ajuste da dose de melatonina, assim como para a terapia de luz em horário adequado. O uso de óculos escuros no caminho de volta para casa de manhã tem se mostrado eficaz para contribuir para o ajuste da fase circadiana e melhorar a qualidade do sono.

DISTÚRBIO DO CICLO VIGÍLIA-SONO RELACIONADO AO *JET LAG*

O *jet lag* é o desconforto provocado pela travessia de fusos horários em aviões a jato, o que ocorre, em geral, em voos transmeridianos. O distúrbio é decorrente da incapacidade do sistema de temporização circadiano se ajustar à mudança de horários e, consequentemente, ao fotoperíodo local na mesma velocidade da viagem.[12] A fadiga e a dificuldade em adormecer, observadas após viagens longas, contribuem para o surgimento dos sintomas.

O distúrbio do ciclo vigília-sono relacionado ao *jet lag* pode levar a queixas de insônia ou sonolência excessiva, desempenho diurno prejudicado, apetite ou função gastrintestinal alterada, aumento da frequência de despertares noturnos para urinar e mal-estar geral. Os sintomas iniciam-se em um ou dois dias após a viagem, com diferença de, pelo menos, dois fusos horários entre os locais de partida e chegada. Diversos fatores influenciam a manifestação de sintomas, como o número de fusos horários, a direção da viagem (pior em viagens no sentido para o leste), a ocorrência ou não de sono durante a viagem, a exposição a marcadores circadianos no local de destino e as diferenças individuais.

O tratamento varia de acordo com a duração e o número de fusos atravessados durante a viagem.[11] Em viagens curtas (até dois dias de permanência no destino), sugere-se a manutenção dos hábitos de dormir e acordar do local de origem. A melatonina é recomendada (0,5 ou 3 mg) quando a permanência no destino é mais longa e deve ser administrada uma hora antes de ir para a cama, por cinco dias. A exposição à luz, particularmente à luz solar, é recomendada nas primeiras horas da manhã no local de destino quando o objetivo for avançar o ritmo circadiano (voo para o leste). Se o objetivo for atrasar (voos para o oeste), a exposição à luz deve ocorrer ao entardecer.[11]

CONSIDERAÇÕES FINAIS

As queixas comuns aos distúrbios relacionados ao ritmo circadiano correspondem à insônia e à sonolência diurna, as quais também são observadas em outros distúrbios do sono. Por esse motivo, o diagnóstico diferencial é fundamental para que seja adotado o tratamento mais adequado.

REFERÊNCIAS

1. Moreno C. The recognition of chronobiology in science. Sleep Sci. 2018;11(1):1.
2. World Health Organization. International classification of diseases: the global standard for diagnostic health information ICD-11 [Internet]. 11th. ed. Geneve: WHO; 2019 [capturado em 15 jun. 2022]. Disponível em: https://icd.who.int/en/.
3. American Academy of Sleep Medicine. International classification of sleep disorders: ICSD. 3rd ed. Darien: AASM; 2014.
4. Auger RR, Burgess HJ, Emens JS, Deriy LV, Thomas SM, Sharkey KM. Clinical practice guideline for the treatment of intrinsic circadian rhythm sleep-wake disorders: advanced sleep-wake phase disorder (ASWPD), Delayed Sleep-Wake Phase Disorder (DSWPD), Non-24-Hour Sleep-Wake Rhythm Disorder (N24SWD), and Irregular Sleep-Wake Rhythm Disorder (ISWRD). An update for 2015: an American Academy of Sleep Medicine clinical practice guideline. J Clin Sleep Med. 2015;11(10):1199-236.

5. Horne JA, Ostberg O. A self-assessment questionnaire to determine morningness-eveningness in human circadian rhythms. Int J Chronobiol. 1976;4(2):97-110.

6. Roenneberg T, Wirz-Justice A, Merrow M. Life between clocks: daily temporal patterns of human chronotypes. J Biol Rhythms. 2003;18(1):80-90.

7. Ulhoa M, Moreno CRC. Circadian rhythm sleep-wake disorders: an overview. In: Frange C, Coelho FMS, editors. Sleep medicine and physical therapy: a comprehensive guide for practitioners. New York: Springer; 2021. p. 110-20.

8. Wright KP Jr, Bogan RK, Wyatt JK. Shift work and the assessment and management of shift work disorder (SWD). Sleep Med Rev. 2013;17(1):41-54.

9. Moreno CRC, Marqueze EC, Sargent C, Wright Jr KP, Ferguson SA, Tucker P. Working Time Society consensus statements: evidence-based effects of shift work on physical and mental health. Ind Health. 2019;57(2):139-57.

10. Brasil. Ministério da Saúde. Doenças relacionadas ao trabalho: manual de procedimentos para os serviços de saúde. Brasília: Organização Pan-Americana da Saúde no Brasil; 2001.

11. Araujo JF, Moreno CRC. Transtornos do ritmo circadiano. In: Pinto Junior LR; Rego AFB, organizador. Sono: do diagnóstico ao tratamento. São Paulo: Atheneu; 2019. p. 127-42.

12. Sack RL. The pathophysiology of jet lag. Travel Med Infect Dis. 2009;7(2):102-10.

20 SÍNDROME DAS PERNAS INQUIETAS/DOENÇA DE WILLIS-EKBOM

Karla Carlos
Carla de Oliveira Carletti
Gilmar Fernandes do Prado

A síndrome das pernas inquietas/doença de Willis-Ekbom (SPI/DWE) é uma doença neurológica, sensoriomotora, considerada um distúrbio de movimento relacionado ao sono e ao ciclo sono-vigília.[1] É caracterizada por uma necessidade/urgência de movimentar as pernas, em geral acompanhada de sensação desagradável. Os sintomas ocorrem durante o repouso e melhoram com o movimento, sendo mais frequentes no final do dia ou início da noite.[2,3] É importante destacar que esses sintomas não podem estar relacionados a outras condições clínicas ou comportamentais.[4]

FISIOPATOLOGIA

Com sistemas de funcionamento conectados,[5] o metabolismo do ferro e o sistema dopaminérgico apresentam importante papel na fisiopatologia da SPI/DWE, que ainda tem sido bastante investigada. Sabe-se que os pacientes com SPI/DWE apresentam deficiência de ferro, e por muito tempo foi versado que haveria também a diminuição de dopamina (DA). Atualmente, a teoria de um estado hiperdopaminérgico tem sido evidenciada.[6]

Pacientes com SPI/DWE apresentam diminuição na concentração de ferritina e aumento na concentração de transferrina no líquido cerebrospinal (LCS), sugerindo uma diminuição de ferro cerebral.[5,7,8] Essa redução de ferro no sistema nervoso central (SNC) pode ocorrer por um desequilíbrio na captação e no armazenamento de ferro nos microvasos, devido a diminuição da atividade das proteínas reguladoras do ferro nas células endoteliais da barreira hematoencefálica.[9] As alterações no perfil das proteínas de gerenciamento de ferro na barreira hematoencefálica e a diminuição da expressão do receptor de transferrina (TfR) provocam alterações na aquisição de ferro no cérebro.[10] Análise de tecido cerebral por necrópsia demonstrou modificações nas proteínas reguladoras de ferro na substância negra,[11] e imagens feitas por ressonância magnética (RM) também apresentaram redução na concentração de ferro cerebral em pacientes com SPI/DWE.[12,13]

Há uma dinâmica de interação entre ferro e DA, e a redução do ferro reflete em aumento na síntese, na liberação e no metabolismo de DA pré-sináptica.[6] Dados recentes mostram que a deficiência de ferro cerebral está associada a mudanças na transmissão adenossinérgica, com regulação negativa do receptor adenosina-1 (A1R) e consequente hipersensibilidade glutamatérgica estriatal, que promove liberação dopaminérgica.[14] O estado hiperdopaminérgico pode ocorrer por três situações: 1) aumento de tirosina hidroxilase (TH), que irá promover aumento da DA no espaço intrassináptico e, em resposta a esse excesso, haverá diminuição na quantidade, na sensibilidade ou na afinidade do receptor dopamina (D2R); 2) diminuição na recaptação de DA por diminuição nos seus transportadores (DAT), promovendo o aumento de DA intrassináptica. Como consequência, ocorrerá a diminuição de TH; e 3) diminuição na quantidade, na sensibilidade ou na afinidade do receptor de dopamina-2 (D2R) no neurônio pós-sináptico, o mecanismo de compensação irá favorecer o aumento da síntese da DA por aumento da TH e diminuição de recaptação pelos DATs[6,15](**Fig. 20.1**).

Além dos mecanismos envolvendo a deficiência de ferro e o estado hiperdopaminérgico, a inflamação também tem um papel relevante para o desenvolvimento ou

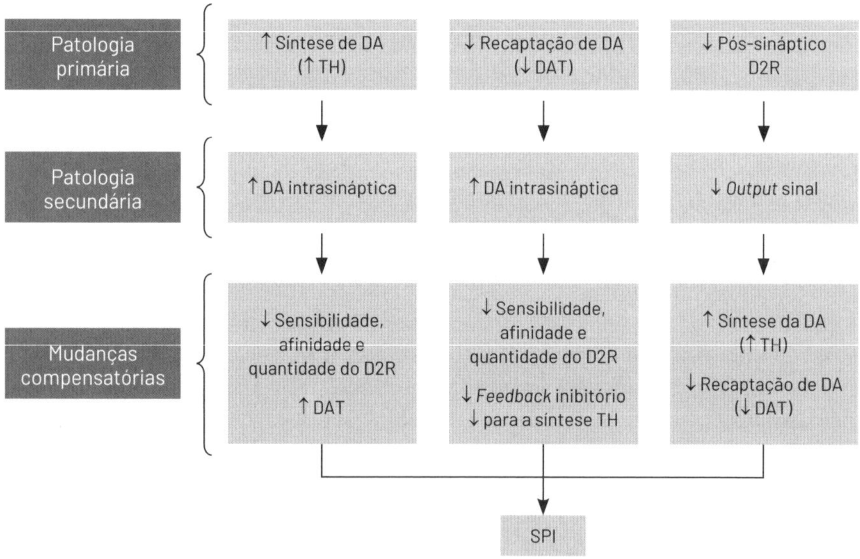

■ **Figura 20.1**

Três modelos teóricos apresentando os efeitos direto e indireto do processo patológico da sinapse dopaminérgica (receptores pós-sinápticos, pré-sinápticos, síntese, liberação ou captação da DA), dinâmica e mudanças compensatórias.

DA: dopamina; TH: tirosina hidroxilase; D2R: receptor de dopamina; DAT: transportador de dopamina.

agravamento dos sintomas da SPI/DWE. A análise proteômica do LCS de pacientes com SPI/DWE evidenciou um perfil consistente, com deficiência de ferro e estado inflamatório: aumento de concentração de cistatina C e aumento de lipocalina prostaglandina D2 sintase.[16] A perda da homeostase do ferro provoca a ativação de fator indutor da hipóxia (HIF1), que também é um marcador de processo inflamatório.[17]

É comum o diagnóstico de SPI/DWE em pacientes com esclerodermia[18] e síndrome pós-poliomielite.[19] O processo inflamatório pode levar a redução de ferro cerebral e desencadear a SPI/DWE. A inflamação produz interleucinas pró-inflamatórias, sobretudo a interleucina 6 (IL-6), que estimula a produção de hepcidina, que também pode ser estimulada pela hipóxia.[20] A hepcidina liga-se à ferroportina (Fp), e, nessa fusão, a Fp é degradada e o ferro não é exportado do enterócito para a circulação sistêmica.[20] O aumento de hepcidina reduz a disponibilidade do ferro sistêmico e, possivelmente, provocará redução do ferro cerebral.[21] A inflamação é o gatilho, e a hepcidina, a base para o desenvolvimento de deficiência de ferro cerebral.

Ferro, hepcidina e inflamação têm mecanismos de homeostase/regulação interligados. O ferro é regulado pela hepcidina. A hepcidina é regulada pelo ferro e pela inflamação. Esta última aumenta a síntese de hepcidina e diminuiu a concentração de ferro no plasma. Esses três indicadores estão envolvidos na fisiopatologia da SPI/DWE.

DIAGNÓSTICO

Muitas vezes, o paciente não consegue descrever os seus sintomas e sensações, tanto pelas características dessas sensações quanto pela ausência de parâmetros comparativos, tornando o diagnóstico um desafio para o médico.

Apesar de prevalente, ainda é comum o paciente relatar uma peregrinação até o efetivo diagnóstico da doença, que é realizado por meio de minuciosa entrevista clínica, e as queixas do paciente devem contemplar todos os critérios estabelecidos pelo International Restless Legs Syndrome Study Group (IRLSSG),[2,4] apresentados no **Quadro 20.1**.

Embora os critérios estejam bem definidos, ainda há dificuldade de reconhecimento da doença por parte de médicos recém-formados,[22,23] outros profissionais da saúde e população leiga. Além da falta de conhecimento sobre a doença em si, há também confusão em distinguir o que é a SPI/DWE e o hábito das pessoas de movimentar as pernas enquanto estão sentadas.[24] Essa confusão pode ser atribuída ao nome "pernas inquietas", que remete ao hábito de mover as pernas durante o repouso. Uma solução para reduzir esse viés de interpretação é a utilização do epônimo doença de Willis-Ekbom.[22] É importante ressaltar que a doença também pode acometer outras partes do corpo.

Em 1672, Thomas Willis, médico inglês pioneiro no estudo da neuroanatomia, descreveu pela primeira vez, no livro *De anima brutorum* (*Sobre a alma animal*),[25] uma doença com características subjetivas, associada à presença de vigília noturna e que causava sofrimento ao paciente. Tal descrição está contida no livro, que foi vertido para o inglês em 1685, com o título *The London practice of physick*.[26]

■ Quadro 20.1
Critérios diagnósticos da SPI/DWE segundo o International Restless Legs Syndrome Study Group

1. Necessidade (urgência) de mover as pernas, geralmente acompanhada, mas nem sempre, de desconforto ou sensações desagradáveis nas pernas.
2. Necessidade (urgência) de mover as pernas e qualquer sensação desconfortável que a acompanhe começa ou piora durante os períodos de repouso e inatividade, como deitar-se ou sentar-se.
3. Necessidade de mover as pernas e qualquer sensação que a acompanhe é parcial ou totalmente aliviada por movimentos, como andar ou alongar, pelo menos enquanto esteja executando a atividade.
4. A necessidade de mover as pernas e qualquer sensação desagradável que a acompanhe durante o repouso ou inatividade ocorre apenas ou é pior à tarde ou à noite do que durante o dia.
5. A ocorrência dessas características não pode ser atribuída a sintomas primários de outras condições médicas ou comportamentais, como mialgia, estase venosa, cãibras nas pernas, artrite, desconforto posicional, costume de bater o pé, etc.

Fonte: Allen e colaboradores.[4]

Quase três séculos depois, em 1944, Karl-Axel Ekbom, neurologista sueco, publicou sobre uma série de pacientes com uma doença que denominou como "*asthenia crurum paraesthetica*" ou "*irritable legs*". Os pacientes apresentavam parestesia, geralmente à noite, que consistia em uma sensação irritante, muito desagradável nas pernas, de difícil descrição. Para alívio da sensação, era necessário movimentar as pernas. Ekbom descreveu a doença como a entendemos até hoje e reportou que seus pacientes conviveram décadas com os sintomas até serem diagnosticados.[27]

A prevalência da SPI/DWE varia entre 3 e 20%.[28,29] No Brasil, acomete 6,40% da população.[30] A discrepância nos valores de prevalência pode decorrer dos métodos diagnósticos utilizados nos estudos. Os pacientes com SPI/DWE apresentam prejuízo em atividades diurnas, déficits cognitivos, depressão e ansiedade.[31,32] A combinação dos sintomas e suas consequências impõe sofrimento,[33] prejudicando a qualidade de vida social, profissional e acadêmica dos indivíduos acometidos.

Para avaliar a gravidade da doença, utilizamos a Escala de Classificação do IRLSSG, que é constituída de 10 questões, abordando os sintomas e a frequência com que ocorrem, o impacto da doença nas atividades sociais e os aspectos emocionais das pessoas acometidas. Cada questão possui cinco alternativas de respostas, que variam de 0 a 4, e são consideradas como pontuação. A somatória dos pontos sugere a gravidade da doença:[34]

0 a 10 = leve

11 a 20 = moderada

21 a 30 = grave

31 a 40 = muito grave

Essa escala é uma adequada ferramenta para avaliarmos a resposta ao tratamento, por meio da redução (ou não) da somatória dos pontos, de acordo com a condição clínica do paciente durante o processo terapêutico.

TRATAMENTO

Ao determinar o tratamento, deve-se considerar a forma de apresentação da doença, e, sendo secundária, é importante ajustar a terapia para o controle da causa dos sintomas da SPI/DWE.

Além de reduzir os sintomas motores e sensoriais, os objetivos do tratamento visam a propiciar sono reparador e, consequentemente, melhorar sintomas como fadiga, sonolência e dificuldade de concentração, além de permitir que o paciente aprecie atividades passivas como ler, assistir à televisão, ir ao cinema, etc., que sem tratamento poderiam evocar os sintomas da SPI/DWE.[35]

TRATAMENTO FARMACOLÓGICO

Na década de 1980, a levodopa foi prescrita pela primeira vez para o tratamento da SPI/DWE,[36] e, a partir de então, vários estudos foram desenvolvidos para analisar a eficácia do tratamento da doença com levodopa e agonistas dopaminérgicos. Assim, a prescrição de agentes dopaminérgicos foi considerada a primeira escolha de tratamento da SPI/DWE, por apresentar elevado grau de eficácia clínica.[37]

Entretanto, um importante efeito colateral foi descrito com o uso de levodopa/carbidopa, o qual foi chamado de a*ugmentation*. Após o início do tratamento, alguns pacientes em uso de agentes dopaminérgicos apresentaram piora dos sintomas, os quais iniciavam mais precocemente do que o horário habitual e de forma mais intensa, necessitando de aumento progressivo da dose do medicamento na tentativa de ajustar a terapia, cujo efeito se mostrava transitório, sendo que a piora dos sintomas era evidenciada, havendo necessidade de suspensão do agente dopaminérgico.[38]

Para evitar a ocorrência de *augmentation*, outras alternativas medicamentosas foram testadas, com resultados positivos, envolvendo o uso de opioides e benzodiazepínicos (BZDs). Os opioides são efetivos para tratar os sintomas da SPI/DWE com moderada qualidade de evidência e com poucos dados sobre a segurança de dose.[39] O uso de BZDs pode auxiliar na indução do sono dos pacientes acometidos pela doença.[40]

Atualmente, a primeira linha de escolha para o tratamento da SPI/DWE é o uso de $\alpha 2$-γ ligante, cujos principais representantes no Brasil são a gabapentina e a pregabalina. Comparada com placebo, a gabapentina foi associada à melhora dos sintomas da SPI/DWE, além de modificar a estrutura do sono, aumentando o tempo total de sono e sua eficiência, e nenhum paciente apresentou *augmentation*.[41] Sugere-se que os novos sítios de ligação de receptores e um acúmulo de GABA, ou aumento da inibição provocada pelo GABA em diferentes regiões do cérebro, pode ser responsável pelos seus efeitos na SPI/DWE.[41] Comparado com placebo ou com pramipexole, o uso de pregabalina promoveu melhora em medidas objetivas e subjetivas de manutenção e arquitetura do sono.[42]

Os agonistas dopaminérgicos seguem como segunda opção de escolha, preferencialmente o pramipexole ou a cabergolina, que se mostraram mais eficazes quando comprados à levodopa.[43]

Considerando como hipótese fisiopatológica a alteração de vias de adenosina e glutamatérgicas, uma alternativa de tratamento com resultados positivos é a administração de inibidores dos receptores de adenosina. Dados recentes demonstraram efeitos terapêuticos positivos na melhora dos sintomas da SPI/DWE, bem como na qualidade do sono.[44]

Comparada com placebo, a suplementação de ferro melhora a inquietação e a gravidade da SPI/DWE e reduz efeitos colaterais. Há dados insuficientes comparando o uso do ferro com agonistas dopaminérgicos e não há dados comparando a eficácia do ferro com $\alpha 2$-γ ligante.[45]

A **Tabela 20.1** apresenta as escolhas de tratamento farmacológico para SPI/DWE.

CIRCUNSTÂNCIAS ESPECIAIS[46]

- Manejo da SPI/DWE em crianças

A base do tratamento da SPI em crianças é a reposição de ferro. A concentração de ferritina sérica deve ser medida, e a suplementação de ferro deve ser prescrita se os níveis forem < 50 mg/L.

Como em adultos, a terapia medicamentosa de primeira linha em crianças deve ser com ligantes $\alpha 2$-γ.

Abordagens não farmacológicas, incluindo uma rotina consistente na hora de dormir, evitar a privação do sono e eliminar a cafeína da dieta (café, chocolate, chá mate, refrigerantes de cola e similares, guaraná), devem ser tentadas. Se possível, inibidores seletivos da recaptação de serotonina (ISRSs) devem ser evitados.

Tabela 20.1
Escolhas de tratamento farmacológico para SPI/DWE

Escolha	Grupo farmacológico	Medicamento	Dose (média/dia)
Primeira	$\alpha 2$-γ ligante	Gabapentina Pregabalina	600 mg 150 mg
Segunda	Agonista dopaminérgico Ferro	Pramipexole Ferro	0,25 mg A depender da dose de ferritina
	Opioides	Oxidona Metadona	10 a 20 mg 5 a 10 mg
Alternativa	Inibidores dos receptores de adenosina	Dipiridamol	200 mg
	Benzodiazepínico*	Clonazepam	0,5 a 2 mg

*Para quadros refratários em associação com outras substâncias.

Outros medicamentos que podem ser considerados incluem clonazepam, agentes dopaminérgicos e clonidina, mas os efeitos colaterais potenciais devem ser cuidadosamente considerados.

- Manejo da SPI/DWE em gestantes

É recomendado eleger terapias não farmacológicas, com atenção especial para exercícios e correção das reservas de ferro por via intravenosa.

Medicamentos em doses efetivas mais baixas, usados sob demanda, se possível, devem ser reservados para SPI/DWE grave. Os sintomas são mais comuns no segundo ou no terceiro trimestre, mas podem ocorrer precocemente. Para o tratamento medicamentoso, considerar o uso de opioides (oxicodona 5 a 10 mg ou metadona 2,5 a 5 mg) antes de a paciente se deitar para dormir, e, nesses casos, o neonato precisará ser monitorado para a avaliação de sintomas de abstinência de opioides. Os médicos devem trabalhar em estreita colaboração com o obstetra da paciente durante o tratamento.

REFERÊNCIAS

1. American Academy of Sleep Medicine. International classification of sleep disorders: ICSD. 3rd ed. Darien: AASM; 2014.
2. Allen RP, Picchietti D, Hening WA, Trenkwalder C, Walters AS, Montplaisi J, et al. Restless legs syndrome: diagnostic criteria, special considerations, and epidemiology. A report from the restless legs syndrome diagnosis and epidemiology workshop at the National Institutes of Health. Sleep Med. 2003;4(2):101-19.
3. Earley CJ. Clinical practice. Restless legs syndrome. N Engl J Med. 2003;348(21):2103-9.
4. Allen RP, Picchietti DL, Garcia-Borreguero D, Ondo WG, Walters AS, Winkelman JW, et al. Restless legs syndrome/Willis-Ekbom disease diagnostic criteria: updated International Restless Legs Syndrome Study Group (IRLSSG) consensus criteria--history, rationale, description, and significance. Sleep Med. 2014;15(8):860-73.
5. Allen R. Dopamine and iron in the pathophysiology of restless legs syndrome (RLS). Sleep Med. 2004;5(4):385-91.
6. Earley CJ, Connor J, Garcia-Borreguero D, Jenner P, Winkelman J, Zee PC, et al. Altered brain iron homeostasis and dopaminergic function in Restless Legs Syndrome (Willis-Ekbom Disease). Sleep Med. 2014;15(11):1288-301.
7. Earley CJ, Connor JR, Beard JL, Malecki EA, Epstein DK, Allen RP. Abnormalities in CSF concentrations of ferritin and transferrin in restless legs syndrome. Neurology. 2000;54(8):1698-700.
8. Allen R. Dopamine and iron in the pathophysiology of restless legs syndrome (RLS). Sleep Med. 2004;5(4):385-91.
9. Ward RJ, Zucca FA, Duyn JH, Crichton RR, Zecca L. The role of iron in brain ageing and neurodegenerative disorders. Lancet Neurol. 2014;13(10):1045-60.
10. Duck KA, Connor JR. Iron uptake and transport across physiological barriers. Biometals. 2016;29(4):573-91.
11. Chawla S, Gulyani S, Allen RP, Earley CJ, Li X, Van Zijl P, et al. Extracellular vesicles reveal abnormalities in neuronal iron metabolism in restless legs syndrome. Sleep. 2019;42(7):zsz079.
12. Rizzo G, Manners D, Testa C, Tonon C, Vetrugno R, Marconi S, et al. Low brain iron content in idiopathic restless legs syndrome patients detected by phase imaging. Mov Disord. 2013;28(13):1886-90.
13. Earley CJ, Barker P, Horská A, Allen RP. MRI-determined regional brain iron concentrations in early- and late-onset restless legs syndrome. Sleep Med. 2006;7(5):458-61.
14. Ferré S, Quiroz C, Guitart X, Rea W, Seyedian A, Moreno E, et al. Pivotal role of adenosine neurotransmission in restless legs syndrome. Front Neurosci. 2018;11:722.

15. Connor JR, Wang XS, Allen RP, Beard JL, Wiesinger JA, Felt BT, et al. Altered dopaminergic profile in the putamen and substantia nigra in restless leg syndrome. Brain. 2009;132(Pt 9):2403-12.
16. Patton SM, Cho YW, Clardy TW, Allen RP, Earley CJ, Connor JR. Proteomic analysis of the cerebrospinal fluid of patients with restless legs syndrome/Willis-Ekbom disease. Fluids Barriers CNS. 2013;10(1):20.
17. Patton SM, Ponnuru P, Snyder AM, Podskalny GD, Connor JR. Hypoxia-inducible factor pathway activation in restless legs syndrome patients. Eur J Neurol. 2011;18(11):1329-35.
18. Prado GF, Allen RP, Trevisani VM, Toscano VG, Earley CJ. Sleep disruption in systemic sclerosis (scleroderma) patients: clinical and polysomnographic findings. Sleep Med. 2002;3(4):341-5.
19. Marin LF, Carvalho LBC, Prado LBF, Oliveira ASB, Prado GF. Restless legs syndrome is highly prevalent in patients with post-polio syndrome. Sleep Med. 2017;37:147-50.
20. Ganz T. Hepcidin and its role in regulating systemic iron metabolism. Hematology Am Soc Hematol Educ Program. 2006:29-35, 507.
21. Weinstock LB, Walters AS, Paueksakon P. Restless legs syndrome--theoretical roles of inflammatory and immune mechanisms. Sleep Med Rev. 2012;16(4):341-54.
22. Carlos K, Prado LB, Carvalho LB, Prado GF. Willis-Ekbom disease or restless legs syndrome? Sleep Med. 2015;16(9):1156-9.
23. Carlos K, Prado GFD. Exclusion of mimics does not influence Willis-Ekbom disease diagnosis among recent medical graduates. Arq Neuropsiquiatr. 2018;76(12):816-20.
24. Carlos K, Yonekura VY, Prado GF. Misdiagnosing restless legs syndrome/Willis-Ekbom disease despite the IRLSSG criteria. Sleep Med. 2020;73:153.
25. Willis T. Wells and Scott: de anima brutorum. London: EPB MSL/WIL; 1672. p. 339-41.
26. Willis T. The London practice of physick: or the whole practical part of physick contained in the works of Dr. Willis. London: Thomas Basset and William Crooke; 1685.
27. Ekbom KA. Athenia crurum paraesthetica (Irritable Legs). Acta Med Scand. 1944;121(1-3):18-59.
28. Persi GG, Etcheverry JL, Vecchi C, Parisi VL, Ayarza AC, Gatto EM. Prevalence of restless legs syndrome: a community-based study from Argentina. Parkinsonism Relat Disord. 2009;15(6):461-5.
29. Koo BB. Restless leg syndrome across the globe: epidemiology of the restless Legs Syndrome/Willis-Ekbom Disease. Sleep Med Clin. 2015;10(3):189-205, xi.
30. Eckeli AL, Gitaí LL, Dach F, Ceretta H, Sander HH, Passos AD, et al. Prevalence of restless legs syndrome in the rural town of Cassia dos Coqueiros in Brazil. Sleep Med. 2011;12(8):762-7.
31. Pearson VE, Allen RP, Dean T, Gamaldo CE, Lesage SR, Earley CJ. Cognitive deficits associated with restless legs syndrome (RLS). Sleep Med. 2006;7(1):25-30.
32. Kushida C, Martin M, Nikam P, Blaisdell B, Wallenstein G, Ferini-Strambi L, et al. Burden of restless legs syndrome on health-related quality of life. Qual Life Res. 2007;16(4):617-24.
33. Varela MJ, Coin-Carvalho JE, Carvalho LB, Varela MV, Potasz C, Prado LB, et al. Restless legs syndrome: a qualitative analysis of psychosocial suffering and interdisciplinary attention. J Health Psychol. 2013;18(10):1341-52.
34. Masuko AH, Carvalho LBC, Machado MAC, Morais JF, Prado LBF, Prado GF. Tradução e validação para a língua portuguesa do Brasil da Escala internacional de graduação da síndrome das pernas inquietas do Grupo Internacional de Estudos da Síndrome das Pernas Inquietas. Arq Neuro-Psiquiatr. 2008;66(4):832-6.
35. Hening WA. Current guidelines and standards of practice for restless legs syndrome. Am J Med. 2007;120(1 Suppl 1):S22-7.
36. Akpinar S. Treatment of restless legs syndrome with levodopa plus benserazide. Arch Neurol. 1982;39(11):739.
37. Littner MR, Kushida C, Anderson WM, Bailey D, Berry RB, Hirshkowitz M, et al. Practice parameters for the dopaminergic treatment of restless legs syndrome and periodic limb movement disorder. Sleep. 2004;27(3):557-9.
38. Allen RP, Earley CJ. Augmentation of the restless legs syndrome with carbidopa/levodopa. Sleep. 1996;19(3):205-13.
39. Oliveira CO, Carvalho LB, Carlos K, Conti C, de Oliveira MM, Prado LB, et al. Opioids for restless legs syndrome. Cochrane Database Syst Rev. 2016;2016(6):CD006941.

40. Carlos K, Prado GF, Teixeira CD, Conti C, de Oliveira MM, Prado LB, et al. Benzodiazepines for restless legs syndrome. Cochrane Database Syst Rev. 2017;3(3):CD006939.

41. Garcia-Borreguero D, Larrosa O, de la Llave Y, Verger K, Masramon X, Hernandez G. Treatment of restless legs syndrome with gabapentin: a double-blind, cross-over study. Neurology. 2002;59(10):1573-9.

42. Garcia-Borreguero D, Patrick J, DuBrava S, Becker PM, Lankford A, Chen C, et al. Pregabalin versus pramipexole: effects on sleep disturbance in restless legs syndrome. Sleep. 2014;37(4):635-43.

43. Scholz H, Trenkwalder C, Kohnen R, Riemann D, Kriston L, Hornyak M. Dopamine agonists for restless legs syndrome. Cochrane Database Syst Rev. 2011;2011(3):CD006009.

44. Garcia-Borreguero D, Garcia-Malo C, Granizo JJ, Ferré S. A randomized, placebo-controlled crossover study with dipyridamole for restless legs syndrome. Mov Disord. 2021;36(10):2387-92.

45. Trotti LM, Becker LA. Iron for the treatment of restless legs syndrome. Cochrane Database Syst Rev. 2019;1(1):CD007834.

46. Silber MH, Buchfuhrer MJ, Earley CJ, Koo BB, Manconi M, Winkelman JW, et al. The Management of restless legs syndrome: an updated algorithm. Mayo Clin Proc. 2021;96(7):1921-37.

PARTE IV

TÓPICOS COMPLEMENTARES

21 ALTERAÇÕES DO SONO NO CLIMATÉRIO

Helena Hachul
Sergio Tufik

Dados do Instituto Brasileiro de Geografia e Estatística (IBGE) de 2020 mostram que, com o passar do tempo, espera-se que as mulheres vivam mais. Em 1940, a expectativa de vida era de cerca de 44 anos. Hoje, as mulheres vivem, aproximadamente, 77 anos. Isso quer dizer que um terço de suas vidas é passado no período do climatério.[1]

CLIMATÉRIO E MENOPAUSA

O climatério é uma fase natural e biológica da evolução da mulher, caracterizada pela transição gradual do estado reprodutivo para o não reprodutivo, segundo a Organização Mundial da Saúde (OMS).[2]

Menopausa é a data do último ciclo menstrual da mulher e marca o início do estágio não reprodutivo, quando ocorre amenorreia por 12 meses consecutivos, após excluídas outras causas fisiológicas ou patológicas. Ela pode ser natural ou cirúrgica, prematura, se ocorrer antes dos 40, ou tardia, se ocorrer após os 55 anos. Nesse período, em virtude de esgotamento folicular, há diminuição da produção de esteroides pelos ovários, levando a um conjunto de alterações fisiológicas. Além disso, no âmbito psicossocial, podem ocorrer algumas modificações: algumas mulheres ficam viúvas (pois a expectativa de vida das mulheres é superior à dos homens); os filhos, já crescidos, comumente deixam seus lares para casar-se ou estudar. Dessa maneira, as mulheres podem experimentar a síndrome do ninho vazio. Essa situação pode deixar a mulher ainda mais vulnerável a sintomas de depressão e irritabilidade.

A síndrome climatérica é o conjunto de sinais e sintomas que pode ocorrer no climatério, período que envolve a transição para a menopausa e a pós-menopausa, e é decorrente do hipoestrogenismo. As manifestações precoces são sintomas vasomotores, psicológicos, urogenitais, sexuais, distúrbios do sono, cefaleia, pele seca e irregularidade menstrual. Outras intercorrências podem surgir de modo mais tardio, como osteoporose e doenças cardiovasculares.

A pós-menopausa pode ser dividida entre recente (até 8 anos após a data da última menstruação) e tardia (≥ 8 anos).[3]

EPIDEMIOLOGIA

A idade média da menopausa natural nas mulheres em países desenvolvidos é de 51 anos.[4]

Segundo um estudo epidemiológico conduzido em uma amostra representativa da população da cidade de São Paulo, as paulistanas param de menstruar aos 47,5 anos.[5] Um estudo realizado na cidade de Campinas observou que a idade média de menopausa foi de 46,5 anos.[6].

A idade da ocorrência da menopausa, normalmente, é entre 45 e 55 anos, e pode ser influenciada por fatores socioeconômicos (mulheres com atividades estressantes têm chances de entrar na menopausa mais cedo) e culturais. Mulheres que vivem em países de altitudes maiores podem apresentar a menopausa em idade mais precoce. O fator nutricional pode impactar na idade da menopausa: mulheres com alto índice de massa corpórea (IMC) entram na menopausa de maneira mais tardia, provavelmente em razão da conversão periférica de estrogênios que ocorre pela aromatase no tecido adiposo. Em contrapartida, o tabagismo antecipa a menopausa de 12 a 18 meses, pela deficiência estrogênica causada diretamente pelo tabaco. Alguns estudos internacionais encontraram associações da idade na menopausa natural com fatores reprodutivos, como menarca e paridade (mulheres nulíparas têm menopausa mais precoce, enquanto o aumento da paridade correlaciona-se à menopausa mais tardia), porém esses dados não são conclusivos na literatura.

QUADRO CLÍNICO

As manifestações clínicas do hipoestrogenismo podem variar em intensidade, a depender de alguns fatores (**Fig. 21.1**). Mulheres mais jovens costumam apresentar sintomas mais exuberantes, por exemplo. Da mesma forma, as submetidas a procedimentos que levam à menopausa cirúrgica apresentam sintomas mais fortes, quando comparadas àquelas que passam pela menopausa de forma natural. Além disso, fatores sociais, econômicos, culturais e étnicos podem influenciar. As mulheres tendem a ter a parada da menstruação na mesma idade e de forma semelhante à de suas mães.

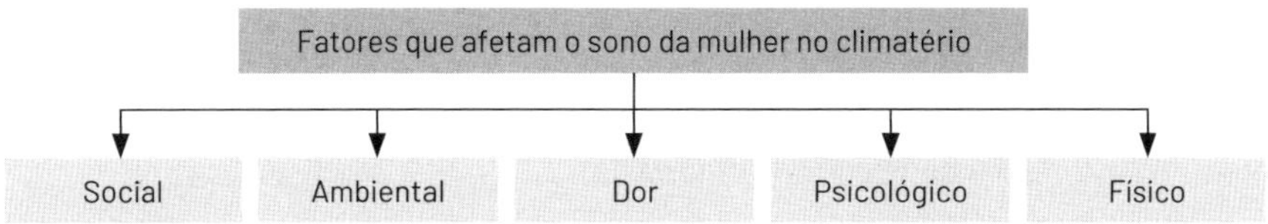

Figura 21.1
Fatores que interferem no padrão de sono no climatério.

Na maioria das mulheres, a diminuição do estrogênio circulante leva às primeiras manifestações da síndrome do climatério, caracterizada pela presença de sintomas vasomotores, sudorese, insônia, ansiedade e depressão, perda de memória e diminuição de libido.

Os sintomas vasomotores aparecem em cerca de 70% das pacientes. Ocorrem em número e duração variáveis: algumas mulheres relatam 5 a 10 episódios por dia, outras, mais de 20. A duração pode ser de segundos a minutos. A intensidade pode impactar cada mulher de forma diferente, sendo que muitas despertam à noite por conta dos fogachos. Dessa maneira, um estudo avaliou a duração do sono e o número de despertares em mulheres com e sem insônia. Mulheres com insônia e fogachos dormiram menor número de horas do que mulheres sem fogachos.[7]

Os despertares podem ocorrer um pouco antes do início da onda de calor. Estudos mostram que, de maneira geral, o sono fica mais fragmentado, e há mais queixas de sono na perimenopausa, tanto nos anos que antecedem como nos primeiros anos após o final dos ciclos menstruais.[8] Um estudo que acompanhou mulheres por seis anos registrou o aumento da fragmentação do sono em mulheres na perimenopausa.[9] Recentemente, observamos a associação entre fogachos e despertares mesmo antes da menopausa.[10]

A insônia é mais frequente em mulheres e aumenta com a idade, e mais de 50% das mulheres após a menopausa apresentam insônia. A insônia aumenta 1,5 vezes em frequência nas pessoas acima de 65 anos.

A insônia, nesse período de vida, pode ser decorrente de ondas de calor, estado hormonal, mudanças de humor e noctúria (as mulheres acordam para ir ao banheiro e, quando voltam para a cama, têm dificuldade de adormecer novamente). Outra causa de sono fragmentado nessa população é a presença de outros distúrbios do sono. Assim, observamos um aumento de 4% no índice de apneia/hipopneia (IAH) a cada ano após a menopausa, e 50% das mulheres que se queixam de insônia, de fato, apresentam distúrbio respiratório do sono.[11] Alguns sintomas aumentam conforme o estágio reprodutivo em que se encontram. Comparando os parâmetros do sono entre mulheres na pós-menopausa precoce e tardia, não foram registradas diferenças entre os grupos na polissonografia (PSG), mesmo controlando para a idade. No entanto, houve mais queixa de perda de memória no grupo pós-menopausa precoce.[12] Esse achado está de acordo com outro estudo, que avaliou a memória em mulheres na pós-menopausa precoce e tardia, em uma população representativa da cidade de São Paulo.[13]

Além da perda de memória, outra queixa muito comum após a menopausa é a depressão. A depressão, nessa fase da vida, pode ser explicada pela diminuição de triptofano e esteroides. No entanto, a depressão na transição para a menopausa e a pós-menopausa se deve, adicionalmente, às mudanças sociais, como a mudança de atividades diárias: mulheres podem estar passando menor tempo no trabalho e, em casa, vivenciando a síndrome do ninho vazio.

Outro sintoma importante, além da depressão, é a ansiedade em mulheres de meia-idade. Comparando mulheres na pós-menopausa precoce, na pós-menopausa tardia e na pré-menopausa, observou-se que tanto a depressão quanto a ansiedade foram mais frequentes no grupo da pós-menopausa tardia em comparação com as mulheres na pré-menopausa.[14] Um estudo longitudinal que acompanhou mulheres chinesas da pré para a pós-menopausa mostrou que mulheres com ansiedade e depressão na pré-menopausa apresentam maior chance de desenvolver insônia posteriormente.[15] Em conjunto, esses estudos revelam a associação entre ansiedade, depressão e insônia no climatério.

Um estudo longitudinal em uma população canadense observou que a menopausa estava associada ao aumento de insônia e apneia obstrutiva do sono (AOS).[16] Em uma amostra representativa da população de São Paulo, observou-se o efeito da menopausa no sono, mesmo controlando para a idade. Mulheres na pós-menopausa apresentaram mais estágio 3 do sono NREM (do inglês *non-rapid eye movement*) e maior IAH, quando comparadas às mulheres na pré-menopausa.[17]

As manifestações tardias em razão de hipoestrogenismo podem ser observadas na pele e nos sistemas cardiovascular, ósseo e urogenital. Uma das manifestações tardias é a alteração na distribuição da gordura, sobretudo após a menopausa.

Há diferença na distribuição da gordura corporal de acordo com o estágio reprodutivo: observou-se aumento da frequência de AOS, especialmente quando moderada e grave, nas mulheres no estágio de pós-menopausa tardia. Em relação à circunferência da cintura, um aumento de 1 cm leva a um aumento de mais de 5% no risco de AOS.[18]

O aumento de peso, bem como a modificação da distribuição de gordura, estão associados a distúrbios de sono no climatério. Nesse sentido, há, além do aumento de AOS, um decréscimo no sono profundo e na eficiência do sono nas mulheres obesas no climatério.[19]

Revisamos diversas variáveis que podem influenciar especialmente o padrão de sono das mulheres na pós-menopausa, incluindo os aspectos sociais, ambientais e físicos. Outro fator que merece atenção é a dor. Estudos mostram uma possível relação bidirecional entre alterações no sono e ocorrência de dor. Observou-se que mulheres com insônia apresentaram maiores escores de dor quando comparadas aos controles.[20]

A intensidade dos sintomas, a presença ou não de comorbidades e o olhar amplo para a promoção de saúde devem guiar tanto a anamnese quanto a avaliação da necessidade de solicitar exames complementares, direcionando o acompanhamento clínico da paciente de forma individualizada.

DIAGNÓSTICO

O diagnóstico de menopausa é clínico e retrospectivo, caracterizando-se pela ausência de menstruação por 12 meses consecutivos, excluídos outros diagnósticos fisiológicos ou patológicos.

Com a queda da produção de estrogênio, laboratorialmente, há o aumento das gonadotrofinas, como FSH (> 30 UI/mL). Durante a fase de transição para a menopausa, pode haver aumento progressivo do FSH, muitas vezes, sem queda, ainda, da produção de estradiol. Os ciclos menstruais podem, nessa fase, ser irregulares, inicialmente curtos, depois longos, até que a mulher entre em amenorreia de modo definitivo.

O acompanhamento da mulher deve ser anual ou semestral, a depender da sintomatologia e da presença ou não de comorbidades. Deve-se solicitar exames visando à promoção de saúde e para rastrear contraindicações ao uso da terapia hormonal (TH), auxiliando na escolha da melhor via de administração de hormônios, quando indicados.

Além da anamnese e do exame físico, os exames de rotina que devem ser solicitados são:

- citologia oncótica cérvico-vaginal — segundo o Ministério da Saúde (MS), após dois consecutivos negativos, pode haver intervalo de três anos, e a coleta deverá ser feita até os 65 anos;[21]
- mamografia bilateral — a mamografia é o padrão-ouro para o rastreio de câncer de mama. Segundo as recomendações do Colégio Brasileiro de Radiologia e Diagnóstico por Imagem, da Sociedade Brasileira de Mastologia e da Federação Brasileira das Associações de Ginecologia e Obstetrícia, mulheres com risco habitual devem ser submetidas a rastreamento anual com mamografia dos 40 aos 74 anos, preferencialmente com técnica digital. Antes de iniciar a TH, quando indicada, a mulher deve estar com a mamografia em dia, ou seja, realizada há, no máximo, um ano;[22]
- exames de sangue — glicemia, colesterol total e frações, triglicerídeos, hormônio tireoestimulante (TSH), T4L, hemograma completo, função renal e hepática;
- ultrassom S endovaginal (US) — feito para avaliar o útero, o endométrio e os anexos. O US transvaginal ginecológico não é um exame de rotina e não está indicado para doenças intracavitárias em pacientes assintomáticas, devendo ser solicitado apenas em casos de pacientes sintomáticas, por exemplo, com sangramento uterino anormal ou sangramento pós-menopausa.

TRATAMENTO

O tratamento será conduzido a partir da sintomatologia. Muitas mulheres, cerca de 70%, são sintomáticas, sendo que as demais podem não apresentar queixas (**Tab. 21.1**).

TRATAMENTO NÃO FARMACOLÓGICO

Essa abordagem, que deve ser realizada para todas as pacientes, visa à promoção de saúde:

- Orientação de atividade física regular por 50 minutos, três vezes por semana, é importante para diminuição da prevalência de obesidade, bem como manutenção óssea.
- Orientação nutricional com dieta balanceada e fracionada auxilia no controle de peso e no tratamento de dislipidemias, que são comorbidades frequentes.
- Apoio psicológico e incentivo à prática de atividades prazerosas e de lazer também auxiliam a mulher nessa fase de mudanças biopsicossociais.

■ **Tabela 21.1**
Tratamento farmacológico, não farmacológico e complementar no climatério

Tratamento	Tipo	Características da paciente	Escolhas terapêuticas
Não farmacológico	-	-	Nutricional Exercício físico Apoio psicológico
Farmacológico	Hormonal	Paciente histerectomizada	Estrogênio
	Hormonal	Paciente com útero	Estrogênio e progestagênio contínuos
		Paciente com útero	Estrogênio e progestagênio cíclicos
	Não hormonal	-	Venlafaxina Desvenlafaxina Fluoxetina Gabapentina
	Fitoterápicos	-	Cimicífuga *Glycine max* *Trifolium pratense* *Tribulus terrestris*
Terapias integrativas	-	-	*Mindfulness* Acupuntura Ioga Aromaterapia Massagem

TRATAMENTO FARMACOLÓGICO

Um questionário que pode nos ajudar a mensurar os sintomas da menopausa é o Índice de Kupperman, com várias perguntas pelas quais podemos graduar a síndrome do climatério em leve, moderada ou acentuada. Se a paciente obtiver uma pontuação maior de 18, portanto, uma pontuação moderada, é provável que possamos usar TH caso ela não apresente contraindicações.

A utilização de TH pode beneficiar as mulheres, pois se trata de um tratamento global que vai promover melhoria nos diversos sistemas que sofrem as consequências do hipoestrogenismo. A TH é indicada no controle dos sintomas vasomotores e pode ser indicada em outras três situações: síndrome geniturinária da menopausa, prevenção da perda de massa óssea e menopausa precoce. Há evidências de que a TH promova benefícios no controle dos transtornos do humor e do sono, na prevenção de diabetes, na demência, na melhora da qualidade de vida e, inclusive, na prevenção de doenças cardiovasculares, quando iniciada de maneira adequada.

Segundo o Consenso Brasileiro de Terapêutica Hormonal da Menopausa, são contraindicações absolutas para o uso de TH a presença de sangramento vaginal de causa desconhecida, antecedentes pessoais de neoplasia hormônio-dependente, doença hepática descompensada, porfiria, antecedentes pessoais de doenças coronariana e cerebrovascular e de tromboembolismo; lúpus eritematoso sistêmico, com elevado risco tromboembólico e meningioma (nesse caso, para TH combinada de estrogênio e progestagênio).[23] Para a decisão de iniciar a TH, deve-se avaliar a presença de possíveis riscos e benefícios para a paciente. Os riscos incluem aumento da chance de câncer de mama (embora seja um risco relativamente muito baixo) e de fenômenos tromboembólicos. Em contrapartida, os benefícios são melhorias nos sintomas vasomotores, na insônia, na atrofia urogenital, entre outros.

Outro aspecto a ser observado é a importância do conceito de janela de oportunidade, ou seja, temos um momento certo para introduzir a TH. De acordo com a The North American Menopause Society,[24] podemos introduzir a TH em mulheres com 60 anos ou menos ou que estejam dentro dos 10 anos do início da menopausa.

Esse conceito parte do conhecimento dos efeitos do estrogênio sobre o sistema cardiovascular, promovendo vasodilatação pela liberação de óxido nítrico, por ação direta no endotélio vascular. Não deve ser iniciada a TH após o período de janela de oportunidade, por aumento de risco cardiovascular, uma vez que, após certo tempo, pode haver acúmulo de ateroma nos vasos, e, assim, uma vasodilatação poderia precipitar fenômenos tromboembólicos.

Mulheres em uso de TH devem ser avaliadas periodicamente, com o objetivo de pesquisar fatores de risco cardiovascular, como hipertensão arterial sistêmica (HAS), diabetes melito, dislipidemia, obesidade e tabagismo. O diabetes e a dislipidemia são fatores que podem ser diagnosticados por meio de exames laboratoriais. Para mulheres com níveis de triglicerídeos acima de 400 mg/dL, a via de administração transdérmica é a mais indicada. Para mulheres que iniciam TH por via oral, a repetição das dosagens de lipídeos após um ano de uso da medicação pode ser considerada.

Para mulheres que foram submetidas a histerectomia, a TH pode ser realizada apenas com estrogênio. Já as mulheres que têm útero devem receber o esquema combinado de estrogênio com progesterona.

A dose-padrão de estrogênio eficaz para o tratamento de fogachos é estrogênio conjugado 0,625 mg; 17-β estradiol oral 1 mg, 17-β estradiol transdérmico 50 μg/d. Porém, baixas doses de estrogênio também são efetivas para alívio dos sintomas vasomotores. Quanto à via de administração, o estradiol e o progestagênio, quando administrados por via não oral, não têm primeira passagem hepática, levando à diminuição de fatores de coagulação e perfil metabólico, dessa forma, reduzindo o risco cardiovascular e os fenômenos tromboembólicos. O risco de tromboembolismo venoso é menor, se usado o estradiol por via transdérmica comparado com o estradiol por via oral. Porém, quando administrado por via oral, há maior impacto na redução dos níveis do colesterol LDL. O uso vaginal de estradiol é preferencial no tratamento isolado das queixas urogenitais.

Os esquemas combinados podem ser cíclicos ou contínuos. No esquema cíclico, o estrogênio é usado de forma contínua, e o progestagênio, na segunda fase do ciclo por 10-12 dias por mês. No esquema contínuo, ambos são administrados de modo simultâneo e contínuo. No esquema cíclico, a mulher apresenta sangramento ao final de cada ciclo de progesterona, e, no contínuo, a maioria entra em amenorreia. Caso isso não ocorra, deve-se investigar o endométrio. A paciente é quem escolhe o tipo de esquema a ser usado.

Outro tratamento disponível é a tibolona, um esteroide sintético aprovado em vários países para tratar os sintomas menopausais e para a prevenção de osteoporose. O metabolismo da tibolona gera três componentes: um estrogênico (diminui os fogachos), um progestagênio (proteção endometrial) e um androgênio, que vai agir melhorando a libido, devido ao aumento dos androgênios circulantes.

TRATAMENTO MEDICAMENTOSO NÃO HORMONAL

- Fitoterápicos são os medicamentos obtidos com emprego exclusivo de matérias-primas ativas vegetais, com finalidades profilática, curativa e paliativa. Os utilizados para controle de fogachos são *Glycine max*, *Trifolium pratense*, cimicífuga racemosa e *Tribulus terrestris*, utilizado para as queixas de diminuição da libido.
- Para mulheres com contraindicação ou que não desejam fazer uso de TH, as opções para o controle dos fogachos são antidepressivos inibidores da recaptação da serotonina (ISRSs), como venlafaxina e desvenlafaxina, fluoxetina, sertralina e paroxetina. É importante lembrar que mulheres com de câncer de mama em uso de tamoxifeno não podem fazer uso de fluoxetina, uma vez que a interação medicamentosa entre eles leva à inativação do tamoxifeno. Quando a paciente apresenta quadro clínico de dor, o uso de gabapentina pode ser indicado.

O tratamento de dislipidemias, osteoporose, obesidade e outras comorbidades que possam ser detectadas também faz parte do acompanhamento da mulher nessa fase da vida.

TERAPIAS INTEGRATIVAS

Diversas terapias podem ser utilizadas em associação com as tradicionais no intuito de melhorar a qualidade de vida das mulheres nessa fase importante da vida: acupuntura, ioga, meditação e aromaterapia.

NOVAS ABORDAGENS

Tratamentos como o *laser* vaginal para atrofia urogenital parecem ser promissores, melhorando o ressecamento vaginal e a flacidez, permitindo melhor condição urogenital e promovendo melhora nas queixas urinárias e sexuais. O uso de anticoncepcional de baixa dose na transição menopáusica, muito utilizado na Europa, pode ser indicado, ou outras substâncias, como o bazedoxifeno. Em todas as situações, a mulher deve ser avaliada de forma individualizada e integral, de acordo com suas necessidades, em busca do acompanhamento que lhe proporcione melhor qualidade de vida.

PARTICULARIDADES DO TRATAMENTO DE DISTÚRBIOS DE SONO NO CLIMATÉRIO

Os distúrbios de sono mais frequentes no climatério são a insônia e a AOS. A insônia acomete mais da metade das mulheres nessa fase de vida, e os distúrbios respiratórios do sono (DRSs), cerca de 30%. A avaliação clínica, muitas vezes corroborada pelo auxílio de PSG, pode ser necessária para diferenciar as duas entidades. De forma geral, o tratamento descrito anteriormente é analisado e oferecido de forma individualizada, de acordo com a necessidade de cada paciente. A seguir, descrevemos particularidades de abordagem da insônia e da AOS no climatério.

INSÔNIA

Em geral, as pacientes se beneficiam da TH no tratamento de insônia. Observamos melhora do sono subjetivo e diminuição de despertares. Uma revisão sistemática recente mostrou que a TH melhora de modo eficaz o sono das mulheres na pós-menopausa quando apresentam fogachos.[25]

A isoflavona, fito-hormônio que tem sido usado como tratamento alternativo para aliviar os sintomas do climatério, mostrou-se eficaz na redução do índice de gravidade de insônia e no número de fogachos por dia, quando comparada a um grupo-placebo em mulheres com insônia na pós-menopausa.[26]

De qualquer forma, para tratar a insônia, temos as intervenções comportamentais. A terapia cognitivo-comportamental para insônia (TCC-I) é a intervenção padrão-ouro, como mostra o trabalho de revisão sobre eficácia dos tratamentos para insônia em mulheres na pós-menopausa.[27] Nesse estudo, a TCC-I na pós-menopausa foi a única intervenção que se mostrou nível A de evidência científica.

Um grande estudo avaliou diversos tratamentos para insônia na pós-menopausa. Observou-se melhora dos fogachos e da insônia nos grupos que usaram escitalopram, venlafaxina e estradiol, quando comparados ao placebo.[28] Esse mesmo estudo não constatou benefícios nos sintomas vasomotores com ioga ou exercícios em comparação com a atividade habitual. Entretanto, a TCC-I reduziu os sintomas de insônia autorrelatados e melhorou a qualidade geral do sono em comparação com o controle da educação na menopausa. Uma metanálise sobre sono e exercícios em mulheres de meia-idade revelou que exercícios moderados a intensos foram associados a melhor qualidade do sono.[29]

Terapias integrativas têm mostrado resultado positivo na qualidade do sono em mulheres com insônia na pós-menopausa. A massagem, por exemplo, mostrou-se superior ao alongamento passivo e a um grupo-controle.[30] Ioga também apresentou resultados positivos na qualidade de vida e no sono quando comparada a outros dois grupos (controle e alongamento passivo).[31]

A insônia e a ansiedade diminuíram após o tratamento com *mindfulness,* em comparação com placebo, em um estudo de mulheres com insônia na pós-menopausa.[32] Um estudo recente, que utilizou a intervenção de aromaterapia com lavanda, mostrou resultados positivos na qualidade de sono e nos sintomas menopausais e de depressão em uma população semelhante.[33]

A acupuntura também promoveu sono de melhor qualidade quando comparada ao grupo sham.[32] Esse achado foi corroborado por uma revisão sistemática sobre o assunto.[33]

Entretanto, muitas dessas intervenções apresentam nível baixo de evidência.

APNEIA OBSTRUTIVA DO SONO

Embora a mulher no climatério se beneficie da TH para os sintomas dessa condição, ainda é controverso seu papel no tratamento da AOS. Sabe-se que a progesterona é estimulante ventilatório, mas não há doses e nem vias de administração definidas para esse fim.

Medidas gerais como orientação nutricional, perda de peso e atividade física podem contribuir para o tratamento. Acupuntura pode ser um recurso adicional. Avaliação otorrinolaringológica, indicação de aparelho intraoral (AIO) ou uso de pressão de ar positiva contínua (CPAP) serão indicados a depender da gravidade do caso e da avaliação clínica.

Acreditamos que a mulher, sobretudo no climatério, deve ser avaliada de forma global. O olhar multidisciplinar e integrativo permite tratamento adequado e melhor qualidade de vida.

REFERÊNCIAS

1. Instituto Brasileiro de Geografia e Estatística. Em 2019, expectativa de vida era de 76,6 anos [Internet]. Rio de Janeiro: Agência IBGE de Notícias; 2019 [capturado em 11 jun. 2022]. Disponível em: https://agenciadenoticias.ibge.gov.br/agencia-sala-de-imprensa/2013-agencia-de-noticias/releases/29502-em-2019-expectativa-de-vida-era-de-76-6-anos.
2. World Health Organization. The world health report 1998: life in the 21st century: a vision for all. Geneve: WHO; 1998.
3. Zhang X, Liu L, Song F, Song Y, Dai H. Ages at menarche and menopause, and mortality among postmenopausal women. Maturitas. 2019;130:50-6.
4. Hachul H, Polesel DN, Nozoe KT1, Sanchez ZM, Prado MCO, Andersen ML, det al. The age of menopause and their associated factors: a cross-sectional population-based study. J Women's Health Care. 2016;5(5):1000335
5. Pedro AO, Pinto Neto AM, Paiva LHSC, Osis MJ, Hardy E. Idade de ocorrência da menopausa natural em mulheres brasileiras: resultados de um inquérito populacional domiciliar. Cad Saude Publica. 2003;19(1):7-25.
6. Baker FC, Willoughby AR, Sassoon SA, Colrain IM, de Zambotti M. Insomnia in women approaching menopause: Beyond perception. Psychoneuroendocrinology. 2015;60:96-104.

7. Lampio L, Polo-Kantola P, Himanen SL, Kurki S, Huupponen E, Engblom J, et al. Sleep during menopausal transition: a 6-year follow-up. Sleep. 2017;40(7).
8. Hachul H, Castro LS, Bezerra AG, Pires GN, Poyares D, Andersen ML, et al. Hot flashes, insomnia, and the reproductive stages: a cross-sectional observation of women from the EPISONO study. J Clin Sleep Med. 2021;17(11):2257-67.
9. Hachul de Campos H, Brandão LC, D'Almeida V, Grego BH, Bittencourt LR, Tufik S, et al. Sleep disturbances, oxidative stress and cardiovascular risk parameters in postmenopausal women complaining of insomnia. Climacteric. 2006;9(4):312-9.
10. Hachul H, Bittencourt LR, Soares JM Jr, Tufik S, Baracat EC. Sleep in post-menopausal women: differences between early and late post-menopause. Eur J Obstet Gynecol Reprod Biol. 2009;145(1):81-4.
11. Piauilino DC, Bueno OF, Tufik S, Bittencourt LR, Santos-Silva R, Hachul H, et al. The prospective and retrospective memory questionnaire: a population-based random sampling study. Memory. 2010;18(4):413-26.
12. Naufel MF, Boldarine VT, Oyama LM, do Nascimento CMO, Silva Dos Santos GM, Hachul H, et al. Age and leptinemia association with anxiety and depression symptoms in overweight middle-aged women. Menopause. 2019;26(3):317-24.
13. Luo M, Li J, Tang R, Li HJ, Liu B, Peng Y, et al. Insomnia symptoms in relation to menopause among middle--aged chinese women: findings from a longitudinal cohort study. Maturitas. 2020;141:1-8.
14. Zolfaghari S, Yao C, Thompson C, Gosselin N, Desautels A, Dang-Vu TT, et al. Effects of menopause on sleep quality and sleep disorders: canadian longitudinal study on aging. Menopause. 2020;27(3):295-304.
15. Hachul H, Frange C, Bezerra AG, Hirotsu C, Pires GN, Andersen ML, et al. The effect of menopause on objective sleep parameters: data from an epidemiologic study in São Paulo, Brazil. Maturitas. 2015;80(2):170-8.
16. Polesel DN, Hirotsu C, Nozoe KT, Boin AC, Bittencourt L, Tufik S, et al. Waist circumference and postmenopause stages as the main associated factors for sleep apnea in women: a cross-sectional population-based study. Menopause. 2015;22(8):835-44.
17. Naufel MF, Frange C, Andersen ML, Girão MJBC, Tufik S, Beraldi Ribeiro E, et al. Association between obesity and sleep disorders in postmenopausal women. Menopause. 2018;25(2):139-44.
18. Frange C, Naufel MF, Andersen ML, Ribeiro EB, Girão MJBC, Tufik S, et al. Impact of insomnia on pain in postmenopausal women. Climacteric. 2017;20(3):262-7.
19. Instituto Nacional de Câncer José Alencar Gomes da Silva. Diretrizes Brasileiras para o rastreamento do câncer do colo do útero. 2. ed. Rio de Janeiro: INCA; 2016.
20. Urban LABD, Chala LF, Bauab SDP, Schaefer MB, Dos Santos RP, Maranhão NMA, et al. Breast cancer screening: updated recommendations of the Brazilian College of Radiology and Diagnostic Imaging, Brazilian Breast Disease Society, and Brazilian Federation of Gynecological and Obstetrical Associations. Radiol Bras. 2017;50(4):244-9.
21. The NAMS 2017 Hormone Therapy Position Statement Advisory Panel. The 2017 hormone therapy position statement of The North American Menopause Society. Menopause. 2017;24(7):728-53.
22. Cintron D, Lipford M, Larrea-Mantilla L, Spencer-Bonilla G, Lloyd R, Gionfriddo MR, et al. Efficacy of menopausal hormone therapy on sleep quality: systematic review and meta-analysis. Endocrine. 2017;55(3):702-11.
23. Associação Brasileira de Climatério. Consenso brasileiro de terapêutica hormonal da menopausa [Internet]. São Paulo: SOBRAC; 2018 [capturado em 11 jun. 2022]. Disponível em: http://sobrac.org.br/consenso_brasileiro_de_th_da_menopausa_2018.html#:~:text=Estamos%20lan%C3%A7ando%20a%20vers%C3%A3o%20eletr%C3%B4nica,se%20atualizar%20sobre%20terapia%20hormonal
24. Hachul H, Brandão LC, D'Almeida V, Bittencourt LR, Baracat EC, Tufik S. Isoflavones decrease insomnia in postmenopause. Menopause. 2011;18(2):178-84.
25. Attarian H, Hachul H, Guttuso T, Phillips B. Treatment of chronic insomnia disorder in menopause: evaluation of literature. Menopause. 2015;22(6):674-84.
26. Guthrie KA, Larson JC, Ensrud KE, Anderson GL, Carpenter JS, Freeman EW, et al. Effects of pharmacologic and nonpharmacologic interventions on insomnia symptoms and self-reported sleep quality in women with hot flashes: a pooled analysis of individual participant data from four MsFLASH Trials. Sleep. 2018;41(1):zsx190.

27. Rubio-Arias JÁ, Marín-Cascales E, Ramos-Campo DJ, Hernandez AV, Pérez-López FR. Effect of exercise on sleep quality and insomnia in middle-aged women: a systematic review and meta-analysis of randomized controlled trials. Maturitas. 2017;100:49-56.

28. Oliveira DS, Hachul H, Goto V, Tufik S, Bittencourt LR. Effect of therapeutic massage on insomnia and climacteric symptoms in postmenopausal women. Climacteric. 2012;15(1):21-9.

29. Afonso RF, Hachul H, Kozasa EH, Oliveira Dde S, Goto V, Rodrigues D, et al. Yoga decreases insomnia in postmenopausal women: a randomized clinical trial. Menopause. 2012;19(2):186-93.

30. Garcia MC, Kozasa EH, Tufik S, Mello LEAM, Hachul H. The effects of mindfulness and relaxation training for insomnia (MRTI) on postmenopausal women: a pilot study. Menopause. 2018;25(9):992-1003.

31. Dos Reis Lucena L, Dos Santos-Junior JG, Tufik S, Hachul H. Lavender essential oil on postmenopausal women with insomnia: Double-blind randomized trial. Complement Ther Med. 2021;59:102726.

32. Hachul H, Garcia TK, Maciel AL, Yagihara F, Tufik S, Bittencourt L. Acupuncture improves sleep in postmenopause in a randomized, double-blind, placebo-controlled study. Climacteric. 2013;16(1):36-40.

33. Bezerra AG, Pires GN, Andersen ML, Tufik S, Hachul H. Acupuncture to treat sleep disorders in postmenopausal women: a systematic review. Evid Based Complement Alternat Med. 2015;2015:563236.

22 SONO E ENVELHECIMENTO NORMAL E PATOLÓGICO

Einstein F. Camargos
Ronaldo Delmonte Piovezan
Dalva Poyares

O envelhecimento humano é desafiador também no contexto da medicina do sono. Um crescente corpo de evidências confirma o papel central do sono na homeostase humana, sobretudo em idosos. Além de mudanças fisiológicas do sono ligadas ao processo da senescência, o idoso convive com um maior número de doenças, fármacos e mudanças ambientais que podem interferir no padrão de sono. O envelhecimento está associado à diminuição da capacidade de manter o sono (aumento do número de despertares), à redução da duração do sono noturno e à diminuição do sono profundo (sono de ondas lentas). Distúrbios do sono (DSs) como insônia, apneia obstrutiva do sono (AOS) e síndrome das pernas inquietas (SPI) são muito prevalentes entre os idosos. Com o aumento substancial na prevalência de demência nessa faixa etária, os DSs também são objeto de preocupação na prática médica. A abordagem clínica adequada e o tratamento individualizado desses DSs permitem melhor qualidade de vida, reduzem a mortalidade e protegem o idoso de outras doenças, como as síndromes neurodegenerativas.

Apesar do avanço em estudos acerca da terapêutica nos últimos anos, há, ainda, lacunas nesse campo, fazendo com que muitas substâncias sejam utilizadas *off label* para o tratamento dos DSs nos idosos. Abordaremos, neste capítulo, os principais DSs em idosos, chamando a atenção para as peculiaridades dessa faixa etária.

ENVELHECIMENTO E SONO

A integridade do sono sofre com o avançar da idade, sendo prejudicada não somente por mudanças no ritmo circadiano e processos homeostáticos, mas também por comorbidades clínicas e psiquiátricas, bem como por alterações cognitivas. Com o envelhecimento da população, a média da expectativa de vida atual nos Estados Unidos é de 78,7 anos, e a camada da população que mais cresce está no segmento de 85 anos ou mais. Esses números forçam o especialista em medicina do sono a confrontar a definição do que é "normal".

Comparados aos seus pares mais jovens, idosos apresentam uma redução no tempo total de sono (TTS), que atinge um certo platô em idades mais avançadas, menor eficiência e latência do sono, mais despertares noturnos e despertar precoce pela manhã. Um estudo na população geral da cidade de São Paulo mostra tamanho de efeito maior para o tempo desperto após o adormecer (manutenção do sono) e parâmetros como saturação da oxi-hemoglobina, despertares por eventos respiratórios e índice de apneia/hipopneia (IAH).[1]

Alterações na estrutura do sono também foram relatadas. Uma metanálise de 65 estudos, representando 3.577 indivíduos de 5 a 102 anos de idade, demonstrou que a porcentagem de sono de ondas lentas, de sono REM (do inglês *rapid eye movement*) e latência REM diminuíram significativamente com a idade, enquanto a porcentagem do estágio 1, do estágio 2 e da vigília após o início do sono aumentou de maneira considerável com a idade.[2] Essa depreciação do sono profundo justifica a baixa frequência de parassonias do sono NREM (do inglês *non-rapid eye movement*) em idosos, além de representar prejuízos na consolidação da memória e até mesmo da memória imunológica[3] (**Fig. 22.1**).

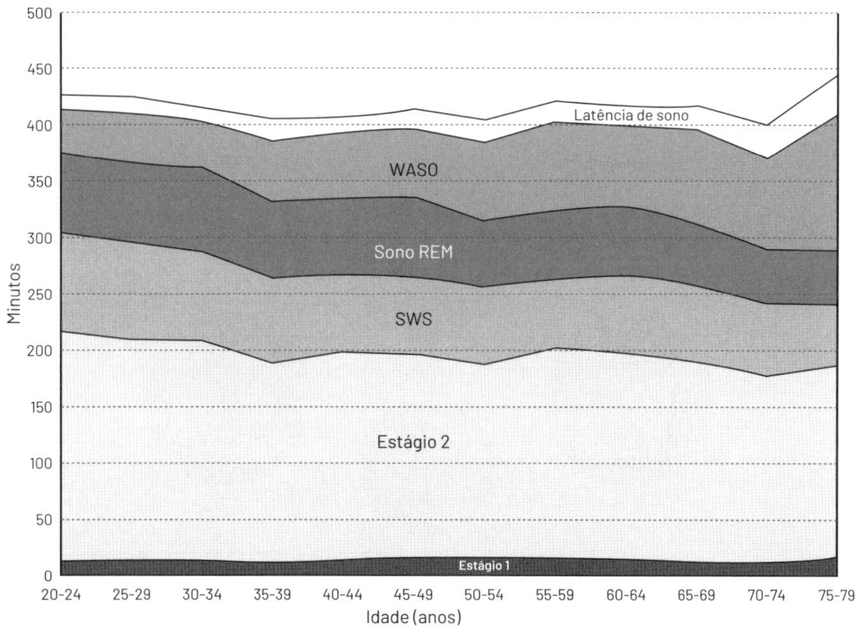

■ **Figura 22.1**
Relação entre estrutura do sono e idade.
WASO: período noturno acordado após o início do sono; REM: movimento rápido dos olhos; SWS: sono de ondas lentas.
Fonte: Moraes e colaboradores.[1]

Algumas condições vinculadas ao envelhecimento humano acabam por influenciar a qualidade de sono nessa faixa etária (**Fig. 22.2**).

No idoso, a baixa reserva funcional decorrente da sobrecarga alostática atua como fator predisponente, precipitante e perpetuante na ocorrência da insônia.[4] Limitações da mobilidade, baixo nível de atividade física, baixa acuidade sensorial (visão e audição), alterações nos sistemas respiratório e cardiovascular são coadjuvantes e influenciam de modo direto na qualidade do sono de idosos.[5,6] A noctúria *per se* parece não influenciar o sono em idosos saudáveis, mas pode atuar como precipitante em alguns casos.[7]

Outra condição relevante é o número aumentado de comorbidades e seus respectivos tratamentos, que influenciam direta ou indiretamente o sono, como dores crônicas decorrentes de osteoartrites, fratura de quadril, fibromialgia, cefaleia e dorsalgias; doenças cardiovasculares, como hipertensão arterial sistêmica (HAS), acidente vascular cerebral (AVC), insuficiência cardíaca congestiva (ICC); condições respiratórias, como asma e doença pulmonar obstrutiva crônica (DPOC); e outras doenças sistêmicas, como diabetes melito (DM), refluxo gastroesofágico (RGE) e dispepsias. Além da respectiva doença, o uso de fármacos interfere de algum modo com o sono, seja causando sonolência diurna ou insônia. Estima-se que mais de 584 substâncias possam interferir de alguma forma na qualidade do sono.[8] Idosos sem comorbidades e que não usam qualquer medicamento apresentam menor prevalência de má qualidade do sono (14%) comparados à população geral.[7] Um amplo estudo populacional identificou, após extensa triagem para doenças médicas e psiquiátricas, surpreendentemente poucos idosos

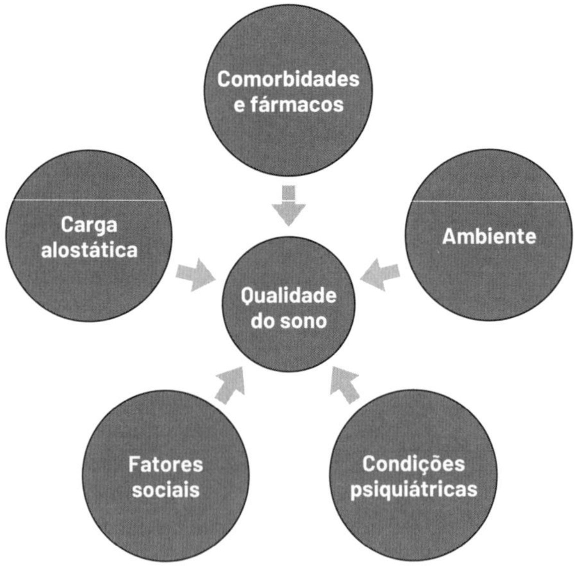

■ **Figura 22.2**
Fatores determinantes da qualidade do sono em idosos.

(1,35 a 3,15%) com queixas ou distúrbios significativos do sono.[9] A **Tabela 22.1** apresenta alguns fármacos frequentemente usados na prática geriátrica e seu impacto no sono.[10]

Além do impacto direto no sono, os fármacos podem afetar o sono ao agravarem outras doenças. Por exemplo, diuréticos aumentam a noctúria, que pode piorar a insônia, e bloqueadores de canais de cálcio (BCCs) reduzem o tônus do esfíncter esofagogástrico, desencadeando tosse ou piorando o sono em pacientes com AOS.[11,12] Alguns inibidores seletivos da recaptação de serotonina (ISRSs) podem aumentar o risco de movimento periódico dos membros.[13] O uso inadequado de hipoglicemiantes orais ou insulina também pode interferir na qualidade do sono de idosos. A sinuosa farmacocinética

■ **Tabela 22.1**
Fármacos geralmente usados na prática geriátrica e seu impacto no sono

Fármaco	Efeitos comuns no sono
Antidepressivos	
▪ ISRSs	Insônia
▪ ISRSNs	Insônia
▪ Tricíclicos	Sonolência
▪ Tetracíclicos (mirtazapina, trazodona)	Sonolência
Anticonvulsivantes	Sonolência
Anti-histamínicos	Sonolência
Antipsicóticos	Sonolência
Levodopa e agonistas dopaminérgicos	Sonolência/ataque de sono
Antigripais/descongestionantes	Insônia
Estatinas	Insônia
Broncodilatadores	Insônia
Analgésicos opioides	Sonolência
Anti-hipertensivos	
▪ Diuréticos	Insônia
▪ Agonistas adrenérgico central	Sonolência
▪ β-bloqueadores	Insônia
▪ Bloqueadores α1-adrenérgicos	Sonolência
Ansiolíticos	Sonolência

ISRSs: inibidores seletivos da recaptação de serotonina; ISRSNs: inibidores seletivos da recaptação de serotonina e noradrenalina.
Fonte: Gonçalves e Togeiro.[10]

dessas substâncias no idoso pode levar a ocorrências de hipoglicemias noturnas, com impactos na qualidade do sono.[10,14] Além disso, medicamentos podem causar sonolência ou insônia nessa faixa etária, alterando o funcionamento diurno dos idosos.

Pessoas idosas certamente são mais suscetíveis à vulnerabilidade social, que também interfere no sono. Além do precário contexto socioambiental de que grande parte dos idosos brasileiros dispõe, como família e moradia, é comum a necessidade de cuidadores, que, invariavelmente, também podem apresentar queixas relacionadas ao sono e influenciar a noite desse idoso. Estima-se que dois em cada três cuidadores apresentam algum DS durante sua carreira de cuidador.[15] Como em jovens, as novas tecnologias também parecem influenciar o sono dos idosos.[16]

IMPACTO DOS DISTÚRBIOS DO SONO NOS IDOSOS

Inúmeras pesquisas realizadas nas últimas décadas confirmam o papel central do sono na manutenção da homeostase e na prevenção de doenças. Um estudo realizado com idosos acima de 85 anos mostrou que padrões regulares e manutenção do sono de ondas lentas e perfil lipídico favorável são importantes para a longevidade.[17] Essa pesquisa atestou a importância de um padrão de sono estritamente regular, tanto nos grupos jovens (20-30 anos) quanto nos idosos (60-70 anos). Diversos estudos também observaram um padrão em "U" ou "J" quando se explora o risco de morte relacionado ao TTS em idosos. Ainda que o número ideal de horas dormidas por noite não seja um consenso entre os estudos, observa-se menor mortalidade entre indivíduos que não estão nos extremos (pouco ou muito). Em uma metanálise realizada com 27 estudos de coorte envolvendo mais de 70 mil idosos com seguimentos entre 3,4 e 35 anos, o sono de curta (< 7 horas) e o de longa duração (≥ 10 horas) estiveram associados ao aumento da mortalidade por todas as causas.[18] Outra metarregressão recente demonstrou que idosos com mais de 65 anos que dormiam mais do que 8, 9 e 10 horas tiveram seu risco de morte aumentado em 6, 19 e 43%, respectivamente.[19] O mesmo ocorreu com idosos mais velhos (> 80 anos), em que há uma associação em forma de "U" entre a duração do sono e a mortalidade por todas as causas.[20] Em geral, dormir entre 7 e 8 horas por noite parece ser o intervalo ideal tanto para sobrevivência quanto para boa qualidade de vida em indivíduos com 60 anos ou mais.

Além da implicação na expectativa de vida, a má qualidade de sono aumenta o risco de outras comorbidades, sobretudo doenças neurodegenerativas. Numerosos estudos realizados na última década apontam que o sono de curta ou longa duração aumenta o risco de demência. Usando dados de cerca de 8 mil participantes acompanhados por 25 anos, pesquisadores europeus relataram maior risco de demência associado a uma duração de sono de 6 horas ou menos, aos 50 e 60 anos, em comparação com uma duração de sono padrão (7 horas).[21] Curiosamente, a persistência do sono de curta duração aos 50, 60 e 70 anos, em comparação com a persistência do sono normal, também foi associada a um aumento de 30% no risco de demência, independentemente de fatores sociodemográficos, comportamentais, cardiometabólicos e de saúde mental. Uma metanálise de 18 estudos longitudinais, com média de acompanhamento de 9,5 anos e que incluiu 246.786 indivíduos no início do estudo, identificou que pessoas com DSs (insônia, distúrbios respiratórios do sono [DRSs], distúrbios do movimento relacionados ao sono, sonolência excessiva diurna e outros problemas do sono) tiveram risco maior de demência por todas as causas incidentes, demência de Alzheimer (DA) e demência vascular.[22]

Alterações visuais, inflamação, redução dos mecanismos homeostáticos (pressão para o sono) e circadianos, como menor exposição à luz solar e alterações degenerativas do núcleo supraquiasmático, são alguns dos mecanismos que podem contribuir para as alterações no sono e no ritmo vigília-sono em idosos, podendo ser agravados por doenças e DSs.

PRINCIPAIS DISTÚRBIOS DO SONO

Ainda que os idosos sejam suscetíveis a vários tipos de DSs, abordaremos aqui os mais frequentes na prática geriátrica: insônia; DRSs (AOS); movimento relacionado ao sono (SPI); transtorno comportamental do sono REM (TCSREM); e insônia nas demências. Uma vez que outros capítulos abordaram esses temas, apresentaremos aqui apenas aspectos específicos em idosos.

INSÔNIA

É um dos DSs mais comuns na geriatria. Alguns estudos estimam que até 43% dos idosos têm queixas de iniciar ou manter o sono.[23] Essa alta prevalência é compatível também com um estudo populacional brasileiro realizado em Bambuí (MG), no qual a prevalência de insônia em idosos com 60 anos ou mais foi de 38,9%, sendo maior entre as mulheres (45,3%) do que entre os homens (28,8%).[24]

Estudos prospectivos identificaram o sexo feminino, o humor deprimido e a doença física como fatores de risco gerais para futuros DSs em idosos, embora as vias fisiológicas específicas ainda não tenham sido estabelecidas.[25] Da mesma forma, fatores ambientais (p. ex., menor exposição à luminosidade e institucionalização) e comportamentais (p. ex., pouca atividade física e ruminação mental) contribuem para a alta incidência de insônia em idosos.

Visto que são muitos os fatores coadjuvantes na gênese ou na manutenção da insônia em idosos, uma anamnese do sono é essencial (**Quadro 22.1**). Alguns questionários, como o Índice de Qualidade do Sono de Pittsburgh (PSQI, do inglês Pittsburgh Sleep Quality Index), que avalia a qualidade do sono nos últimos 30 dias, podem ser também utilizados.[26] O uso do diário do sono, um instrumento de avaliação subjetiva da qualidade e do padrão do sono, pode não ser muito confiável em idosos, tendo em vista subestimar o número de horas dormidas. Um em cada três idosos relata que dorme uma hora a menos do que medidas actigráficas (objetivas) demonstram, evidenciando, portanto, algum grau de má percepção do sono.[27]

Quadro 22.1
Sugestão de questões para triagem na anamnese do sono de paciente idoso

1. Como está o sono do senhor(a)?
2. O senhor(a) considera seu sono suficiente?
3. Qual o horário em que frequentemente vai para a cama?
4. Tem dificuldade para "pegar" no sono?
5. Acorda muito durante a noite e tem dificuldade de voltar a dormir?
6. Se sim, para urinar? Quantas micções por noite?
7. Acorda muito cedo, antes da hora que desejava, e considera isso um problema?
8. Tem pesadelos, gritos ou movimentos anormais durante o sono?
9. Ronca ou tem pausas respiratórias durante o sono?
10. Tem sonolência excessiva ou dorme muito durante o dia?
11. Já usou algum remédio para dormir ou para ficar acordado?
12. Acha que tem algum problema de sono que poderia melhorar com tratamento?

Após excluir fatores predisponentes, precipitantes e perpetuadores da insônia, o tratamento não farmacológico deve ser a primeira escolha em idosos, por apresentar boa efetividade e baixo risco de efeitos adversos. O tratamento não farmacológico utiliza uma série de intervenções e técnicas cognitivas e comportamentais que são eficazes no tratamento da insônia, mantendo resultados satisfatórios por longo período de tempo, mesmo em pacientes com declínio cognitivo.[28,29]

O tratamento comportamental também visa a substituir os pensamentos mal-adaptativos e disfuncionais em relação ao sono, que incluem os pensamentos ruminativos e a preocupação com as consequências da insônia, além de evitar os maus hábitos relacionados ao sono, restabelecendo um sono de qualidade com o emprego de métodos educacionais e intervenções psicológicas por meio da terapia cognitivo-comportamental (TCC), bem como o emprego de outras práticas auxiliares.[30] Maiores informações constam do Capítulo 7 deste livro.

O tratamento farmacológico da insônia no idoso exige alguns cuidados, dado que a farmacocinética e a farmacodinâmica são pouco estudadas nessa população. Embora hipnóticos com distintos mecanismos de ação tenham sido lançados no mercado nos últimos 10 anos (marcadamente no mercado internacional), essas substâncias carecem de estudos clínicos de longa duração capazes de gerar evidências que fundamentem seu emprego em idosos portadores de insônia crônica.[31] Ademais, parte dos estudos realizados no passado utilizava fármacos hoje evitados em idosos, como benzodiazepínicos (BZDs) — flurazepam, oxazepam, triazolam — e anti-histamínicos (difenidramina).[32,33]

Antes de prescrever, é essencial avaliar o risco-benefício de um fármaco hipnótico, sobretudo ante um idoso com múltiplas síndromes geriátricas e que já usa numerosas medicações (polifarmácia), pois há maior risco de eventos adversos e interações medicamentosas. A seleção do fármaco ideal envolve as seguintes considerações: 1) padrão dos sintomas — dificuldade no início ou na manutenção do sono?; 2) há despertares noturnos?; 3) há comorbidades como depressão ou AOS?; 4) preferência do paciente, principalmente acerca de respostas a tratamentos anteriores e possíveis efeitos adversos prévios; 5) interação medicamentosa e contraindicações de alguns fármacos, sobretudo antidepressivos e BZDs; 6) custo e disponibilidade do medicamento no serviço público. O uso do hipnótico deve ser na menor dose disponível para alívio de sintomas em curto prazo, enquanto outras opções não farmacológicas possam garantir melhores resultados em longo prazo.[34]

No caso de a insônia não estar associada a comorbidades, a American Academy of Sleep Medicine (AASM) recomenda o uso de: 1) zaleplon, ramelteona, zolpidem de liberação rápida para insônia inicial; 2) suvorexant ou doxepina em baixa dose para insônia intermediária (não disponíveis no Brasil); 3) eszopiclona e zolpidem de liberação prolongada para insônia inicial e intermediária; e 4) ramelteona, um fármaco agonista de receptores melatoninérgicos recentemente aprovado no Brasil. Já se a insônia for associada a depressão ou ansiedade, pode-se indicar antidepressivos sedativos, como a trazodona ou a mirtazapina. Antipsicóticos como a quetiapina ou a olanzapina podem ser úteis em indivíduos com insônia associada a transtorno bipolar (TB) ou ansiedade grave. Da mesma forma, o tratamento da dor crônica associada à insônia pode se beneficiar de medicamentos como gabapentina ou pregabalina.[33] Entretanto, tais recomendações são para insônia primária em adultos.

Sugere-se que, na população idosa, os BZDs não sejam uma prescrição de rotina, devendo ser evitados. É importante lembrar que esses medicamentos são lipofílicos e que, no envelhecimento, há significativo aumento (cerca de duas vezes) do tecido adiposo, fazendo com que a meia-vida dessas substâncias aumente de maneira substancial. A trazodona, um antidepressivo utilizado *off-label* para insônia, pode ajudar na melhora da qualidade e da continuidade do sono. A melatonina, apesar de evidências conflitantes de seu benefício na insônia, pode melhorar ligeiramente a duração do sono.[33]

DISTÚRBIOS RESPIRATÓRIOS DO SONO

Como a insônia, a AOS é bastante prevalente em idosos. No estudo epidemiológico EPISONO, realizado na cidade de São Paulo, a prevalência de AOS na faixa etária de 60 a 70 anos foi de 60,2% (55,9% para homens e 63,4% para mulheres) e 86,9% acima de 70 anos (88,7% para homens e 85,8% para mulheres).[35] Vários fatores inerentes ao envelhecimento podem explicar esse aumento progressivo, sendo o mais conhecido a tendência de colapso das vias aéreas superiores (VAS) em virtude de enfraquecimento da musculatura faringoesofágica, o que explica o ronco e, em certa medida, as apneias presentes nessa condição. O ganho de peso, também frequente nessa faixa etária, pode ser considerado uma explicação.

Os DRSs devem ser considerados em qualquer paciente com história de ronco e sonolência diurna. Naqueles com um número razoável de horas de sono, os DRSs são a razão mais comum para a sonolência diurna. Os sintomas diurnos mais comuns da AOS são sonolência diurna excessiva, prejuízo no desempenho diário e na capacidade de concentração, bem como distúrbios cognitivos e comportamentais. Embora tenha sido estabelecida uma associação positiva entre AOS e incidência de doença cardiovascular em idosos, o papel da apneia do sono em certos eventos cardiovasculares permanece controverso. Parece que a maioria dos autores concorda que a AOS não tratada é um fator de risco para AVC ou pior prognóstico dessa doença. No entanto, a associação entre AOS e doença arterial coronariana (DAC) geralmente é menos pronunciada do que entre AOS e AVC em idosos.[36]

O tratamento da AOS já foi abordado em outras seções deste livro, e, mesmo em idosos, o uso de aparelho de pressão positiva contínua nas vias aéreas (CPAP, do inglês *continuous positive airway pressure*) é definido como a terapia-padrão de primeira linha para AOS. Além da melhora de comorbidades como HAS, DM, doença coronariana, arritmias e outras, os idosos também se beneficiam de uma melhora cognitiva.[37] Em uma metanálise, Yan e colaboradores[38] avaliaram um total de sete ensaios clínicos em que pacientes idosos não tratados apresentaram pior taxa de sobrevida do que aqueles com CPAP (OR = 2,22; IC 95% = 1,64-3,01; P < 0,00001).[38] Para além da melhora das comorbidades e da expectativa de vida, o tratamento com CPAP melhora a qualidade de vida, incluindo benefício nos sintomas diurnos e noturnos, e domínios sociais e emocionais. No entanto, parece que essas vantagens não se estendem aos muito idosos (≥ 80 anos). Os resultados de dois ensaios multicêntricos randomizados controlados, publicados recentemente, demonstraram que o uso do CPAP por três meses não levou a melhoras nos sintomas relacionados ao sono, na qualidade de vida, nos sintomas relacionados ao humor, na pressão arterial ou no estado neurocognitivo em pacientes com mais de 80 anos de idade com AOS moderada a grave.[39] Os autores justificam que esses pacientes apresentam maior número de comorbidades e utilizam mais fármacos, têm estilo de vida mais sedentário e apresentam outros distúrbios concomitantes que podem afetar a qualidade ou a quantidade do sono, podendo induzir um quadro clínico semelhante ao da AOS (principalmente hipersonia), mas que não é corrigível com CPAP.

SÍNDROME DAS PERNAS INQUIETAS

O envelhecimento parece ser um importante fator de risco para SPI, com um aumento da prevalência entre a idade jovem (20-29 anos) e a idade mais avançada (60-69 anos) de duas a três vezes.[40] Apesar da escassez de estudos na população idosa, abordaremos aqui alguns aspectos que podem ajudar na avaliação e no tratamento de SPI na prática clínica.

O diagnóstico de SPI é clínico, fundamentado no relato da vontade de mover a(s) perna(s) ou levantar-se. Esse desconforto geralmente é pior em, ou apenas ocorre com, repouso e no final do dia, e é temporariamente aliviado pelo movimento ou pela contraestimulação.[41] É importante lembrar que os sintomas não devem ser secundários a outras comorbidades, por exemplo, cãibras. Doenças frequentemente observadas em idosos estão associadas a maior frequência de SPI, como neuropatia sensorial, radiculopatia, condições neurodegenerativas, DM, anemia e doença renal. Rastrear SPI nessas circunstâncias é necessário.

During e Winkelman[41] chamam a atenção para limitações e dificuldades do diagnóstico de SPI em pacientes com prejuízo cognitivo, ante suas dificuldades em identificar e verbalizar os sintomas. Situações atípicas como esfregar ou amassar as pernas, ou gemer enquanto segura as extremidades inferiores, bem como atividade motora excessiva, como andar de um lado para o outro, mexer e chutar, jogar e virar-se no leito são critérios essenciais no diagnóstico de SPI nessa população.[42]

Não há diretrizes especiais para o tratamento de SPI em idosos, como visto no Capítulo 20. A abordagem não farmacológica baseada em modificações do estilo de vida pode ser eficaz, como exercício de intensidade moderada, redução de ingesta alcoólica, alongamento antes ou próximo ao início dos sintomas ou mesmo o uso de água quente antes de se deitar.[41] Algumas terapias, como acupuntura e estimulação magnética transcraniana (EMT), ainda que possam ser utilizadas, carecem de estudos. Alguns fármacos estão associados a maior chance de SPI e devem ser revistos, como bloqueadores de dopamina (antipsicóticos, antieméticos), antivertiginosos, antialérgicos e agentes serotoninérgicos (sobretudo antidepressivos).

Sobre o tratamento de SPI em idosos, alguns aspectos são relevantes. A suplementação de ferro, quando indicada (ferritina sérica < 75 μg/dL ou índice de saturação da transferrina < 20%), deve ser realizada em tomada única diária, para reduzir efeitos adversos. A dose de 65 mg de ferro elementar tomado ao dia com vitamina C em jejum é o regime mais eficaz.[41] Quando uma resposta rápida é necessária, ou quando a reposição oral falha ou é contraindicada, o tratamento com formulações intravenosas é indicado, e a carboximaltose férrica e o ferro dextrano de baixo peso molecular têm a melhor evidência clínica para SPI. Diferentemente do que muitos médicos acreditam, a reposição de ferro por via intravenosa é segura em idosos.

Os gabapentinoides (pregabalina e gabapentina) são as substâncias de primeira escolha no tratamento de SPI, mas são substancialmente excretadas por via renal, necessitando de ajustes em idosos, sobretudo no início do tratamento, para evitar efeitos adversos como sonolência e tontura. Diferentemente da pregabalina, que tem disponibilidade comercial em doses baixas (25 mg), a gabapentina não dispõe de comprimidos com menos de 300 mg, o que dificulta seu uso na prática geriátrica.

Os agentes dopaminérgicos (pramipexol e rotigotina) são outras opções no tratamento de SPI em idosos, com eficácia observada em doses bem inferiores às usadas na doença de Parkinson (DP). Deve-se ficar atento ao aumento dos sintomas de SPI, o que pode ocorrer com o uso crônico dessas medicações, bem como eventos adversos comuns em idosos (p. ex., sedação, hipotensão, insônia e transtorno do controle de impulsos).

Apesar da escassez de evidência científica em idosos, os opioides (em doses baixas) são citados como opção no tratamento de SPI, especialmente naqueles em que os gabapentinoides ou agentes dopaminérgicos foram usados sem sucesso. Devem ser considerados com cautela ante o risco de sedação, náusea, constipação e ocorrência de apneia central do sono (ACS).

TRANSTORNO COMPORTAMENTAL DO SONO REM

O TCSREM é uma parassonia relacionada ao sono REM observada tipicamente na população idosa, caracterizada por comportamentos anormais que surgem durante o sono REM devido à perda de atonia muscular observada durante o sono REM normal. Caracteriza-se por movimentos corporais repentinos e vocalizações enquanto uma pessoa vivencia e atua durante os sonhos. A prevalência estimada em idosos é de 2%, com algum predomínio no sexo masculino e idade superior a 50 anos. Sua frequência é muito maior em certas doenças neurodegenerativas, sobretudo na DP, na demência com corpúsculos de Lewy (DCL) e na atrofia de múltiplos sistemas.[43] Em sentido oposto, estudos comprovam que pacientes com TCSREM apresentam risco futuro (de até 90%) de desenvolver uma doença neurodegenerativa.[44]

O diagnóstico é estabelecido quando o paciente apresenta clinicamente sintomas de encenação do sonho, com polissonografia (PSG) em laboratório durante a noite mostrando evidência de sono REM sem atonia. Esses achados precisam estar presentes na ausência de atividade epileptiforme e sem explicação alternativa para a parassonia. A natureza violenta do TCSREM pode causar danos significativos ao paciente e ao parceiro de cama; se uma história clássica for obtida, o tratamento empírico pode ser indicado antes do diagnóstico definitivo por PSG.

O tratamento para TCSREM é baseado em três linhas.[45]

1. Garantir a segurança no quarto, utilizando grades, cama baixa, ausência de mesas de cabeceira ou mesmo recomendando que o companheiro durma em outra cama, pode reduzir o risco de lesões graves.
2. Avaliar causas reversíveis, como o uso de fármacos indutores de TCSREM frequentemente usados por idosos, como ISRSs, ISRSNs, ADTs, antidepressivos noradrenérgicos e serotoninérgicos específicos (p. ex., mirtazapina), β-bloqueadores e anticolinesterásicos). O uso adequado do CPAP em pacientes com AOS grave é importante para regular as vias de supressão muscular durante o sono REM.
3. Utilizar fármacos para suprimir a encenação do sonho, como clonazepam ou melatonina. O clonazepam pode atuar reduzindo o número de sonhos violentos e pode ser usado em baixas doses (começando com 0,25 a 0,5 mg por via oral na hora de dormir). Devido aos potenciais efeitos adversos do clonazepam em idosos, a dose eficaz mais baixa deve ser escolhida. A melatonina deve ser a primeira escolha, pois tende a ser mais bem tolerada, especialmente em idosos com doenças neurodegenerativas. Doses entre 3 e 15 mg (doses superiores às fisiológicas) têm sido utilizadas com boa eficácia e tolerabilidade, melhorando os sintomas do TCSREM.[46] Raros estudos avaliaram o uso dos agonistas da melatonina no TCSREM.

INSÔNIA NAS DEMÊNCIAS

As síndromes demenciais são bastante prevalentes acima dos 65 anos de idade, sobretudo a DA, que representa dois terços de todas as causas. Na DA, a neurodegeneração provoca uma desregulação progressiva do núcleo supraquiasmático, o que leva a uma deterioração do ritmo circadiano com o avanço da doença.[47] Além disso, a transmissão colinérgica, que exerce a função de estruturação do sono REM, está reduzida em pacientes com DA.[48] Metade dos pacientes com essa condição tem insônia no seguimento de quatro anos,[49] e, entre os diversos sintomas, destacam-se: aumento da latência do sono (tempo decorrido para adormecer), sono fragmentado por despertares noturnos, despertar matinal precoce, sonolência diurna, hipersonolência e alteração do ciclo sono-vigília, prejudicando não apenas o paciente como também seus cuidadores. Em relação às fases da DA, a sonolência diurna é frequente nas fases leve e moderada,[50] e, quanto mais avançada a demência, maior a fragmentação do sono, o tempo de permanência na cama e a frequência de cochilos diurnos.[51] O diagnóstico é clínico e segue, sobretudo, informações dos cuidadores.

Tratamento não farmacológico, métodos educacionais (higiene do sono) e TCC, já mencionados neste capítulo, são considerados, pelo baixo risco de efeitos adversos, de primeira escolha. O uso da terapia de luz intensa tem sido estudado em pacientes com demência. Alguns estudos demonstraram que a exposição à luz brilhante durante a manhã (normalmente > 1.000 lux na córnea) melhora o sono noturno, aumenta a vigília diurna, reduz a agitação noturna e consolida os padrões de repouso e atividade de indivíduos com DA.[52] A exposição à luz à noite (antes de iniciar o sono) também se mostrou eficaz na consolidação dos ritmos de repouso e atividade e em ajudá-los a dormir melhor nesse turno. Apesar da fraca evidência de sua eficácia, trata-se de uma intervenção meritória diante do baixo risco de efeitos adversos nesses pacientes.[53] O uso da luz pode ser associado ao uso de agonista melatoninérgico ou melatonina em doses baixas à noite, em horário regular, o que poderia auxiliar no fortalecimento do ritmo vigília-sono.

Algumas substâncias que atuam no sistema nervoso central (SNC), como antidepressivos, ansiolíticos, antipsicóticos, anti-histamínicos e agonistas do receptor de melatonina e orexina, têm sido usadas *off-label*, apesar da evidência empírica limitada sobre a eficácia e a segurança de seu uso em longo prazo em pacientes com DA. Poucos estudos avaliaram a eficácia de medicamentos no tratamento da insônia de pacientes com DA. A trazodona parece aumentar o TTS em cerca de 40 minutos nesses pacientes, bem como reduzir o número de despertares noturnos,[54] sem impactar negativamente a cognição.[55] Um estudo triplo-cego, controlado por placebo, investigou a eficácia e a segurança do zolpidem e da zopiclona (10 e 7,5 mg, respectivamente) durante duas semanas no tratamento da insônia em idosos com DA de início tardio.[56] A zopiclona 7,5 mg produziu uma melhora significativa no desfecho primário (aumento de 81 minutos no tempo de sono noturno), bem como uma redução no tempo acordado após iniciar o sono (WASO) e nos despertares noturnos.

Algumas outras alternativas terapêuticas são os antagonistas do receptor de orexina (suvorexant 10-20 mg — não disponível no Brasil), que aumentaram o TTS em 28 minutos e a eficiência do sono em 6% após quatro semanas de tratamento em pacientes com DA.[57] A melatonina e a mirtazapina ainda apresentam resultados conflitantes, devendo ser apresentadas como alternativa apenas em pacientes com alteração do ritmo sono-vigília e depressão, respectivamente.[58,59]

CONSIDERAÇÕES FINAIS

Idosos apresentam alta prevalência de DSs. Avaliação e tratamento adequados significam aumentar a expectativa de vida, reduzir a incidência de outras doenças e melhorar a qualidade de vida. Uma boa avaliação clínica e a prudência no uso de fármacos nessa faixa etária são indispensáveis quando há queixas ou relatos de sono de má qualidade. Comorbidades entre os DSs e transtornos psiquiátricos devem ser avaliadas cuidadosamente, e o julgamento clínico avaliará qual condição ou se ambas as condições devem ser tratadas de maneira concomitante.

REFERÊNCIAS

1. Moraes W, Piovezan R, Poyares D, Bittencourt LR, Santos-Silva R, Tufik S. Effects of aging on sleep structure throughout adulthood: a population-based study. Sleep Med. 2014;15(4):401-9.
2. Ohayon MM, Carskadon MA, Guilleminault C, Vitiello MV. Meta-analysis of quantitative sleep parameters from childhood to old age in healthy individuals: developing normative sleep values across the human lifespan. Sleep. 2004;27(7):1255-73.
3. Rasch B, Born J. About sleep's role in memory. Physiol Rev. 2013;93(2):681-766.
4. Spielman AJ, Caruso LS, Glovinsky PB. A behavioral perspective on insomnia treatment. Psychiatr Clin North Am. 1987;10(4):541-53.
5. Ribeiro AMF, Silva LA, Oliveira FC, Martins TCR, Luchesi BM. Factors related to difficulty sleeping in adults and older people registered with the Family Health Strategy. Geriatr Gerontol Aging. 2020;14(4):236-43.
6. Aguirre FB, Gazola AA, Araujo VAF, Bós AJG. The relationship between sleep and physical activity in nonagenarians and centenarians. Geriatr Gerontol Aging. 2021;15:1-8.
7. Camargos EF, Souza GA, Brandão A, Guimarães RM, Quintas JL, Viegas CAA. Sleep in healthy older adults: a Brazilian sample. Sleep Sci. 2010;3(3):107-11.
8. Pagel JF. Medications and their effects on sleep. Prim Care. 2005;32(2):491-509.
9. Vitiello MV, Moe KE, Prinz PN. Sleep complaints cosegregate with illness in older adults: clinical research informed by and informing epidemiological studies of sleep. J Psychosom Res. 2002;53(1):555-9.
10. Gonçalves R, Togeiro SMG. Drug-induced sleepiness and insomnia: an update. Sleep Sci. 2013;6(1):36-43.
11. Hughes J, Lockhart J, Joyce A. Do calcium antagonists contribute to gastro-oesophageal reflux disease and concomitant noncardiac chest pain? Br J Clin Pharmacol. 2007;64(1):83-9.
12. Nerbass FB, Pedrosa RP, Genta PR, Drager LF, Lorenzi-Filho G. Calcium channel blockers are independently associated with short sleep duration in hypertensive patients with obstructive sleep apnea. J Hypertens. 2011;29(6):1236-41.
13. Yang C, White DP, Winkelman JW. Antidepressants and periodic leg movements of sleep. Biol Psychiatry. 2005;58(6):510-4.
14. Klimontov VV, Myakina NE. Glucose variability indices predict the episodes of nocturnal hypoglycemia in elderly type 2 diabetic patients treated with insulin. Diabetes Metab Syndr. 2017;11(2):119-24.
15. McCurry SM, Logsdon RG, Teri L, Vitiello MV. Sleep disturbances in caregivers of persons with dementia: contributing factors and treatment implications. Sleep Med Rev. 2007;11(2):143-53.
16. Pinto LSC, Vincenzi RA, Schaedler T, Perrut G, Louzada FM. Relationship between chronobiology and aging: adjustments facing the technological world. Geriatr Gerontol Aging. 2016;10(4):211-7.
17. Mazzotti DR, Guindalini C, Moraes WA, Andersen ML, Cendoroglo MS, Ramos LR, et al. Human longevity is associated with regular sleep patterns, maintenance of slow wave sleep, and favorable lipid profile. Front Aging Neurosci. 2014;6:134.

18. Silva AA, de Mello RG, Schaan CW, Fuchs FD, Redline S, Fuchs SC. Sleep duration and mortality in the elderly: a systematic review with meta-analysis. BMJ Open. 2016;6(2):e008119.

19. Liu TZ, Xu C, Rota M, Cai H, Zhang C, Shi MJ, et al. Sleep duration and risk of all-cause mortality: A flexible, non-linear, meta-regression of 40 prospective cohort studies. Sleep Med Rev. 2017;32:28-36.

20. Hou C, Lin Y, Zimmer Z, Tse LA, Fang X. Association of sleep duration with risk of all-cause mortality and poor quality of dying in oldest-old people: a community-based longitudinal study. BMC Geriatr. 2020;20(1):357.

21. Sabia S, Fayosse A, Dumurgier J, van Hees VT, Paquet C, Sommerlad A, et al. Association of sleep duration in middle and old age with incidence of dementia. Nat Commun. 2021;12(1):2289.

22. Shi L, Chen SJ, Ma MY, Bao YP, Han Y, Wang YM, et al. Sleep disturbances increase the risk of dementia: A systematic review and meta-analysis. Sleep Med Rev. 2018;40:4-16.

23. Foley DJ, Monjan AA, Brown SL, Simonsick EM, Wallace RB, Blazer DG. Sleep complaints among elderly persons: an epidemiologic study of three communities. Sleep. 1995;18(6):425-32.

24. Rocha FL, Uchoa E, Guerra HL, Firmo JO, Vidigal PG, Lima-Costa MF. Prevalence of sleep complaints and associated factors in community-dwelling older people in Brazil: the Bambuí Health and Ageing Study (BHAS). Sleep Med. 2002;3(3):231-8.

25. Smagula SF, Stone KL, Fabio A, Cauley JA. Risk factors for sleep disturbances in older adults: Evidence from prospective studies. Sleep Med Rev. 2016;25:21-30.

26. Bertolazi AN, Fagondes SC, Hoff LS, Dartora EG, Miozzo IC, de Barba ME, et al. Validation of the Brazilian Portuguese version of the Pittsburgh Sleep Quality Index. Sleep Med. 2011;12(1):70-5.

27. Van Den Berg JF, Van Rooij FJ, Vos H, Tulen JH, Hofman A, Miedema HM, et al. Disagreement between subjective and actigraphic measures of sleep duration in a population-based study of elderly persons. J Sleep Res. 2008;17(3):295-302.

28. Schroeck JL, Ford J, Conway EL, Kurtzhalts KE, Gee ME, Vollmer KA, et al. Review of safety and efficacy of sleep medicines in older adults. Clin Ther. 2016;38(11):2340-72.

29. Patel D, Steinberg J, Patel P. Insomnia in the elderly: a review. J Clin Sleep Med. 2018;14(6):1017-24.

30. Camargos EF, Martini LLL, Müller MR. Abordagem e manejo clínico da insônia no idoso. In: Sociedade Brasileira de Geriatria e Gerontologia; Cabrera MAS, Cunha UGV, organizadores. PROGER Programa de Atualização em Geriatria e Gerontologia: Ciclo 6. Porto Alegre: Artmed Panamericana; 2020. p. 9-30. (Sistema de Educação Continuada a Distância, v. 4).

31. Camargos EF, Piovezan RD. Hypnotics: evidence vs practice. Geriatr Gerontol Aging. 2021;15:1-2.

32. Oliveira M, Amorim W, Oliveira C, Coqueiro H, Gusmão L, Passos L. Brazilian consensus of potentially inappropriate medication for elderly people. Geriatr Gerontol Aging. 2016;10(4):168-81.

33. Sateia MJ, Buysse DJ, Krystal AD, Neubauer DN, Heald JL. Clinical practice guideline for the pharmacologic treatment of chronic insomnia in adults: an American Academy of Sleep Medicine Clinical Practice Guideline. J Clin Sleep Med. 2017;13(2):307-49.

34. Abad VC, Guilleminault C. Insomnia in elderly patients: recommendations for pharmacological management. Drugs Aging. 2018;35(9):791-817.

35. Tufik S, Santos-Silva R, Taddei JA, Bittencourt LR. Obstructive sleep apnea syndrome in the Sao Paulo Epidemiologic Sleep Study. Sleep Med. 2010;11(5):441-6.

36. Catalan Serra P, Soler X. Obstructive sleep apnea and cardiovascular events in elderly patients. Expert Rev Respir Med. 2022;16(2):197-210.

37. Shieu MM, Zaheed A, Shannon C, Chervin RD, Conceicao A, Paulson HL, et al. Positive airway pressure and cognitive disorders in adults with obstructive sleep apnea: a systematic review of the literature. Neurology. 2022:10.1212/WNL.0000000000200383.

38. Yan B, Jin Y, Hu Y, Li S. Effects of continuous positive airway pressure on elderly patients with obstructive sleep apnea: a meta-analysis. Med Sci (Paris). 2018;34 Focus issue F1:66-73.

39. Martinez-Garcia MA, Oscullo G, Ponce S, Pastor E, Orosa B, Catalán P, et al. Effect of continuous positive airway pressure in very elderly with moderate-to-severe obstructive sleep apnea pooled results from two multicenter randomized controlled trials. Sleep Med. 2022;89:71-7.

40. Garcia-Borreguero D, Egatz R, Winkelmann J, Berger K. Epidemiology of restless legs syndrome: the current status. Sleep Med Rev. 2006;10(3):153-67.
41. During EH, Winkelman JW. Drug treatment of restless legs syndrome in older adults. drugs aging. 2019;36(10):939-46.
42. Allen RP, Picchietti D, Hening WA, Trenkwalder C, Walters AS, Montplaisi J, et al. Restless legs syndrome: diagnostic criteria, special considerations, and epidemiology. A report from the restless legs syndrome diagnosis and epidemiology workshop at the National Institutes of Health. Sleep Med. 2003;4(2):101-19.
43. Kang SH, Yoon IY, Lee SD, Han JW, Kim TH, Kim KW. REM sleep behavior disorder in the Korean elderly population: prevalence and clinical characteristics. Sleep. 2013;36(8):1147-52.
44. St Louis EK, Boeve BF. REM sleep behavior disorder: diagnosis, clinical implications, and future directions. Mayo Clin Proc. 2017;92(11):1723-36.
45. Korotun M, Quintero L, Hahn SS. Rapid eye movement behavior disorder and other parasomnias. Clin Geriatr Med. 2021;37(3):483-90.
46. McGrane IR, Leung JG, St Louis EK, Boeve BF. Melatonin therapy for REM sleep behavior disorder: a critical review of evidence. Sleep Med. 2015;16(1):19-26.
47. Vitiello MV, Borson S. Sleep disturbances in patients with Alzheimer's disease: epidemiology, pathophysiology and treatment. CNS Drugs. 2001;15(10):777-96.
48. Borbély AA, Achermann P. Sleep homeostasis and models of sleep regulation. J Biol Rhythms. 1999;14(6):557-68.
49. Camargos EF, Pandolfi MB, Dias MP, Quintas JL, Guimarães RM, Nóbrega Ode T. Incidence of sleep disorders in patients with Alzheimer disease. Einstein (Sao Paulo). 2011;9(4):461-5.
50. Bonanni E, Maestri M, Tognoni G, Fabbrini M, Nucciarone B, Manca ML, et al. Daytime sleepiness in mild and moderate Alzheimer's disease and its relationship with cognitive impairment. J Sleep Res. 2005;14(3):311-7.
51. Ancoli-Israel S, Klauber MR, Gillin JC, Campbell SS, Hofstetter CR. Sleep in non-institutionalized Alzheimer's disease patients. Aging (Milano). 1994;6(6):451-8.
52. Hanford N, Figueiro M. Light therapy and Alzheimer's disease and related dementia: past, present, and future. J Alzheimers Dis. 2013;33(4):913-22.
53. Forbes D, Morgan DG, Bangma J, Peacock S, Pelletier N, Adamson J. Light therapy for managing sleep, behaviour, and mood disturbances in dementia. Cochrane Database Syst Rev. 2004;(2):CD003946.
54. Camargos EF, Louzada LL, Quintas JL, Naves JO, Louzada FM, Nóbrega OT. Trazodone improves sleep parameters in Alzheimer disease patients: a randomized, double-blind, and placebo-controlled study. Am J Geriatr Psychiatry. 2014;22(12):1565-74.
55. Camargos EF, Quintas JL, Louzada LL, Naves JO, Furioso AC, Nóbrega OT. Trazodone and cognitive performance in Alzheimer disease. J Clin Psychopharmacol. 2015;35(1):88-9.
56. Louzada LL, Machado FV, Quintas JL, Ribeiro GA, Silva MV, Mendonça-Silva DL, et al. The efficacy and safety of zolpidem and zopiclone to treat insomnia in Alzheimer's disease: a randomized, triple-blind, placebo-controlled trial. Neuropsychopharmacology. 2022;47(2):570-9.
57. Herring WJ, Ceesay P, Snyder E, Bliwise D, Budd K, Hutzelmann J, et al. Polysomnographic assessment of suvorexant in patients with probable Alzheimer's disease dementia and insomnia: a randomized trial. Alzheimers Dement. 2020;16(3):541-51.
58. Singer C, Tractenberg RE, Kaye J, Schafer K, Gamst A, Grundman M, et al. A multicenter, placebo-controlled trial of melatonin for sleep disturbance in Alzheimer's disease. Sleep. 2003;26(7):893-901.
59. Scoralick FM, Louzada LL, Quintas JL, Naves JO, Camargos EF, Nóbrega OT. Mirtazapine does not improve sleep disorders in Alzheimer's disease: results from a double-blind, placebo-controlled pilot study. Psychogeriatrics. 2017;17(2):89-96.

23 ALTERAÇÕES DE SONO EM TRANSTORNOS MENTAIS

Camilla Moreira de Sousa Pinna
Márcio Zanini
Rafael Brandes Lourenço
Almir Tavares

O sono é um processo ativo, essencial à sobrevivência, e sua importância como pilar para a qualidade de vida tem sido cada vez mais reconhecida. Durante o sono, ocorrem processos fundamentais para a saúde física e mental, e é necessário um sono de boa qualidade, em quantidade e ritmo adequados, para a regulação emocional e um bom desempenho das funções cognitivas.

Queixas e alterações do sono são muito prevalentes na população geral, sobretudo em pacientes com transtornos mentais.[1] A estreita relação entre alterações do ciclo sono-vigília e transtornos psiquiátricos é reconhecida de longa data, mantendo-se evidente ao longo da evolução dos sistemas classificatórios em psiquiatria. Insônia, hipersonia e pesadelos são exemplos de sintomas que figuram entre os critérios diagnósticos para variados transtornos psiquiátricos, como os transtornos depressivos, os transtornos de ansiedade (TAs), o transtorno de estresse pós-traumático (TEPT), entre outros, de acordo com a 5ª edição do *Manual diagnóstico e estatístico de transtornos mentais* (DSM-5), da American Psychiatric Association (APA).[2]

Historicamente, as alterações do ciclo sono-vigília presentes nos transtornos psiquiátricos eram consideradas secundárias, como um sintoma ou uma consequência do quadro de base, presumindo-se, então, que o tratamento do transtorno primário resolveria as queixas de sono.[3]

À medida que a compreensão sobre os transtornos mentais e os transtornos do sono evoluiu, observou-se que sua relação é complexa e frequentemente bidirecional (**Fig. 23.1**).[3] De acordo com esse entendimento, as alterações do sono passaram a ser reconhecidas no DSM-5 como entidades clínicas independentes, frequentemente comórbidas, que demandam atenção específica.[2] As alterações do ciclo sono-vigília podem ocorrer em qualquer momento do curso de transtornos mentais, com implicações diagnósticas, clínicas e terapêuticas.[4]

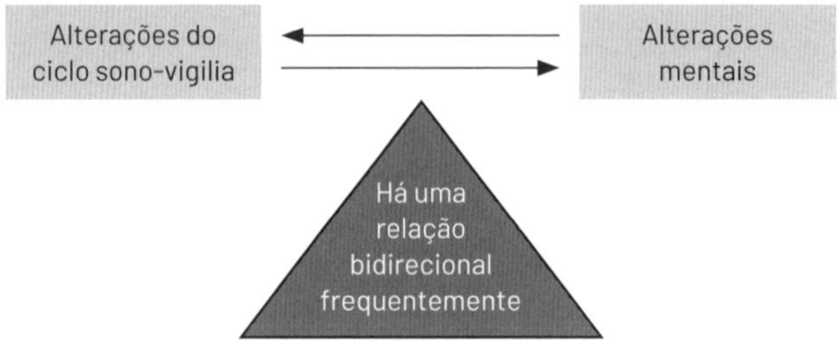
Alterações do ciclo sono-vigilia
Alterações mentais
Há uma relação bidirecional frequentemente

■ **Figura 23.1**
Relação entre alterações do ciclo sono-vigília e transtornos mentais.

Presente em até 90% dos pacientes deprimidos, a insônia é a queixa mais prevalente em pacientes com transtornos mentais. Pode preceder o aparecimento dos sintomas psiquiátricos, sendo, atualmente, considerada um fator de risco para primeiro episódio depressivo, TAs, esquizofrenia, transtornos por uso de substâncias (TUS) e suicídio.[4,5] Além disso, pacientes que mantêm queixas de sono como sintomas residuais de transtornos depressivos e psicóticos apresentam maior risco de recaídas e recorrências.[4,5]

Nesse ponto, é importante ressaltar que a maior parte dos psicotrópicos produz efeitos no sono e na vigília, podendo, de forma direta ou indireta, agravar transtornos do sono preexistentes ou induzir o seu aparecimento. Insônia induzida por inibidores seletivos da recaptação da serotonina (ISRSs) e agravamento da apneia obstrutiva do sono (AOS) por benzodiazepínicos (BZDs) são exemplos frequentes na prática clínica.[6]

Em contrapartida, estudos envolvendo abordagens terapêuticas direcionadas para insônia em pacientes com depressão têm evidenciado resultados positivos na redução dos sintomas depressivos não relacionados ao sono, parecendo ser uma estratégia promissora para melhores desfechos clínicos em pacientes que apresentam a comorbidade.[7,8]

SONO EM TRANSTORNOS DE ANSIEDADE

Os TAs são um grupo de transtornos mentais em que sentimentos de ansiedade e medo causam prejuízo ao indivíduo. Incluem o transtorno de ansiedade generalizada (TAG), o transtorno de pânico (TP), a fobia simples (FS) e o transtorno de ansiedade social (TAS).[9] Embora o TEPT e o transtorno obsessivo-compulsivo (TOC) não sejam mais considerados TAs no DSM-5, estes serão incluídos neste tópico, já que a maioria dos estudos existentes na área do sono os aborda de forma conjunta. O **Quadro 23.1**, a seguir, apresenta uma visão geral desses grupos de transtornos no DSM-5.[2]

De acordo com a Organização Mundial da Saúde (OMS), em 2019, existiam 58,9 milhões de pessoas vivendo com TAs nas Américas (5,7% da população total). O Brasil contribuiu com o maior número de afetados, 18,6 milhões de pessoas, sendo 3,6% homens, e 7,7% mulheres.[10]

■ **Quadro 23.1**
Transtornos de ansiedade, transtorno obsessivo-compulsivo e transtornos relacionados, transtornos relacionados a trauma e a estressores, no DSM-5

TRANSTORNOS DE ANSIEDADE
Transtorno de ansiedade de separação (TASep)
Mutismo seletivo
Fobia específica (FE)
Transtorno de ansiedade social (TAS)
Transtorno de pânico (TP)
Agorafobia
Transtorno de ansiedade generalizada (TAG)
TA induzido por substância/medicamento
TA devido a outra condição médica
Outro TA especificado
TA não especificado
TRANSTORNO OBSESSIVO-COMPULSIVO E TRANSTORNOS RELACIONADOS
Transtorno obsessivo-compulsivo (TOC)
Transtorno dismórfico corporal
Transtorno de acumulação
Tricotilomania
Transtorno de escoriação
TOC e transtorno relacionado induzido por substância/medicamento
TOC e transtorno relacionado devido a outra condição médica
Outro TOC e transtorno relacionado especificado
TOC e transtorno relacionado não especificado

(*Continua*)

■ **Quadro 23.1** *(Continuação)*
Transtornos de ansiedade, transtorno obsessivo-compulsivo e transtornos relacionados, transtornos relacionados a trauma e a estressores, no DSM-5

TRANSTORNOS RELACIONADOS A TRAUMA E A ESTRESSORES
Transtorno de apego reativo
Transtorno de interação social desinibida
Transtorno de estresse pós-traumático (TEPT)
Transtorno de estresse agudo
Transtornos de adaptação
Outro transtorno relacionado a trauma e a estressores especificado
Transtorno relacionado a trauma e a estressores não especificado

Fonte: American Psychiatric Association.[2]

Alguns autores observaram que a insônia estava mais associada à ansiedade do que à depressão.[11] Embora os TAs estejam associados a problemas para iniciar ou manter o sono, a etiopatogenia desses fenômenos ainda é pouco esclarecida. Tem sido aventado que a associação entre sono e ansiedade seja decorrente da sobreposição entre sistemas de neurotransmissão, como os sistemas monoaminérgico e GABAérgico, entre outros.

Alguns estudos demonstram que a insônia pode preceder o aparecimento de um TA. Outros salientam o papel de sintomas ansiosos no desenvolvimento da insônia, embora, às vezes, os critérios para um TA não estivessem totalmente preenchidos. A abordagem das alterações do sono nos TAs objetiva facilitar o entendimento de ambos.

■ ALTERAÇÕES DO SONO NOS TRANSTORNOS DE ANSIEDADE

Dois trabalhos envolvendo metanálises baseadas em evidência de alta qualidade abordaram o tema.[12,13]

No primeiro trabalho, Papadimitriou e Linkowski encontraram alterações polissonográficas em casos de TP: maior tempo de latência para o sono (LS), aumento do tempo acordado após o início do sono (WASO, do inglês *wake after sleep onset*) e redução da eficiência do sono (ES).[12] Não ocorreram alterações da arquitetura do sono ou do sono REM (do inglês *rapid eye movement*). Ataques de pânico noturnos não tiveram relação com o sono REM e ocorriam sem um gatilho óbvio em 18 a 45% dos casos. Nos casos de TAG, 60 a 70% dos sujeitos apresentaram queixas subjetivas do sono. A polissonografia (PSG) demonstrou aumento da LS e do WASO, bem como despertares precoces. Ocorreu aumento do estágio N2 do sono não REM (NREM, do inglês *non-rapid eye movement*) e redução do sono de ondas lentas (SOL). Nos indivíduos com TAS, queixas subjetivas foram raras, e os achados em PSG foram negativos.

Cox e Olatunji publicaram uma revisão sistemática que avaliou tamanhos de efeito em medidas objetivas e subjetivas de sono.[13] A continuidade do sono foi avaliada a partir da ES e do WASO, e as medidas subjetivas a partir de questionários. Indivíduos com TAG apresentaram altos índices de queixas subjetivas ($p = 0{,}001$) e de problemas de continuidade do sono ($p = 0{,}02$), enquanto aqueles com TP apresentaram redução do tempo total de sono (TTS) ($p = 0{,}03$) e problemas na continuidade do sono ($p = 0{,}001$). Não houve dados suficientes para avaliar medidas subjetivas e não foram incluídos estudos sobre TAS e fobias. A **Tabela 23.1**, a seguir, resume os resultados de metanálises sobre as alterações do sono nos principais TAs.

SONO E TRANSTORNO DE ANSIEDADE GENERALIZADA

Inicialmente, é relevante ter em mente que o TAG não é uma forma genérica de ansiedade. O TAG é caracterizado por preocupação excessiva (expectativa com apreensão) e incontrolável, visando a diversos temas, como o trabalho, a saúde e a família.

Tabela 23.1
Resultados de metanálises sobre alterações do sono nos principais transtornos de ansiedade*

	Papadimitriou e Linkowski[12]	COX e Olatunji[13]
TAG	▪ Aumento de queixas subjetivas ▪ Aumento da LS ▪ Aumento do WASO ▪ Despertar precoce ▪ Aumento de N2 ▪ SOL reduzido	▪ Aumento de queixas subjetivas ▪ Aumento do WASO ▪ ES reduzida ▪ Sem alterações na arquitetura do sono
TP	▪ Sem achados subjetivos ▪ Aumento da LS ▪ Aumento do WASO ▪ ES reduzida	▪ Queixas subjetivas não estudadas ▪ Redução do TTS ▪ Aumento do WASO ▪ ES reduzida
TAS	▪ Sem achados objetivos ou subjetivos	Não estudado
Ataques noturnos de pânico	▪ Sem relação com sono REM ▪ Maioria sem gatilho óbvio	Não estudados

*A FS não foi estudada em nenhuma das duas metanálises.
ES: eficiência do sono; LS: latência para o sono; REM: movimento rápido dos olhos; SOL: sono de ondas lentas; TTS: tempo total de sono; WASO: tempo acordado após o início do sono.
Fontes: Elaborada com base em Papadimitriou e Linkowski;[12] Cox e Olatunji.[13]

No TAG, pode haver alterações subjetivas e objetivas do sono, e a insônia, como sintoma, faz parte dos critérios diagnósticos desse transtorno. Revisões sistemáticas indicam como achados mais robustos o aumento de queixas subjetivas e a continuidade do sono muito afetada. Os dados, ainda, incluem problemas para iniciar o sono, despertar precoce e superficialização do sono.

Em um estudo com 5.622 indivíduos, Ohayon e Lemoine observaram insônia em 18,6% da amostra.[14] Entre os indivíduos insones, 33% apresentavam algum TA, sendo o TAG em metade dos casos.[14] A relação entre TAG e insônia parece ser, por vezes, subestimada. Os achados robustos de alterações em PSG e queixas subjetivas nas metanálises, o fato de a insônia fazer parte dos critérios do TAG no DSM-5 e a prevalência de TAG nos estudos envolvendo insônia demonstram que os transtornos apresentam características sobrepostas.

A respeito das alterações subjetivas de sono, é importante ressaltarmos ser possível que os sintomas de TAG estejam relacionados com os processos cognitivos envolvidos com o sono, podendo levar o paciente a superestimar indicadores de sono de má qualidade, crenças errôneas e piorar a impressão sobre o próprio sono.[13] As ruminações, especificamente, podem prejudicar o início do sono ou a sua retomada.[11] Em contrapartida, a falta de sono parece piorar a vulnerabilidade à sintomatologia ansiosa, e, recentemente, os mecanismos dessas relações vêm sendo revisados.[15] Uma das hipóteses envolve interações entre sono disfuncional e processamento emocional, em que estímulos neutros passam a aversivos. Em estudos com ressonância magnética funcional (fMRI), constata-se aumento da atividade da amígdala, redução da conectividade funcional (CF) entre córtex pré-frontal (CPF) e amígdala e aumento da CF entre amígdala e *locus coeruleus* após uma noite de insônia. É interessante observar que o *locus coeruleus* é uma área envolvida tanto em mecanismos do ciclo sono-vigília quanto nos TAs. Em um dos estudos, o aumento de SOL foi capaz de predizer um decréscimo nas pontuações de ansiedade.[16]

Outras pesquisas com fMRI envolvendo insônia e TAG demonstraram que indivíduos com ambas as condições apresentam aumento da segregação da rede e um córtex cingulado posterior hiperativo, em comparação com aqueles com TAG sem insônia e controles saudáveis.[17] Outro estudo demonstrou que a CF entre a amígdala esquerda e o córtex cingulado rostral anterior bilateral foi maior em controles saudáveis, menor em indivíduos com TAG e intermediária em pessoas com insônia.[18] Embora limitados, esses achados sugerem o sono insuficiente como fator que pode aumentar a vulnerabilidade à ansiedade, afetando de maneira negativa as vias regulatórias emocionais e cognitivas.

SONO E TRANSTORNO DE PÂNICO

Apesar de haver poucos estudos relacionando insônia e TP, revisões sistemáticas indicam que indivíduos com TP não apresentam mais queixas subjetivas de sono do que controles, embora manifestem maior dificuldade para iniciar o sono (aumento da LS), problemas na continuidade do sono (avaliada por ES e WASO) e redução do TTS.[12,13] A ocorrência menor de queixas subjetivas poderia ser explicada pela característica episódica do TP, distinta do TAG, por exemplo.

Pattyn e colaboradores identificaram três subtipos de TP: cognitivo-autonômico, autonômico e um terceiro, inespecífico e mais leve. Os dois primeiros apresentaram prevalência maior de insônia ($p < 0,05$).[19] Tanto sintomas cognitivos quanto autonômicos podem estar relacionados com a insônia. Um indivíduo que já experimentou ataques de pânico noturnos pode ter uma intensificação da ansiedade para dormir, mais preocupação e excitação fisiológica.[20] Parece que, similarmente ao TAG, sintomas de TP e insônia podem reforçar um ao outro, em um círculo vicioso.

SONO NO TRANSTORNO DE ANSIEDADE SOCIAL

No TAS, há ainda menos estudos do que no TP. Embora uma revisão sistemática tenha apresentado resultados negativos, outros estudos demonstram associação do TAS com insônia. Um estudo envolvendo jovens latinos demonstrou que pontuações na escala de *status* social subjetivo (SSS) prediziam queixas de insônia ($p = 0,02$). Como explicação, o autor cita associação do TAS com alta pontuação nas escalas de preocupação.[21] Quando o sono foi avaliado com o Índice de Qualidade do Sono de Pittsburgh (PSQI), a maioria dos indivíduos com TAS relatou mais prejuízos na qualidade do sono, maior latência para adormecer, mais distúrbios noturnos e mais disfunção diurna do que os controles.[22] No entanto, estudos utilizando PSG não evidenciaram, até o momento, diferenças entre indivíduos com TAS e controles, nem entre pacientes com TAS e TAG em relação a controles.[23,24]

SONO NA FOBIA ESPECÍFICA

Pacientes com FE têm aumento da LS e qualidade do sono e funcionamento diurno prejudicados, mesmo controlando para idade, gênero, estado civil, escolaridade e transtornos do humor ou TUS.[22] Em relação à FE, até o momento não existem estudos de PSG.

SONO NO TRANSTORNO OBSESSIVO-COMPULSIVO

A metanálise realizada por Cox e Olatunji incluiu quatro estudos, com redução do TTS e alterações em parâmetros do sono REM (latência reduzida e aumento do tempo de REM), mesmo controlando para a depressão.[13] Não foram encontradas alterações na continuidade do sono após controlar para depressão. Não foram identificados estudos suficientes para a avaliação de dados subjetivos do sono. Outra metanálise, que estudou especificamente TOC, encontrou redução do TTS e grande prevalência de atraso de fase, o que pode estar relacionado com a persistência de rituais na hora de dormir, assim como pensamentos obsessivos.[25] As alterações do sono REM identificadas no TOC podem auxiliar a compreensão de sua fisiopatologia, já que se acham relacionadas a maior intensidade de sintomas, e sua reversão indica boa resposta aos antidepressivos ISRSs.[26]

A prevalência de insônia em sujeitos com TOC apresenta resultados controversos, com associações positivas e negativas. Greco, em sua tese de doutorado, encontrou maior prevalência de insônia em sujeitos com sintomatologia mais grave ($p = 0,003$) e com sintomas depressivos comórbidos ($p = 0,002$), formulando a hipótese de que a depressão pode ser mediadora da relação TOC-insônia.[27]

SONO NO TRANSTORNO DE ESTRESSE PÓS-TRAUMÁTICO

A relação entre sono e TEPT tem sido foco de diversos estudos, com evidências robustas de ES reduzida e WASO aumentado.[13] Além do transtorno de insônia, os pesadelos surgem como destaque e parecem ocorrer mais cedo no ciclo do sono, não sendo restritos apenas ao sono REM e podendo ocasionar despertares acompanhados de sintomas físicos de ansiedade, como taquicardia e sensação de sufocamento. De forma importante, observamos aumento da movimentação do corpo durante o sono.[12] Tanto a insônia como alterações no despertar fazem parte dos critérios diagnósticos do TEPT no DSM-5, indicando o reconhecimento do papel das alterações do sono nesse transtorno.[2]

Na metanálise de Cox e Olatunji,[13] foram observados um elevado nível de alterações subjetivas do sono, um efeito médio para diminuição da continuidade do sono e um pequeno efeito para superficialização do sono, além de tendência para redução do TTS. Em comparação com controles, não foram identificadas diferenças na pressão do sono REM, avaliada por meio da latência para o REM, percentual de sono REM e densidade de REM ($p > 0,05$). Não foi possível examinar o efeito moderador da depressão sobre qualquer indicador do sono.[13]

O TEPT é caracterizado por hipervigilância e dificuldade de se desvincular de uma potencial ameaça. A redução do controle inibitório parece se repetir em todos os transtornos ansiosos (TAS, TAG, TP, FE) e no TOC. A má continuidade do sono parece prejudicar os sistemas implicados no controle inibitório e contribuir com desencadeamento ou piora dos sintomas.[13] A **Tabela 23.2**, busca diferenciar o perfil de alterações do sono no TOC e no TEPT.

SONO E TRANSTORNOS DO HUMOR

Os transtornos do humor podem ser classificados ao longo de um espectro, levando-se em consideração a gravidade e a qualidade da perturbação do humor, indo de quadros depressivos unipolares ao transtorno bipolar (TB).

A **Tabela 23.3**, resume os subtipos de transtornos depressivos e TBs listados no DSM-5 e suas principais características.[2]

■ Tabela 23.2
Diferenças do perfil de alterações em medidas objetivas e subjetivas do sono no transtorno obsessivo-compulsivo e no transtorno de estresse pós-traumático

TOC	TEPT
Queixas subjetivas apenas quando há alto número de sintomas ou comorbidades	Queixas subjetivas robustas
Redução do TTS	Redução do TTS, ES e aumento do WASO
Continuidade do sono normal	Alteração da continuidade e da superficialização do sono
Aumento de tempo e latência reduzida do sono REM	Sem alterações do sono REM
Atraso do ritmo circadiano é comum	Pesadelos e movimentos bruscos durante o sono são comuns

ES: eficiência do sono; REM: movimento rápido dos olhos; TTS: tempo total de sono; WASO: tempo acordado após o início do sono.
Fontes: Elaborada com base em Papadimitriou,[12] Cox,[13,26] e Nota.[25]

■ Tabela 23.3
Transtornos depressivos e bipolares no DSM-5[2]

TRANSTORNOS DEPRESSIVOS	APRESENTAÇÃO CLÍNICA
Transtorno disruptivo da desregulação do humor	Irritabilidade crônica, associada a explosões de raiva graves e recorrentes, desproporcionais para a idade, ocorrendo mais de três vezes na semana, por, no mínimo, 12 meses.
Transtorno depressivo maior (TDM)	Mínimo de duas semanas de sintomas depressivos, a maior parte do tempo, representando um rompimento com o funcionamento usual do indivíduo.
Transtorno depressivo persistente (distimia)	Sintomas depressivos contínuos, por, no mínimo, dois anos.
Transtorno disfórico pré-menstrual (TDPM)	Sintomas de humor, comportamentais e físicos presentes na semana final antes do início da menstruação, que melhoram durante a menstruação e estão presentes na maioria dos ciclos menstruais.

(*Continua*)

■ **Tabela 23.3** *(Continuação)*
Transtornos depressivos e bipolares no DSM-5[2]

TRANSTORNOS DEPRESSIVOS	APRESENTAÇÃO CLÍNICA
Transtorno depressivo induzido por substância/medicamento	Perturbação proeminente e persistente do humor durante ou logo após a intoxicação ou abstinência de medicamentos ou substâncias.
Transtorno depressivo devido a outra condição médica	Um período proeminente e persistente de humor deprimido ou de diminuição acentuada de interesse ou prazer em todas ou quase todas as atividades, como consequência fisiopatológica direta de outra condição médica.
TRANSTORNOS BIPOLARES	**APRESENTAÇÃO CLÍNICA**
TB tipo I	Pelo menos um episódio maníaco. Apesar de episódios depressivos serem frequentes, não são necessários para o diagnóstico.
TB tipo II	Pelo menos um episódio hipomaníaco e um episódio depressivo.
Transtorno ciclotímico	Sintomas hipomaníacos e depressivos que não preenchem os critérios diagnósticos para episódios hipomaníacos ou depressivos, por, pelo menos, dois anos.
TB induzido por substância/medicamento	Os sintomas do humor desenvolveram-se durante ou logo após a exposição ou abstinência a substância ou medicamento.
TB devido a outra condição médica	Há evidências da história, do exame físico ou de achados laboratoriais de que a perturbação é a consequência fisiopatológica direta de outra condição médica.

Fonte: Elaborada com base em American Psychiatric Association.[2]

TRANSTORNOS DEPRESSIVOS

Os transtornos depressivos compreendem um grupo de transtornos mentais potencialmente incapacitantes que afetam em torno de 300 milhões de indivíduos ao redor do mundo. Estão associados a redução na qualidade de vida, prejuízos social e ocupacional, além de aumento da mortalidade. O primeiro episódio depressivo geralmente ocorre entre os 12 e os 30 anos de idade, e a recorrência ao longo da vida é muito comum.[28]

Um **episódio depressivo maior**[2] é diagnosticado quando:

A cinco ou mais dos sintomas a seguir acham-se presentes, durante um período de duas semanas, e representam uma mudança em relação ao funcionamento anterior; pelo menos um dos sintomas é humor deprimido ou perda de interesse ou prazer:
  1. humor deprimido, na maior parte do dia, quase todo dia;
  2. acentuada diminuição de interesse ou prazer em todas, ou quase todas, as atividades;
  3. perda ou ganho significativo de peso, sem estar fazendo dieta, ou redução ou aumento no apetite;
  4. insônia ou hipersonia, quase diária;
  5. agitação ou retardo psicomotor;
  6. fadiga ou perda de energia;
  7. sentimentos de inutilidade ou culpa excessiva ou inapropriada;
  8. capacidade diminuída para pensar ou se concentrar, ou indecisão;
  9. pensamentos recorrentes de morte (não somente medo de morrer); ideação suicida recorrente sem um plano específico; tentativa de suicídio; ou um plano específico para cometer suicídio.

B Os sintomas causam sofrimento clinicamente significativo ou prejuízo no funcionamento social, profissional ou em outras áreas importantes da vida do indivíduo.

C O episódio não é atribuível a efeitos de uma substância ou a outra condição médica.

SONO NOS TRANSTORNOS DEPRESSIVOS

Existe uma relação bidirecional entre insônia e depressão. Estudos populacionais descrevem que a insônia crônica aumenta em 6,2 vezes o risco de depressão, enquanto a depressão recorrente está associada a um risco 6,7 vezes maior de insônia crônica. Alterações no padrão do sono (insônia ou hipersonia) fazem parte dos critérios diagnósticos de um episódio depressivo maior. São considerados preditores para depressão e fatores de risco para suicídio. Além disso, a insônia é o principal sintoma residual de um episódio depressivo, sendo considerada parâmetro de gravidade e de recidiva do quadro de humor.[29]

Ao comparar fatores etiológicos e fisiopatológicos para insônia e depressão, é interessante observar os pontos de convergência: ambas são desencadeadas por estressores psicossociais e ambas compartilham o estado de hiperexcitação, considerado tanto um componente biológico quanto psicológico. Outro aspecto de convergência diz respeito à terapêutica: tanto a terapia cognitivo-comportamental (TCC) quanto os antidepressivos sedativos (como trazodona, mirtazapina e doxepina) são efetivos no manejo da depressão e da insônia. Ademais, técnicas de privação de sono apresentam efeitos terapêuticos tanto em episódios depressivos quanto na insônia.[30]

Estudos epidemiológicos com frequência reafirmam a associação entre insônia e depressão, com mais de 90% dos pacientes deprimidos apresentando alguma alteração de sono clinicamente relevante. Pacientes com depressão relatam dificuldade para iniciar e manter o sono, despertares noturnos, despertar precoce e sono não reparador. Na comparação com indivíduos saudáveis, os pacientes deprimidos apresentam alterações no exame de PSG, como redução da ES, aumento dos despertares, redução de SOL e alterações no sono REM. Com relação a este último, observa-se redução na sua latência, prolongamento do primeiro episódio e aumento da densidade.

Nos seres humanos, o sistema circadiano exerce influência sobre humor, cognição, nível de energia, ciclo sono-vigília, variados comportamentos e funções fisiológicas. Há um crescente corpo de evidências sugerindo que as chamadas disritmias circadianas podem ser um mecanismo patogênico subjacente à depressão. Em estudos com roedores, a imposição de ritmo sono-vigília aberrante, desconectado do ritmo circadiano, causa comportamentos compatíveis com o modelo de depressão nos animais. Outra hipótese em investigação são os genes-relógio mutantes, que alterariam parâmetros circadianos, atuando como um fator de vulnerabilidade para a depressão. Estudos comunitários com adolescentes e adultos relacionam o cronotipo noturno ou vespertino a um maior risco para depressão.[28]

Ênfase especial tem sido dada ao papel da melatonina na regulação de processos essenciais do corpo, incluindo sono, envelhecimento, resposta imune e humor. Mudanças sazonais no ambiente, como a redução à exposição da luz do dia, podem influenciar a secreção de melatonina e contribuir para o desenvolvimento de transtornos depressivos, notadamente o transtorno afetivo sazonal. A secreção da melatonina pela glândula pineal ocorre no período noturno, estimulada pela informação enviada pelo núcleo supraquiasmático. Um dos precursores para a formação da melatonina é a serotonina, um neurotransmissor diretamente relacionado à neuroquímica dos quadros depressivos.[31]

Além da melatonina, outros sistemas sinalizadores participam do processo de informar o organismo sobre o ambiente e exercem efeitos sobre o humor. Como exemplo, as monoaminas dopamina, serotonina e noradrenalina, diretamente envolvidas na depressão, têm papel crucial na manutenção da vigília. Acredita-se que a redução na latência do sono REM e o aumento de sua densidade, observados em pacientes deprimidos, tenham relação com deficiências nos sistemas serotoninérgico e noradrenérgico, visto que esses neurotransmissores apresentam um efeito inibitório sobre o sono REM. Essa hipótese é alimentada pela observação de que o tratamento com antidepressivos aumenta a latência do sono REM, reduz a sua densidade e a sua porcentagem ao longo da noite.[29]

O surgimento de alterações do sono em pacientes depressivos, até então estáveis, funciona como um preditor de recidiva do quadro depressivo e como um marcador de gravidade. O manejo adequado da insônia em pacientes com depressão potencialmente reduz a gravidade do quadro e previne recaídas.[30]

TRANSTORNO BIPOLAR

O TB é uma condição mental crônica e recorrente, caracterizada por oscilações entre episódios depressivos, episódios maníacos (ou hipomaníacos) e períodos de eutimia. Afeta aproximadamente 1% da população mundial, sem diferenças significativas em relação a etnia, nacionalidade ou condição socioeconômica.[32]

Um **episódio maníaco** é definido, no DSM-5, pelos critérios A-D, a seguir:[2]

A Um período distinto de humor anormal e persistentemente elevado, expansivo ou irritável, além de aumento anormal e persistente da atividade dirigida a objetivos ou da energia, com duração mínima de uma semana, e presente na maior parte do dia, quase todos os dias (ou qualquer duração, se a hospitalização se fizer necessária).
B Durante o período de elevação do humor, pelo menos três dos seguintes sete sintomas devem estar presentes:
 1 autoestima inflada ou grandiosidade;
 2 redução da necessidade de sono;
 3 mais loquaz que o habitual;
 4 fuga de ideias ou pensamentos acelerados;
 5 distratibilidade;
 6 aumento da atividade dirigida a objetivos ou agitação psicomotora;
 7 envolvimento excessivo em atividades com elevado potencial para consequências dolorosas (p. ex., envolvimento em surtos desenfreados de compras, indiscrições sexuais ou investimentos financeiros insensatos).
C A alteração de humor descrita é grave a ponto de causar prejuízo acentuado no funcionamento social ou profissional, ou para necessitar de hospitalização, a fim de prevenir dano a si mesmo ou a outras pessoas, ou existem características psicóticas.
D O episódio não é atribuível ao efeito de uma substância (droga de abuso, medicação ou outro tratamento) ou alguma outra condição médica.

Um **episódio hipomaníaco** é definido pelos mesmos sintomas de um episódio maníaco, mas sua intensidade é menor, e o tempo de duração exigido é de apenas quatro dias. Embora a elevação do humor represente uma mudança clara do funcionamento habitual, fora das características do indivíduo quando assintomático, e seja perceptível por terceiros, o episódio não é suficientemente grave a ponto de causar um prejuízo acentuado em funcionamento social ou profissional ou de exigir uma hospitalização.[2]

A **eutimia** consiste em um estado de estabilidade do humor, no qual o paciente não apresenta sintomas que preencham critérios para episódios de mania/hipomania, depressão ou estado misto.[2]

SONO NO TRANSTORNO BIPOLAR

Alterações do sono são altamente prevalentes durante todos os estágios do TB. Além de fazerem parte dos critérios diagnósticos, tanto para episódios maníacos/hipomaníacos quanto para episódios depressivos, são indicadoras de descompensação para qualquer um dos polos.[32] A estreita relação entre sono e TB pode ser ilustrada por diversos ensaios clínicos que identificam as alterações de sono como o principal preditor de recidiva para um episódio de humor.[33] A privação de sono (PS) induzida experimentalmente pode desencadear episódios de mania e pode ter efeito terapêutico sobre episódios depressivos. Disfunções do ritmo circadiano afetam de maneira significativa a regulação do humor, tendo papel crucial na desestabilização do paciente com TB.[34]

Alguns estudos sugerem que o cronotipo vespertino é mais frequente em indivíduos com TB do que em controles saudáveis. Pacientes bipolares parecem ter níveis de melatonina inferiores aos de controles, independentemente do estágio da doença.[35] Dosagens matinais de melatonina no líquido cerebrospinal (LCS) em pacientes bipolares são significativamente inferiores àquelas obtidas em controles saudáveis e em pacientes com depressão unipolar, apontando para a necessidade de se aprofundar o estudo acerca da presença de distúrbios de fase circadiana do sono nessa população.[33]

Distúrbios circadianos, com avanço de fase do ritmo diurno da melatonina plasmática e do cortisol plasmático foram observados no TB. O avanço de fase, medido por meio de dados actigráficos, cortisol salivar e expressões gênicas, foi demonstrado durante episódios maníacos (aproximadamente 7 horas) e atraso de fase durante estados depressivos e mistos (aproximadamente 7 horas).[33] Entre as consequências dos distúrbios do ritmo circadiano, estão anormalidades no eixo hipotálamo-hipófise-adrenal (HHA), que levam à liberação atípica de neurotransmissores, à hipercortisolemia e à quebra nos mecanismos de *feedback* negativo mediados por receptores de glicocorticoides.[32]

Vários estudos relatam ligações entre os genes circadianos e os transtornos do humor. Por exemplo, TB e resposta ao tratamento têm sido associados a mutações ou polimorfismos em *TIM*, *CLOCK* (311 T a C), e *BMal1* e *CLOCK* (homozigoto para o alelo C). Os genes-relógio também foram implicados em outros transtornos do humor: *PER2*, *NPAS2* e *BMal1* estão associados ao transtorno afetivo sazonal, e os níveis de mRNA *PER1*, *CLOCK* e *BMal1* estão associados ao TDM.[29]

Mesmo no período interepisódico, 70% dos pacientes com TB referem alterações do sono clinicamente significativas. Destes, 55% apresentam insônia e 25% apresentam hipersonia.[29] Estudos de actigrafia evidenciam que, em comparação com indivíduos saudáveis, os pacientes com TB, durante os períodos de eutimia, demoram mais para adormecer, dormem mais tempo, apresentam aumento dos despertares ao longo da noite, redução da ES e maior variabilidade dos parâmetros de sono-vigília.[36]

Nos exames de PSG, os pacientes bipolares em eutimia, na comparação com controles saudáveis, apresentam maior variabilidade na LS e na duração dos estágios N1 e N2, além de redução na densidade e frequência das ondas rápidas em N2. Alterações no sono REM, como sua maior porcentagem ao longo da noite, maior duração do primeiro episódio e aumento na densidade de movimentos rápidos dos olhos, também são observadas nos pacientes bipolares em comparação aos controles.[34]

A redução da necessidade de sono é uma característica marcante dos episódios de mania, hipomania e estados mistos, afetando de 66 a 99% dos pacientes.[35] A PS induz mania em pacientes bipolares estáveis, e a insônia crônica pode preceder em vários anos a eclosão do TB.[32] Estudos de PSG evidenciam aumento de LS, maior fragmentação, redução no TTS, redução da ES, redução na latência do primeiro episódio de sono REM e aumento na densidade do REM na mania/hipomania e nos estados mistos.[34]

Evidências crescentes sugerem que distúrbios do sono contribuem para a desregulação afetiva, sendo o principal parâmetro indicativo de recaída em pacientes bipolares estáveis. Estudos experimentais apontam que a PS induzida desencadeia episódios de mania e hipomania. Pacientes bipolares com menos tempo de sono apresentam regulação deficiente do humor, pior qualidade de vida e aumento dos episódios de humor no período de 12 meses.[29]

O tratamento do TB é complexo e multiprofissional, envolvendo psicoterapia, medicamentos, psicoeducação e, nos casos mais graves, a eletroconvulsoterapia (ECT). O foco do tratamento é a estabilização do humor, algumas vezes somente alcançada com a combinação de múltiplos medicamentos psicotrópicos, como antipsicóticos, estabilizadores do humor (como lítio e valproato de sódio), BZDs e, em casos específicos, antidepressivos. O uso de medicamentos sedativos, com foco na regulação do sono, é frequentemente mandatório, visto que a insônia desestabiliza o humor e confere maior gravidade ao quadro mental. Além dos medicamentos, a terapia de ritmo interpessoal e social, que utiliza psicoterapia interpessoal e técnica comportamental para ajudar os pacientes a regular suas rotinas diárias, minimizar problemas interpessoais e aderir aos medicamentos, apresenta eficácia tanto na modalidade individual quanto em grupo.[33]

O ESPECTRO DA ESQUIZOFRENIA E OUTROS TRANSTORNOS PSICÓTICOS

No DSM-5, no capítulo "Espectro da esquizofrenia e outros transtornos psicóticos", são descritas condições caracterizadas por alterações significativas em um ou mais dos cinco domínios a seguir.

1. **Delírios**. Crenças fixas, não passíveis de mudança à luz de evidências conflitantes, seu conteúdo pode incluir uma variedade de temas (p. ex., persecutório, de referência, somático, religioso, de grandeza).
2. **Alucinações**. Experiências semelhantes à percepção, que ocorrem sem um estímulo externo, são vívidas e claras, com toda a força e o impacto das percepções normais, não estando sob controle voluntário; podem ocorrer em qualquer modalidade sensorial, embora as alucinações auditivas sejam as mais comuns na esquizofrenia e em transtornos relacionados.
3. **Pensamento (discurso) desorganizado**. A desorganização do pensamento (transtorno do pensamento formal) costuma ser inferida a partir do discurso do indivíduo. Este pode mudar de um tópico a outro (descarrilamento ou afrouxamento das associações). As respostas a perguntas podem ter uma relação oblíqua ou não ter relação alguma (tangencialidade).
4. **Comportamento motor grosseiramente desorganizado ou anormal (incluindo catatonia)**. O comportamento motor grosseiramente desorganizado ou anormal pode se manifestar de várias formas, desde o comportamento "tolo e pueril" até a agitação imprevisível. Os problemas podem ser observados em qualquer forma de

comportamento dirigido a um objetivo, levando a dificuldades na realização das atividades cotidianas. O comportamento catatônico representa uma redução acentuada na reatividade ao ambiente. Varia da resistência a instruções (negativismo), passando por manutenção de postura rígida, inapropriada ou bizarra, até a falta total de respostas verbais e motoras (mutismo e estupor). Pode, ainda, incluir atividade motora sem propósito e excessiva sem causa óbvia (excitação catatônica).

5 **Sintomas negativos**. Sintomas negativos respondem por uma porção substancial da morbidade associada à esquizofrenia, embora sejam menos proeminentes em outros transtornos psicóticos. Dois sintomas negativos são especialmente proeminentes na esquizofrenia: expressão emocional diminuída e avolia.

A **Tabela 23.4**, lista os transtornos desse grupo e suas principais características.

■ Tabela 23.4
Características clínicas do espectro da esquizofrenia e transtornos psicóticos

TRANSTORNOS	MANIFESTAÇÕES CLÍNICAS
Transtorno da personalidade esquizotípica	Há um significativo padrão de déficits que se inicia na juventude: sociais e interpessoais (incluindo a redução na capacidade para formar ligações de proximidade); distorções cognitivas e da percepção; e excentricidades. As anormalidades nas crenças, nos pensamentos e nas percepções acham-se abaixo do limiar para diagnóstico de um transtorno psicótico.
Transtorno delirante	Presença de delírios ao longo de, pelo menos, um mês. Exceto pelo impacto do delírio ou de seus desdobramentos, o funcionamento não está acentuadamente prejudicado, e o comportamento não é claramente bizarro ou esquisito. Não preenche critérios para esquizofrenia.
Transtorno psicótico breve	Presença de delírios e/ou alucinações e/ou discurso desorganizado e/ou comportamento grosseiramente desorganizado ou catatônico. A duração do episódio varia de um dia a, no máximo, um mês, e há retorno ao funcionamento normal do indivíduo após a resolução.
Transtorno esquizofreniforme	Dois (ou mais) dos itens a seguir, cada um presente por uma quantidade significativa de tempo, durante um período de um mês (ou menos, se tratados com sucesso): delírios, alucinações, discurso desorganizado, comportamento grosseiramente desorganizado ou catatônico e sintomas negativos. A exigência de duração para transtorno esquizofreniforme é de, no mínimo, um mês, porém inferior a seis meses (intermediária em relação ao transtorno psicótico breve e à esquizofrenia).

(*Continua*)

■ Tabela 23.4 *(Continuação)*
Características clínicas do espectro da esquizofrenia e transtornos psicóticos

TRANSTORNOS	MANIFESTAÇÕES CLÍNICAS
Esquizofrenia	Dois (ou mais) dos itens a seguir, cada um presente por uma quantidade significativa de tempo, durante um período de um mês (ou menos, se tratados com sucesso): delírios, alucinações, discurso desorganizado, comportamento grosseiramente desorganizado ou catatônico e sintomas negativos. Por período significativo de tempo, o nível de funcionamento em uma ou mais áreas importantes do funcionamento, como o trabalho, as relações interpessoais e o autocuidado, está acentuadamente abaixo do nível alcançado antes do início. Sinais contínuos de perturbação persistem durante, pelo menos, seis meses.
Transtorno esquizoafetivo	Um período ininterrupto de doença, durante o qual há um episódio depressivo maior ou maníaco, concomitante com os sintomas da esquizofrenia. Delírios ou alucinações por duas semanas ou mais na ausência de episódio depressivo maior ou maníaco durante a duração da doença ao longo da vida. Os sintomas que satisfazem os critérios para um episódio de humor estão presentes na maior parte da duração total das fases ativa e residual da doença.
Transtorno psicótico induzido (medicamento/ substância)	Delírios e/ou alucinações que se desenvolveram durante ou logo após intoxicação por uma substância ou abstinência, ou após a exposição a um medicamento.
Transtorno psicótico devido a condição médica	Alucinações e/ou delírios que se desenvolveram como consequência fisiopatológica direta de outra condição médica.

Fonte: American Psychiatric Association.[2]

SONO EM TRANSTORNOS PSICÓTICOS

Alterações de sono foram relatadas como parte do quadro principal já nos primeiros escritos psicopatológicos sobre a esquizofrenia, por Emil Kraeplin e Eugen Bleuler. O entendimento inicial era de que os distúrbios do sono seriam um epifenômeno não específico ou consequência secundária da psicose. Atualmente, há um crescente corpo de evidências defendendo que as alterações do sono podem tanto preceder quanto desencadear o primeiro episódio psicótico, sendo um dos componentes da psicopatologia, agravando a apresentação clínica.[37] O manejo adequado dos distúrbios do sono e o restabelecimento do ritmo circadiano, aliados a tratamento com antipsicóticos e técnicas psicoterapêuticas, reduzem a gravidade dos sintomas psicóticos e as recidivas.[4]

A prevalência dos distúrbios do sono na esquizofrenia pode chegar a 80%, dependendo do estágio da doença e do tratamento medicamentoso.[38] Quadros psicóticos cursam com marcada perturbação do ritmo circadiano, que, muitas vezes, não é reconhecida e nem tratada.[39] Alterações tanto no início quanto na manutenção do sono, sono não reparador e sonolência excessiva diurna são duas a três vezes mais frequentes em pacientes psicóticos do que na população geral. Pesquisas recentes evidenciaram que neurotransmissores envolvidos na esquizofrenia (dopamina, GABA e glutamato) apresentam uma ritmicidade circadiana endógena, e que anormalidades nos genes-relógio podem ser uma ligação entre a desregulação dos ritmos circadianos e os sintomas psicóticos.[40]

Estudos com indivíduos em estado mental de risco para psicose relacionaram distúrbios do sono com prejuízo cognitivo, maior gravidade de experiências psicóticas, além de eclosão de sintomas psicóticos positivos e negativos, evidenciando as alterações de sono como parte dos sintomas prodrômicos dos transtornos psicóticos, sobretudo a esquizofrenia.[4] Nos pacientes em psicose franca, alterações do sono estão associadas a sintomas psicóticos mais intensos, maior incidência de pensamentos suicidas e pior qualidade de vida. Ensaios clínicos que empregaram a terapia cognitivo-comportamental para insônia (TCC-I) em indivíduos em estado mental de risco para psicose e em pacientes com esquizofrenia e insônia relacionaram a melhora do sono com a redução da gravidade dos sintomas psicóticos.[37]

Queixas relacionadas ao sono são comuns nas fases prodrômicas, nos episódios psicóticos agudos e nos períodos de intercrise. A insônia é a principal manifestação das fases agudas, com aumento da LS, nos despertares, redução do TTS e da ES.[38] Mesmo pacientes estáveis reclamam de sono não restaurador, independentemente do tempo gasto na cama. Alguns pacientes apresentam inversão total de ritmo, dormindo ao longo do dia e passando as noites acordados.[39] A presença de problemas de sono em pacientes psicóticos dobra o risco de experiências delirantes e alucinações, que estão diretamente relacionadas a paranoia e pensamento desorganizado.[4]

Sono não restaurador e sonolência excessiva diurna também são queixas recorrentes dos pacientes esquizofrênicos e estão associados a maior consumo de cigarros, cafeína, horário de jantar mais tardio e uso irregular de medicamentos. Os pacientes esquizofrênicos tendem a apresentar maior irregularidade no ritmo social. Todos esses fatores combinados colaboram para um sono de baixa qualidade, que, por sua vez, piora a sonolência diurna e reforça hábitos inadequados direcionados a aumentar o nível de vigília ao longo do dia.[40]

Nos estudos de PSG com pacientes esquizofrênicos, os achados são aumento na LS, redução na ES, redução no TTS e redução no SOL. Os dados referentes ao sono REM são divergentes, com alguns estudos relatando redução na latência, na porcentagem e no aumento da densidade de REM ao longo da noite, enquanto outros afirmam não haver diferenças no sono REM dos pacientes esquizofrênicos, em comparação com controles.[38,39] As divergências em relação ao sono REM nos pacientes esquizofrênicos parecem ter relação com a heterogeneidade das amostras avaliadas em relação a tempo de doença, gravidade dos sintomas e uso de medicamentos.

Além da redução no SOL, linhas de pesquisa indicam redução na densidade dos fusos do sono, sobretudo nas regiões frontoparietal e pré-frontal, em pacientes medicados; redução das ondas-δ, sugerindo anormalidades no lobo parietal direito, e aumento das ondas-β e γ, em pacientes não medicados.[38,39] Os fusos do sono e o SOL são gerados pela interação do núcleo reticular talâmico com os demais núcleos talâmicos, especialmente no tálamo-dorsal, e são então transmitidos por meio de projeções tálamo-corticais para o neocórtex, com predominância sobre as áreas frontoparietal e pré-frontal. O núcleo reticular talâmico é constituído principalmente por neurônios GABAérgicos e glutamatérgicos, o que sustenta a ideia de que os déficits nos fusos do sono e no SOL, nos pacientes com esquizofrenia, sejam mediados por anormalidades desses sistemas neurotransmissores, que fazem parte das disfunções neuroquímicas estudadas na esquizofrenia. Reduções na amplitude e na densidade dos fusos do sono foram negativamente correlacionadas com a gravidade dos sintomas positivos em pacientes esquizofrênicos.[41]

Abordagens direcionadas à melhoria do padrão de sono em pacientes com quadros psicóticos levam a uma redução na gravidade de delírios e alucinações, além de incrementarem a qualidade de vida. Evidências recentes mostram que, embora problemas de sono sejam complexos e, muitas vezes, graves em pacientes com psicose, o sono pode ser melhorado pelo uso de abordagens comportamentais devidamente adaptadas e pela otimização de medicamentos, valorizando-se os antipsicóticos com efeitos positivos sobre o sono.[4]

TRANSTORNO DE DÉFICIT DE ATENÇÃO/HIPERATIVIDADE

O transtorno de déficit de atenção/hiperatividade (TDAH) acomete cerca de 5% das crianças e 2,5% dos adultos e é caracterizado por um padrão persistente de desatenção e/ou hiperatividade-impulsividade, que interfere no funcionamento ou no desenvolvimento. A maior parte das crianças e dos adultos com TDAH apresenta comorbidades psiquiátricas e outras condições clínicas associadas, e, nesse contexto, as alterações do sono têm sido foco de crescente interesse.[2,42]

Quando comparadas com controles, crianças com TDAH apresentam mais alterações em parâmetros subjetivos do sono — maior resistência a ir para a cama, mais dificuldades para iniciar o sono, despertares noturnos, dificuldades para despertar pela manhã, transtornos respiratórios relacionados ao sono e sonolência diurna. Parâmetros objetivos do sono também são afetados, com maior LS, mais mudanças de estágios do sono, além de índices de apneia/hipopneia (IAH) mais elevados. A ES, na PSG, e o TTS, na actigrafia, mostram-se reduzidos, bem como a latência média para o sono no teste de múltiplas latências do sono. Cabe ressaltar que essas alterações não parecem ser explicadas pela presença de comorbidades psiquiátricas ou por efeitos do tratamento farmacológico do TDAH.[43]

Embora as evidências sejam menos robustas para a população adulta com TDAH, também são observadas alterações nos parâmetros subjetivos do sono, em comparação com adultos sem o transtorno — mais queixas gerais de sono, despertares noturnos e sonolência diurna, aumento da LS, mais sintomas psicossomáticos no início do sono, menor qualidade do sono e ES. Embora os estudos existentes até o momento não evidenciem alterações significativas à PSG, avaliações actigráficas identificam aumento da LS e redução da ES.[44]

Além da caracterização dos padrões de sono e vigília de pacientes com TDAH, a identificação de comorbidades com transtornos primários do sono é crítica para o manejo clínico do TDAH. Transtornos respiratórios relacionados ao sono, síndrome das pernas inquietas (SPI), transtornos do ritmo circadiano sono-vigília, insônia e narcolepsia são mais prevalentes em pacientes com TDAH, em comparação com controles. Além de representarem um fator de angústia para pacientes e familiares, as alterações do sono prejudicam, em maior ou menor grau, a qualidade, a quantidade e o ritmo do sono, com consequências no funcionamento diurno, que podem agravar ou simular sintomas de TDAH caso não sejam identificadas e adequadamente tratadas.[45]

Nesse contexto, uma diretriz recente sobre avaliação, diagnóstico e tratamento de TDAH recomenda que condições como a AOS sejam rotineiramente rastreadas em crianças e adolescentes em investigação para TDAH.[42]

A identificação e o manejo adequado dos problemas do sono podem ter impacto positivo no prognóstico de pacientes com TDAH, contribuindo para a melhora da qualidade de vida e, por vezes, para a redução da gravidade e do comprometimento provocados pelo transtorno.[45]

SUICÍDIO

Anualmente, mais de 700 mil pessoas morrem por suicídio no mundo, o que corresponde a uma morte a cada 45 segundos e 1,3% de todas as causas de morte. Diante das estatísticas alarmantes e do impacto resultante das tentativas e mortes por suicídio, a OMS considera o tema uma prioridade de saúde pública e implementa esforços para aumentar a conscientização sobre suicídio e fortalecer estratégias de prevenção.[46]

Sendo uma causa de morte evitável, é importante o reconhecimento dos fatores de risco envolvidos nos comportamentos e pensamentos suicidas, e, nesse contexto, o papel dos transtornos do sono tem sido foco de interesse. Nos últimos anos, diversos estudos forneceram evidências, sugerindo uma relação entre alterações de sono e pensamentos e comportamentos suicidas.

Em comparações entre pacientes psiquiátricos com e sem alterações de sono, aqueles com insônia, parassonias e transtornos respiratórios relacionados ao sono apresentam mais relatos de comportamentos suicidas (OR = 1,99; IC 95%: 1,72-2,30; $P < 0,001$). Essa associação parece mais robusta em indivíduos com depressão, TEPT, TP e esquizofrenia.[47]

Entretanto, apesar de fornecerem evidências apoiando essa correlação, estudos com desenhos ou análises transversais, sem o estabelecimento de relações prospectivas, não permitem diferenciar epifenômenos de verdadeiros fatores de risco. Duas metanálises recentes propuseram-se a avaliar de modo longitudinal se alterações de sono precedem os comportamentos e pensamentos suicidas, de maneira a representarem fatores de risco para suicídio e, potencialmente, um alvo para medidas de prevenção.[48,49]

Os resultados de Harris e colaboradores sugerem que alterações do sono são fatores de risco estatisticamente significativos, porém fracos, para pensamentos e comportamentos suicidas. Associações mais robustas foram observadas para insônia como preditor de ideação suicida (OR = 2,10; IC 95%: 1,83–2,41) e pesadelos como preditores de tentativa de suicídio (OR = 1,81; IC 95%: 1,12–2,92).[48]

As análises realizadas por Liu e colaboradores também produziram associações positivas entre variadas alterações do sono e ideação suicida, tentativa de suicídio e morte por suicídio subsequentes, embora os autores sinalizem limitações para a relevância clínica desses resultados, sobretudo na avaliação de risco de suicídio iminente.[49]

Estudos futuros envolvendo o uso de avaliações objetivas do sono, abordagens terapêuticas direcionadas às queixas de sono e *follow-ups* de curta duração poderiam ajudar a esclarecer melhor a relação entre alterações do sono e do pensamento/comportamento suicida, assim como sua potencial utilidade como alvo de estratégias de prevenção do suicídio.

CONSIDERAÇÕES FINAIS

Queixas relacionadas ao sono são muito prevalentes em pacientes com transtornos mentais e, com frequência, representam uma entidade clínica independente, que demanda abordagens terapêuticas específicas. As alterações do sono (bem como os transtornos primários do sono) relacionam-se com os transtornos mentais de uma forma bidirecional — os transtornos psiquiátricos afetam o sono, e o sono prejudicado contribui para o adoecimento mental.

As alterações do sono agravam o comprometimento funcional de pacientes psiquiátricos, e, por vezes, representam a principal queixa ou o motivo para a busca por atenção médica. Dessa forma, são uma oportunidade para a identificação e o tratamento também dos transtornos mentais. Em alguns casos, a abordagem das queixas de sono pode até mesmo ser parte de uma estratégia de prevenção de recaídas ou de desfechos negativos em transtornos psiquiátricos, como a morte por suicídio.

Assim, considerando a estreita relação entre sono e saúde física e mental, é essencial que os profissionais de saúde mental abordem rotineiramente questões relacionadas ao ciclo sono-vigília, valorizem as queixas de alterações do sono e instituam medidas terapêuticas específicas sempre que necessário.

REFERÊNCIAS

1. Baglioni C, Nanovska S, Regen W, Spiegelhalder K, Feige B, Nissen C, et al. Sleep and mental disorders: a meta-analysis of polysomnographic research. Psychol Bull. 2016;142(9):969-90.
2. American Psychiatric Association. Manual diagnóstico e estatístico de transtornos mentais: DSM-5. 5. ed. Porto Alegre: Artmed; 2014.
3. Rosenberg RP. The bidirectional relationship between insomnia and comorbid disorders. J Clin Psychiatry. 2021;82(2):EI20008BR2C.
4. Freeman D, Sheaves B, Waite F, Harvey AG, Harrison PJ. Sleep disturbance and psychiatric disorders. Lancet Psychiatry. 2020;7(7):628-37.
5. Hertenstein E, Feige B, Gmeiner T, Kienzler C, Spiegelhalder K, Johann A, et al. Insomnia as a predictor of mental disorders: a systematic review and meta-analysis. Sleep Med Rev. 2019;43:96-105.
6. During EH. Sleep disorders and mental health. In: During EH, Kushida CA, editors. Clinical sleep medicine: a comprehensive guide for mental health and other medical professionals. Washington: American Psychiatric Association; 2021. p. 1-15.
7. Kallestad H, Hansen B, Langsrud K, Ruud T, Morken G, Stiles TC, et al. Impact of sleep disturbance on patients in treatment for mental disorders. BMC Psychiatry. 2012;12:179.
8. Gebara MA, Siripong N, DiNapoli EA, Maree RD, Germain A, Reynolds CF, et al. Effect of insomnia treatments on depression: a systematic review and meta-analysis. Depress Anxiety. 2018;35(8):717-31.
9. Sadock BJ, Sadock VA, Ruiz P. Compêndio de psiquiatria: ciência do comportamento e psiquiatria clínica. 11. ed. Porto Alegre: Artmed; 2017.
10. World Health Organization. Mental health atlas 2020. Geneva: WHO; 2021.
11. Khan IW, Juyal R, Shikha D, Gupta R. Generalized anxiety disorder but not depression is associated with insomnia: a population based study. Sleep Sci. 2018;11(3):166-73.
12. Papadimitriou GN, Linkowski P. Sleep disturbance in anxiety disorders. Int Rev Psychiatry. 2005;17(4):229-36.
13. Cox RC, Olatunji BO. Sleep in the anxiety-related disorders: a meta-analysis of subjective and objective research. Sleep Med Rev. 2020;51:101282.
14. Ohayon MM, Lemoine P. Liens entre insomnie et pathologie psychiatrique dans la population générale française [A connection between insomnia and psychiatric disorders in the French general population]. Encephale. 2002;28(5 Pt 1):420-8.
15. Chellappa SL, Aeschbach D. Sleep and anxiety: from mechanisms to interventions. Sleep Med Rev. 2022;61:101583.
16. Ben Simon E, Rossi A, Harvey AG, Walker MP. Overanxious and underslept. Nat Hum Behav. 2020;4(1):100-10. Erratum in: Nat Hum Behav. 2020;4(12):1321.
17. Li C, Xia L, Ma J, Li S, Liang S, Ma X, et al. Dynamic functional abnormalities in generalized anxiety disorders and their increased network segregation of a hyperarousal brain state modulated by insomnia. J Affect Disord. 2019;246:338-45.
18. Pace-Schott EF, Zimmerman JP, Bottary RM, Lee EG, Milad MR, Camprodon JA. Resting state functional connectivity in primary insomnia, generalized anxiety disorder and controls. Psychiatry Res Neuroimaging. 2017;265:26-34.
19. Pattyn T, Van Den Eede F, Lamers F, Veltman D, Sabbe BG, Penninx BW. Identifying panic disorder subtypes using factor mixture modeling. Depress Anxiety. 2015;32(7):509-17.
20. Hong S, Kim S, Park DH, Ryu SH, Ha JH, Jeon HJ. The mediating effect of insomnia on the relationship between panic symptoms and depression in patients with panic disorder. J Korean Med Sci. 2021;36(9):e30.
21. Zvolensky MJ, Kauffman BY, Bogiaizian D, Viana AG, Bakhshaie J, Peraza N. Worry among Latinx college students: relations to anxious arousal, social anxiety, general depression, and insomnia. J Am Coll Health. 2021;69(5):529-36.

22. Khurshid KA. Comorbid insomnia and psychiatric disorders: an update. Innov Clin Neurosci. 2018;15(3-4):28-32.

23. Brown TM, Black B, Uhde TW. The sleep architecture of social phobia. Biol Psychiatry. 1994;35(6):420-1.

24. Tubaki BR, Verma A, Sasidharan A, Sulekha S, Sathyaprabha T, Sudhakar D, et al. Manasamitra vataka and shirodhara treatments preserve slow wave sleep and promote sleep continuity in patients with generalized anxiety disorder and co-morbid generalized social phobia. Curr Sci. 2016;111:283-92.

25. Nota JA, Sharkey KM, Coles ME. Sleep, arousal, and circadian rhythms in adults with obsessive-compulsive disorder: a meta-analysis. Neurosci Biobehav Rev. 2015;51:100-7.

26. Cox RC, Parmar AM, Olatunji BO. Sleep in obsessive-compulsive and related disorders: a selective review and synthesis. Curr Opin Psychol. 2020;34:23-6.

27. Greco RL. Relationship between obsessive-compulsive symptomatology, depression, and sleep quality [tese]. Malibu: Pepperdine University; 2020.

28. Crouse JJ, Carpenter JS, Song YJC, Hockey SJ, Naismith SL, Grunstein RR, et al. Circadian rhythm sleep-wake disturbances and depression in young people: implications for prevention and early intervention. Lancet Psychiatry. 2021;8(9):813-23.

29. Nissen C, Herstenstein E. Affective disorders. In: Kryeger MH, Roth T, Goldstein CA, Dement WC. Principles and practice of sleep medicine. 7th ed. Philadelphia: Elsevier; 2022. p. 1584-90.

30. Riemann D, Krone LB, Wulff K, Nissen C. Sleep, insomnia, and depression. Neuropsychopharmacology. 2020;45(1):74-89.

31. Pandi-Perumal SR, Monti JM, Burman D, Karthikeyan R, BaHammam AS, Spence DW, et al. Clarifying the role of sleep in depression: a narrative review. Psychiatry Res. 2020;291:113239.

32. Steardo L Jr, Filippis R, Carbone EA, Segura-Garcia C, Verkhratsky A, De Fazio P. Sleep Disturbance in Bipolar Disorder: Neuroglia and Circadian Rhythms. Front Psychiatry. 2019;10:501.

33. Ahmad A, Anderson KN, Watson S. Sleep and circadian rhythm disorder in bipolar affective disorder. In: Young AH, Juruena MF. Bipolar disorder: from neuroscience to treatment Springer; 2020. p. 133-47.

34. Zangani C, Casetta C, Saunders AS, Donati F, Maggioni E, D'Agostino A. Sleep abnormalities across different clinical stages of bipolar disorder: a review of EEG studies. Neurosci Biobehav Rev. 2020;118:247-57.

35. Takaesu Y. Circadian rhythm in bipolar disorder: a review of the literature. Psychiatry Clin Neurosci. 2018;72(9):673-82.

36. Crescenzo F, Economou A, Sharpley AL, Gormez A, Quested DJ. Actigraphic features of bipolar disorder: a systematic review and meta-analysis. Sleep Med Rev. 2017;33:58-69.

37. Waite F, Sheaves B, Isham L, Reeve S, Freeman D. Sleep and schizophrenia: from epiphenomenon to treatable causal target. Schizophr Res. 2020;221:44-56.

38. Chan MS, Chung KF, Yung KP, Yeung WF. Sleep in schizophrenia: a systematic review and meta-analysis of polysomnographic findings in case-control studies. Sleep Med Rev. 2017;32:69-84.

39. D'Agostino A, Castelnovo A, Ferrarelli F. Schizophrenia and sleep. In: Kryeger MH, Roth T, Goldstein CA, Dement WC. Principles and practice of sleep medicine. 7th ed. Philadelphia: Elsevier; 2022. p. 1591-9.

40. Chung KF, Poon YPY, Ng TK, Kan CK. Correlates of sleep irregularity in schizophrenia. Psychiatry Res. 2018;270:705-14.

41. Zhang Y, Quiñones GM, Ferrarelli F. Sleep spindle and slow wave abnormalities in schizophrenia and other psychotic disorders: Recent findings and future directions. Schizophr Res. 2020;221:29-36.

42. Wolraich ML, Hagan JF Jr, Allan C, Chan E, Davison D, Earls M, et al. Clinical practice guideline for the diagnosis, evaluation, and treatment of attention-deficit/hyperactivity disorder in children and adolescents. Pediatrics. 2019;144(4):e20192528.

43. Cortese S, Faraone SV, Konofal E, Lecendreux M. Sleep in children with attention-deficit/hyperactivity disorder: meta-analysis of subjective and objective studies. J Am Acad Child Adolesc Psychiatry. 2009;48(9):894-908.

44. Díaz-Román A, Mitchell R, Cortese S. Sleep in adults with ADHD: Systematic review and meta-analysis of subjective and objective studies. Neurosci Biobehav Rev. 2018;89:61-71.

45. Wajszilber D, Santiseban JA, Gruber R. Sleep disorders in patients with ADHD: impact and management challenges. Nat Sci Sleep. 2018;10:453-80.

46. World Health Organization. Suicide worldwide in 2019: global health estimates. Geneva: WHO; 2021.

47. Malik S, Kanwar A, Sim LA, Prokop LJ, Wang Z, Benkhadra K, et al. The association between sleep disturbances and suicidal behaviors in patients with psychiatric diagnoses: a systematic review and meta-analysis. Syst Rev. 2014;3:18.

48. Harris LM, Huang X, Linthicum KP, Bryen CP, Ribeiro JD. Sleep disturbances as risk factors for suicidal thoughts and behaviours: a meta-analysis of longitudinal studies. Sci Rep. 2020;10(1):13888.

49. Liu RT, Steele SJ, Hamilton JL, Do QBP, Furbish K, Burke TA, et al. Sleep and suicide: a systematic review and meta-analysis of longitudinal studies. Clin Psychol Rev. 2020;81:101895.

24 SONO E TRANSTORNOS ADITIVOS

Camilla Moreira de Sousa Pinna
Carolina Costa

Os transtornos aditivos geram consequências tanto para a saúde quanto para a segurança pública.[1] Por isso, têm interfaces com várias especialidades, e quanto mais profissionais forem capacitados para detectar e fornecer orientações, maior impacto teremos em um problema tão complexo.[2] No caso da medicina do sono, queixas relacionadas ao sono podem ser secundárias ao uso de substâncias lícitas e ilícitas ou ser perpetuadas e agravadas pelos transtornos por uso de substâncias (TUSs). Em contrapartida, há evidências de que alterações do sono podem preceder o uso de substâncias representando, por vezes, um fator de risco para o desenvolvimento de padrões problemáticos de uso.[3]

Indivíduos com TUSs frequentemente apresentam queixas relacionadas ao sono, sobretudo insônia e hipersonia, podendo haver comorbidades com síndrome das pernas inquietas (SPI), distúrbios respiratórios do sono (DRSs) e distúrbios do ritmo circadiano.[4] Como a insatisfação com o sono pode ser a queixa principal, motivando a busca por atendimento médico, os profissionais que atuam na medicina do sono devem estar alertas para suspeitar, investigar e contextualizar os prejuízos no sono e sua possível relação com o uso de substâncias, aproveitando a janela de oportunidade de aconselhamento e intervenção breve.[2] Considerando a relação bidirecional entre sono/vigília e o uso de substâncias, intervenções que melhorem um desses aspectos podem ser benéficas para o outro, como um sono de qualidade podendo ajudar a reduzir o risco de recaída do uso de substâncias.[5]

Dados brasileiros evidenciam que homens consomem mais álcool, tabaco e substâncias ilícitas, e mulheres consomem mais medicamentos, como anorexígenos e benzodiazepínicos (BZDs) sem prescrição médica. Especificamente em relação ao tabaco, pessoas entre 35 e 64 anos e com menor escolaridade têm maior percentual de uso,[1] embora esses dados não incluam o crescimento atual do consumo de nicotina por meio de dispositivos eletrônicos para fumar (DEFs) no País.[6] O oposto acontece com o beber pesado episódico, com maior prevalência entre os mais jovens e os de maior escolaridade.[1]

Entre as consequências dos transtornos aditivos, encontram-se mais de 50 doenças tabaco-relacionadas,[7] infecções sexualmente transmissíveis (ISTs), como vírus da imunodeficiência humana (HIV), hepatites B e C, internações hospitalares, violência e acidentes de trânsito, absenteísmo e superlotação carcerária por indiciamentos por tráfico e posse de entorpecentes.[1]

Enquanto em estudos clínicos e pré-clínicos, por vezes, são avaliadas amostras de indivíduos em uso de uma única substância, na prática cotidiana, o poliuso deve ser sempre considerado, ocorrendo, inclusive, como estratégia compensatória dos efeitos negativos de uma substância com o uso de outras. O uso de BZDs e álcool para contrapor a intoxicação por cocaína, ou vice-versa, e o uso de nicotina, cafeína ou outro psicoestimulante para melhorar a sonolência do abuso de BZDs são alguns exemplos dessa prática.[8]

Outro tópico que merece atenção devido ao aumento da frequência, em especial durante a pandemia de covid-19, é a prática do *chemsex* (sexo associado ao uso de substâncias), em que ácido gama-hidroxibutírico (GHB), nitrito inalado (*poppers*), metanfetamina, quetamina, *ecstasy* (MDMA), cocaína e outros são usados para se ter relação sexual em grupo ou em dupla, tendo prevalência alta na população LGBT.[9] Práticas como essa visam não somente a aumentar o prazer sexual como também a manter o indivíduo acordado por toda a noite, às vezes durante todo o fim de semana, com impacto significativo no ciclo sono-vigília.

Cabe, ainda, ressaltar que o TUS frequentemente é acompanhado por comorbidades clínicas e psiquiátricas que influenciam de modo sinérgico as alterações do sono. Somados a isso, existem fatores genéticos, socioeconômicos, ambientais e culturais que aumentam a vulnerabilidade a psicopatologias diversas e a morbimortalidade.[10]

Aqui, discutiremos a estreita relação entre uso de substâncias e alterações de sono. Para efeitos didáticos, as substâncias abordadas serão divididas em grupos segundo suas diferentes propriedades: depressoras, estimulantes e perturbadoras do sistema nervoso central (SNC). Incluiremos também a dependência tecnológica, que não representa uma categoria independente nos sistemas classificatórios atuais, porém provoca grande impacto no sono e no funcionamento diurno.

NEUROBIOLOGIA

A principal hipótese neurobiológica sobre a adição a substâncias psicoativas seria de que elas aumentariam muito a atividade dopaminérgica desses neurônios, mais do que prazeres naturais, gerando neuroadaptação e um novo equilíbrio (alostase), que explicam a redução dos efeitos prazerosos da substância (tolerância) e sintomas de abstinência na ausência dela. No início das pesquisas, essa era chamada de hipótese dopaminérgica da adição, sendo conhecidos apenas seis neurotransmissores. Hoje, sabe-se que são mais de 100. Além disso, para cada neurotransmissor, há mais de um tipo de receptor (p. ex., para dopamina, há pelo menos cinco subtipos), o que torna tal hipótese dopaminérgica incompleta. Assim, sabe-se que o sistema cerebral de recompensa tem funcionamento complexo, com várias conexões, mas todas as substâncias psicoativas geradoras de dependência têm como principal característica a ativação do *nucleus accumbens* pela liberação de dopamina.[11]

Apesar de sua complexidade e de interagir com múltiplas áreas do cérebro, o sistema cerebral de recompensa também pode ser chamado de sistema mesocorticolímbico, por compreender a área tegmental ventral, que transmite dopamina para duas regiões principais: uma cortical, o córtex pré-frontal (CPF), e outra límbica, localizada no *striatum* ventral, o *nucleus accumbens*, centro dos processos de saliência motivacional e de reforço. Somente a ativação do sistema de recompensa não é o suficiente para que a pessoa retome o uso de uma substância (p. ex., administração hospitalar de opioides durante uma cirurgia). Para cada estímulo considerado prazeroso pela amígdala, são enviadas informações ao hipocampo para que sejam memorizadas. Não se trata apenas de informações da substância, mas também do contexto relacionado, incluindo local, pessoas e hábitos. Em uma outra ocasião, se houver gatilhos no ambiente, o indivíduo poderá emitir o comportamento de busca.[12,13] Por isso, os mecanismos de dependência não podem ser resumidos apenas a aspectos químicos (ativação de receptores que levam à liberação de dopamina no *nucleus accumbens*), pois são também comportamentais (associações relacionadas ao estímulo prazeroso) e emocionais (geração de prazer e alívio do desprazer, significado afetivo do estímulo). É importante abordar tais aspectos no tratamento, pois representam a base de um ciclo de três estágios do TUS: *binge*/intoxicação; afeto negativo/abstinência e preocupação/antecipação (fissura).[13,14]

CRITÉRIOS DIAGNÓSTICOS, INSTRUMENTOS DE DETECÇÃO NA CLÍNICA E INTERVENÇÃO BREVE

Na prática clínica, usamos dois sistemas classificatórios que norteiam o diagnóstico do TUS: a quinta edição do *Manual diagnóstico e estatístico de transtornos mentais* (DSM-5)[15] e a décima primeira *Classificação internacional de doenças* (CID-11).[16] No DSM-5, as categorias de abuso e de dependência de substâncias foram substituídas pelos transtornos relacionados ao uso de substâncias leve, moderado ou grave, não havendo mais a necessidade de envolvimento com problemas legais entre os critérios diagnósticos (**Quadro 24.1**). O transtorno do jogo, anteriormente chamado de jogo patológico, foi reconhecido como um transtorno aditivo, passando a fazer parte do mesmo grupo que os TUSs.[15]

Com relação à gravidade, o TUS é considerado leve na presença de dois ou três sintomas dos citados, moderado na presença de quatro a cinco, e grave na presença de

■ Quadro 24.1
Critério A para TUS segundo o DSM-5

Um padrão problemático de uso de substância, levando a comprometimento ou sofrimento clinicamente significativos, manifestado por pelo menos dois dos seguintes critérios, ocorrendo durante um período de 12 meses:

1. A substância é frequentemente consumida em maiores quantidades ou por um período mais longo do que o pretendido.
2. Existe um desejo persistente ou esforços malsucedidos no sentido de reduzir ou controlar o uso da substância.
3. Muito tempo é gasto em atividades necessárias para a obtenção da substância, na utilização da substância ou na recuperação de seus efeitos.
4. Fissura ou um forte desejo ou necessidade de usar a substância.
5. Uso recorrente da substância, resultando no fracasso em desempenhar papéis importantes no trabalho, escola ou em casa.
6. Uso continuado da substância, apesar de problemas sociais ou interpessoais persistentes ou recorrentes causados ou exacerbados por seus efeitos.
7. Importantes atividades sociais, profissionais ou recreacionais são abandonadas ou reduzidas em virtude do uso da substância.
8. Uso recorrente da substância em situações nas quais isso representa perigo para a integridade física.
9. O uso da substância é mantido apesar da consciência de ter um problema físico ou psicológico persistente ou recorrente que tende a ser causado ou exacerbado pela substância.
10. Tolerância, definida por qualquer um dos seguintes aspectos:
    a. Necessidade de quantidades progressivamente maiores da substância para alcançar a intoxicação ou o efeito desejado.
    b. Efeito acentuadamente menor com o uso continuado da mesma quantidade da substância.
11. Abstinência, manifestada por qualquer um dos seguintes aspectos:
    a. Síndrome de abstinência característica da substância.
    b. A substância é consumida para aliviar ou evitar os sintomas de abstinência.

Fonte: American Psychiatric Association.[15]

seis ou mais sintomas. Há especificadores para cada substância com potencial aditivo, assim como diferentes condições, como intoxicação, abstinência e condições clínico-psiquiátricas relacionadas (p. ex., *delirium*, demência e quadro psicótico).[15]

Seguindo uma tendência semelhante, a CID-11 incluiu um transtorno aditivo comportamental no grupo agora denominado Transtornos devidos ao uso de substâncias ou comportamentos aditivos — a dependência de jogos *on-line* e *off-line*. Foram mantidos os termos "uso nocivo", "dependência" e "perturbações induzidas por substâncias", que se referem a intoxicação, abstinência, transtornos mentais induzidos por substância, disfunções sexuais e transtornos do sono-vigília.[16]

É importante enfatizar que todo profissional de saúde deve lembrar de perguntar ativamente sobre o uso de substâncias, já que o atendimento se trata de uma janela de oportunidade para intervenção breve. Essa função pode ser particularmente efetiva em se tratando de especialistas em medicina do sono, já que essas substâncias interferem no sono e na qualidade de vida.[5,17]

Existe uma visão equivocada de que o paciente precisa chegar a um estágio grave de transtorno para que seja oferecida ajuda. Nessa lógica, levam-se cinco anos desde o primeiro problema decorrente do uso de álcool até a primeira intervenção profissional, gerando uma falsa sensação de baixa resposta ao tratamento. Quanto mais precoce a ajuda, maiores as chances de melhor prognóstico, já que há menos neuroadaptação no cérebro.[18]

Além da possibilidade de abordagem precoce, a investigação ativa é necessária porque os indivíduos não costumam revelar espontaneamente o uso de substâncias, seja por desconhecimento das implicações, seja por vergonha, medo de atitude punitiva ou por não acreditarem que há tratamento. Especificamente antes de exames de polissonografia (PSG), é desejável avaliar o uso de substâncias e o risco de abstinência, pois essas informações podem predizer maior desistência, devido a sintomas de abstinência e fissura.[5]

Instrumentos de rastreio podem ser um auxílio para a investigação dos critérios diagnósticos, para o início da conversa, bem como para a aplicação do primeiro passo da intervenção breve, que é a devolutiva de pontuação e os resultados de exames (*feedback*).[2]

O Teste de Triagem para Álcool, Cigarro e Outras Substâncias (ASSIST, do inglês Alcohol, Smoking and Substance Involvement Screening Test), desenvolvido pela Organização Mundial da Saúde (OMS) e já validado em sua versão brasileira, pode ser utilizado para rastreio do uso de múltiplas substâncias.[2]

Há também instrumentos que são específicos para determinadas substâncias, como o AUDIT (do inglês Alcohol Use Disorders Identification Test),[2] usado para a triagem de problemas relacionados ao álcool e para a detecção precoce de indivíduos que podem se beneficiar da intervenção breve. O CAGE, embora menos sensível que o AUDIT, é um instrumento de fácil aplicação, em que a presença de duas ou mais respostas positivas, em um total de quatro perguntas, é indicativa de dependência ao álcool.[18] O Teste de Fagerström avalia a dependência de nicotina e é importante para identificar indivíduos que apresentam maior risco de sintomas de abstinência e necessitarão de medicação para o tratamento do tabagismo (pontuação ≥ 5).[7]

Após a detecção do padrão de uso problemático de substâncias, é possível aplicar a intervenção breve, uma estratégia de atendimento objetiva e dividida em passos, de forma que profissionais de diferentes *backgrounds* possam atuar de modo precoce, aumentando as chances de mudança. A intervenção pode ser feita em uma a quatro consultas, podendo levar de 5 minutos, na forma de orientação breve, até 15 a 40 minutos. Inicialmente, foi pensada para aplicação na atenção primária direcionada ao uso de álcool, porém há evidências de efetividade para o uso de outras substâncias e em outros dispositivos de saúde.[2] Os passos a serem seguidos pelo profissional são abreviados no acrônimo *FRAMES* ("moldura", em inglês).

Primeiro passo: *Feedback* (devolutiva ao paciente) — refere-se à devolutiva dos resultados obtidos por meio dos instrumentos usados e pode incluir a solicitação de exames complementares para contextualizar o impacto do uso da substância no organismo. Por exemplo, parâmetros objetivos do sono alterados e orientação sobre as possíveis relações com o uso e suas consequências na saúde.

Segundo passo: *Responsibility* (responsabilidade e metas) — são desenvolvidas a responsabilidade e a autonomia de escolha do paciente, reduzindo a reatância psicológica para negociação de metas para mudança de comportamentos visando à saúde e à qualidade de vida. Exemplo: "Pelo resultado do seu teste, parece que você tem usado álcool em excesso. Fique claro que a escolha de usar ou não é toda sua, mas, sabendo como esse uso pode ter impacto em seu sono, você pode fazer uma escolha mais consciente. Vamos falar mais sobre isso? O que já sabe sobre o assunto?".

Terceiro passo: *Advice* (aconselhamento) — o objetivo é fornecer orientações claras sobre a redução ou a interrupção do uso, dependendo da gravidade do transtorno. O uso de cartilhas e *sites*, e a indicação de grupos de ajuda mútua ou filmes aumentam a percepção de risco e reduzem a chance de problemas futuros.

Quarto passo: *Menu* de opções — com um *menu* de estratégias, o paciente aumenta sua autonomia de escolha conforme o que acredita conseguir realizar e ser bom para ele, fortalecendo a motivação. Algumas opções de estratégias a serem discutidas são: diário sobre o uso de substâncias para identificar possíveis situações estimuladoras (situações de risco); aumento de atividades de lazer que possam substituir o uso de substâncias, como praticar atividade física, conviver com pessoas que não usam, tocar instrumentos, estabelecer rotina; descobrir algo que gostaria de comprar, porém o dinheiro gasto para usar substâncias impede. Antes de oferecer sugestões, pergunte se a pessoa gostaria de ouvi-las e se fazem sentido para ela. Inclua sugestões do próprio paciente no *menu*, já que as pessoas são as *experts* em si mesmas.

Quinto passo: *Empathy* (empatia) — evite ser combativo e levantar discórdia. A ambivalência é um elemento central em toda mudança de comportamento, sendo altamente influenciada pela relação terapêutica, de forma que mesmo pacientes que não querem mudar podem se beneficiar de uma relação não confrontativa. Validar os sentimentos e as dificuldades encontradas para mudar é importante para que o paciente sinta que você está ao lado dele, e não contra ele.

Sexto passo: *Self-efficacy* (autoeficácia) — é a sensação de que se pode fazer o que se propõe. Sua avaliação é essencial para aumentar a motivação no processo de mudança. Para isso, pede-se ao paciente para dar uma nota de zero a 10 para seu grau de importância, confiança e prontidão para mudança. Logo após a nota, pergunta-se o motivo de não dar nota menor. O objetivo é evocar no paciente motivos para mudança. A discussão de prós e contras da mudança e o reforço de aspectos positivos das atitudes do paciente também potencializam sua autoeficácia.

Uma intervenção específica para o tabagismo chama-se abordagem mínima para investigação e aconselhamento de pacientes que fumam (**Quadro 24.2**). Trata-se da intervenção mais custo-efetiva para cessação tabágica e leva de 3 a 5 minutos em cada consulta. Qualquer profissional pode aplicá-la, aumentando as chances de o paciente parar de fumar de 3 para 8 a 10%.[19]

■ **Quadro 24.2**
Abordagem mínima

- Você fuma?
- Há quanto tempo fuma?
- Quantos cigarros fuma por dia?
- Qual o tempo que leva para acender o primeiro cigarro do dia?
- Você está interessado(a) ou pensa em parar de fumar?
- Você já tentou parar de fumar alguma vez na vida?

Fonte: Pez e Araújo.[19]

SUBSTÂNCIAS DEPRESSORAS DO SISTEMA NERVOSO CENTRAL

ÁLCOOL

Para um beber de baixo risco, a OMS recomenda o consumo de até quatro doses-padrão (1 unidade = 10 g de álcool) para mulheres e até cinco para homens, ao longo de duas horas. Acima disso, já consideramos um padrão em *binge*, que ocorre com frequência muito maior do que o uso de álcool grave (anteriormente chamado de dependência), gerando custos para a sociedade, sobretudo por aumento da violência direcionada a si e a terceiros, e ao risco de acidentes.[18]

Além disso, para um beber de baixo risco, o consumo ao longo da semana deve ser inferior a 14 unidades-padrão para mulheres e 21 para homens, sendo acima de 50 unidades-padrão um indicativo de transtorno grave. Em virtude da variação de teor alcóolico entre as bebidas, deve-se considerar a equivalência para a dose-padrão, de acordo com a bebida ingerida: 40 mL de cachaça (teor alcoólico de 40-50%), 350 mL de cerveja (teor alcoólico de 4-5%), 150 mL de vinho (teor alcoólico de 12-14%).[18]

Insônia é uma queixa comum e persistente, associada tanto a recaídas no uso quanto ao aumento substancial do risco de suicídio. O impacto econômico da insônia e de outros transtornos do sono é elevado, chegando a representar para a sociedade 10% dos custos totais relacionados ao uso de álcool.[5]

O efeito da intoxicação por álcool no sono depende da dose ingerida e de outros fatores, como peso, gênero, tipo de bebida, horário e velocidade de uso, cronicidade e presença de algum transtorno do sono ou comorbidade clínica e psiquiátrica.[5,17] Porém, a intoxicação aguda reduz a latência para o sono (LS) e aumenta o sono de ondas lentas (SOL) na primeira metade da noite com qualquer dose. Baixas doses podem aumentar o sono REM (do inglês *rapid eye movement*), a latência para o sono REM, o tempo acordado após o início do sono (WASO, do inglês *wake after sleep onset*) e reduzir o total de SOL. Doses moderadas a altas podem reduzir o sono REM. Como o álcool é metabolizado rapidamente, na segunda metade da noite, observamos aumento dos despertares e da fragmentação do sono, rebote de sono REM e redução do SOL.[5]

A ingestão de álcool está associada a piora do ronco e exacerbação da AOS, devido ao relaxamento dos músculos das vias aéreas superiores (VAS) e consequente aumento da resistência à passagem de ar. O álcool pode, ainda, causar pesadelos, distúrbios do despertar (como sonambulismo) e aumento de sintomas de SPI.[5]

Em usuários crônicos de álcool, ocorre aumento da LS, redução do tempo total de sono (TTS) e do sono REM, além de aumento do SOL e da latência para o sono REM. Alguns estudos apontam que o uso habitual e crônico de álcool antes de dormir pode levar a insônia e despertares frequentes. Quando o nível de álcool decai durante o sono, seus efeitos sedativos se reduzem, o que pode passar a falsa ideia de que a dose precisa ser aumentada para melhorar o sono, gerando neuroadaptação e tolerância.[5,17]

Durante a abstinência, mesmo após 2 a 3 semanas, pode haver redução da eficiência do sono (ES), do TTS e do SOL. Ocorre também aumento da LS e de despertares, além de rebote de sono REM, com aumento do percentual de sono REM e redução da latência para o REM.[5] Em casos extremos de abstinência grave e *delirium tremens*, atribui-se a presença de alucinações, delírios e confusão mental ao aumento importante do sono REM.[4]

SEDATIVOS, HIPNÓTICOS E ANSIOLÍTICOS

Os BZDs e as drogas-Z estão entre as substâncias sedativas, hipnóticas e ansiolíticas mais usadas na atualidade. São indicados para o tratamento de curto prazo de insônia e ansiedade, e exercem seus efeitos por meio da ligação a receptores $GABA_A$ (ácido gama-aminobutírico) no SNC, facilitando a neurotransmissão inibitória GABAérgica.[20]

Apesar de sua importância clínica, os BZDs têm potencial de uso inadequado, sobretudo em subgrupos vulneráveis, como pessoas com história de TUS e pacientes com transtornos psiquiátricos. Mesmo nas doses terapêuticas prescritas, o uso prolongado de BZDs pode levar à dependência, com sintomas característicos de abstinência após a descontinuação. Durante períodos de uso, intoxicação ou abstinência de BZDs, são frequentes as queixas relacionadas ao sono e à vigília, como sedação durante o dia, insônia por abstinência e insônia de rebote.[21]

O abuso intencional de BZDs costuma acontecer em um padrão de uso de múltiplas substâncias, com o objetivo de se obter efeitos euforizantes ou para aliviar os efeitos indesejáveis das outras substâncias. Sua associação com álcool e opioides é particularmente perigosa, devido à potencialização dos efeitos depressores do SNC e ao agravamento de DRSs. Em geral, os BZDs com rápido início de ação são preferidos para a intoxicação, em razão dos efeitos euforizantes mais imediatos. Substâncias com meia-vida curta apresentam maior potencial de dependência e abuso, pois são necessárias doses repetidas para que o efeito desejado se mantenha.[8,20]

Uma diminuição acentuada ou a descontinuação abrupta do uso crônico de BZDs pode levar à abstinência e, com maior frequência, à insônia de rebote, que se caracteriza pela exacerbação da insônia devido à interrupção do uso e pode ocorrer mesmo em casos de uso por curtos períodos.[8] A evolução e a gravidade da síndrome de abstinência variam de acordo com a farmacocinética e a farmacodinâmica da substância envolvida, e, quanto maior a duração do consumo e as doses utilizadas, maior a probabilidade de haver abstinência grave. Substâncias de ação mais curta (até 10 horas), que são rapidamente absorvidas e que não têm metabólitos ativos (p. ex., triazolam, lorazepam) podem produzir sintomas de abstinência 6 a 8 horas após a interrupção do uso, com pico de intensidade no segundo dia e melhora acentuada por volta do quarto dia. No caso de substâncias com meia-vida mais longa (p. ex., diazepam) ou metabólitos ativos, os sintomas de abstinência podem se iniciar mais de uma semana após a interrupção do uso, alcançando uma intensidade máxima na segunda semana e diminuindo de maneira acentuada por volta da terceira ou quarta semanas. Alguns sintomas, como as queixas de sono, podem ser mais duradouros, persistindo durante vários meses.[8,21]

Inicialmente consideradas medicações seguras, sem os riscos de tolerância, dependência e abstinência dos BZDs, as drogas-Z (zolpidem, eszopiclona e zaleplona) têm sido associadas, nos últimos anos, a efeitos neuropsiquiátricos, como alucinações, distorções do sensório, amnesia e variados comportamentos complexos durante o sono (p. ex., sonambulismo, transtorno alimentar relacionado ao sono, sexsonia, entre outros). Essas parassonias podem acontecer mesmo em doses terapêuticas, porém são mais frequentes com doses acima de 10 mg de zolpidem, com o uso concomitante de outros depressores do SNC, a privação de sono e quando o hipnótico é usado fora do momento indicado.[22]

Ainda mais preocupantes são os relatos de abuso, com escalada de dose até níveis superiores a 2.000 mg diários de zolpidem, na busca pelos efeitos de euforia e relaxamento.[23] Indivíduos com sinais de hiperalerta, como redução do SOL e aumento da vigília, parecem ser mais propensos ao uso de doses elevadas de zolpidem. Além do rápido aumento da dose, observa-se a rápida mudança do uso noturno para o uso diurno nos pacientes com abuso.[3] A interrupção abrupta de doses tão elevadas provoca sintomas intensos de abstinência — ansiedade, insônia e inquietude, podendo evoluir para crises convulsivas e *delirium*, com necessidade de suporte hospitalar.[23]

OPIOIDES

O transtorno por uso de opioides (TUO) é definido como um padrão compulsivo e prolongado de uso de substâncias opioides associado a consequências físicas, mentais e legais negativas, além de aumento da mortalidade.[15]

O crescente uso de opioides ilícitos (p. ex., heroína) ou prescritos (p. ex., oxicodona) tornou-se um problema global de saúde pública, sobretudo nos Estados Unidos, em que cerca de 70% dos óbitos por *overdose* se relacionam à epidemia dos opioides.[24]

Além dos riscos decorrentes da intoxicação e do uso crônico, é frequente que haja tolerância aos efeitos dessas substâncias, e que sua descontinuação abrupta ocasione uma síndrome de abstinência.[15]

A associação de opioides com o sono é foco de interesse de longa data e ficou evidente com a síntese da morfina, nomeada em homenagem ao deus grego do sono, Morfeu. Seus efeitos negativos no sono e no funcionamento diurno parecem se relacionar de maneira bidirecional com o TUO, podendo, ainda, ser modulados pela presença de dor crônica.[25]

Em 2019, a American Academy of Sleep Medicine (AASM) manifestou-se, alertando os médicos sobre a importância de terem conhecimento e estarem atentos aos efeitos dos opioides no sono, incluindo alterações na arquitetura do sono, depressão respiratória e DRSs.[24]

Esses efeitos diferem durante a intoxicação, o uso crônico e a abstinência, bem como entre usuários com síndromes álgicas e indivíduos em tratamento da dependência de opioides.[26] Sonolência é um dos principais efeitos colaterais dos opioides, com intensidade que varia com a dose, o tempo de uso, a idade e a intensidade da dor, podendo chegar a sedação e coma.[27]

Estudos sobre o impacto da administração aguda de opioides observaram reduções dose-dependentes do sono REM e do SOL, e aumento da vigília e das mudanças de estágios do sono.[13,14,26] Tais alterações polissonográficas tendem a se normalizar com a cronificação do uso, sugerindo habituação aos efeitos dos opioides.[5] Entretanto, indivíduos que apresentam dependência crônica e aqueles em terapia de substituição com metadona e buprenorfina mantêm queixas frequentes de insônia, má qualidade do sono, fadiga e sonolência excessiva diurna. Em contrapartida, o uso terapêutico de opioides parece melhorar a arquitetura do sono em pacientes com dor crônica.[26,28]

Até 90% dos usuários crônicos de opioides apresentam algum DRS, em especial apneia central do sono (ACS), mas também AOS, hipoventilação, hipoxemia, respiração atáxica e de Biot. Esse risco está presente mesmo em pacientes que usam doses prescritas terapêuticas de opioides para o manejo de síndromes álgicas crônicas ou como terapia de substituição no TUO.[27] A elevada prevalência de DRSs confere aumento da morbimortalidade, podendo, ainda, explicar, ao menos em parte, as queixas diurnas de fadiga e sonolência. O uso concomitante de BZDs e álcool agrava quadros de AOS e aumenta o risco de depressão respiratória.[28] Considerando tamanho impacto, a AASM recomenda o rastreio sistemático de DRSs em usuários crônicos de opioides, ressaltando que seu tratamento adequado pode melhorar a saúde e a qualidade de vida dos pacientes.[24]

A síndrome de abstinência de opioide é uma condição potencialmente fatal, que resulta da suspensão abrupta do uso de opioides em pacientes que apresentam dependência da substância ou, ainda, da administração de um antagonista (p. ex., naloxona) ou agonista parcial (p. ex., buprenorfina) de receptores opioides. Em relação ao sono, já nos primeiros dias de abstinência, observamos a incidência ou o agravamento de sintomas de insônia, com aumento da LS, do WASO e dos despertares, e redução do TTS, do SOL e do sono REM. Essas alterações perduram nas semanas iniciais, porém, entre seis semanas e seis meses de abstinência, ocorre um aumento do TTS, com rebote de SOL e de sono REM. Nesse momento, é frequente o aumento dos despertares, a intensificação dos sonhos e dos pesadelos.[5,14,29]

Não está claro se a insônia e a má qualidade do sono durante a terapia de substituição de opioides são preditoras de recaídas, mas é importante que essas queixas sejam abordadas para que seu impacto funcional seja minimizado. A terapia cognitivo-comportamental para insônia (TCC-i) tem apresentado resultados promissores no manejo da insônia relacionada à terapia de substituição com metadona.[14]

Apesar de poder causar perturbações do sono, os opioides parecem ter efeitos benéficos para pacientes com SPI. Morfina, metadona, hidrocodona e oxicodona são consideradas opções de tratamento eficazes para pacientes com SPI grave e refratária em que não houve controle adequado dos sintomas com outras medicações. Devido ao potencial de abuso e de dependência, sua indicação para o tratamento de SPI deve ser criteriosa, com controle do uso e monitoramento regular da eficácia e dos efeitos adversos, incluindo possíveis DRSs.[26]

SUBSTÂNCIAS ESTIMULANTES DO SISTEMA NERVOSO CENTRAL

COCAÍNA E *CRACK*

A cocaína inibe os transportadores pré-sinápticos de dopamina no *nucleus accumbens* e no CPF, levando a um aumento agudo de dopamina nas sinapses. Tal mecanismo de ação explica seu efeito euforizante e leva a alterações no sono semelhantes a outros estimulantes, como as anfetaminas.[5]

Na PSG, o uso agudo de cocaína aumenta a LS, reduz o TTS e promove supressão do sono REM.[5] Em usuários crônicos, há aumento da LS, da latência para o sono REM, além de redução do TTS, da ES e do sono REM, com aumento do percentual de SOL. Apesar das alterações marcantes na arquitetura do sono, usuários crônicos de cocaína relatam qualidade do sono e satisfação com o sono semelhantes às de indivíduos-controles. Supõe-se que o uso crônico de cocaína prejudica os mecanismos cerebrais que controlam a homeostase do sono, distorcendo, assim, a capacidade de reconhecer a necessidade de dormir. Esses achados sugerem que os usuários crônicos de cocaína apresentam uma insônia "oculta" e podem explicar os déficits cognitivos, de atenção e de aprendizagem observados nesses indivíduos.[5] Ainda, há relatos de alterações do sono secundárias a tosse ao longo da noite em participantes que fumavam *crack*.[30]

A abstinência de cocaína apresenta sintomas variáveis e não gera complicações clínicas graves como a abstinência de álcool, BZDs ou opioides. Foi proposto um modelo em três fases, porém não há consenso, por não haver homogeneidade entre os usuários, assim como ocorre com outras substâncias estimulantes. Apesar disso, as fases dão uma ideia do sofrimento e da marcante fissura que permeia a sua abstinência em usuários crônicos.[31]

Primeira fase (*crash*): duração de até quatro dias após a interrupção do uso, caracterizada por humor irritável e/ou deprimido, redução importante de energia, fadiga, fissura intensa e hipersonia por vários dias. A hipersonia pode ser marcante em usuários de *crack*.

Segunda fase (abstinência): a anedonia (falta de prazer) é a principal característica, podendo durar até 10 semanas. A fissura aumenta, e as recaídas são comuns para eliminar o desprazer constante. Há alterações do sono, ansiedade, aumento do apetite, dores musculares, tremores e movimentos involuntários.

Terceira fase (extinção): os sintomas físicos desaparecem, e a fissura permanece como sintoma residual, que pode durar anos. A fissura costuma reaparecer conforme gatilhos internos ou externos. É fundamental que esses gatilhos sejam conhecidos para a elaboração de estratégias individualizadas de prevenção de recaídas.

As fases aguda e subaguda de abstinência apresentam diferenças em relação aos parâmetros do sono. Com 2 a 3 dias de abstinência, ocorre aumento do TTS, com rebote de sono REM (redução da latência para o REM e aumento do tempo de sono REM). À medida que a abstinência progride para a terceira semana, o sono REM diminui para níveis muito baixos, e a atividade de ondas lentas torna-se proporcionalmente maior, embora o tempo de SOL se mantenha baixo. Observa-se um padrão polissonográfico compatível com as queixas de insônia relatadas — aumento da LS, redução do TTS e da ES.[5]

A manutenção das alterações do sono, mesmo após períodos prolongados de abstinência, sugere que a cocaína pode induzir mudanças no ciclo sono-vigília para além da ação direta da molécula. Uma das hipóteses é o envolvimento não somente da dopamina, mas da orexina (hipocretina) e da adenosina como neuromoduladoras, tanto do sistema de recompensa como do ciclo sono-vigília. Há evidências de que as alterações persistentes do sono podem aumentar o comportamento de recompensa, sugerindo uma vulnerabilidade para recaídas.[30]

NICOTINA

A nicotina é a principal substância responsável pela dependência aos produtos derivados de tabaco. São vários no mercado, como cachimbo, cigarro industrializado, cigarro de palha, narguilé, rapé e, mais recentemente, os dispositivos eletrônicos para fumar (DEFs). Estes últimos vêm causando preocupação, pois, em um levantamento feito por telefone, do total de 2,4 milhões de pessoas que já haviam usado DEFs, 80% eram jovens entre 18 e 34 anos, que, provavelmente, não viveram a pandemia de tabagismo do século XX e suas consequências.[6] Os DEFs têm sido uma importante via de iniciação dos jovens na dependência de nicotina, pelo apelo de sabores e da mídia social, como se fossem menos lesivos à saúde, o que não é sustentado pelas evidências.[6]

Além da nicotina, os cigarros de palha e os industrializados contêm mais de 4 mil substâncias químicas, incluindo monóxido de carbono, substâncias radioativas e cancerígenas. Particularmente, o monóxido de carbono faz uma ligação estável com a hemoglobina das hemácias e é eliminado apenas após oito horas, reduzindo a eficiência da oxigenação do organismo. Outro problema grave é que essas substâncias afetam a saúde não só de quem fuma, mas de quem está à sua volta (tabagismo secundário ou passivo), mesmo após o desaparecimento da fumaça. Isso acontece devido ao depósito de micropartículas e à formação de nitrosaminas, que se depositam nas superfícies (tabagismo terciário). Os DEFs também não ficam atrás e contêm metais pesados, propilenoglicol e substâncias cancerígenas cuja ação de mutação de DNA independe de quantidade, não havendo nível seguro de exposição.[32] Com os DEFs, também foi introduzido no mercado o sal de nicotina, ou supernicotina (combinação de nicotina com ácido benzoico), o que potencializou a instalação de dependência. Um cartucho com e-líquido pode ser consumido em duas horas e conter nicotina em concentração superior a 30 mg/mL, ou seja, um maço e meio do cigarro industrializado tradicional, aumentando o risco de arritmias e outras consequências cardiovasculares, náuseas e vômitos, palpitação, dor torácica, queixas gastrintestinais e insônia devido ao excesso de nicotina.[32] Considerando tal cenário, devemos incluir na anamnese o uso de DEFs, assim como a convivência com fumantes que possam ser fontes de tabagismo secundário e terciário.

Fumantes regulares têm duas vezes mais chances de apresentar alterações do sono, sendo o aumento da LS e a sonolência diurna os mais comuns. A nicotina também reduz o TTS, a latência para o sono REM e o SOL.[5] Pela inflamação causada em vias aéreas superiores e inferiores, com paralisação dos cílios da mucosa brônquica e dificuldade na eliminação de impurezas, assim como edema de cordas vocais (edema de Reinke) e inflamação faríngea, fica evidente o papel dos produtos do tabaco como fatores de risco para ronco, principalmente quando já existe apneia do sono. Dessa forma, há prejuízo importante da qualidade do sono, que pode ser compensado com mais uso de nicotina e outros estimulantes durante o dia, levando a um círculo vicioso e impacto adicional no sono.[33]

Em pacientes com doença pulmonar obstrutiva crônica (DPOC) devido ao tabagismo e à AOS, a dessaturação noturna pode ocorrer de forma mais pronunciada, o que predispõe a hipertensão arterial pulmonar e insuficiência ventricular direita. São, ainda, observadas maiores pontuações na Escala de Sonolência de Epworth, mais microdespertares e menores TTS e ES. Essa comorbidade também favorece a hipoxemia diurna (rara em quem apresenta somente AOS), aumenta o risco de hospitalizações por exacerbações do DPOC e a mortalidade. Além disso, há maior risco de síndrome metabólica e eventos cardiovasculares em quem é tabagista, com sinergismo para quem fuma e apresenta AOS. A aceitação do aparelho de pressão positiva contínua nas vias aéreas (CPAP, do inglês *continuous positive airway pressure*) em tabagistas também pode ser prejudicada, o que ratifica a importância do tratamento do tabagismo nessa população.[34]

Durante o tratamento para cessação tabágica, tanto a terapia de reposição de nicotina (TRN) quanto a abstinência de nicotina podem provocar insônia. Caso a reposição de nicotina esteja insuficiente em relação à quantidade de nicotina consumida (o que pode ocorrer em usuários de cigarro de palha e DEFs), outros sintomas de abstinência, como a fissura, podem estar presentes e há alívio com o aumento da dose. Caso a reposição esteja suficiente, pode-se solicitar que o paciente retire o adesivo de nicotina à noite, mas pode ser necessário o uso de medicação para insônia. É importante que se atente para o sono durante o tratamento do tabagismo, pois distúrbios do sono podem aumentar as chances de recaídas. Durante o uso de TRN, pode haver aumento da LS e fragmentação do sono, redução do SOL e supressão do sono REM. Tais alterações geram um sono pouco reparador, podendo aumentar a sonolência diurna.[35]

Os efeitos da abstinência de nicotina no sono são dose-dependentes e começam 6 a 12 horas após o último uso, atingindo seu pico em 1 a 3 dias e podendo se estender por até três semanas. Após a cessação tabágica, a PSG pode evidenciar redução da LS, aumento do WASO e rebote de sono REM (aumento da frequência e duração). Piora na qualidade do sono e aumento de sintomas depressivos são queixas frequentes.[5]

Outras medicações usadas no tratamento do tabagismo podem gerar queixas relacionadas ao sono, como a bupropiona, que não deve ser usada após as 16 horas, e a vareniclina, que apresenta, entre seus efeitos colaterais mais comuns, náuseas, cefaleia, insônia e pesadelos.[35]

CAFEÍNA

A cafeína (1,3,7-trimetilxantina) é a substância psicoativa mais consumida no mundo, sendo encontrada em cafés, chás, bebidas energéticas, alimentos como o chocolate, além de analgésicos e suplementos para a perda de peso.[15] Nas doses geralmente utilizadas, a cafeína produz seus efeitos estimulantes por meio do bloqueio parcial e não seletivo dos receptores de adenosina (A_1R e $A_{2A}R$), substância com efeito promotor do sono, especialmente do SOL.[36]

A cafeína é metabolizada principalmente pela isoenzima 1A2 do citocromo P450 em paraxantina e teofilina, que são inibidores mais potentes de A_1R e $A_{2A}R$. Portanto, o bloqueio dos receptores de adenosina e seus efeitos se mantêm mesmo após a eliminação da cafeína.[36] Embora a meia-vida média da cafeína seja de 4 a 6 horas, ela pode variar de 1,5 hora a 9,5 horas, devido a influências fisiológicas e ambientais, como obesidade, gravidez, altitude, tabagismo e medicamentos, como contraceptivos orais.[27]

A sensibilidade à cafeína é individual, o que se deve, em parte, a polimorfismos de genes implicados na neurotransmissão e no metabolismo da adenosina. A intensidade e a duração dos efeitos produzidos pela cafeína também se relacionam de maneira direta à dose ingerida e à frequência de uso. Seu consumo moderado é considerado seguro, embora deva-se ter maior cautela com grupos reconhecidamente mais sensíveis, como idosos e mulheres.[15,37]

A cafeína costuma ser utilizada para promover vigília e reduzir fadiga e sonolência, e, em doses baixas (até 200 mg), associa-se, ainda, à melhora do estado de alerta, da concentração, do desempenho cognitivo e da resistência física.[38]

A deterioração do sono é o efeito adverso mais comum do uso de cafeína, e um dos mecanismos propostos envolve seu efeito na redução dos níveis de 6-sulfatoximelatonina, o principal metabólito da melatonina.[38] A piora do padrão de sono é uma queixa frequente e compatível com estudos de PSG que evidenciam aumento da LS, redução do TTS e aumento de despertares e vigília. Também se observa redução do SOL e da atividade de ondas lentas, bem como aumento do estágio 1 do sono NREM (N1), alterações consideradas marcadores de deterioração da qualidade do sono.[5,37]

Quando ingerida em excesso, geralmente em doses muito superiores a 250 mg, provoca efeitos indesejados, como insônia, inquietação, queixas gastrintestinais, podendo evoluir para quadros graves de intoxicação, com abalos musculares, arritmia cardíaca e agitação psicomotora. O aumento das vendas de bebidas energéticas contendo cafeína intensificou as preocupações relativas à intoxicação pela substância e a problemas relacionados ao uso de álcool, frequentemente associado.[37]

O uso crônico de cafeína está associado a tolerância e, mesmo em usuários leves a moderados, sua suspensão abrupta leva a sintomas de abstinência como cefaleia, fadiga e sonolência diurna, além de alterações em parâmetros objetivos do sono — redução da LS e aumento do TTS, com aumento do WASO.[5]

Com frequência, o uso de cafeína começa como uma forma de compensar fadiga e sonolência excessiva decorrentes ou características de transtornos primários do sono, como insônia e hipersonia idiopática, porém seu efeito estimulante pode agravar as alterações do sono e os sintomas diurnos. Pode, ainda, haver sintomas de abstinência, sobretudo pela manhã, o que representa um reforço negativo e favorece o consumo de cafeína novamente, por vezes, com aumento da quantidade ingerida e, consequentemente, de seus efeitos deletérios no sono. Institui-se, então, um ciclo que perpetua os problemas de sono e que pode evoluir para um transtorno relacionado ao uso da substância.[15,38]

SUBSTÂNCIAS PERTURBADORAS DO SISTEMA NERVOSO CENTRAL

CANNABIS

Atualmente, sabe-se que existem mais de 500 compostos biologicamente ativos identificados na planta *Cannabis*, sendo o tetra-hidrocanabinol (THC) e o canabidiol (CBD) os mais conhecidos e estudados. Além dos mais de 60 canabinoides, a planta contém, ainda, terpenos e flavonoides, que juntos promovem um efeito comitiva (efeito *entourage*), o que implica a necessidade de menores doses dos principais ativos (THC e CBD) para alívio de sintomas como dor crônica, crises epiléticas, rigidez na esclerose múltipla e enxaqueca.[39]

A variabilidade na via de uso (fumado, vaporizado ou ingerido), a frequência de uso e as diferentes concentrações dos componentes fazem com que a heterogeneidade metodológica ainda não permita muitas conclusões de peso científico, sendo necessárias pesquisas futuras para complementar o que relatos de casos sugerem.

Ainda assim, há estudos que apontam para utilidade dentro do próprio campo dos transtornos aditivos. Por exemplo, em análise retrospectiva de 146 clientes de uma clínica de *Cannabis* medicinal, cerca de 45% descontinuaram o uso de BZDs ao longo de seis meses de acompanhamento.[40] Apesar das limitações metodológicas, essa hipótese abre possibilidades promissoras para estudos adicionais.

O THC atua como agonista dos receptores CB1, que se relacionam com o sono REM. Baixas doses de THC promovem efeito sedativo leve, com redução da LS e da latência para o REM, aumento do TTS e do SOL. Isso coincide com relatos subjetivos de aumento da qualidade de sono em pacientes com dores crônicas que usam medicamentos à base de *Cannabis*. Já em doses altas, o THC produz alucinações, aumenta a LS e reduz o sono REM e o SOL. Com o uso crônico de altas doses de THC, o efeito de aumento da LS sofre tolerância, o que não acontece na mesma proporção com a redução do sono REM. Além disso, a ingestão crônica de THC se associa à supressão do SOL.[5]

Durante a abstinência do uso crônico de *Cannabis*, em comparação com controles, observa-se aumento da LS e do sono REM, redução do TTS, do SOL, da ES e da latência para o REM. Usuários crônicos que interrompem de maneira abrupta o uso de *Cannabis* podem se queixar de sonhos estranhos, possivelmente pelo aumento do sono REM, insônia e sono de baixa qualidade. É importante que essas queixas sejam valorizadas e avaliadas como possível alvo terapêutico, já que têm relação com recaídas.[5]

Na prática clínica, entre os aspectos a serem discutidos na intervenção breve para decisão compartilhada, estão os efeitos da maconha fumada nos pulmões. Não há consenso se o uso de *Cannabis* fumada pode causar DPOC ou câncer, porém há evidências de aumento da resistência de vias aéreas, inflamação e bronquite, hiperinsuflação pulmonar, bolhas enfisematosas e pneumotórax por barotrauma.[41]

QUETAMINA

Em um estudo caso-controle com 238 usuários de quetamina não prescrita, 102 participantes abstinentes dessa substância e 90 controles saudáveis, a percepção de baixa qualidade do sono teve relação com início do uso de quetamina e desenvolvimento de dependência. A baixa qualidade do sono teve relação com aumento da fissura em dependentes de quetamina.[42]

AYAHUASCA

Outro perturbador do SNC, a *ayahuasca*, agonista serotoninérgico envolvido em rituais religiosos brasileiros, quando usada no período diurno, parece não afetar o sono em parâmetros objetivos de PSG ou em percepção de qualidade de sono.[43]

MDMA (*ECSTASY*)

Em uso recreativo frequente, há evidências de que usuários de MDMA apresentam TTS reduzido, mesmo controlando para idade e sexo. A diferença parece existir devido à redução do sono NREM, com menos estágio 2.[44] Porém, em ensaios clínicos recentes, com terapia psicodélica à base de MDMA para o transtorno de estresse pós-traumático (TEPT) e avaliações subjetivas do sono, participantes com TEPT relataram melhora da qualidade de sono.[45]

DEPENDÊNCIA TECNOLÓGICA

O termo "dependências comportamentais" é relativamente novo na psiquiatria e reflete as evidências de que alguns comportamentos potencialmente arriscados ativam sistemas de recompensa semelhantes aos ativados por substâncias de abuso e produzem sintomas comportamentais que podem ser comparados aos dos TUSs.[15,46] A característica fundamental das dependências comportamentais é a incapacidade do indivíduo de resistir a impulsos que, em excesso, podem levar a consequências danosas. Alguns elementos centrais foram identificados nas dependências comportamentais — a atividade em questão torna-se desproporcionalmente valorizada, em detrimento das demais; ocorrem modificações do humor, tolerância e abstinência em relação ao comportamento, além de problemas de relacionamento e incapacidade de interromper o uso, com uma elevada taxa de retorno ao comportamento inicial.[47]

Embora a dependência tecnológica não seja reconhecida como transtorno mental pelas classificações diagnósticas atuais, dependência e uso problemático de internet, jogos eletrônicos e *smartphones* figuram entre condições que têm sido foco de estudos, devido à sua importância clínica e social.[15]

Observamos, nos últimos anos, um aumento acentuado da disponibilidade e do uso de dispositivos eletrônicos. *Laptops*, *smartphones* e *tablets* evoluíram de meros objetos de comunicação e trabalho para meios elaborados de lazer, entretenimento e interação social, tornando-se parte integrante da vida das pessoas.[48] Em adolescentes, o tempo de tela envolvendo mídias eletrônicas aumentou entre 2009 e 2015, e foi associado a maiores chances de curta duração do sono, com uma clara relação exposição-resposta após duas ou mais horas de uso por dia.[48] Durante a pandemia de covid-19 e o isolamento social, o excesso de tempo de tela nessa faixa etária foi associado a aumento do estresse e do risco de transtornos mentais, além da privação de sono.[49]

A maioria dos adolescentes utiliza ao menos um aparelho eletrônico antes de dormir, e esse hábito se associa de maneira positiva a LS superior a 60 minutos e redução da duração do sono, favorecendo a síndrome do sono insuficiente. Isso pode ser explicado pelo tempo de sono que é substituído pelo uso dos eletrônicos, pelo aumento da excitação psicofisiológica causada pelo conteúdo estimulante da atividade, bem como pelo efeito da luz intensa emitida pelos dispositivos, que promove ativação e atrasa o ritmo circadiano de sono e vigília.[50]

Crianças e adolescentes representam uma população especialmente vulnerável aos efeitos aditivos das mídias eletrônicas devido ao amadurecimento incompleto de áreas do SNC, que são importantes para os processos de avaliação de risco, tomada de decisão e controle de impulsos, como o CPF.[51]

Muito provavelmente, a relação entre sono prejudicado e uso de mídias eletrônicas reflete um ciclo de autoperpetuação, e as políticas de saúde pública devem considerar o uso de dispositivos eletrônicos como alvo de intervenção para melhorar a saúde de crianças e adolescentes.

CONSIDERAÇÕES FINAIS

Os TUSs são prevalentes na população e, com frequência, perduram ao longo da vida. Derivados etílicos, medicações sedativo-hipnóticas e drogas ilícitas como maconha e cocaína são algumas das substâncias mais utilizadas no Brasil. Entre os sintomas de intoxicação e abstinência de variadas substâncias, encontramos alterações do sono como insônia, hipersonia e pesadelos, por exemplo, com significativo impacto negativo na qualidade do sono e no funcionamento diurno dos indivíduos acometidos. Em contrapartida, insatisfações em relação à quantidade ou à qualidade do sono e a presença de comportamentos anormais durante o dormir podem motivar o início do uso de determinadas substâncias psicoativas, favorecer sua cronificação e até mesmo recaídas. Sendo assim, a compreensão e a atenção a essa relação bidirecional entre os transtornos do sono e os TUSs torna-se essencial para uma abordagem diagnóstica e terapêutica mais eficaz em nossa prática clínica cotidiana.

REFERÊNCIAS

1. Opaleye ES, Noto AR, Locatelli DP, Amato TC, Bedendo A, organizadores. II Relatório Brasileiro sobre drogas: sumário executivo. Brasília: Ministério da Justiça e Segurança Pública; 2021.
2. Silva CJD, Miguel AQ. Intervenção breve. In: Diehl A, Cordeiro DC, Laranjeira R, organizadores. Dependência química: prevenção, tratamento e políticas públicas. 2. ed. Porto Alegre: Artmed; 2019. p. 222-30.
3. Roehrs T, Sibai M, Roth T. Sleep and alertness disturbance and substance use disorders: a bi-directional relation. Pharmacol Biochem Behav. 2021;203:173153.
4. Auerbach S, Pyatkevich YG. Sleep disorders related to alcohol and other drug use. In: Miller SC, Fiellin DA, Rosenthal RN, Saitz R; American Society of Addiction Medicine, editors. The ASAM principles of addiction medicine. Philadelphia: Wolters Kluwer; 2019. p. 2977-3019.
5. Garcia AN, Salloum IM. Polysomnographic sleep disturbances in nicotine, caffeine, alcohol, cocaine, opioid, and cannabis use: a focused review. Am J Addict. 2015;24(7):590-8.
6. Bertoni N, Szklo AS. Dispositivos eletrônicos para fumar nas capitais brasileiras: prevalência, perfil de uso e implicações para a Política Nacional de Controle do Tabaco. Cad Saude Publica. 2021;37(7):e00261920.
7. Brasil. Ministério da Saúde. Protocolo e diretrizes terapêuticas do tabagismo [Internet]. Brasília: Instituto Nacional de Câncer José Alencar Gomes da Silva; 2020 [capturado em 21 mar. 2022]. Disponível em: http://conitec.gov.br/images/Relatorios/2020/Relatrio_PCDT_Tabagismo_520_2020_FINAL.pdf.
8. O'brien CP. Benzodiazepine use, abuse, and dependence. J Clin Psychiatry. 2005;66 Suppl 2:28-33.
9. Sousa AFL, Queiroz AAFLN, Lima SVMA, Almeida PD, Oliveira LB, Chone JS, et al. Prática de chemsex entre homens que fazem sexo com homens (HSH) durante período de isolamento social por COVID-19: pesquisa online multicêntrica. Cad Saude Publica. 2020;36(12):e00202420.
10. United Nations Office on Drugs and Crime. World Drug Report 2020. Vienna: UNODC; 2021.
11. Hart C. Um preço muito alto: a jornada de um neurocientista que desafia nossa visão sobre drogas. Rio de Janeiro: Zahar; 2014.
12. Lima LP, Fonseca VAS, Ribeiro M. Neurobiologia da dependência do crack. In: Ribeiro M, Laranjeira R, editors. O tratamento do usuário de crack. 2. ed. Porto Alegre: Artmed; 2012. p. 143-60.
13. Koob GF, Volkow ND. Neurobiology of addiction: a neurocircuitry analysis. Lancet Psychiatry. 2016;3(8):760-73.
14. Colrain AM, Koob GF. Substance abuse. In: Kryger M, Roth T, Goldstein CA, Dement WC, editors. Principles and practice of sleep medicine. 7th ed. Philadelphia: Elsevier; 2022. p. 1600-7.

15. American Psychiatric Association. Manual diagnóstico e estatístico de transtornos mentais: DSM-5. 5. ed. Porto Alegre: Artmed; 2014.
16. World Health Organization. International classification of diseases: the global standard for diagnostic health information ICD-11 [Internet]. 11th ed. Geneva: WHO; 2019 [capturado em 5 mar. 2022]. Disponível em: https://icd.who.int/.
17. Lee EK. Alcohol is the only thing that helps me sleep, or does it? In: Khawaja IS, Hurwitz TD, editors. Comorbid sleep and psychiatric disorders: a clinical casebook. Gewerbestrasse: Springer; 2019. p. 25-38.
18. Diehl A, Cordeiro DC, Laranjeira R. Álcool. In: Diehl A, Cordeiro DC, Laranjeira R, organizadores. Dependência química: prevenção, tratamento e políticas públicas. 2. ed. Porto Alegre: Artmed; 2019. p. 92-108.
19. Pez ALF, Araújo AJ. Em que consiste a abordagem mínima e básica do fumante? In: Araújo AJ; Sociedade Brasileira de Pneumologia e Tisiologia, editores. Manual de condutas e práticas no tabagismo. São Paulo: AC Farmacêutica; 2012. p. 113-6.
20. Weaver MF. Prescription sedative misuse and abuse. Yale J Biol Med. 2015;88(3):247-56.
21. Votaw VR, Geyer R, Rieselbach MM, McHugh RK. The epidemiology of benzodiazepine misuse: a systematic review. Drug Alcohol Depend. 2019;200:95-114.
22. Mittal N, Mittal R, Gupta MC. Zolpidem for insomnia: a double-edged sword. A systematic literature review on zolpidem-induced complex sleep behaviors. Indian J Psychol Med. 2021;43(5):373-81.
23. Schifano F, Chiappini S, Corkery JM, Guirguis A. An insight into z-drug abuse and dependence: an examination of reports to the European Medicines Agency Database of Suspected Adverse Drug Reactions. Int J Neuropsychopharmacol. 2019;22(4):270-7.
24. Rosen IM, Aurora RN, Kirsch DB, Carden KA, Malhotra RK, Ramar K, et al. Chronic opioid therapy and sleep: an american academy of sleep medicine position statement. J Clin Sleep Med. 201915(11):1671-3.
25. Cao M, Javaheri S. Effects of chronic opioid use on sleep and wake. Sleep Med Clin. 2018;13(2):271-81.
26. Cutrufello NJ, Ianus VD, Rowley JA. Opioids and sleep. Curr Opin Pulm Med. 2020;26(6):634-41.
27. Schweitzer PK, Malhotra RK. Clinical pharmacology of drugs that affect sleep and wake. In: Kryger M, Roth T, Goldstein CA, Dement WC , editors. Principles and practice of sleep medicine. 7th ed. Philadelphia: Elsevier; 2022. p. 519-47.
28. Jehangir W, Karabachev AD, Mehta Z, Davis M. Opioid-related sleep-disordered breathing: an update for clinicians. Am J Hosp Palliat Care. 2020;37(11):970-3.
29. Angarita GA, Emadi N, Hodges S, Morgan PT. Sleep abnormalities associated with alcohol, cannabis, cocaine, and opiate use: a comprehensive review. Addict Sci Clin Pract. 2016;11(1):9.
30. Bjorness TE, Greene RW. Interaction between cocaine use and sleep behavior: a comprehensive review of cocaine's disrupting influence on sleep behavior and sleep disruptions influence on reward seeking. Pharmacol Biochem Behav. 2021;206:173194.
31. Marafanti I, Pinheiro MCP. Cocaína e crack. In: Diehl A, Cordeiro DC, Laranjeira R, organizadores. Dependência química: prevenção, tratamento e políticas públicas. 2. ed. Porto Alegre: Artmed; 2018. p. 135-43.
32. Martins SR. Dispositivos eletrônicos para fumar. In: Pereira LFF, Araújo AJ, Viegas CAA, Castellano MVO, organizadores. Tabagismo: prevenção e tratamento. Rio de Janeiro: DiLivros; 2021. p. 40-8.
33. Fontes FHO. O tabaco e a cronobiologia: como funciona o fumante? In: Araújo AJ; Sociedade Brasileira de Pneumologia e Tisiologia, editores. Manual de condutas e práticas em tabagismo. São Paulo: AC Farmacêutica; 2012. p. 299-301.
34. Silveira FJM, Duarte RLM. Como conduzir o fumante com apneia do sono? In: Araújo AJ; Sociedade Brasileira de Pneumologia e Tisiologia, editores. Manual de condutas e práticas em tabagismo. São Paulo: AC Farmacêutica; 2012. p. 301-3.
35. Viegas CAA. Como conduzir o fumante com insônia durante a cessação tabágica? In: Araújo AJ; Sociedade Brasileira de Pneumologia e Tisiologia, editores. Manual de condutas e práticas em tabagismo. São Paulo: AC Farmacêutica; 2012. p. 303-4.
36. Lazarus M, Oishi Y, Landolt HP. Adenosinergic control of sleep. In: Kryger M, Roth T, Goldstein CA, Dement WC, editors. Principles and practice of sleep medicine. 7th ed. Philadelphia: Elsevier; 2022. p. 452-9.

37. Clark I, Landolt HP. Coffee, caffeine, and sleep: a systematic review of epidemiological studies and randomized controlled trials. Sleep Med Rev. 2017;31:70-8.

38. O'Callaghan F, Muurlink O, Reid N. Effects of caffeine on sleep quality and daytime functioning. Risk Manag Healthc Policy. 2018;11:263-71.

39. Canada. Health Canada. Information for health care professionals: cannabis (marihuana, marijuana) and the cannabinoids [Internet]. Ottawa; 2018 [capturado em 22 mar. 2022]. Disponível em: https://www.canada.ca/en/health-canada/services/drugs-medication/cannabis/information-medical-practitioners/information-health-care-professionals-cannabis-cannabinoids.html.

40. Purcell C, Davis A, Moolman N, Taylor SM. Reduction of benzodiazepine use in patients prescribed medical cannabis. Cannabis Cannabinoid Res. 2019;4(3):214-8.

41. Lee MH, Hancox RJ. Effects of smoking cannabis on lung function. Expert Rev Respir Med. 2011;5(4):537-46; quiz 547.

42. Yen CF, Lin HC, Ko CH, Wu HC, Hsu CY, Wang PW. Sleep quality among individuals with ketamine use and the mediating role of craving. Sci Rep. 2020;10(1):20535.

43. Barbanoj MJ, Riba J, Clos S, Giménez S, Grasa E, Romero S. Daytime Ayahuasca administration modulates REM and slow-wave sleep in healthy volunteers. Psychopharmacology (Berl). 2008;196(2):315-26.

44. Allen RP, McCann UD, Ricaurte GA. Persistent effects of (+/-)3,4-methylenedioxymethamphetamine (MDMA, "ecstasy") on human sleep. Sleep. 1993;16(6):560-4.

45. Ponte L, Jerome L, Hamilton S, Mithoefer MC, Yazar-Klosinski BB, Vermetten E, et al. Sleep quality improvements after MDMA-assisted psychotherapy for the treatment of posttraumatic stress disorder. J Trauma Stress. 2021;34(4):851-63.

46. Grant JE, Potenza MN, Weinstein A, Gorelick DA. Introduction to behavioral addictions. Am J Drug Alcohol Abuse. 2010;36(5):233-41.

47. Griffiths M. A "components" model of addiction within a biopsychosocial framework. J Subst Use. 2005;10(4):191-7.

48. Twenge JM, Krizan Z, Hisler G. Decreases in self-reported sleep duration among U.S. adolescents 2009-2015 and association with new media screen time. Sleep Med. 2017;39:47-53.

49. Ilesanmi O, Afolabi A, Kwaghe A. A scope review on the global impact of COVID-19 lockdown on adolescents' health. Afr Health Sci. 2021;21(4):1518-26.

50. Hysing M, Pallesen S, Stormark KM, Jakobsen R, Lundervold AJ, Sivertsen B. Sleep and use of electronic devices in adolescence: results from a large population-based study. BMJ Open. 2015;5(1):e006748.

51. Gogtay N, Giedd JN, Lusk L, Hayashi KM, Greenstein D, Vaituzis AC, et al. Dynamic mapping of human cortical development during childhood through early adulthood. Proc Natl Acad Sci U S A. 2004;101(21):8174-9.

25 EMPREGO CLÍNICO DE PSICOFÁRMACOS E DE OUTROS MEDICAMENTOS COM AÇÕES NO SONO

Márcio Zanini
Camilla Moreira de Sousa Pinna
Almir Tavares

Os tratamentos farmacológicos são bastante empregados em busca de melhorar o sono e a vigília. Alterações na qualidade e na arquitetura do sono são induzidas por variadas classes de medicamentos, incluindo, por exemplo, drogas cardiovasculares e respiratórias. As medicações que agem no sistema nervoso central (SNC) também são muito prescritas e, via de regra, modificam o sono e a vigília. São elas: benzodiazepínicos (BZDs), agonistas não BZDs, antagonistas de orexina (hipocretina), melatoninérgicos, antidepressivos (ADs), anticonvulsivantes, analgésicos e psicoestimulantes. Diversas substâncias, como cafeína, álcool, tabaco e *Cannabis*, também têm implicações relevantes em sono-vigília. As combinações de medicamentos (e substâncias, muitas vezes não reveladas nas primeiras entrevistas) geram resultados de curto e longo prazos, terapêuticos (p. ex., melhorar a síndrome das pernas inquietas [SPI] ou reduzir a sonolência excessiva diurna [SED]) ou prejudiciais (piora de um quadro de apneia obstrutiva de sono [AOS] ou sonolência diurna em um paciente com insônia crônica).

Os psicotrópicos estão entre os medicamentos mais associados a alterações no ciclo sono-vigília. As substâncias sedativas, como BZDs, alguns ADs (mirtazapina, trazodona, amitriptilina) e antipsicóticos (clorpromazina, quetiapina, olanzapina), podem prejudicar a manutenção da vigília se a ação se prolongar além do período de sono ou se a medicação for administrada durante o dia. Alguns medicamentos, como os ADs inibidores seletivos da recaptação de serotonina (ISRSs), ADs duais e psicoestimulantes, podem dificultar o início e a manutenção do sono, ocasionando sonolência ao longo do dia, por conta do sono não reparador. Mecanismos farmacológicos relacionados a sono-vigília são apresentados na **Figura 25.1**.

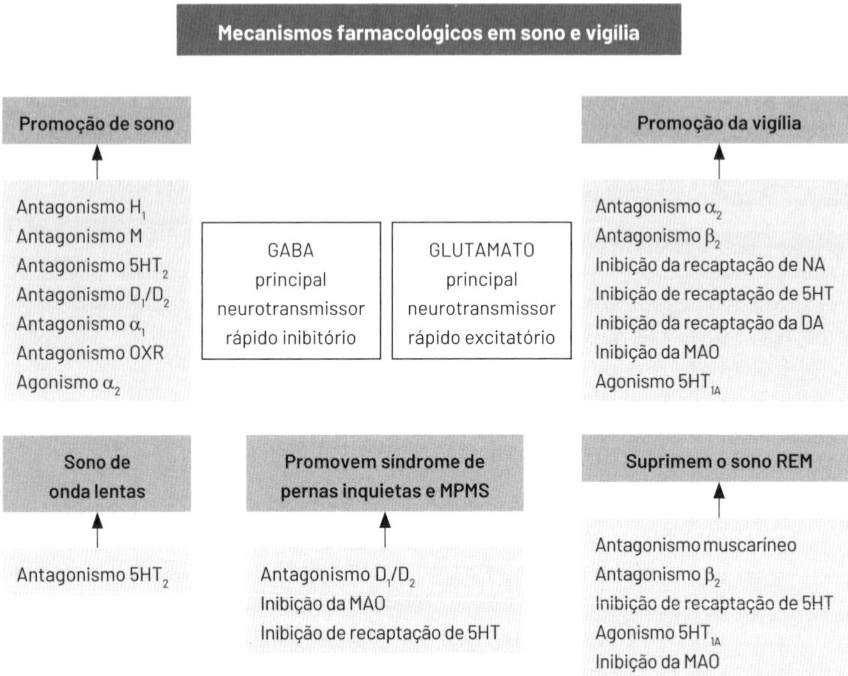

Figura 25.1
Mecanismos farmacológicos em sono e vigília.
H_1 = receptor histaminérgico tipo 1; M = receptor colinérgico muscarínico; $5\text{-}HT_{1A}$ = receptor serotoninérgico tipo 1A; $5\text{-}HT_2$ = receptor serotoninérgico tipo 2; α_1 = receptor α-adrenérgico tipo 1; α_2 = receptor serotoninérgico tipo 2; β_2 = receptor β-adrenérgico tipo 2; MAO = monoaminoxidase; REM = *rapid eye movement;* MPMS = movimentos periódicos de membros no sono.
Fonte: Elaborada com base em Schweitzer e Randazzo[1] e Pinna e colaboradores.[2]

HIPNÓTICOS

Os hipnóticos são medicamentos que favorecem o início e a manutenção do sono pela potencialização dos efeitos inibitórios do ácido gama-aminobutírico (GABA) no SNC. Fazem parte desse grupo os BZDs, os moduladores alostéricos positivos do receptor $GABA_A$ de estrutura não benzodiazepínica (drogas Z), os agonistas melatoninérgicos, os antagonistas orexinérgicos, alguns ADs e antipsicóticos com propriedades sedativas.

O hipnótico ideal seria uma substância dotada de uma série de características que, infelizmente, não são encontradas em um único medicamento. Os BZDs, talvez a classe mais empregada no tratamento da insônia, apesar de se mostrarem eficazes para facilitar o início e a manutenção do sono, causam sonolência residual, podem agravar os distúrbios respiratórios do sono (DRSs) e estar associados a uso abusivo e dependência. A **Figura 25.2** apresenta as características de um hipotético medicamento hipnótico ideal.

AGONISTAS GABAÉRGICOS BENZODIAZEPÍNICOS

Os BZDs são medicações que apresentam ação agonística GABAérgica. Constituem um dos tratamentos mais eficazes e seguros na neuropsiquiatria, tendo substituído medicamentos mais antigos e arriscados, como o hidrato de cloral, os barbitúricos, o meprobamato e mesmo o álcool, no manejo da insônia e da ansiedade. O primeiro BZD sintetizado foi o clordiazepóxido, desenvolvido em 1957, e, desde então, diversos outros compostos se tornaram disponíveis para a prática clínica.

De acordo com a estrutura química e as propriedades farmacocinéticas, os BZDs podem ser divididos em diversos grupos, embora compartilhem um mesmo mecanismo de ação e propriedades clínicas semelhantes. Doses repetidas são necessárias ao longo do dia para os compostos com meia-vida menor. Já a dose única é possível

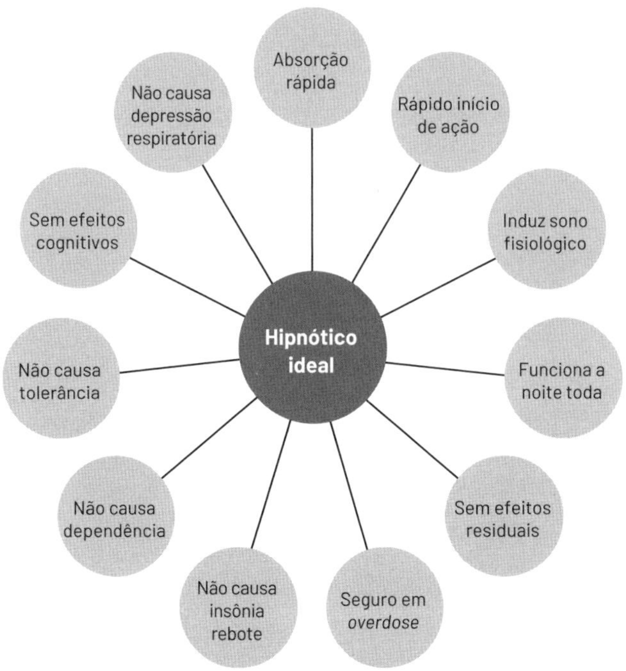
Hipnótico ideal
Absorção rápida
Rápido início de ação
Induz sono fisiológico
Funciona a noite toda
Sem efeitos residuais
Seguro em *overdose*
Não causa insônia rebote
Não causa dependência
Não causa tolerância
Sem efeitos cognitivos
Não causa depressão respiratória

■ **Figura 25.2**
O hipnótico ideal.
Fonte: Wilson e colaboradores.[3]

para aqueles com meia-vida maior. A **Tabela 25.1** lista os principais BZDs e suas características clínicas.

■ Tabela 25.1
Medicamentos benzodiazepínicos

Benzodiazepínico	Efeitos clínicos	Dose no adulto (mg)	Meia-vida (horas)	Metabólitos ativos e sua meia-vida (horas)
Alprazolam	Ansiolítico Miorrelaxante	0,25-6	10-12	-
Bromazepam	Ansiolítico Miorrelaxante	3-12	10-12	-
Clonazepam	Ansiolítico Miorrelaxante	0,5-6	18-28	-
Clordiazepóxido	Ansiolítico Miorrelaxante	5-100	5-30	Desmetilclordiazepóxido (18) Demoxepam (14-95) Desmetildiazepam (40-120) Oxazepam (5-15)
Diazepam	Ansiolítico Miorrelaxante	5-30	20-40	Desmetildiazepam (40-120) Temazepam (8-15) Oxazepam (5-15)
Lorazepam	Ansiolítico Miorrelaxante	1-6	8-12	-
Estazolam	Hipnótico	1-2	10-24	-
Flurazepam	Hipnótico	7,5-30	48-72	Desalquiflurazepam (47-100) *N*-1-hidroxietilflurazepam (2-4)
Flunitrazepam	Hipnótico	1-2	10-20	Desmetilflunitrazepam 3-hidroxidesmetilflunitrazepam 7-aminoflunitrazepam (36-200)
Midazolam	Hipnótico	7,5-15	1-2	-
Nitrazepam	Hipnótico	5-10	25-35	-
Temazepam	Hipnótico	10-20	8-20	-
Triazolam	Hipnótico	0,125-0,25	1-2	-

Fonte: Elaborada com base em Pinna e colaboradores;[2] Stahl.[4]

MECANISMO DE AÇÃO

Os efeitos clínicos dos BZDs se devem às suas ações potencializadoras sobre o GABA, que é o principal neurotransmissor inibitório do SNC. Seu sítio de ação é no receptor $GABA_A$, uma estrutura transmembrana, formada por cinco subunidades, ou isoformas, que são dos tipos α (com seis isoformas, α1-α6), β (com três isoformas, β1-β3) e γ (com três isoformas, γ1-γ3). O sítio de ligação dos BZDs está entre as subunidades α e γ (**Fig. 25.3**). Cada subunidade α responde por efeitos clínicos específicos: a subunidade α1 tem efeitos sedativo, amnésico e anticonvulsivante; as subunidades α2 e α3 têm ações ansiolíticas e miorrelaxantes; e a subunidade α5 modula os efeitos de memória temporal e espacial, e parece ter relação com o desenvolvimento de dependência.[5]

Os efeitos adversos dos BZDs incluem sedação excessiva, comprometimento psicomotor, amnésia anterógrada, comportamentos anormais durante o sono (sonambulismo) e, ocasionalmente, excitação paradoxal. Com o uso em longo prazo, são comuns o desenvolvimento de tolerância aos efeitos clínicos, o aumento do risco de dependência e os sintomas de abstinência durante a retirada. Os BZDs com maior meia-vida e aqueles com metabólitos ativos estão associados a risco de queda e fraturas em pacientes idosos, além de acidentes com veículos motores.[7]

BENZODIAZEPÍNICOS E SONO

Os efeitos dos BZDs no sono dependem de fatores como duração da ação, meia-vida de eliminação, dose e formulação. Os efeitos subjetivos relatados pelos pacientes incluem

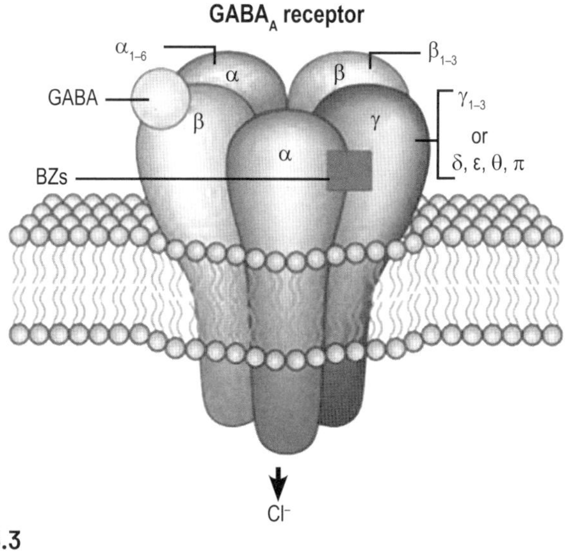

Figura 25.3
O complexo do receptor $GABA_A$.
Fonte: Adaptada de Jacob e colaboradores.[6]

adormecer mais rápido, sensação de sono mais profundo e redução de despertares. Os achados de polissonografia (PSG) e actigrafia confirmam os relatos dos pacientes em relação a redução na latência do sono (LS), redução dos despertares e aumento do tempo total de sono (TTS). Os estágios do sono também são alterados pelo uso de BZDs, sendo os mais comumente descritos o aumento do estágio 2 (N2), a redução do estágio 3 (N3), a intrusão de ondas rápidas no sono de ondas lentas (SOL) e alterações no sono REM, como aumento da latência, redução da densidade e redução da quantidade ao longo da noite.[8]

Em adultos normais, quando usados em doses terapêuticas, os BZDs apresentam escassos efeitos respiratórios. No entanto, em pacientes com transtornos respiratórios do sono, como AOS, mesmo em doses baixas, o uso de BZDs pode piorar os eventos obstrutivos, devido ao efeito de relaxamento da musculatura dilatadora da via aérea, reduzindo a resposta ventilatória ao CO_2.[2]

Os BZDs são opções para o tratamento de alguns distúrbios do sono, como insônia, transtorno comportamental do sono REM (TCSREM), SPI e bruxismo. As diretrizes para manejo farmacológico da insônia da American Academy of Sleep Medicine (AASM), publicadas em 2017, citam os BZDs triazolam e temazepam (não disponíveis no Brasil) como opções de tratamento para a insônia inicial, e somente o temazepam para a insônia de manutenção. Estudos que usaram o triazolam na dose de 0,25 mg e o temazepam na dose de 15 mg concluíram que ambos reduzem a LS e os despertares. Enquanto o benefício na qualidade do sono foi considerado discreto com o temazepam, com o triazolam foi considerado moderado.[9]

AGONISTAS NÃO BENZODIAZEPÍNICOS SELETIVOS – "DROGAS Z"

MECANISMO DE AÇÃO

As "drogas Z" são consideradas hipnóticos mais puros do que os BZDs, por atuarem como agonistas seletivos para as subunidades $\alpha 1$ dos receptores $GABA_A$, sendo desprovidos de ação significativa sobre outras subunidades α. Não têm efeitos ansiolíticos, miorrelaxantes e anticonvulsivantes clinicamente significativos. Fazem parte desse grupo os hipnóticos zolpidem, zopiclona, eszopiclona e zaleplona. Entre suas vantagens em relação aos BZDs, estão os riscos reduzidos de tolerância, dependência e efeitos residuais.[10]

Pelo fato de atuarem predominantemente como hipnóticos, sem efeitos miorrelaxantes, as drogas Z são preferíveis em pacientes portadores de AOS. O uso em doses terapêuticas é considerado seguro, com perfil favorável de efeitos colaterais, no entanto, doses acima das consideradas terapêuticas — zolpidem 12,5 mg, zopiclona 7,5 mg, eszopiclona 3 mg — estão associadas a comportamentos anormais durante o sono.[11]

O zolpidem foi o primeiro agonista seletivo do receptor $GABA_A$ desenvolvido e é considerado o mais seletivo agente dessa classe, uma vez que atua predominantemente na subunidade $\alpha 1$ do receptor GABAérgico, o que resulta em potente efeito hipnótico. Após a administração via oral, o zolpidem é rapidamente absorvido, e o início de ação ocorre entre 30 minutos e 1 hora. A meia-vida é de aproximadamente 2,4 a 3 horas, e a eliminação ocorre pelas vias renal, fecal e biliar, onde é excretado 96% em metabólitos inativos.[12]

A eszopiclona parece ser menos seletiva que o zolpidem para a subunidade $\alpha 1$. Após administração oral, atinge o pico plasmático em 1 hora e, por conta da meia-vida que pode variar de 6 a 9 horas, colabora tanto para a indução quanto para a manutenção do sono, podendo causar sonolência residual. A excreção é urinária, sendo que menos de 10% são eliminados em sua forma original.[12]

A **Tabela 25.2** lista características das drogas Z.

DROGAS Z E SONO

Os efeitos sobre o sono observados com zolpidem, zopiclona e eszopiclona são bastante similares, sendo as principais diferenças relacionadas com o tempo de ação e a seletividade para as subunidades α do receptor $GABA_A$. O zolpidem é mais seletivo do que as outras duas substâncias, ligando-se apenas à subunidade $\alpha 1$ do receptor $GABA_A$, enquanto zopiclona e eszopiclona têm ação tanto na subunidade $\alpha 1$ quanto em 2, 3 e 5. A relevância clínica dessa diferença ainda não está clara, mas parece que a menor seletividade aumenta o risco de tolerância e de dependência.[12] A meia-vida está descrita na Tabela 25.2.

A eficácia das drogas Z está bem estabelecida na indução e na manutenção do sono, tanto na insônia aguda quanto na crônica. Zolpidem, zopiclona e eszopiclona reduzem a LS e os despertares, aumentam o TTS e o estágio N3, sem alterar o sono REM.[8]

Relatos de comportamentos anormais durante o sono, como sonambulismo e episódios de alimentação noturna descontrolada associados às drogas Z, têm sido comuns. Acredita-se que tal fato tenha relação com o efeito hipnótico desprovido de relaxamento muscular, o uso de doses superiores às indicadas em bula e a associação com bebidas alcoólicas. O zolpidem em doses acima de 20 mg está associado a prejuízo do *drive* ventilatório, como observado com os BZDs.[13]

Tabela 25.2
Características das drogas Z

Fármaco	Dose no adulto (mg)	Meia-vida (horas)
Zolpidem	5-12,5	1,5-2,4
Zopiclona	3,75-7,5	5,3
Zaleplona	5-20	1
Eszopiclona	1-3	6

Fonte: Elaborada com base em Stahl.[12]

ANTI-HISTAMÍNICOS

Um amplo e heterogêneo grupo, os "antagonistas" de receptores histaminérgicos H_1 são funcionalmente agonistas inversos, sendo que seu efeito depende do estado do receptor. Objetivam tratar fenômenos alérgicos e apresentam múltiplas ações em sono-vigília. Costumam ser separados em dois grupos:

- Aqueles mais antigos, de primeira geração (clássicos ou sedantes), como difenidramina, clorfeniramina, doxilamina, hidroxizina, meclizina, prometazina, ciproeptadina, buclizina e doxepina, se notabilizam pela sonolência e pelos efeitos antimuscarínicos. São lipofílicos e penetram facilmente a barreira hematencefálica, ocupando o receptor H_1 e com ações antimuscarínicas, α-adrenérgicas e serotoninérgicas. Alteram a vigília e reduzem a *performance*.
- Aqueles mais recentes, de segunda geração (não clássicos, ou "não sedantes"), como astemisol, azelastina, bilastina, ebastina, rupatadina, terfenadina, cetirizina, levocetirizina, loratadina, desloratadina, fexofenadina, são moléculas hidrofílicas, com menor penetração no SNC. Comparados àqueles de primeira geração, há mais seletividade. Mas também há intensa variabilidade nessa classe, sendo que a ocupação do receptor H_1 varia de quase inobservável com a fexofenadina a cerca de 30% com a cetirizina. A Food and Drug Administration (FDA) categoriza a cetirizina como substância sedativa.

Dificuldades em atividades fundamentais, como dirigir automóvel, ler, trabalhar e estudar, são mais comuns com as da primeira geração, embora também apareçam com substâncias mais recentes. Propriedades antimuscarínicas sempre contribuem para seus efeitos cognitivos e na *performance*, sendo que hidroxizina e prometazina invariavelmente constam em listas de medicamentos potencialmente inapropriados (PIMs, do inglês *potentially inappropriate medications*) para idosos. Embora se especule que loratadina, desloratadina e fexofenadina seriam possibilidades para pilotos de aeronaves, intensa cautela é recomendada. Quando combinados com outras medicações ou substâncias, lícitas ou ilícitas, e nem sempre informadas pelos pacientes, os anti-histamínicos podem potencializar efeitos sedativos e anticolinérgicos.

ANTAGONISTAS DE HIPOCRETINA (OREXINA)

O **suvorexant** é um antagonista dual de receptores hipocretinérgicos (orexinérgicos) (DORA, do inglês *dual orexin receptor antagonist*) OX1R e OX2R aprovado pela FDA para o tratamento de insônia de manutenção em adultos e em idosos, inclusive aqueles com demência de Alzheimer.[14] DORAs promovem tanto o sono REM quanto o NREM, diferindo de hipnóticos moduladores de GABA. O suvorexant aumenta o

TTS e reduz o tempo acordado após o início do sono (WASO, do inglês *wake after sleep onset*). Efeitos indesejáveis incluem sonolência matinal e fadiga, sem alterações cognitivas no dia seguinte. Um efeito indesejável incomum é a cataplexia, fenômeno frequente em pacientes narcolépticos com deficiência de hipocretina no líquido cerebrospinal.

MELATONINA E RAMELTEONA

Sintetizada a partir da serotonina, a **melatonina** é um hormônio endógeno. A exposição à luz suprime sua secreção. Agonistas α e β-adrenérgicos interferem na síntese de melatonina. Sua administração exógena é estudada tanto como cronobiótico (pretende-se mudar a fase de ritmos circadianos) quanto como hipnótico (deseja-se induzir o sono). A melatonina é rapidamente absorvida, com pico após 20 a 30 minutos e meia-vida de eliminação de 40 a 60 minutos. A formulação de liberação prolongada simula a secreção noturna de melatonina endógena, mas com risco de efeitos durando, indesejavelmente, até o período diurno. Administrada fora do período noturno, ela gera resistência à insulina e múltiplos outros efeitos indesejáveis. Grande parte de uma dose oral é removida por metabolismo hepático de primeira passagem. Há oxidação em CYP 1A2, 2C9, 2C19, conjugação com glucuronato/sulfato e excreção renal. Medicamentos β-bloqueadores modificam a ação da melatonina por antagonismo competitivo, bloqueando seu receptor. A melatonina pode reduzir a LS e melhorar sua qualidade. Seu emprego na insônia do transtorno do espectro autista é aventado. No envelhecimento, há redução na melatonina endógena, também presente em doenças crônicas, como o diabetes tipo 2 e a hipertensão arterial. Um agonista sintético de receptores melatoninérgicos MT1 e MT2, a **ramelteona** é rapidamente absorvida pela via oral, com pico em 1 hora e meia-vida de eliminação de 1 a 2,5 horas. A ramelteona é indicada exclusivamente na insônia relacionada ao início do sono, pouco atuando na sua manutenção. Melatonina e ramelteona não apresentam efeitos drogaditivos e não parecem piorar DRSs.

ANTIDEPRESSIVOS

Exercem diferentes efeitos sobre o sono e a vigília, dependendo dos mecanismos farmacológicos envolvidos. Aqueles agentes que atuam otimizando os níveis de serotonina, noradrenalina e dopamina geralmente têm ação disruptiva sobre o sono, dificultando o início e a manutenção, podendo ocasionar sonolência diurna. Os compostos que, além de estimularem a neurotransmissão monoaminérgica, exercem ação antagonista sobre os receptores histaminérgicos, α1-adrenérgicos e serotoninérgicos 2A ($5HT_{2A}$) favorecem o início e a manutenção do sono, podendo causar sonolência residual.[15] A **Tabela 25.3** traz os principais efeitos dos ADs no sono.

■ Tabela 25.3
Principais efeitos dos antidepressivos no sono

Medicamento	Dados subjetivos	Polissonografia
ISRSs	Demora para adormecer, múltiplos despertares, sonhos vívidos, sonolência diurna (mais proeminente com fluvoxamina, paroxetina e sertralina)	↑LS, ↑#W, ↓TTS ↑LREM, ↓REM ↑MPMS Movimentos oculares durante sono NREM Sono REM sem atonia Bruxismo
IRSNs	Demora para adormecer, múltiplos despertares (venlafaxina > duloxetina), sonolência diurna	↑LS, ↑#W, ↓TTS ↑LREM, ↓REM (venlafaxina > duloxetina) ↑MPMS Movimentos oculares durante sono NREM Sono REM sem atonia
Tricíclicos	Sedação (amitriptilina) Insônia (clomipramina, imipramina e nortriptilina)	↑LS (↓amitriptilina) ↑#W (↓amitriptilina) ↓TTS (↑amitriptilina) ↑LREM, ↓REM ↑MPMS Movimentos oculares durante sono NREM Sono REM sem atonia
Trazodona	Sedação e sonolência	↓LS, ↑TTS, ↓#W ↓LREM ↑SOL
Mirtazapina	Sedação e sonolência	↓LS, ↑TTS, ↓#W ↑SOL Sono REM sem atonia ↑MPMS
Agomelatina		↓LS, ↑TTS, ↓#W ↑SOL
Vortioxetina		↓TTS* ↓LREM* ↓REM* *doses acima de 20 mg

Fonte: Elaborada com base em Kryger e colaboradores;[8] Doghramji e Jangro;[15] Wichniak e colaboradores.[21]
ISRSs = inibidores seletivos da recaptação de serotonina; IRSNs = inibidores da recaptação de serotonina e noradrenalina; LS = latência para o sono; TTS = tempo total de sono; LREM = latência para o primeiro episódio de sono REM; NREM = sono não REM; MPMS = movimentos periódicos de membros no sono; SOL = sono de ondas lentas; #W = número de despertares.

ANTIDEPRESSIVOS INIBIDORES SELETIVOS DA RECAPTAÇÃO DE SEROTONINA

Os ISRSs — citalopram, escitalopram, fluoxetina, fluvoxamina, paroxetina e sertralina — têm seu efeito terapêutico mediado pelo bloqueio da bomba de recaptação de serotonina na fenda sináptica, o que aumenta a disponibilidade do neurotransmissor, levando à melhora dos sintomas depressivos e ansiosos. Suas indicações clínicas são transtorno depressivo, transtorno de ansiedade generalizada, fobia social, transtorno de pânico, transtorno obsessivo-compulsivo e transtorno de estresse pós-traumático.[12]

A serotonina é um dos neurotransmissores usados pelo sistema reticular ascendente para a manutenção da vigília, e o aumento de sua atividade induzida pelos ISRSs potencialmente altera o padrão de sono, levando a queixas subjetivas por parte dos pacientes e achados polissonográficos característicos. Os pacientes tratados com ISRSs com frequência queixam-se de sonolência diurna, dificuldade para iniciar o sono, sono fragmentado, com aumento de sonhos vívidos e pesadelos.[8] Sonolência diurna é mais comum com fluvoxamina e paroxetina, apesar de isso não representar um efeito positivo sobre o sono. A fluoxetina é o composto mais ativador entre os ISRSs, causando insônia se usada à noite. Os exames de PSG, em comparação com voluntários saudáveis, evidenciam aumento da LS, aumento de despertares, redução da eficiência do sono, além de alteração no sono REM, como aumento de latência e supressão.[15]

O uso de ISRSs está associado ao desencadeamento ou agravamento de bruxismo, transtorno do movimento periódico de membros (TMPM) e SPI. Um estudo que avaliou a associação de ADs com bruxismo em 807 pacientes internados concluiu que o uso de ADs, incluindo todos os ISRSs, aumentou em 14% a incidência de bruxismo, sobretudo com paroxetina, duloxetina e venlafaxina.[16]

INIBIDOR DA RECAPTAÇÃO DE NORADRENALINA E DOPAMINA – BUPROPIONA

O baixo risco de induzir SPI e TCSREM é uma característica clínica vantajosa para a bupropiona, comparativamente aos ADs ISRSs e inibidores da recaptação de serotonina e noradrenalina (IRSNs). A bupropiona não antagoniza receptores H_1 ou muscarínicos, não sendo um AD sedativo. À semelhança de muitos ADs de segunda geração, a bupropiona pode causar insônia inicial e pesadelos.[1]

INIBIDORES DA RECAPTAÇÃO DE SEROTONINA E NORADRENALINA

Os ADs venlafaxina, desvenlafaxina e duloxetina são conhecidos como duais, pois agregam o bloqueio da bomba de recaptação de serotonina ao bloqueio da bomba de recaptação de noradrenalina. Esses compostos são eficazes no tratamento de transtornos depressivos, alguns transtornos de ansiedade e para síndromes dolorosas, associadas ou não a um transtorno psiquiátrico.[10]

Da mesma forma que os ISRSs, os IRSNs alteram o padrão de sono, conforme queixas dos pacientes e achados de PSG. Em ensaios clínicos randomizados (ECRs), na comparação com placebo, tanto insônia quanto sonolência são comuns com venlafaxina (14% de insônia e 8% de sonolência), desvenlafaxina (8% de insônia e 9% de sonolência) e duloxetina (4% de insônia e 5% de sonolência).[17,18] Os exames de PSG em usuários de ADs duais evidenciam aumento na latência do sono REM, redução no TTS REM ao longo da noite e aumento do WASO. A venlafaxina está associada ao desencadeamento de MPMS, acima de 25 por hora.[15]

ANTIDEPRESSIVOS TRICÍCLICOS

Os ADs tricíclicos (ADTs) são atualmente considerados segunda linha de tratamento para transtornos depressivos e ansiosos, não pela eficácia, mas pela incidência elevada de efeitos colaterais, como boca seca, constipação intestinal, retenção urinária, visão turva, hipotensão postural, sedação, aumento do apetite e raciocínio lento.[10] Esses medicamentos, assim como os IRSNs, exercem seus efeitos terapêuticos pelo aumento da disponibilidade sináptica dos neurotransmissores serotonina e noradrenalina. Os efeitos colaterais se devem à ação sobre os receptores muscarínicos colinérgicos, histaminérgicos e $\alpha 1$-adrenérgicos.[12]

Os ADTs comercializados no Brasil são a amitriptilina, a clomipramina, a imipramina, a nortriptilina e a doxepina (disponível apenas em farmácias de manipulação). Amitriptilina e doxepina são os mais sedativos, favorecendo o início, a manutenção e o aumentando da eficiência do sono, enquanto a nortriptilina, pela maior potência noradrenérgica, pode ter efeito mais ativador, dificultando o início e a manutenção do sono.[8] Nos Estados Unidos, a doxepina nas doses de 3 a 6 mg foi recentemente aprovada para o tratamento da insônia de manutenção; nessa dosagem, não tem efeitos ansiolíticos ou antidepressivos, atuando apenas como hipnótico pelo antagonismo dos receptores histaminérgicos e serotoninérgicos pós-sinápticos 2A.[19]

Todos os ADTs têm efeito supressor sobre o sono REM, aumentando a latência para o primeiro episódio e reduzindo o tempo total ao longo da noite, sendo esse efeito mais significativo com a clomipramina. Pacientes em tratamento com doses antidepressivas dos ADTs com frequência reportam pesadelos e sonhos vívidos, e exames de PSG evidenciam aumento de MPMS e agravamento da SPI.[15]

ANTIDEPRESSIVOS ATÍPICOS SEDATIVOS

Trazodona, mirtazapina e agomelatina têm ações facilitadoras do sono e, junto com os IRSNs, fazem parte do grupo de ADs atípicos, por não se caracterizarem como tricíclicos, nem como ISRSs ou inibidores da enzima monoaminoxidase.

A **trazodona** é um AD com mecanismo de ação peculiar que exerce suas ações antidepressivas pela combinação do bloqueio da bomba de recaptação de serotonina com antagonismo dos receptores serotoninérgicos $5HT_{2A}$ e $5HT_{2C}$. O antagonismo de $5HT_{2A}$, aliado ao antagonismo histaminérgico (H_1), confere características sedativas à droga, facilitando o início do sono e reduzindo os despertares durante a noite.[12] Exames de PSG em pacientes medicados com trazodona evidenciam redução na LS e no WASO, além de aumento no TTS, na eficiência do sono (ES) e no SOL.[20] Sedação residual é comum com a trazodona, sobretudo em doses superiores a 50 mg.[8]

A **mirtazapina** tem como mecanismos de ação principais o antagonismo dos receptores centrais pré-sinápticos α_2-adrenérgicos e serotoninérgicos $5HT_3$, $5HT_{2A}$, $5HT_{2C}$, o que leva à desinibição dos neurônios noradrenérgicos e consequente aumento da disponibilidade sináptica de noradrenalina e serotonina. As doses antidepressivas da mirtazapina variam de 30 a 60 mg, mas o efeito hipnótico é mais pronunciado nas doses de 7,5 e 15 mg, sendo menor nas doses superiores a 30 mg, quando a ação noradrenérgica se sobrepõe ao antagonismo H_1 e $5HT_{2A}$.[12] Similarmente ao que acontece com a trazodona, a mirtazapina tem efeito facilitador tanto no início quanto na manutenção do sono. Estudos com PSG evidenciam redução da LS e nos despertares, bem como aumento tanto no TTS quanto na ES e no SOL.[8] Por conta do potente efeito anti-histamínico, além de aumento do apetite, a mirtazapina pode causar sonolência diurna.[12]

A **agomelatina** exerce seus efeitos antidepressivos por dois mecanismos peculiares e complementares: agonismo dos receptores melatoninérgicos MT_1 e MT_2 e antagonismo dos receptores serotoninérgicos $5HT_{2C}$. O efeito clínico da primeira ação é a ressincronização dos ritmos circadianos, normalmente alterados na depressão, e o da segunda é o aumento da disponibilidade sináptica de noradrenalina e dopamina no córtex pré-frontal (CPF).[12] A agomelatina facilita o início e a manutenção do sono, reduz os despertares noturnos, incrementa o SOL e a vigília.[8]

ANTIDEPRESSIVO MULTIMODAL – VORTIOXETINA

A **vortioxetina** é um AD multimodal que, além de inibir a recaptação de serotonina, é agonista do receptor $5HT_{1A}$, agonista parcial do receptor $5HT_{1B}$ e antagonista dos receptores $5HT_3$, $5HT_{1D}$ e $5HT_7$. Essas características tornam a molécula um AD eficaz, com perfil reduzido de efeitos colaterais sexuais e metabólicos.[12] As taxas de insônia e sonolência com a vortioxetina são próximas às do placebo e inferiores ao observado com ISRSs e IRSNs. Sonhos vívidos foram relatados em 1 a 2% dos pacientes.[8]

ANTIPSICÓTICOS

Os antipsicóticos típicos, ou de primeira geração, atuam especificamente nos receptores D_2 pelo antagonismo pós-sináptico do receptor dopaminérgico. Já os antipsicóticos atípicos, ou de segunda geração, antagonizam potentemente o receptor $5HT_{2A}$ e têm menos afinidade para os receptores D_2, quando comparados com os agentes típicos, resultando em eficácia antipsicótica com menor potencial para efeitos colaterais extrapiramidais. Além de seus mecanismos de ação principais, os antipsicóticos apresentam ainda variável atividade em outros receptores de neurotransmissores, o que se relaciona com efeitos terapêuticos, mas também com efeitos adversos, como sedação, ganho ponderal, hipotensão postural, entre outros.[22]

Antipsicóticos típicos de baixa potência, como a clorpromazina, e grande parte dos atípicos, como a quetiapina, a clozapina e a olanzapina, apresentam propriedades sedativas proeminentes, que decorrem da redução da atividade de neurotransmissores promotores de vigília — histamina, acetilcolina e noradrenalina — pelo forte antagonismo central de receptores H_1, M_1 e α_1-adrenérgicos.[22]

Em termos gerais, os antipsicóticos tendem a melhorar as dissonias associadas à esquizofrenia, com efeitos positivos na manutenção e na arquitetura do sono. A melhora da continuidade do sono se evidencia pelo aumento do TTS e da ES e pela redução do número de despertares (#W) e da LS. Evidências também sugerem que os antipsicóticos podem se associar a uma redução do sono REM e, em alguns casos, ao aumento do SOL, como observado com o uso de clorpromazina, olanzapina, risperidona e ziprasidona, mas não com a clozapina.[23,24]

Apesar de seu uso limitado, devido ao perfil de efeitos adversos, particularmente a agranulocitose, a clozapina tem sido o antipsicótico de segunda geração mais estudado, demonstrando efeitos positivos na consolidação do sono — aumento do TTS, da ES e do estágio 2 do sono NREM (N2), e diminuição da LS e do WASO.[23]

A **Tabela 25.4** apresenta as principais alterações subjetivas e objetivas no sono de pacientes em uso de antipsicóticos.

A maioria dos estudos sobre os efeitos dos antipsicóticos no sono foi realizada em populações com transtornos psiquiátricos, muitas vezes com doses bastante superiores às necessárias para efeito sedativo, o que limita a generalização de seus resultados para a população sem comorbidades psiquiátricas.[26] Apesar de não serem aprovados para o tratamento da insônia, os antipsicóticos são frequentemente usados para essa finalidade, de forma *off label*, em geral em doses mais baixas do que as prescritas para transtornos psicóticos ou do humor.

A **quetiapina** é o antipsicótico mais prescrito para queixas de insônia. Mesmo em doses baixas, de até 50 mg, apresenta efeitos hipnóticos devido à elevada afinidade por receptores H_1, sem apresentar as propriedades antipsicóticas e os efeitos adversos atribuíveis ao antagonismo do receptor D_2. Com tempo para concentração plasmática máxima ($T_{máx}$) de 1 a 2 horas e meia-vida ($T_{1/2}$) de aproximadamente 7 horas, tem o potencial de facilitar o início e a manutenção do sono. Seu metabolismo pode ser afetado por fatores que alteram as enzimas hepáticas CYP3A4 e CYP2D6. As doses usadas para a insônia podem chegar a 250 mg.[27] Apesar de seu uso difundido e evidências de benefícios no tratamento de pacientes com esquizofrenia, em indivíduos saudáveis com insônia primária há relatos de melhora subjetiva e de padrões polissonográficos do sono com doses de 25 a 75 mg em estudos não controlados, de qualidade limitada, porém tais benefícios não são embasados por ECRs.[25,28]

■ **Tabela 25.4**
Efeitos dos antipsicóticos no sono – parâmetros subjetivos e objetivos

Substância	Dados subjetivos	Dados polissonográficos
Antipsicóticos típicos (primeira geração)		
Clorpromazina	Sonolência ++++ SPI	↑TTS, ↑SOL, ↑LREM; ↓LS, ↓#W, ↓WASO, ↓REM; ↑MPMS
Haloperidol	Insônia ++ Sonolência +++ SPI	↑TTS, ↑N1, ↑LREM; ↓LS, ↓#W, ↓WASO, ↓N2, ↓REM; ↑MPMS
Antipsicóticos atípicos (segunda geração)		
Aripiprazol	Insônia +++ Sonolência + SPI	↑MPMS
Clozapina	Sonolência ++++ SPI	↑TTS, ↑ES, ↑N2; ↓LS, ↓#W, ↓WASO, ↓↑SOL; ↑MPMS
Olanzapina	Insônia ++ Sonolência +++ SPI	↑TTS, ↑ES, ↑N2, ↑↑SOL, ↑REM; ↓LS, ↓#W, ↓WASO, ↓N1; ↑MPMS
Paliperidona	Sonolência +	↑TTS, ↑ES, ↑N2, ↑SOL, ↑REM; ↓LS, ↓#W, ↓N1
Quetiapina	Insônia ++ Sonolência +++ SPI	↑TTS, ↑ES, ↑N2; ↓LS, ↓#W, ↓WASO, ↓REM; ↑MPMS
Risperidona	Insônia ++ Sonolência +++ SPI, pesadelos	↑TTS, ↑SOL; ↓LS, ↓#W, ↓REM; ↑MPMS
Ziprasidona	Insônia ++ Sonolência ++ SPI	↑TTS, ↑ES, ↑N2, ↑SOL; ↑↓LREM ↓LS, ↓#W, ↓WASO, ↓N1, ↓REM; ↑MPMS
Lurasidona	Insônia + Sonolência ++	Sem dados

Fonte: Elaborada com base em Schweitzer e Randazzo;[1] Benson;[23] Monti e colaboradores;[24] Krystal e colaboradores.[25]
ES = eficiência do sono; LREM = latência para o primeiro episódio de sono REM; LS = latência para o sono; MPMS = movimentos periódicos de membros no sono; N1 = estágio 2 do sono não REM; N2 = estágio 2 do sono não REM; REM = sono REM; SOL = sono de ondas lentas; SPI = síndrome das pernas inquietas; TTS = tempo total de sono; WASO = tempo acordado após adormecer (*wake after sleep onset*); #W = número de despertares.

A **olanzapina** também demonstrou ser um agente promotor do sono, com aumento da ES e do SOL. Seu uso tem sido frequente, em doses que variam de 2,5 a 20 mg. Após a ingestão oral, atinge a concentração plasmática máxima em 4 a 6 horas e apresenta meia-vida ($T_{1/2}$) de 20 a 54 horas. Tais características a tornam menos eficaz para queixas de insônia inicial quando usada próximo à hora de dormir. Parece favorecer um efeito prolongado de melhora do sono. Sua eliminação pode ser afetada por fatores que alteram as enzimas hepáticas CYP1A2 e CYP2D6, ou seja, é eliminada mais lentamente em mulheres, tabagistas e indivíduos de ascendência japonesa.[27]

Um estudo polissonográfico envolvendo voluntários saudáveis submetidos ao uso de **lurasidona** evidenciou aumento significativo do TTS (28,4 minutos, em média) em relação ao grupo-placebo, além de redução do WASO e aumento da ES. Os resultados sugerem um possível benefício com seu uso em pacientes com queixas de manutenção do sono.[29]

Apesar do potencial benefício na continuidade do sono, alguns aspectos limitam o uso dos antipsicóticos no tratamento crônico da insônia. Além do desenvolvimento de tolerância aos efeitos sedativos ao longo de dias ou semanas, seus efeitos adversos e outras alterações no ciclo sono-vigília podem interferir na saúde, qualidade de vida e capacidade funcional dos indivíduos. Sonolência diurna, hiperprolactinemia, hipotensão, efeitos extrapiramidais, prolongamento do intervalo QTc, ganho ponderal e alterações metabólicas são exemplos de efeitos adversos comuns com o uso de antipsicóticos em longo prazo, mesmo que em doses baixas.[22]

Se, por um lado, a sedação pode ser clinicamente útil para o tratamento da insônia, com melhora da avaliação subjetiva do sono, por outro, a sonolência diurna é um efeito adverso comum aos antipsicóticos, em intensidade variável (**Fig. 25.4**), com impacto no funcionamento e na qualidade de vida dos pacientes. A clozapina costuma provocar sedação intensa, e esse sintoma é responsável por 24% dos casos de descontinuação do tratamento.[1] A intensidade da sedação e da sonolência diurna depende não só das características farmacológicas de cada substância, mas também da dose diária, da frequência e dos horários de administração. O uso da menor dose eficaz e a administração das medicações sedativas preferencialmente no período noturno devem ser estratégias tentadas antes de se pensar na troca do antipsicótico.[22]

Mesmo antipsicóticos considerados muito sedativos, como a clozapina, podem provocar insônia em um grupo menor de indivíduos, possivelmente por efeitos agonistas de receptores 5-HT_{1A}. Entre os antipsicóticos de primeira geração, insônia e disrupção do sono ocorrem em cerca de 25% dos pacientes, percentual semelhante ao observado com o uso de aripiprazol. Também há relatos de insônia com olanzapina (18%), paliperidona (18%), risperidona (17%), quetiapina (9%) e ziprasidona (9%).[25,30]

A sonolência diurna e a insônia podem ainda ser decorrentes de outros transtornos do sono induzidos ou agravados pelo uso de antipsicóticos, como transtornos do movimento relacionados ao sono, DRSs e parassonias.

Os antipsicóticos estão entre as medicações que podem induzir ou agravar quadros de TMPM e SPI. O bloqueio do receptor D_2 causado pelos antipsicóticos é o mecanis-

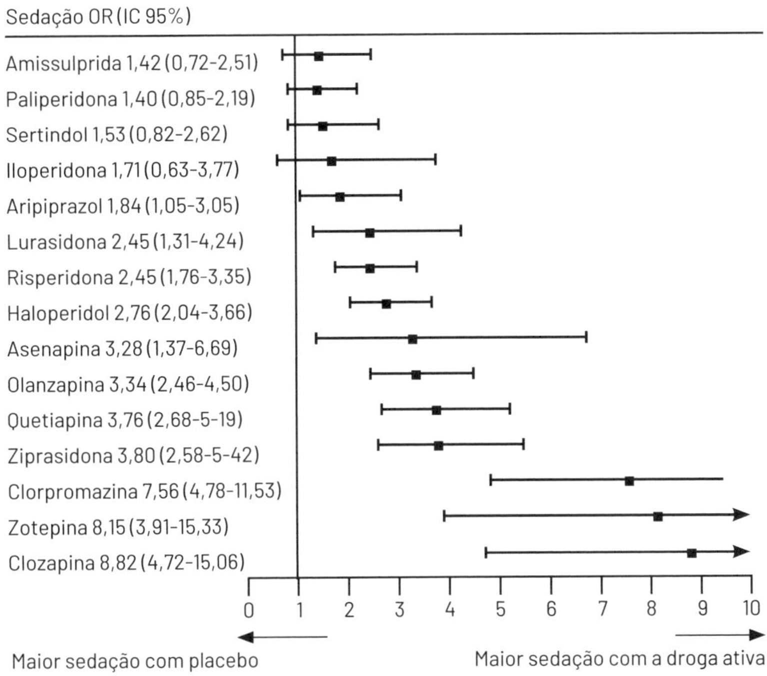

Figura 25.4
Sedação – comparação entre antipsicóticos e placebo.
Fonte: Leucht e colaboradores.[26]

mo presumidamente implicado, tendo em vista que a deficiência de dopamina é um provável componente da fisiopatologia da SPI e do TMPM. A prevalência de SPI em esquizofrênicos tratados com antipsicóticos ultrapassa o dobro da prevalência em controles saudáveis, e quadros induzidos pelo uso de antipsicóticos já foram relatados com o uso de haloperidol, risperidona, olanzapina, quetiapina, clozapina, entre outros.[31]

O bruxismo induzido por antipsicóticos também parece se relacionar ao bloqueio dos receptores de dopamina, o que justifica sua maior associação com os de primeira geração. Já os antipsicóticos atípicos, que antagonizam tanto a dopamina como os receptores de serotonina, parecem ser eficazes no seu manejo, como observado em relatos de casos de bruxismo diurno induzido por antipsicóticos típicos tratados com sucesso com clozapina e aripiprazol.[32]

O uso crônico de antipsicóticos representa um fator de risco para AOS na esquizofrenia, independentemente do índice de massa corporal (IMC). O ganho ponderal decorrente do uso de clozapina, olanzapina, risperidona, entre outros, contribui adicionalmente para elevadas taxas de DRSs nessa população. Apesar de relatos esporádicos relacionando o uso de quetiapina e olanzapina a falência respiratória, e de aripiprazol a respiração de Cheyne-Stokes e apneia central do sono, não é possível determinar uma associação, devido a limitações importantes envolvendo a população estudada (idade avançada e comorbidades psiquiátricas e clínicas prévias ao uso das medicações). Recomenda-se que pacientes psiquiátricos em uso crônico de antipsicóticos sejam avaliados para apneia do sono caso sinais ou sintomas sugestivos estejam presentes.[33]

Entre as parassonias que podem ser induzidas pelo uso de antipsicóticos estão o sonambulismo (tioridazina, quetiapina, olanzapina),[14] o transtorno alimentar relacionado ao sono (olanzapina, risperidona, quetiapina)[34] e os pesadelos (risperidona, clozapina),[1] com repercussões variáveis no sono e no funcionamento diurno.

Em síntese, os antipsicóticos podem melhorar as queixas de sono e as alterações da arquitetura do sono presentes na esquizofrenia, com potencial benefício na qualidade de vida e capacidade funcional dos pacientes. No entanto, dada a escassez de evidências e o perfil de efeitos colaterais neurológicos e metabólicos, mesmo que em doses baixas, os antipsicóticos não são aprovados ou recomendados para o tratamento da insônia em pacientes sem comorbidades, devendo ser reservados para indivíduos que apresentam insônia comórbida com transtornos psiquiátricos importantes, particularmente transtornos psicóticos e transtorno bipolar.[35]

ESTABILIZADORES DO HUMOR

É possível que o efeito terapêutico do **lítio** nos transtornos do humor se deva, em parte, a seus efeitos cronobiológicos. A capacidade de responder ao lítio se associa a diversos genes envolvidos em fenômenos circadianos: NR1D1, GSK3β, CRY1, ARNTL, TIM e PER2. Ele atrasa a fase do ritmo circadiano do sono-vigília e alonga o período, bem como atrasa o pico da temperatura corporal diário, influencia a sensibilidade à luz e a secreção de melatonina. O lítio associa-se a melhora subjetiva do sono noturno, aumento subjetivo de sonolência diurna e SPI. Em voluntários normais, aumenta o sono de ondas lentas e reduz o sono REM. Também apresenta ações antissuicídio, consideradas superiores àquelas de outras substâncias.

Sonolência e fadiga são comuns com **anticonvulsivantes**. A **Tabela 25.5** aponta a variabilidade dessa sonolência, menos intensa com a lamotrigina — também associada a insônia — e mais pronunciada com o topiramato, que pode induzir ou agravar a SPI. Por sua vez, o topiramato tem sido usado no tratamento do transtorno alimentar relacionado ao sono, uma parassonia do sono NREM que é frequentemente desencadeada pelo uso de medicações sedativo-hipnóticas, em especial o zolpidem. Os agentes α2-delta ligantes pregabalina e gabapentina são indicados para o tratamento de SPI, com a vantagem de apresentarem menores taxas de aumentação em comparação com os agonistas dopaminérgicos. Estudos de PSG sugerem que o uso de estabilizadores do humor anticonvulsivantes gera benefícios na consolidação do sono, com uma redução da LS e uma elevação do TTS. Enquanto a gabapentina e a pregabalina aumentam o SOL, a lamotrigina o reduz. Há evidências que associam ideias suicidas e anticonvulsivantes.[36]

Tabela 25.5
Estabilizadores do humor anticonvulsivantes e sono

Substância	Outros usos	Mecanismo de ação	Sonolência	Desempenho diurno	Arquitetura do sono
Ácido valproico	Profilaxia de enxaqueca	Síntese de GABA Inibe canal de sódio dependente de voltagem	++	Leve a moderado	↑TTS ↓#W ↓REM ↑N1
Carbamazepina	Neuralgia de trigêmeo e glossofaríngeo	Inibe canal de sódio dependente de voltagem	++	Leve	?↓LS ↑TTS ?↓REM ↑SOL
Oxcarbazepina		Bloqueio de canal de sódio e de cálcio Possível efeito em canal de potássio	++	Risco para direção veicular	?
Gabapentina	SPI Neuralgia pós-herpética	*Turnover* de GABA Bloqueio de canal de cálcio	++	Nenhum a moderado	↑SOL ↑REM ↑TTS

(*Continua*)

Tabela 25.5
Estabilizadores do humor anticonvulsivantes e sono

(*Continuação*)

Substância	Outros usos	Mecanismo de ação	Sonolência	Desempenho diurno	Arquitetura do sono
Pregabalina	Fibromialgia, dor neuropática, neuralgia pós-herpética, ansiedade	Ligação seletiva à subunidade α-2-delta de canal de cálcio dependente de voltagem	++	Leve	↓LS ↓#W ↑SOL ? ↓REM
Lamotrigina		Bloqueio de canal de sódio Possível ↑de atividade GABAérgica.	+	Sem prejuízo	? ↓SOL
Topiramato	Profilaxia de enxaqueca	Aumento de GABA Bloqueio de sódio Antagonismo de receptor glutamatérgico AMPA/cainato Inibição da anidrase carbônica cerebral	+++	Moderado a grave - dependente de dose	?

LS = latência para o sono; N1 = estágio 2 do sono NREM; REM = sono REM; SOL = sono de ondas lentas; TTS = tempo total de sono; #W = número de despertares.
Fonte: Elaborada com base em Schweitzer e Randazzo;[1] Pinna e colaboradores.[2]

PSICOESTIMULANTES

Os agentes estimulantes, ou promotores de vigília, tipicamente reduzem a sonolência e aumentam o estado de alerta, sendo as substâncias mais usadas no manejo da SED. Narcolepsia, hipersonia idiopática e transtorno do sono relacionado ao trabalho em turnos são condições que cursam com SED, em que o uso de psicoestimulantes é indicado. Pacientes com apneia do sono e sonolência diurna residual também podem se beneficiar com o uso de promotores de vigília, porém é importante garantir inicialmente que o transtorno do sono esteja sendo manejado de forma adequada e otimizada.[37]

Os estimulantes mais usados na prática clínica são modafinila, armodafinila, anfetaminas, metilfenidato e cafeína. Essas substâncias apresentam perfis farmacológicos diversificados e exercem seus efeitos por mecanismos de ação variados.[37] O nível de alerta proporcionado por cada medicação varia de acordo com suas características farmacológicas e com suas formulações disponíveis. Nos últimos anos, novas formulações foram introduzidas no mercado, com ênfase em mecanismos de liberação modificados, ação prolongada e diferentes formas de administração, o que ampliou as estratégias para o tratamento da SED.[38]

Dessa forma, ao prescrever um psicoestimulante, é necessário avaliar o perfil farmacológico da substância e fatores como tempo para o início dos efeitos terapêuticos, duração desses efeitos (**Tab. 25.6**), grau de tolerabilidade com o uso crônico e risco de abuso, para que se escolha aquele que melhor se ajuste às particularidades do ciclo sono-vigília e da rotina do paciente, com o mínimo possível de efeitos adversos.[37,39] De forma geral, recomenda-se que sejam iniciadas doses baixas, com aumento progressivo até que se atinjam resultados satisfatórios. Embora proporcionem importante melhora subjetiva da SED, os psicoestimulantes não são capazes de normalizar completamente as variáveis de sono ou modificar os processos fisiopatológicos subjacentes que levam à sonolência.[37,40]

O mecanismo de ação da modafinila não é bem estabelecido, com possível aumento da sinalização dopaminérgica. É considerada o tratamento de primeira linha para a SED, pois proporciona um bom controle dos sintomas e geralmente é bem tolerada, com baixo risco de abuso. Seu uso pode ser iniciado com uma dose de 200 mg pela manhã, com titulação gradual até 400 mg. Pacientes que mantêm sonolência à tarde podem se beneficiar com a administração em duas doses diárias, pela manhã e no meio da tarde. A armodafinila é seu enantiômero R ativo e apresenta efeitos semelhantes, com meia-vida mais longa, sendo usada em dose única pela manhã (150-250 mg).[41]

As anfetaminas e o metilfenidato promovem, de formas ligeiramente diferentes, uma maior disponibilidade sináptica de dopamina e noradrenalina, com consequente aumento da atividade dopaminérgica e noradrenérgica. Em formulações de liberação imediata, as anfetaminas e o metilfenidato apresentam início de ação em 30 a 45 minutos e meia-vida de 4 a 6 horas e de cerca de 3 horas, respectivamente. Assim, o metilfenidato de liberação imediata pode ser administrado até quatro vezes ao dia. Já as formulações de metilfenidato e anfetaminas de liberação modificada têm

■ Tabela 25.6
Promotores da vigília

Substância	Posologia	Níveis plasmáticos máximos	Meia-vida	Comentários
Modafinila	100-400 mg/d (1 ou 2 tomadas por dia – manhã e tarde)	2-4h	9-14h	Baixo potencial de abuso ▪ Menor ação simpaticomimética periférica ▪ Propriedades promotoras de vigília mais seletivas e específicas
Armodafinila	150-250 mg pela manhã	2-4h	10-15h	Semelhantes aos da modafinila
Lisdexanfetamina	30-70 mg/d (dose única diária, pela manhã)	1h	4h	Elevado potencial de abuso
Metilfenidato	10-80 mg/d (até 4 tomadas por dia – última preferencialmente até 18h)	1,5-2h Alimentos não reduzem a biodisponibilidade, mas lentificam a absorção	3h	▪ Elevado potencial de abuso ▪ Melhor índice terapêutico em relação à D-anfetamina – menor redução do apetite ou elevação da pressão arterial
	10-60 mg/d (ER) (até 2 tomadas por dia – manhã e tarde)	1,3-4h (ER) Alimentos lentificam a absorção	3,5h (6-12h) (ER)	
Cafeína	100-200 mg/d	0,5-2h	3-7h	Fraco efeito estimulante

Fonte: Elaborada com base em Pinna e colaboradores;[2] Bazalakova e Benca;[37] Nishino e Mignot;[39] Takenoshita e Nishino.[41]

meias-vidas mais longas, variando de 8 a 16 horas, e, por isso, devem ser usadas no início do dia, para minimizar o risco de insônia.[37] Embora em outros países haja uma variedade de preparações de anfetaminas, no Brasil, apenas a lisdexanfetamina está disponível.

A lisdexanfetamina é um pró-fármaco terapeuticamente inativo, desenvolvido para ser um estimulante de ação prolongada com menor potencial de abuso. Após a ingestão por via oral, a parte farmacologicamente ativa da molécula, a D-anfetamina, é liberada de forma gradual por meio de hidrólise no trato digestivo. Esse mecanismo farmacocinético proporciona menor potencial para abuso do que a administração direta da molécula ativa, restringindo seu uso por outras vias (aspiração, venosa). Seu efeito terapêutico tem duração média de 12 a 14 horas. A lisdexanfetamina foi aprovada inicialmente para o tratamento de transtorno de déficit de atenção/hiperatividade em crianças, adolescentes e adultos, com posterior aprovação para o tratamento do transtorno de compulsão alimentar.[42]

Em relação à tolerabilidade, estudos mostram que, em altas doses, a maioria dos pacientes apresenta efeitos colaterais com o uso de medicações estimulantes, incluindo insônia e outros transtornos do sono, cefaleia e tremor.[43]

A cafeína é o estimulante do SNC mais consumido no mundo, estando presente não só no café, mas em alimentos, refrigerantes, bebidas energéticas, etc. É um derivado da xantina e exerce seus efeitos pelo antagonismo inespecífico dos receptores de adenosina, que tem importante efeito promotor do sono, especialmente do SOL. Atua como estimulante moderadamente eficaz quando administrada de forma intermitente, melhorando o estado de alerta, o humor e o desempenho cognitivo. A duração de seus efeitos parece ser dose-dependente e, apesar de sua capacidade documentada de promover a vigília, seus benefícios potenciais para compensar a privação de sono ou o trabalho em turnos podem ser aquém do necessário, pois dependem da ingestão de doses adequadas, em intervalos regulares, e o desenvolvimento de tolerância pode reduzir sua eficácia. A cafeína não se mostra, portanto, eficaz como monoterapia para a sonolência grave em transtornos do sono como a narcolepsia e a hipersonia idiopática.[37,41]

DROGAS E APNEIA DO SONO

A farmacoterapia poderia ser uma alternativa terapêutica para a AOS, dada a baixa adesão ao tratamento pela pressão positiva nas vias aéreas (PAP, do inglês *positive airway pressure*). Apesar de haver desenvolvimentos nessa área, ainda não se consegue tratar completamente a AOS por meio de substância isolada ou combinações. Os ensaios randomizados existentes são limitados e com tamanhos de efeito pequenos. Heterogênea e multifatorial, a AOS exigirá o estudo de intervenções farmacológicas em mecanismos distintos, como tônus muscular e diâmetro da via aérea, superfície mucosa, trato aéreo inferior, *drive* ventilatório e limiar de despertar, entre outros.[44]

CONSIDERAÇÕES FINAIS

Os psicofármacos apresentam amplas ações em sono e vigília. Algumas delas têm potencial efeito terapêutico e outras, riscos. O seu emprego clínico é desafiador, exige conhecimento profundo sobre sono e demanda perícia em manejo de variadas substâncias simultaneamente.

REFERÊNCIAS

1. Schweitzer PK, Randazzo AC. Drugs that disturb sleep and wakefulness. In: Kryger M, Roth T, Dement WC, editors. Principles and practice of sleep medicine. 6th ed. Philadelphia: Elsevier; 2017. p. 480-98.
2. Pinna C, Zanini M, Tavares A. Psicofarmacologia e sono. In: Associação Brasileira de Psiquiatria; Nardi AE, Silva AG, Quevedo JL, organizadores. PROPSIQ Programa de Atualização em Psiquiatria: Ciclo 8. Porto Alegre: Artmed Panamericana; 2019. p. 27-75. (Sistema de Educação Continuada a Distância, v. 2).
3. Wilson S, Anderson K, Baldwin D, Dijk DJ, Espie A, Espie C, et al. British Association for Psychopharmacology consensus statement on evidence-based treatment of insomnia, parasomnias and circadian rhythm disorders: an update. J Psychopharmacol. 2019;33(8):923-47.
4. Stahl SM. Stahl's essential psychopharmacology: prescriber's guide. 7th ed. Cambridge: Cambridge University; 2020.
5. Sigel E, Ernst M. The benzodiazepine binding sites of GABAA receptors. Trends Pharmacol Sci. 2018;39(7):659-71.
6. Jacob TC, Moss SJ, Jurd R. GABA(A) receptor trafficking and its role in the dynamic modulation of neuronal inhibition. Nat Rev Neurosci. 2008;9(5):331-43.
7. Brandt J, Leong C. Benzodiazepines and Z-Drugs: an updated review of major adverse outcomes reported on in epidemiologic research. Drugs R D. 2017;17(4):493-507.
8. Kryger M, Roth T, Dement WC, editors. Principles and practice of sleep medicine. 6th ed. Philadelphia: Elsevier; 2017.
9. Sateia MJ, Buysse DJ, Krystal AD, Neubauer DN, Heald JL. Clinical practice guideline for the pharmacologic treatment of chronic insomnia in adults: an American Academy of Sleep Medicine Clinical Practice Guideline. J Clin Sleep Med. 2017;13(2):307-49.
10. Schatzberg AF, Nemeroff CB, editors. Textbook of psychopharmacology. 5th ed. Washington: APA; 2017.
11. Pagel JF, Pandi-Perumal SR, Monti JM. Treating insomnia with medications. Sleep Sci Pract. 2018;2(5):1-12.
12. Stahl SM. Stahl's essential psychopharmacology: neuroscientific basis and practical applications. 5th ed. Cambridge: Cambridge University; 2021.
13. Stallman HM, Kohler M, White J. Medication induced sleepwalking: a systematic review. Sleep Med Rev. 2018;37:105-13.
14. Herring WJ, Ceesay P, Snyder E, Bliwise D, Budd K, Hutzelmann J, et al. Polysomnographic assessment of suvorexant in patients with probable Alzheimer's disease dementia and insomnia: a randomized trial. Alzheimers Dement. 2020;16(3):541-51.
15. Doghramji K, Jangro WC. Adverse effects of psychotropic medications on sleep. Psychiatr Clin North Am. 2016;39(3):487-502.
16. Uca AU, Uğuz F, Kozak HH, Gümüş H, Aksoy F, Seyithanoğlu A, et al. Antidepressant-Induced Sleep Bruxism: Prevalence, Incidence, and Related Factors. Clin Neuropharmacol. 2015;38(6):227-30.
17. Luthringer R, Toussaint M, Schaltenbrand N, Bailey P, Danjou PH, Hackett D, et al. A double-blind, placebo-controlled evaluation of the effects of orally administered venlafaxine on sleep in inpatients with major depression. Psychopharmacol Bull. 1996;32(4):637-46.

18. Chalon S, Pereira A, Lainey E, Vandenhende F, Watkin JG, Staner L, et al. Comparative effects of duloxetine and desipramine on sleep EEG in healthy subjects. Psychopharmacology (Berl). 2005;177(4):357-65.

19. Yeung WF, Chung KF, Yung KP, Ng TH. Doxepin for insomnia: a systematic review of randomized placebo--controlled trials. Sleep Med Rev. 2015;19:75-83.

20. Saletu-Zyhlarz GM, Abu-Bakr MH, Anderer P, Gruber G, Mandl M, Strobl R, et al. Insomnia in depression: differences in objective and subjective sleep and awakening quality to normal controls and acute effects of trazodone. Prog Neuropsychopharmacol Biol Psychiatry. 2002;26(2):249-60.

21. Wichniak A, Wierzbicka A, Walęcka M, Jernajczyk W. Effects of antidepressants on sleep. Curr Psychiatry Rep. 2017;19(9):63.

22. Meyer JM. Pharmacotherapy of psychosis and mania. In: Brunton LL, Hilal-Dandan R, Knollmann BC, editors. Goodman & Gilman's: the pharmacological basis of therapeutics. 13th ed. New York: McGraw Hill; 2018. p. 279-302.

23. Benson KL. Sleep in schizophrenia: pathology and treatment. Sleep Med Clin. 2015;10(1):49-55.

24. Monti JM, Torterolo P, Pandi Perumal SR. The effects of second generation antipsychotic drugs on sleep variables in healthy subjects and patients with schizophrenia. Sleep Med Rev. 2017;33:51-7.

25. Krystal AD, Goforth HW, Roth T. Effects of antipsychotic medications on sleep in schizophrenia. Int Clin Psychopharmacol. 2008;23(3):150-60.

26. Leucht S, Cipriani A, Spineli L, Mavridis D, Orey D, Richter F, et al. Comparative efficacy and tolerability of 15 antipsychotic drugs in schizophrenia: a multiple-treatments meta-analysis. Lancet. 2013;382(9896):951-62.

27. Krystal AD. Pharmacologic treatment of insomnia: other medications. In: Kryger M, Roth T, Dement WC, editors. Principles and practice of sleep medicine. 6th ed. Philadelphia: Elsevier; 2017. p. 842-54.

28. Thompson W, Quay TAW, Rojas-Fernandez C, Farrell B, Bjerre LM. Atypical antipsychotics for insomnia: a systematic review. Sleep Med. 2016;22:13-7.

29. Krystal AD, Zammit G. The sleep effects of lurasidone: a placebo-controlled cross-over study using a 4-h phase-advance model of transient insomnia. Hum Psychopharmacol. 2016;31(3):206-16.

30. Üçok A, Saka MC, Bilici M. Effects of paliperidone extended release on functioning level and symptoms of patients with recent onset schizophrenia: An open-label, single-arm, flexible-dose, 12-months follow-up study. Nord J Psychiatry. 2015;69(6):426-32.

31. Patatanian E, Claborn MK. Drug-Induced Restless Legs Syndrome. Ann Pharmacother. 2018;52(7):662-72.

32. Falisi G, Rastelli C, Panti F, Maglione H, Quezada Arcega R. Psychotropic drugs and bruxism. Expert Opin Drug Saf. 2014;13(10):1319-26.

33. Shirani A, Paradiso S, Dyken ME. The impact of atypical antipsychotic use on obstructive sleep apnea: a pilot study and literature review. Sleep Med. 2011;12(6):591-7.

34. Inoue Y. Sleep-related eating disorder and its associated conditions. Psychiatry Clin Neurosci. 2015;69(6):309-20.

35. Riemann D, Baglioni C, Bassetti C, Bjorvatn B, Dolenc Groselj L, Ellis JG, et al. European guideline for the diagnosis and treatment of insomnia. J Sleep Res. 2017;26(6):675-700.

36. Jain SV, Glauser TA. Effects of epilepsy treatments on sleep architecture and daytime sleepiness: an evidence-based review of objective sleep metrics. Epilepsia. 2014;55(1):26-37.

37. Bazalakova M, Benca RM. Wake-promoting medications: efficacy and adverse effects. In: Kryger M, Roth T, Dement WC, editors. Principles and practice of sleep medicine. 6th ed. Philadelphia: Elsevier; 2017. p. 462-79.

38. Steingard R, Taskiran S, Connor DF, Markowitz JS, Stein MA. New formulations of stimulants: an update for clinicians. J Child Adolesc Psychopharmacol. 2019;29(5):324-39.

39. Nishino S, Mignot E. Wake-promoting medications: basic mechanisms and pharmacology. In: Kryger M, Roth T, Dement WC, editors. Principles and practice of sleep medicine. 6th ed. Philadelphia: Elsevier; 2017. p. 446-61.

40. Mitler MM, Aldrich MS, Koob GF, Zarcone VP. Narcolepsy and its treatment with stimulants. ASDA standards of practice. Sleep. 1994;17(4):352-71.

41. Takenoshita S, Nishino S. Pharmacologic management of excessive daytime sleepiness. Sleep Med Clin. 2020;15(2):177-94.

42. Cordioli AV, Gallois CB, Isolan L, organizadores. Psicofármacos: consulta rápida. 5. ed. Porto Alegre: Artmed; 2015.

43. Roehrs TA, Roth T. Sleep disturbance in substance use disorders. Psychiatr Clin North Am. 2015;38(4):793-803.

44. Gaisl T, Haile SR, Thiel S, Osswald M, Kohler M. Efficacy of pharmacotherapy for OSA in adults: a systematic review and network meta-analysis. Sleep Med Rev. 2019;46:74-86.

ÍNDICE

As letras *f*, *t* e *q* representam, respectivamente, figuras, tabelas e quadros.

U

V

W